AF315612

TRAITÉ CLINIQUE

DE

DERMATOLOGIE

PAR

LE DR H. TENNESON

Médecin de l'hôpital Saint-Louis

PARIS

OCTAVE DOIN, ÉDITEUR

8, PLACE DE L'ODÉON, 8

—

1893

TRAITÉ CLINIQUE

DE

DERMATOLOGIE

COULOMMIERS

Imprimerie PAUL BRODARD.

TRAITÉ CLINIQUE

DE

DERMATOLOGIE

PAR

LE DR H. TENNESON

Médecin de l'hôpital Saint-Louis

PARIS

OCTAVE DOIN, ÉDITEUR

8, PLACE DE L'ODÉON, 8

—

1893

Tous droits réservés

Ce livre est le résumé de notre enseignement clinique à l'hôpital Saint-Louis et en reflète fidèlement les tendances.

L'ordre des matières est arbitraire; mais peu importe s'il est vrai qu'une classification des dermatoses est encore impossible.

INTRODUCTION

I

On dit que si les hommes s'entendaient sur les mots,
ils ne tarderaient pas à s'entendre sur les choses. Cette
maxime part d'un bon sentiment; elle suppose que les
hommes aient envie de s'entendre. Ils peuvent avoir cette
envie quelquefois, et les dermatologistes l'ont toujours.
Nous n'aspirons pas d'ailleurs à faire prévaloir une terminologie ni une doctrine particulières. La meilleure
manière de parler est celle de tout le monde; et les questions doctrinales, quand elles ne sont pas des questions
de fait, se ramènent à des questions de mot. Cela n'en
abaisse pas l'importance. La science des mots a pris une
étendue, une profondeur qu'on ne soupçonnait pas. Les
mots ne sont point, comme on l'a cru jusqu'à nos jours,
des signes conventionnels que nos aïeux réunis en société
savante aient choisis pour exprimer les choses; ils traduisent en ondes sonores certains mouvements de l'organisme; et ces mouvements, quelle que soit la complexité
des conditions physiques, physiologiques et sociales qui
les déterminent, ont été à l'origine aussi instinctifs, aussi
peu réfléchis que ceux de la marche ou de la lutte, de la
joie ou de la douleur. L'homme parle à peu près comme
les oiseaux chantent; mais les oiseaux n'ont qu'une chan-
son, tandis que les hommes en ont plusieurs. Leur langage
change avec le temps; les mots se transforment, ils évo-

luent. Ces transformations sont de deux ordres : les unes portent sur les mots eux-mêmes (agglutination des racines, altération phonétique, renouvellement dialectal, etc.), et ressortissent à la philologie ; les autres portent sur la signification des mots. Or depuis Hippocrate les termes du vocabulaire dermatologique ont reçu des significations successives que nous voyons étagées, stratifiées dans l'histoire comme des terrains géologiques. Les médecins ne lisent plus guère les livres anciens et les comprennent quelquefois avec peine ; ces livres sont en effet inintelligibles quand on y prend une foule de termes médicaux dans leur sens moderne.

A certaines heures la confusion grandit. Les transformations des mots et des idées ne se font pas comme des changements de décors, au coup de sifflet. Il est des périodes de transition pendant lesquelles les uns parlent le langage de la veille, les autres celui du lendemain, et la plupart les deux langues en même temps sans y prendre garde. Or la pathologie cutanée traverse une période de ce genre ; et souvent aujourd'hui dans la même page, le même terme est employé dans deux sens différents, le sens willanique et le sens nouveau, sans que l'auteur en avertisse, peut-être aussi parfois sans qu'il en ait conscience.

Les mots ont enfin une puissance magique dont tous les hommes sont plus ou moins victimes. Au lieu de se transformer, la signification d'un terme peut s'évanouir avec le temps. Les images qu'il éveille, deviennent chaque jour plus incertaines et plus pâles ; il n'est plus compris. Alors ce mot sans concept, revenant dans le discours, exerce sur le cerveau une influence pathologique et évoque enfin une forme intelligible sans fondement réel, à qui l'on prête des actions mystérieuses et profondes. La médecine a sa mythologie, qui n'appartient pas tout entière à l'histoire ancienne.

II

L'histoire de la dermatologie ne remonte pas au delà des livres hippocratiques. L'idée téléologique qui les inspire et a dominé la médecine jusqu'à la fin du siècle dernier, est-elle née sur les côtes de l'Ionie, dans l'Hellade ou ailleurs? On l'ignore. Socrate, le premier, a introduit cette idée en philosophie ; mais les médecins grecs ne l'ont pas empruntée à Socrate et ne disent pas d'où elle vient. Les ruines et les tombeaux, qui ont déjà révélé tant de choses, le diront peut-être un jour. — « Wo die todten Menschen schweigen, da sprechen desto lauter die lebendigen Steine » (Börne).

Les livres de Moïse fournissent sur les maladies de la peau chez les Hébreux, quinze cents ans avant notre ère, quelques documents qui ne sont pas encore utilisés. Leur interprétation est d'ailleurs plus difficile que ne paraissent le croire ceux qui dans les Septante et dans la Vulgate donnent tranquillement à certains termes leur signification scientifique. Un médecin ayant pratiqué en Orient, sachant la peau et sachant l'hébreu, pourrait seul mener à bonne fin cette exégèse médicale.

Dans l'historique de quelques dermatoses on mentionne volontiers les descriptions d'Hippocrate. Or Hippocrate, qui n'écrivait pas pour la postérité, n'a pas décrit une lésion de la peau, il n'en a pas défini une seule; et quand on veut savoir le sens d'un terme dermatologique dans ses écrits, il faut consulter Celse.

Celse vivait à Rome, sous le principat de Tibère, quatre cents ans après Hippocrate, et n'était pas médecin [1]. Son

1. Je veux dire médecin de profession. Voici des lignes qui n'ont pu venir sous la plume d'un des nôtres :

« Ex his autem intelligi potest, ab uno medico multos non posse curari,

livre *De re medica*, fragment d'une sorte d'encyclopédie qui s'adressait à tout le monde, n'en est pas moins précieux pour l'histoire ancienne de la dermatologie. C'est un résumé concis de l'enseignement des médecins grecs, et les affections de la peau y tiennent une place relativement considérable.

Toutes les fois qu'un terme dermatologique grec peut être traduit en latin par un terme populaire, Celse préfère ce dernier et ne mentionne pas le mot grec. De là certains problèmes de terminologie. Pour tenter de les résoudre, il faut avant tout compulser Galien.

Cent cinquante ans après Celse, Galien, qui fut le médecin de Marc-Aurèle et de Faustine, a laissé quatre in-folio compacts que le moyen âge a longuement commentés, et qui reposent aujourd'hui sous la poussière des bibliothèques.

Les livres de Mercuriali (Venise, 1651) [1] et de Lorry (Paris, 1777) terminent la période ancienne (antéwillanique) de la dermatologie, sans faire pressentir la révolution dont Plenck a été le promoteur. Ce ne sont donc pas des œuvres de transition ; par la direction des idées Mercuriali et Lorry appartiennent encore à la médecine antique. Il ne sera pas superflu d'en esquisser le point de vue fondamental.

Selon les anciens, aux grandes variations du milieu ambiant — « de l'air, des eaux et des lieux » — répondent des modifications de l'organisme communes à un grand

eumque, si artifex est, idoneum esse, qui non multum ab ægro recedit. Sed qui quæstui serviunt, quoniam is major ex populo est, amplectuntur ea præcepta qui sedulitatem non exigunt, ut in hac ipsa re. » (L. 3 — S. 4.) « Proxima sunt ea, quæ ad partes obscenas pertinent, quarum apud Græcos vocabula et tolerabilius se habent, et accepta jam usu sunt....; apud nos fœdiora verba....; ut difficilis hæc explanatio sit simul et pudorem et artis præcepta servantibus. Neque tamen ea res a scribendo deterrere me debuit : primum ut....; dein quia in vulgus eorum curatio etiam præcipue cognoscenda est, quæ invitissimus quisque alteri ostendit. » (L. 4 — S. 18-1.)

1. Le *De morbis cutaneis* a été rédigé et publié par Paulus Aicardius, quarante-cinq ans après la mort de Mercuriali.

nombre et appelées constitutions médicales. La matière morbifique ainsi produite aux dépens des humeurs engendre des troubles divers suivant les organes et suivant les individus. Mais le principe de la vie qui, à l'état normal, dirige les fonctions pour en conserver l'équilibre, les dirige encore pendant la maladie pour rétablir la santé en élaborant puis expulsant la matière morbifique. Telle la pesanteur maintient le fil à plomb dans la verticale et l'y ramène quand on l'en écarte. Donc chez tout malade deux ordres de symptômes : les uns traduisent l'action pathogène, il faut les combattre; les autres expriment la réaction salutaire de l'organisme, il faut les respecter. Cependant la force médicatrice fléchit quelquefois pendant la lutte; le médecin doit lui venir en aide, stimuler le système nerveux, solliciter l'émonctoire par où tarde à se produire l'évacuation critique, etc. Ou bien l'action pathogène et la réaction curatrice se superposent dans le même lieu, additionnent leurs effets, et un symptôme favorable devient alors dangereux par son exagération. La fièvre par exemple dépasse le degré voulu pour la coction; la sueur, qui juge l'accès de fièvre intermittente légitime, entraîne par son abondance le collapsus et la mort dans la pernicieuse sudorale. Je n'insiste pas; cela suffit pour comprendre la préoccupation exclusive des anciens en présence d'une hémorragie, d'une exsudation, d'une exfoliation, d'un symptôme quelconque, pour comprendre l'esprit de leur thérapeutique et de leurs livres.

Une idée fausse peut inspirer les meilleures actions; et dans la foule des préceptes que nous a transmis l'antiquité, il en est çà et là d'excellents. Mais toutes les réactions vont au delà du but; on a fait table rase. Exciter deux sécrétions en même temps; purger avant de faire vomir dans l'embarras gastrique; appliquer un vésicatoire sur le thorax au début de la pneumonie; poser des sangsues en petit nombre derrière les oreilles, dans la congestion cérébrale ; prescrire les balsamiques dans la première période d'une bronchite ou d'une blenno-ragie, etc. ; ce sont des fautes que ne commettaient pas les médecins d'autrefois. Ils en commettaient de plus graves. Je reviens à mon sujet.

En 1776, un chirurgien de Vienne, von Plenck [1], publia une brochure dans laquelle il se plaint de la confusion de la dermatologie et classe les lésions de la peau — « hanc vastam indigestamque horum morborum molem » — d'après leurs seuls caractères anatomiques. Il n'est plus question de leur cause finale. Plenck a-t-il eu conscience de la portée de son œuvre? A-t-il suivi tout droit l'instinct du réel, qui est le privilège de quelques hommes? Un long commerce avec les doctrines médicales et les philo-sophies l'a-t-il conduit laborieusement à cette vue simple et empirique des choses, qui est peut-être le dernier mot de la sagesse? Nous ne saurions le dire. Quoi qu'il en soit, sa brochure fut l'origine d'une orientation nouvelle de la pensée médicale.

Willan (1757-1812) poursuivit l'œuvre que Plenck avait ébauchée, et la poussa assez loin pour donner son nom à la deuxième période dermatologique. Deux idées s'en dégagent.

Ce qu'étudient Willan et ses successeurs, ce ne sont pas les maladies de la peau telles qu'on les comprend aujourd'hui; ce ne sont pas non plus les lésions cutanées telles que les considéraient les anciens. Toute lésion se transforme; elle a un augment, une acmé, un déclin, et présente aux diverses périodes de son évolution des carac-tères objectifs différents. L'acmé de la lésion cutanée, c'est-à-dire sa pleine floraison, son plus haut degré de développement sert désormais à la classer; et les affec-

---

1. Alors professeur à Ofen (Buda).

tions papuleuses, bulleuses, squameuses, etc., sont celles qui se caractérisent à leur acmé par des papules, des bulbes, des squames, quels que soient leurs caractères avant et après cette période.

Pour dénommer des choses nouvelles, Willan avait besoin de termes nouveaux; il préféra détourner de leur sens traditionnel et souvent obscur une foule de mots anciens. Cette révolution du langage s'imposa d'ailleurs rapidement et sans secousses; l'écho des résistances qu'elle a pu rencontrer à l'origine n'est même pas venu jusqu'à nous.

Les choses ainsi dénommées, classées et immatriculées dans les cadres willaniques — l'eczéma, le psoriasis, le pityriasis, le lichen, le prurigo, l'impétigo, le pemphigus, etc. — ont chacune les causes internes et externes les plus variées, traduisent chacune sur la peau les maladies les plus diverses; ce sont donc des états morbides symptomatiques, des affections génériques (Bazin), des genres communs à plusieurs espèces nosologiques.

Bateman a résumé dans un manuel [1] la dermatologie de Willan, et Biett l'a importée à l'hôpital Saint-Louis. Elle y régna jusqu'au jour où les travaux de Hebra y ont été vulgarisés. Il y a vingt-cinq ans tous nos maîtres étaient willanistes par la direction des idées. Je n'excepte pas Bazin.

Si on retranche de son œuvre la partie doctrinale, il reste une analyse incomparable des genres willaniques, que tout le monde n'a pas comprise. Observateur profond, Bazin vit dans chacun de ces genres des différences de forme inaperçues avant lui et dont on ignore les causes. Il les inventa, en s'inspirant d'une philosophie que reconnaissent aisément ceux qui ne sont pas étrangers à ce genre d'étude. Les idées doctrinales ne sont donc dans

---

1. Traduit de l'anglais par le Dr G. Bertrand.

son œuvre que des ornements extérieurs à la peau, destinés à faire ressortir certains tons et certaines lignes.
Mais la plus savante parure est encore un voile. Les
auteurs du xviie siècle croyaient imiter les maîtres de
l'antiquité en mettant en scène des personnages grecs ou
romains qui invoquaient les dieux de l'Olympe ; de même
on a cru comprendre Bazin en lui empruntant ses ornements mythologiques.

Hebra ouvre une troisième période dermatologique,
parce qu'avec lui commencent une nouvelle direction des
idées et une nouvelle signification des mots.

Son *Traité des maladies de la peau* est l'œuvre
d'ensemble la plus remarquable que possède la pathologie
cutanée [1], mais ne donne pas une idée juste de la période
willanique. Hebra ne connaissait pas plus l'enseignement de l'hôpital Saint-Louis que nos maîtres ne connaissaient le sien. Je me souviens de leurs impressions à
chaque nouveau fascicule de la traduction du Dr Doyon... ;
ils s'étonnaient d'être si mal compris hors de France.
Leur surprise eût été plus grande s'ils avaient su qu'à
Paris, vingt ans plus tard, la plupart des jeunes dermatologistes ne les comprendraient guère mieux.

Les termes qui pendant la période précédente désignaient des genres, vont maintenant l'un après l'autre
désigner des espèces. Nous avons dit ce que sont les
genres willaniques. Qu'est-ce donc que l'espèce en dermatologie?

La philosophie ancienne attachait au mot deux significations, l'une logique, l'autre métaphysique, qu'elle distinguait soigneusement. Nous ne rappelons pas la seconde,
parce qu'elle est hors de cause ; en pathologie comme en
histoire naturelle, tous les problèmes relatifs aux espèces
ne peuvent être tranchés que par l'expérience. C'est l'étude

---

1. Une partie de ce livre a été rédigée par M. Kaposi.

des faits qui nous apprendra si les espèces dermatologiques ont un critère étiologique, histologique ou autre; s'il existe entre elles des distinctions absolues, des discontinuités infranchissables, ou si au contraire elles sont reliées par des formes de transition. Provisoirement nous prions donc le lecteur de n'attacher au mot que son sens logique, de voir simplement dans l'espèce un groupe ayant moins d'extension et plus de compréhension que le genre.

Hebra et ses successeurs ne semblent pas s'être beaucoup préoccupés de ces questions, mais ils ont mieux servi la science en découvrant plusieurs espèces, en décrivant certaines autres avec une précision inconnue avant eux. Alors par suite d'une sélection naturelle, ces espèces plus vivantes, mieux organisées pour la lutte ont pris une place prépondérante dans le champ de la dermatologie et refoulé dans l'ombre les autres espèces du même genre. On a pu croire un instant que quelques-unes étaient éteintes.

Les termes qui désignaient les genres willaniques, ont suivi une évolution parallèle. Parmi les images qu'ils éveillaient, les plus vives ont effacé les plus pâles; l'extension de ces termes s'est ainsi graduellement restreinte, et bientôt ils n'ont plus désigné que les espèces qui dans le genre avaient supplanté toutes les autres.

Cette évolution est terminée pour certains mots; ailleurs elle est en voie de s'accomplir. On ne parle plus de psoriasis syphilitique ni de pemphigus lépreux, mais on parle encore d'acné iodique et de prurigo pédiculaire. C'est que nous tenons au passé par des liens que nul n'a le pouvoir de rompre; il nous pousse d'un côté, l'avenir nous tire d'un autre, et nous suivons la diagonale du parallélogramme construit sur les deux directions.

Quand on veut fixer dans la science une espèce nosologique, on ne s'arrête pas d'abord à ses formes abortives, ébauchées, imparfaites; il faut choisir un type accentué de l'espèce, le poser en pleine lumière et en tailler au besoin les contours à l'emporte-pièce. Par son tempérament médical et les circonstances extérieures, l'illustre chef de l'école de Vienne était donc prédestiné à la vulgarisation des formes dermatologiques les plus graves. Son prurigo, son lichen ruber, son pityriasis rubra, son impetigo herpetiformis ont des figures sinistres. Mais le champ de toute dermatose comprend deux zones concentriques et diversement éclairées : l'une centrale où les choses ont du relief, des tons chauds, des contours fermes; l'autre périphérique où les objets se fondent en teintes pâles et dégradées dans le champ des maladies voisines. Les chefs d'école et les élèves se complaisent dans la première zone, parce qu'on y voit clair; les praticiens, bon gré mal gré, passent la moitié de leur vie dans la seconde. Ce qu'on distingue dans cette pénombre est d'ailleurs plein d'enseignements; et nous y retiendrons quelquefois le lecteur.

La dermatologie de Hebra a été vulgarisée en France par l'excellente traduction du Dr A. Doyon et par les éminents collègues qui nous ont précédé à l'hôpital Saint-Louis. Ils ont fait plus; mais les vivants n'appartiennent pas à l'histoire.

Le mouvement de la science s'accélère avec le temps; nous sommes déjà loin de Hebra et marchons vers une quatrième période dermatologique. Quelle idée fera-t-elle apparaître? Nul d'entre nous ne saurait le dire; le soldat dans la mêlée ignore la pensée qui conduit la bataille.

H. TENNESON.

Paris, juillet 1893.

TRAITÉ CLINIQUE

DE

DERMATOLOGIE

CHAPITRE PREMIER

ECZÉMA

Autour de l'Eczéma : Séborrhée sèche du cuir chevelu. — Eczéma circiné.
— Pityriasis rosé. — Kératodermie palmaire et plantaire symétrique. —
Dysidrosis.

1. Ἔκζεμα, ατος (τὸ). Dér. de ἐκζέω, bouillonner, faire éruption.

Le mot ne se trouve ni dans Hippocrate ni dans Celse. On ignore ce qu'il signifiait chez les anciens. Lorry dit (p. 77) qu'il désignait une lésion gangreneuse, et renvoie à Paul d'Égine. C'est à partir de Willan que le mot eczéma a pris un sens voisin de celui qu'il a aujourd'hui.

L'histoire ancienne de la chose est aussi peu connue que celle du mot. Elle est plus complexe, car des formes différentes de l'eczéma étaient considérées jadis comme des maladies différentes et portaient des noms différents.

2. L'eczéma ne peut être défini ni par sa cause ni par ses lésions. Sa cause — je veux dire sa cause essentielle, *sine qua non* — est inconnue; et ses lésions histologiques appartiennent à d'autres dermatoses, elles n'ont rien de caractéristique. Il ne peut donc être distingué que par l'ensemble de ses caractères cliniques : symptômes et évolution. Or un tel ensemble est élastique; on peut à volonté, dans une cer-

taine mesure, en étendre ou en restreindre les limites. Il est des formes dermatologiques qui sont de l'eczéma pour tout le monde; il en est qui sont de l'eczéma pour les uns et n'en sont pas pour les autres. Nous décrirons ces eczémas controversés sans nous préoccuper de savoir s'ils sont ou ne sont pas des eczémas. Le conflit quant à présent n'a pas de sanction possible; et il en sera de même tant que des éléments scientifiques nouveaux n'interviendront pas dans la question.

3. L'eczéma est une maladie chronique à poussées successives, séparées par des intervalles de durée quelconque. Les poussées présentent quelquefois une grande vivacité, une grande acuité dans leurs symptômes; l'eczéma lui-même n'est jamais une maladie aiguë. Il débute à un âge quelconque, dans la première enfance ou dans la vieillesse; mais à partir du jour où il se démasque, le malade reste eczémateux soit en acte, soit en puissance; il est toujours sous le coup d'une poussée nouvelle.

Quand l'eczéma semble débuter à un âge avancé, le plus souvent il existait depuis la jeunesse un foyer latent, inaperçu. Ces foyers latents doivent être recherchés et traités pendant les intermittences de l'eczéma; on les rencontre surtout au cuir chevelu sous forme de séborrhée sèche, aux paupières sous forme de blépharite chronique.

L'eczéma est toujours plus ou moins symétrique. Quand on le voit limité à la paume de la main, à l'aréole du mamelon, à un pli articulaire d'un seul côté, on peut prédire que la région correspondante du côté opposé sera bientôt envahie à son tour.

L'eczéma peut rester circonscrit pendant des années à une région peu étendue : au scrotum, à l'ombilic, à la partie médiane de la lèvre supérieure, etc.; il peut être généralisé à toute la surface cutanée sans discontinuité, sans intervalles de peau saine. Le plus souvent il se présente en placards disséminés sur de grandes surfaces. Ces placards ont des dimensions quelconques; ils sont irréguliers, de niveau avec les parties voisines; leurs bords ne sont pas nets, tranchants, surélevés, ils se fondent insensiblement avec la peau saine.

Le prurit est constant mais d'intensité variable, excessif

chez les uns, modéré chez les autres. Dans l'eczéma primitif
et non compliqué, alors même que le prurit est violent et
que par conséquent le malade se gratte, il n'y a pas de
lésions de grattage ou il y en a très peu. Toutes les fois
qu'on observe des lésions de grattage, il faut donc penser à
autre chose qu'à l'eczéma; il faut penser à la gale, à la phtiriase, au prurigo, à la dermatite herpétiforme. Nous reviendrons sur ce point important.

4. Les formes cliniques de l'eczéma sont extrêmement
variées; nous les ramenons à quatre types principaux :

> Eczéma suintant;
> — squameux;
> — lichénoïde;
> — vésiculeux.

L'eczéma suintant est primitif ou consécutif à un eczéma
squameux. Les deux formes peuvent alterner plusieurs fois
sur la même région et coexister sur des régions différentes.
Les caractères objectifs de l'eczéma suintant diffèrent beaucoup suivant le traitement employé; c'est à propos du traitement que nous les décrirons.

Nous partageons les eczémas squameux en trois groupes,
d'après les caractères des squames :

> Eczéma pityroïde ou furfuracé;
> — lamelleux;
> — hyperkératique.

5. *Eczéma pityroïde.* πιτυρον, ου (το); furfur, uris (masc.), son.

L'eczéma pityroïde est constitué, comme son nom l'indique, par des squames fines, semblables à de la farine ou à
du son. Ces squames reposent sur des surfaces non surélevées et de couleur variable, rouge foncé, rose pâle, de
même couleur que la peau saine. Le dernier cas est fréquent au cuir chevelu. Le cuir chevelu ne rougit pas facilement; dans l'érysipèle il reste pâle malgré l'hyperémie
intense du réseau papillaire; il n'est donc pas surprenant
qu'il en soit de même dans l'eczéma.

L'eczéma pityroïde et sans rougeur du cuir chevelu répond

au *Pityriasis capitis*, *P. simplex*, *P. alba* des auteurs willaniques (*simplex* et *alba* voulant dire sans rougeur). Il répond aussi à la *séborrhée sèche* de Hebra-Kaposi. Les rapports de la séborrhée sèche et de l'eczéma sont une des questions à l'ordre du jour en dermatologie et doivent être discutés.

Séborrhée (de *sebum*, ῥέω) est un mot hybride, moitié latin, moitié grec, qui signifie littéralement flux de sébum et par extension flux de matière grasse. En dermatologie il s'applique à deux phénomènes différents : la séborrhée huileuse et la séborrhée sèche.

La séborrhée huileuse est un flux de liquide gras à la surface de la peau. Elle n'a aucun rapport avec l'eczéma et nous occupera ailleurs.

La séborrhée sèche est constituée par des squames minces ou épaisses, sèches ou grasses. Au cuir chevelu, elle appartient aux maladies les plus diverses, au psoriasis, au pityriasis rubra pilaire, à la tricophytie, etc., mais surtout à l'eczéma. C'est ce que démontrent : 1° la grande fréquence de la séborrhée sèche du cuir chevelu chez les eczémateux; 2° la transformation *in situ* de la séborrhée sèche en eczéma suintant et *vice versa*. Voici comment les choses se passent.

Un individu a depuis son enfance « des pellicules dans les cheveux ». Un jour le cuir chevelu s'échauffe; les squames sont plus abondantes, plus épaisses et plus grasses; de la rougeur apparaît en lisière; un degré de plus et le cuir chevelu lui-même devient rouge et suintant. L'eczéma gagne les tempes, les oreilles et s'étend de là dans toutes les directions. Au bout de quelque temps la poussée s'éteint; le suintement et la rougeur disparaissent partout; et le malade se retrouve comme avant avec de la séborrhée sèche et sans rougeur du cuir chevelu.

Les rapports du « pityriasis capitis » et de l'eczéma n'avaient pas échappé à M. Hardy (1re édit.) ni à M. Vidal (*Prog. méd.*, 1877). Dans les livres d'ailleurs si estimables de Hebra et de Kaposi, les deux choses sont au contraire séparées l'une de l'autre. Leurs rapports étaient donc méconnus de la plupart des dermatologistes, quand M. Unna les a retrouvés et mis en lumière dans une suite de publications sur ce qu'il appelle l'*eczéma séborrhéique*. Accompagnée de remarquables descriptions cliniques, de vues nouvelles et ingénieuses sur les sécrétions grasses de la peau, cette dénomination a été accueillie de suite avec faveur, et tout le monde parle aujourd'hui d'eczéma séborrhéique; mais on est loin de s'entendre sur ce qu'on veut dire. M. Unna en effet ne s'est pas borné à établir que la séborrhée sèche est très souvent de l'eczéma (ce que nous admettons sans réserves); il a cru voir dans l'eczéma qui succède à la séborrhée sèche (eczéma séborrhéique), un eczéma différent des autres par sa cause et ses lésions. Or malgré d'intéressants travaux publiés dans cette direction, la cause de l'eczéma séborrhéique reste inconnue, ses lésions histologiques n'ont encore rien de spécial, et son évolution si bien décrite par M. Unna ne peut caractériser quant à présent qu'une des formes cliniques de l'eczéma, qui en a tant d'autres.

L'eczéma pityroïde ou séborrhéique du cuir chevelu aboutit à l'alopécie. La plupart des gens chauves avant l'âge ont depuis leur enfance de la séborrhée sèche. Toutefois il n'existe aucune proportion constante entre l'atrophie des follicules pileux et l'abondance des squames. Chez certains malades la séborrhée est abondante et l'alopécie tardive, peu prononcée; chez d'autres la desquamation est à peine sensible et l'alopécie considérable, précoce. Un degré de plus et l'alopécie se présente exactement sous la même forme sans que le malade et le médecin aient pu constater la moindre desquamation. S'agit-il toujours de la même maladie? L'eczéma peut-il être fruste au point de ne présenter ni rougeur ni squames? Je me borne à poser la question.

6. *Eczéma circiné*. Il occupe à peu près exclusivement les régions présternale et interscapulaire; rarement il s'étend sur les membres. Les éléments éruptifs sont de petits anneaux élégants, géométriques, presque tous de mêmes dimensions sur le même malade; complets ou fragmentés, ils ont 1/2, 1, 2 centimètres de diamètre; leur largeur est de 1 ou 2 millimètres; leur couleur est rouge vif, rouge pâle, jaunâtre, mais uniforme sur le même sujet. Ces petits anneaux sont finement squameux; en dehors ils sont limités

par un bord net, tranchant, légèrement surélevé. A la loupe
on reconnaît que cette apparence est due à des petits soulèvements de la couche cornée, vésicules ébauchées dont la
rupture produit les squames. En dedans, les anneaux se
fondent avec la peau saine. Souvent il existe entre eux
une rougeur diffuse, peu desquamante, qui en masque les
caractères géométriques; mais çà et là, surtout à la périphérie, on retrouve un ou deux anneaux qui suffisent pour
le diagnostic. Le prurit est modéré.

Cette affection est surtout fréquente chez les personnes qui
transpirent et portent de la flanelle. La guérison est facile;
les récidives sont fréquentes. L'eczéma circiné du thorax a
reçu les dénominations les plus diverses; M. Unna le fait
rentrer dans l'eczéma séborrhéique. Ses relations avec la
séborrhée sèche du cuir chevelu et l'eczéma sont en effet
incontestables; d'autre part, la forme circinée des éléments
éruptifs, la netteté de leur contour extérieur, leur guérison
rapide font penser à une épidermophytie, qui arrosée par la
sueur et protégée par la flanelle trouverait chez les eczémateux un terrain favorable. Mais pour faire une épidermophytie, il faut un champignon. Provisoirement, nous appelons donc eczéma circiné l'affection dont il s'agit, sans rien
préjuger sur sa nature.

7. *Pityriasis rosé.* Gibert l'a décrit, le premier (3ᵉ édit.,
t. I, p. 402), aussi complètement qu'on peut le faire en une
demi-page.

Les éléments éruptifs sont de petites taches roses, finement
squameuses, à contour irrégulier, mal limité; leurs dimensions sont celles d'une pièce d'argent de 20 ou de 50 centimes; elles ressemblent aux taches de la roséole avec cette
différence qu'elles desquament dès le début et sont légèrement prurigineuses. L'éruption occupe le tronc, où elle est
plus ou moins serrée, et s'étend sur le cou, sur la racine des
membres en devenant plus rare.

Gibert dit que l'affection dure six semaines ou deux mois.
De ce point de vue on a cru pouvoir assimiler le pityriasis
rosé aux érythèmes, aux dermatoses aiguës, résolutives dans
un temps limité. Cela est inadmissible. Le pityriasis rosé n'a

pas de durée fixe; il peut guérir en quelques semaines, il peut, quand il n'est pas traité, se prolonger pendant des années. On trouve des faits à l'appui dans les *C. R. des réun. clin. de l'h. Saint-Louis*, 1888-89; et ces faits ont d'autant plus de valeur qu'ils ont été apportés par de savants collègues dont l'opinion diffère de la nôtre sur le pityriasis rosé.

Au lieu d'être roses, les taches peuvent être plus foncées, plus squameuses et çà et là légèrement papuleuses. L'affection ressemble alors à la syphilide exanthématique papulo-squameuse, et lui ressemble quelquefois à tel point que le diagnostic est impossible au premier examen, d'après les seuls caractères objectifs de l'éruption.

M. Brocq a ajouté à l'histoire du pityriasis rosé une notion intéressante (*Ann. de derm.*, 1887, p. 615). L'éruption est souvent précédée pendant une semaine ou deux, par une tache solitaire, dite « plaque initiale »; cette tache est plus grande que les autres; ses bords sont nets; sa forme est régulière, circulaire ou elliptique. Nous avons vérifié bien des fois toutes ces particularités. Mais il convient d'élargir la conception de la plaque initiale et du pityriasis rosé lui-même. La plaque initiale peut précéder l'éruption d'un temps beaucoup plus long, de deux mois par exemple; elle peut être large, irrégulière; elle peut suinter, en l'absence de toute irritation artificielle; au lieu d'une tache initiale, il peut y en avoir deux, trois; enfin la plaque initiale de Brocq a souvent pour équivalent pathologique une séborrhée sèche du cuir chevelu ou un eczéma typique de la face. Tout cela n'est que le résumé d'observations prises dans notre service, et montre que le pityriasis rosé de Gibert est un eczéma pityroïde en macules disséminées; forme remarquable d'ailleurs et à laquelle on peut laisser le nom qu'elle porte.

La tricophytie simule, dit-on, le pityriasis rosé. Cela est extrêmement rare à Paris, mais paraît l'être moins à Vienne. Il faut donc tenir compte de cette possibilité.

8. *Eczéma lamelleux.* Sur des surfaces rouges, irrégulières, de dimensions quelconques, de niveau avec les parties voisines, à bords incertains, existent des squames lamel-

leuses, humides qui se reproduisent quand on les enlève. Quelquefois les placards ont une forme régulièrement circulaire, des bords plus nets, des dimensions plus uniformes et comparables à celles d'une pièce de monnaie (eczéma nummulaire). Ailleurs, l'épaisseur et la sécheresse des squames, la netteté et la surélévation du bord des placards rapprochent l'affection du psoriasis, et cela à tel point que les dermatologistes les plus expérimentés, en présence du même malade, posent des diagnostics différents. C'est ainsi que certaines formes considérées jusqu'ici comme du psoriasis, sont regardées par M. Unna comme de l'eczéma séborrhéique. Nous reviendrons ailleurs sur ces formes de transition entre l'eczéma et le psoriasis, et discuterons la question de pathologie générale qu'elles soulèvent. Provisoirement nous les appelons *eczéma psoriasoïde* ou *psoriasis eczématoïde*, pour éviter des mots nouveaux; mais ces dénominations empruntées à Devergie traduisent mal notre pensée et ne répondaient pas mieux à la sienne.

9. *Eczéma hyperkératique.* La peau de la plante des pieds et de la paume des mains a une anatomie spéciale (épaisseur de la couche cornée, absence de glandes pilo-sébacées, etc.); il en résulte une pathologie spéciale. L'eczéma en particulier est sur ces régions différent de ce qu'il est ailleurs. Il revêt deux formes qui, distinctes au début, se confondent plus tard : forme diffuse et forme en foyers.

Dans la forme diffuse, la peau de la paume des mains est plus pigmentée qu'à l'état normal; cette pigmentation brun clair devient noire au niveau des sillons. Cela ressemble à de la crasse, mais résiste au savon. L'épaississement de la couche cornée ne se traduit encore que par une plus grande profondeur des sillons; ce qui, joint à leur couleur, les rend très apparents. Les faces latérales des doigts présentent çà et là une légère desquamation. Il semble que la couche cornée ait été éraillée, soulevée avec la pointe d'une aiguille.

Dans la forme en foyers les symptômes sont différents. On voit sur la paume de la main une ou deux aires grandes comme une pièce de monnaie, mais de forme irrégulière, à limites incertaines; à ce niveau la peau est rouge sombre, et la couche cornée épaissie desquame en lamelles. Autour des aires existent quelquefois en satellites des taches lenticulaires, rouge pâle ou rouge livide, et des points d'exfoliation, au niveau desquels il semble que la couche cornée ait éclaté. Cela ressemble tellement à la syphilide palmaire que le diagnostic n'est pas toujours possible au premier examen, d'après les seuls caractères. objectifs de la lésion.

La tricophytie de la paume des mains, de la plante des pieds et de leurs faces latérales simule aussi, à s'y méprendre, l'eczéma squameux des mêmes régions. L'examen microscopique des squames permet seul de faire le diagnostic. Grâce au concours de notre excellent interne, M. Berdal, nous avons constaté plusieurs fois ce fait important, depuis la première communication de M. Djélaleddin-Moukhtar (de Constantinople) à la Société de dermatologie (28 janv. 1892) [1].

Plus tard les deux formes de l'eczéma palmaire et plantaire se confondent. Toute la face palmaire de la main et des doigts est alors recouverte d'une couche cornée inégale, rugueuse qui dépasse de plusieurs millimètres les surfaces voisines. L'épiderme est fendillé; les crevasses suppurent et se recouvrent de croûtes. Autour des parties hyperkératiques, eczéma suintant ou squameux vulgaire. La lésion est presque toujours symétrique, mais souvent un des côtés retarde sur l'autre. La marche, le travail manuel sont douloureux, impossibles. Le traitement donne des résultats brillants, rapides, mais la récidive est invariable.

Le psoriasis, le pityriasis rubra pilaire se traduisent dans les mêmes régions par des lésions hyperkératiques et exfoliantes qui ne peuvent jamais être prises pour de l'eczéma. Il n'en est pas de même de la kératodermie palmaire et plantaire symétrique.

10. La *kératodermie palmaire et plantaire symétrique* est dans ses types extrêmes une forme dermatologique bien distincte de l'eczéma. C'est M. E. Besnier qui, le premier, l'a fait connaître. Elle débute habituellement dans l'enfance, quelquefois seulement à l'âge adulte. Elle peut être hérédi-

---

1. Voir le travail du même auteur, *Ann. de derm.*, août 1892.

taire et familiale. Les faits de ce genre signalés par M. Unna jettent une vive lumière sur la nature de la maladie. L'affection est toujours symétrique; les mains et les pieds peuvent être atteints isolément. Elle a deux formes signalées par M. Besnier, l'une diffuse, l'autre en foyers.

Dans la forme diffuse, la paume des mains ou la plante des pieds semble doublée sur toute sa surface d'une semelle de tissu corné dont l'épaisseur atteint deux centimètres, semelle inégale, bosselée, crevassée, qui se termine brusquement, à pic, et est entourée d'une zone congestive de 1 ou 2 centimètres.

Dans la deuxième forme, l'hyperkératose se présente en foyers disséminés sur la paume de la main et la face palmaire des doigts. Ces foyers sont également entourés d'une zone congestive. Nous avons observé un cas où les foyers d'hyperkératose régulièrement hémisphériques, translucides, gros comme une noisette, sans bordure congestive, ressemblaient tellement à des bulles qu'il a fallu la palpation et le bistouri pour rectifier l'impression première.

Dans la forme en foyers, comme dans la forme diffuse, les crevasses et la douleur rendent le travail manuel et la marche impossibles. De temps à autre il se produit dans les deux formes des poussées inflammatoires que n'expliquent pas toujours les circonstances extérieures; et dans l'intervalle des poussées l'affection est plus ou moins congestive, irritable. Quand l'hyperkératose est moins épaisse, moins nettement limitée, quand la bordure congestive est large, desquamante ou suintante, quand il existe plus haut sur les membres des placards d'eczéma squameux, comme nous l'avons vu plusieurs fois, alors la distinction de l'eczéma hyperkératique et de la kératodermie symétrique devient insaisissable. Ces formes de transition ne doivent pas faire confondre les types extrêmes sous une même dénomination, dans une même espèce, mais ne doivent pas non plus être arbitrairement rattachées à l'un ou à l'autre de ces types extrêmes.

11. *Eczéma lichénoïde*. Il est caractérisé par l'infiltration, l'épaississement du derme. Cela n'appartient pas à tous les

vieux eczémas; dans une foule de cas très anciens, il n'existe pas le moindre épaississement de la peau, et d'autre part certains eczémas sont dès le début lichénoïdes. Il s'agit donc d'une forme distincte et non d'une période de la maladie.

L'eczéma lichénoïde est primitif ou consécutif à un eczéma suintant; il peut s'échauffer de temps à autre. Hors de là, il est sec, à desquamation fine et peu abondante; la surface est rugueuse, pigmentée; les sillons sont plus apparents; le derme est épaissi, rigide, ne se laisse pas plisser entre les doigts. Le prurit est assez vif. Çà et là sur les surfaces malades quelques croûtelles sanguines dues au grattage; ce qui contraste avec l'eczéma vulgaire.

Nous distinguons deux formes d'eczéma lichénoïde :

1° Une forme diffuse, qui occupe sans discontinuité une grande partie de la surface cutanée, par exemple les membres inférieurs dans toute leur étendue.

2° Une forme circonscrite, en placards disséminés, généralement peu nombreux. La distinction de l'eczéma lichénoïde en foyers circonscrits et du lichen circonscrit est souvent insaisissable.

Il existe donc des formes de transition entre l'eczéma et le lichen, comme entre l'eczéma et le psoriasis, l'eczéma et la kératodermie palmaire symétrique. Ces faits trop négligés soulèvent une question intéressante de pathologie générale que les auteurs laissent volontiers dans l'ombre, et que nous discuterons quand nous aurons mis sous les yeux du lecteur toutes les pièces du procès.

Dans les régions où la peau est fine, sudorale (sillon interfessier, plis articulaires), l'eczéma lichénoïde prend quelquefois une physionomie différente. Les placards au lieu d'être secs, rugueux, pigmentés, sont rouges, lisses, humides; ils émergent de plusieurs millimètres au-dessus des parties voisines; l'infiltration du derme se fait en hauteur. C'est ce que nous appelons l'*eczéma lichénoïde végétant*.

12. *Eczéma vésiculeux.* Tous les auteurs willaniques rangent l'eczéma parmi les affections vésiculeuses. En fait on ne voit pas de vésicules une fois sur cent cas d'eczéma. Nos anciens le savaient aussi bien que nous; mais il fallait que

l'eczéma rentrât dans un des groupes du cadre willanique, et dans un autre groupe il n'aurait certes pas été mieux placé.

Au début des eczémas suintants, quand se détache la couche cornée, on peut observer sur les surfaces rouges, œdématiées un semis de très fines vésicules transparentes, semblables à des gouttelettes de sueur. Pour les bien voir, il faut une loupe et un bon éclairage; il faut aussi arriver à temps; elles durent seulement quelques heures et ne se reproduisent pas. C'est à ces vésicules éphémères que l'eczéma a dû sa place dans la classe des dermatoses vésiculeuses.

Exceptionnellement dans les poussées aiguës, il peut se produire des vésicules miliaires ou même des bulles; mais ces soulèvements de la couche cornée durent au plus quelques jours et ne se reproduisent pas. Toutes les fois que dans l'eczéma on observe des vésicules, il faut donc penser à autre chose, à la gale, à une dermatite artificielle due à des bains excitants, à des topiques intempestifs, etc.

13. Le *Dysidrosis* (de δυς, ίδρως) a été décrit pour la première fois par Tilbury Fox en 1873, et ainsi nommé par lui à cause de ses rapports supposés avec la fonction sudorale. En 1876, Jonathan Hutchinson a étudié la même affection sous le nom de *Cheiro-Pompholix* (de χειρ, πομφολυξ). Alors s'est engagée entre l'auteur anglais et l'auteur américain, une vive polémique qui n'a fini qu'à la mort de T. Fox. MM. Hoggan ont réuni les pièces du procès dans un intéressant travail sur le *Dysidrosis* (Monatsh. für pr. Derm., 1883, n°ˢ 4, 5). L'affection occupe symétriquement les deux mains, rarement les pieds, et se présente sous deux formes. Dans la plus simple les éléments éruptifs sont des petites bulles qui siègent sur les faces latérales des doigts; elles sont grosses comme une graine de chènevis, arrondies, dures, persistantes et enfoncées dans l'épiderme. Au bout de quelques jours les bulles s'entourent d'une rougeur diffuse, elles se rompent et desquament; la lésion ressemble alors à de l'eczéma.

Dans la deuxième forme les bulles volumineuses, de toutes

dimensions, irrégulières occupent non seulement les doigts mais encore la paume de la main et même la face dorsale. Aux bulles succèdent des aires d'exfoliation grandes comme une pièce de monnaie, irrégulières, rouge foncé, lisses, que borde une collerette épidermique due à la rupture et au décollement de la couche cornée. Les bulles se reproduisent pendant deux ou trois semaines; les aires d'exfoliation peuvent durer beaucoup plus longtemps.

L'hyperidrose est constante ; elle précède l'éruption de longtemps et lui survit; les malades disent tous que depuis des années ils transpirent des mains. Ils accusent des sensations douloureuses (picotements, élancements) différentes du prurit. Les récidives ne sont pas rares.

La symétrie des lésions, l'hyperidrose, les sensations douloureuses, indiquent la participation du système nerveux au processus; mais il est impossible quant à présent de rien dire de plus précis sur sa pathogénie. Quelques auteurs considèrent le dysidrosis comme un eczéma artificiel dû à l'action irritante de la sueur. Cela est inadmissible. On peut sans doute observer une dermatite artificielle chez les sujets qui transpirent abondamment et négligent les soins de propreté, mais cette dermatite est bien différente du dysidrosis.

Quelques mots sur son histologie encore très controversée. T. Fox et Crocker placent les petites bulles initiales dans la partie profonde de la couche épineuse interpapillaire, et leur donnent pour origine les conduits dilatés des glandes sudoripares. Hutchinson et Robinson placent au contraire les bulles initiales au sommet des papilles. MM. Hoggan disent qu'elles siègent dans la couche épineuse interpapillaire, mais en dehors des conduits des glandes sudoripares.

14. Étiologie. La peau peut être irritée dans une foule de circonstances professionnelles, thérapeutiques, etc. Quand l'agent d'irritation agit sur la peau directement, de dehors en dedans, la dermatite ainsi produite s'appelle une *dermatite artificielle*.

Or pour Hebra et Kaposi, la dermatite artificielle est le prototype de l'eczéma. Nous ne contestons pas les ressemblances histologiques des deux choses; mais au point de vue médical elles diffèrent autant que possible. Pour guérir une dermatite artificielle, il suffit de quelques jours et de quelques soins hygiéniques. Écartez l'agent d'irritation, maintenez au repos la partie malade, appliquez des cataplasmes de fécule froids ou de la poudre d'amidon, et bientôt tout est fini sans retour, sans crainte de poussée nouvelle. Les symptômes objectifs sont aussi très différents; et la dermatite artificielle se distingue de l'eczéma, à première vue, avant tout interrogatoire. Cela était classique il y a vingt-cinq ans, à l'hôpital Saint-Louis.

Nous avons dit qu'une dermatite artificielle guérit en quelques jours — à une condition, c'est qu'elle ne porte pas sur un eczémateux. Chez les eczémateux toutes les irritations de la peau font appel à l'eczéma; et si le malade est sous le coup d'une poussée, on peut le provoquer à volonté par les excitations les plus légères. Ce fait a été quelquefois mal interprété; il a fait croire que l'eczéma était auto-inoculable. Voici ce que je veux dire.

Un malade présente sur la face par exemple un eczéma récent, animé, suintant; il se frotte le visage avec le dos de la main, et bientôt apparaît sur cette région un eczéma semblable à celui de la face. Y a-t-il eu auto-inoculation, transport d'un contage de la face à la main? En aucune façon; frottez la peau saine avec un linge propre, en évitant tout contact avec la partie malade, et vous obtiendrez le même résultat.

Les bains, surtout les bains de vapeur, les bains sulfureux, dont tant de gens usent et abusent sans direction médicale, produisent souvent des poussées d'eczéma.

La gale, la phtiriase, certaines dermatoses non parasitaires mais prurigineuses, le prurigo de Hebra, la dermatite herpétiforme de Dubring sont habituellement compliqués d'un eczéma auquel les parasites et le grattage ont fait appel.

Au lieu d'être irritée de dehors en dedans, la peau peut l'être de dedans en dehors. L'agent d'irritation est alors apporté par la circulation aux capillaires du derme. L'alcool sous toutes les formes, les boissons fermentées, le café, le thé et les poisons d'origine gastro-intestinale tiennent ici le premier rang. Une foule de gens qui ayant un bel appétit, croient avoir un bon estomac, fabriquent journellement dans leurs voies digestives surmenées des substances toxiques qui après absorption vont réveiller les dispositions morbides de la peau et de tous les organes. L'iodure de potassium dont tant de personnes se gorgent pendant des années, sous prétexte qu'elles ont contracté autrefois la syphilis, agit sur l'eczéma comme sur l'acné et la couperose. La glycémie est une de ses causes les plus puissantes; il est fréquent et rebelle chez les diabétiques, et occupe chez eux de préférence les régions périgénitales.

Enfin la peau des eczémateux est influencée par le système nerveux. Les émotions vives et subites, les passions tristes, les chocs psychiques longtemps répétés modifient l'écorce du cerveau et provoquent indirectement l'eczéma, comme l'irritation directe de la peau elle-même. Les excitations réflexes du système nerveux (fluxion menstruelle, évolution dentaire, etc.) agissent comme les excitations centrales. Quelques dermatologistes contemporains ont admis un eczéma trophonévrotique; on a même cru pouvoir lui assigner des caractères particuliers. Il faut ici s'entendre sur le mot. Appelle-t-on trophonévrotiques (neurodermiques, neuropathiques) les dermatoses dans la production desquelles intervient le système nerveux? Alors toutes les dermatoses sont neuropathiques; à l'état pathologique comme à l'état normal le système nerveux intervient directement ou indirectement dans tous les phénomènes biologiques, dans tous les mouvements intérieurs des milieux vivants. Mais si l'on réserve, comme il convient, le nom de trophonévroses aux affections produites de toutes pièces par un état morbide antérieur du système nerveux, telles que le zona par exemple, alors le champ des dermatoses neuropathiques se rétrécit beaucoup, et nous ne croyons pas qu'il existe un eczéma trophonévrotique.

Toutes les causes que nous venons de passer en revue — irritations artificielles de la peau, intoxications et auto-intoxications, excitations du système nerveux — produisent facilement de l'eczéma chez certains sujets et n'en produisent pas chez certains autres; il est des gens qui font de l'eczéma à

propos de tout, il en est qui n'en font à propos de rien, et entre
les deux extrêmes il y a tous les intermédiaires. Enfin des
personnes placées dans les meilleures conditions hygiéniques,
attentives à éviter tout ce qui peut irriter la peau, ont des
poussées fréquentes d'eczéma que rien ne provoque et que
rien n'empêche. Toutes les causes indiquées sont donc seulement des causes occasionnelles, adjuvantes de l'eczéma;
elles n'en sont pas la cause essentielle, *sine qua non*. Elles
sont à l'eczéma ce que le coup de fouet est à la voiture. Si la
voiture est attelée, au coup de fouet elle se met en marche;
si elle n'est pas attelée, le coup de fouet est impuissant. En
d'autres termes, pour que les causes énumérées produisent
un eczéma *en acte*, il faut que le malade soit eczémateux *en
puissance*. Je prends ici le mot puissance dans son sens phi-
losophique et traditionnel, comme synonyme de faculté, capa-
cité, aptitude, disposition, prédisposition. Or les aptitudes
pathologiques ont reçu des anciens un nom particulier; on les
appelle *diathèses*. La diathèse ainsi comprise est un fait médical incontestable et incontesté; mais en donnant un nom
savant à un fait, on ne l'explique pas, comme quelques médecins semblent le croire encore. Les conditions embryologiques,
anatomiques, physiologiques, en vertu desquelles certains
sujets sont atteints d'eczéma, d'autres de psoriasis, de prurigo,
d'hystérie, d'épilepsie, de folie, etc., restent donc inconnues,
et il ne semble pas que nous soyons prêts de les connaître.

C'est avec intention que je viens de rapprocher les dermatoses diathésiques des névroses diathésiques. Elles ont les
affinités les plus remarquables; et ces affinités ont un fondement embryologique, l'épiderme et les centres nerveux se
développant aux dépens du même feuillet, du feuillet ecto-
dermique de l'embryon.

15. Traitement. Le traitement de l'eczéma, comme celui de
toute dermatose, comprend trois parties : traitement hygiénique, traitement interne, traitement externe.

Le *traitement hygiénique* est à peu près le même pour toutes
les dermatoses chroniques. Écarter ce qui pousse à la peau,
ce qui l'excite de dehors en dedans ou de dedans en dehors,
voilà la règle. L'application varie avec les malades; c'est

affaire de tact et d'expérience de la part du médecin. Ce que nous avons dit des causes occasionnelles de l'eczéma nous dispense de nous étendre sur ce point; mais nous voudrions que le lecteur fût avec nous convaincu que sur 100 personnes prises au hasard dans toutes les classes de la société, hommes, femmes, enfants, vieillards, il en est aujourd'hui plus de 90 qui mangent trop ou trop souvent. Nous avons recherché pendant quelque temps les signes de l'auto-intoxication gastro-intestinale dans toutes les dermatoses chroniques que nous traitions soit en ville, soit à l'hôpital, et nous avons fini par nous lasser d'une enquête qui nous donnait presque invariablement les mêmes résultats. Nous procédons maintenant comme si la surcharge habituelle de l'estomac existait chez tout le monde, et sommes sûr en cela de nous tromper rarement. Les affirmations des malades sur leur sobriété doivent être pour nous de nulle valeur; il est des choses dont certaines personnes ne conviendront jamais, et d'autre part bien des gens se croient très sobres qui mangent le double de ce qu'ils devraient manger. Il faut régler l'alimentation des malades dans ses moindres détails. Trois repas dans les vingt-quatre heures, dont deux très légers, et rien absolument dans les intervalles. Le repas de midi — je ne sais pourquoi — est presque toujours le plus mal supporté; nous le réduisons à une tasse de lait ou de chocolat, excepté pour les enfants qui ont besoin de croître, et pour les ouvriers qui dépensent beaucoup de travail mécanique. Si les eczémateux doivent peu manger, en revanche ils peuvent manger de tout avec mesure. Certains mets usuels ont une mauvaise réputation dans les maladies de la peau; il convient de réagir contre ces préjugés d'un autre âge. La régularité des garde-robes s'impose dans tous les cas.

L'eczéma n'aime pas l'eau, surtout l'eau chaude. Les bains simples, de son ou d'amidon conviennent seuls comme bains de propreté. Ils doivent être courts et peu fréquents. Au moment des poussées, il faut les proscrire absolument. Les bains excitants sont toujours contre-indiqués.

16. Le *traitement interne* est nul. Plusieurs médicaments sont nuisibles aux eczémateux; il n'en est pas un seul actuel-

lement connu qui leur soit utile. Quant aux tisanes jadis appelées dépuratives, elles ne sont plus que des concessions que le médecin fait quelquefois aux préjugés populaires. Ces concessions sont légitimes dans les maladies où nous ne pouvons rien. Avec leur verre de tisane de pauvres gens boivent un peu d'espérance; il ne faut pas leur ôter cela. Mais dans l'eczéma où l'action médicale est efficace, il convient de refuser aux malades des drogues auxquelles nous ne croyons plus.

Ce qu'on appelle le traitement général, se réduit donc au traitement hygiénique et à celui des complications. Cela ne s'applique pas aux eaux minérales prises à la source, sous une direction médicale. Les indications et contre-indications des eaux minérales naturelles en dermatologie sont une question trop complexe et trop délicate pour être traitée incidemment. Nous l'aborderons ailleurs.

Il est une complication de l'eczéma qui a une importance particulière, c'est le diabète. L'eczéma, surtout celui des régions périgénitales, est fréquent et rebelle chez les eczémateux. En pareil cas le traitement externe le mieux dirigé reste impuissant si on néglige le traitement général. Voici notre ligne de conduite. Nous retranchons d'emblée et absolument de l'alimentation toutes les substances féculentes et sucrées, tout ce qui se transforme en glycose dans les voies digestives. La glycosurie baisse alors dans les quarante-huit heures de 80 pour 100, ou même cesse temporairement si le diabète est peu avancé, et alors le traitement externe de l'eczéma retrouve son efficacité. Mais combien de temps faut-il maintenir la suppression absolue des féculents? Aussi longtemps que l'état général n'en souffre pas. Dès que les forces déclinent, nous rendons un peu de pain, non pas du pain de gluten, drogue indigeste et illusoire, mais du pain ordinaire. L'homme ne peut vivre indéfiniment de substances albuminoïdes et de graisses, et ce régime exclusif trop longtemps continué est une des causes les plus actives du coma diabétique. Nous avons opéré en pareil cas de véritables résurrections avec quelques morceaux de pain ou quelques pommes de terre. Féculents à part, les diabétiques doivent manger et boire à discrétion ; le régime sévère que nous prescrivons aux eczémateux non diabétiques ne leur convient pas. Peu importe ici la surcharge de l'estomac et ses conséquences ; entre deux maux il faut choisir le moindre. Je ne parle pas des médicaments préconisés contre le diabète, parce que je n'y crois pas. Leur efficacité apparente tient au régime qui les accompagne, Si on essaye tous ces médicaments l'un après l'autre en laissant le malade à l'alimentation commune, on est bientôt fixé sur ce qu'ils valent.

17. Le *traitement externe* de l'eczéma est une des choses que j'ai étudiées avec prédilection en dermatologie ; je crois l'avoir rendu plus rapide et plus sûr ; j'exposerai donc avec détail la méthode de traitement que j'applique à mes malades.

Nous partons de ce principe que pour guérir dans le temps minimum, un eczéma doit suinter le plus abondamment, le plus longtemps possible. Au moyen d'une foule de topiques on peut transformer rapidement un eczéma suintant en eczéma squameux ; on abrège ainsi beaucoup la période de suintement, mais on allonge la durée de l'eczéma lui-même. Ce principe qui va à l'encontre des idées courantes et que nous avons formulé le premier, est pour nous le résultat de l'expérience ; c'est un fait clinique, pas autre chose, mais il est conforme aux idées des anciens sur le traitement des fluxions. Il faut donc, sans irriter la peau, provoquer le suintement, l'entretenir le plus longtemps possible. Pour cela il n'est qu'*un seul moyen* : l'enveloppement des parties malades dans un tissu imperméable, la toile de caoutchouc en particulier. C'est le Dr Colson (de Beauvais) qui, le premier, a employé et préconisé la toile de caoutchouc en thérapeutique dermatologique. C'est M. Hardy qui l'a importée à l'hôpital Saint-Louis en 1866 ; et depuis lors tous les dermatologistes en ont fait usage, mais avec de grandes divergences dans la manière de comprendre le mode d'action, dans la technique et les résultats.

Les toiles imperméables ont pour nous une double action : 1° en provoquant le suintement, elles dégorgent les capillaires du derme ; c'est une saignée blanche, continue, prolongée ; 2° en supprimant toutes les irritations extérieures,

tous les réflexes cutanés, elles éteignent le prurit. La cessation du prurit, connue de tous ceux qui ont fait usage du
caoutchouc, est immédiate, complète, surprenante; mais
bientôt le prurit renaît sous la toile. Pourquoi? 1° parce que
l'exsudation ne peut continuer dans un espace clos et saturé
de vapeur; 2° parce que le liquide exsudé retenu entre la
peau et la toile est un agent d'irritation. Ce liquide, dont la
quantité varie entre des limites très étendues, provient des
capillaires de la couche papillaire du derme, et les glandes
sudoripares prennent vraisemblablement une large part à
sa production, mais il est autre chose que du sérum, autre
chose que de la sueur; ses caractères physiques suffisent à le
démontrer; c'est un liquide gluant qui poisse les doigts,
tache et empèse le linge. En quoi donc diffère-t-il chimique-
ment du sérum et de la sueur? Nous n'en savons rien. La
chimie biologique n'a pas encore éclairci un fait aussi vulgaire et aussi important. Mais il est deux points sur lesquels
nous appelons l'attention : 1° si longtemps que suinte un
eczéma sous la toile, le liquide exsudé n'est jamais purulent.
Quand un eczéma suppure, devient impétigineux, cela est
toujours dû à l'envahissement de la surface malade par les
organismes pyogènes de l'extérieur; 2° le liquide exsudé et
non purulent de l'eczéma est irritant par lui-même, avant
toute fermentation, avant toute altération chimique. Il
suffit pour s'en convaincre de considérer son action sur la
peau saine.

L'enveloppement dans la toile de caoutchouc a pour but,
disent les auteurs, de faire macérer l'épiderme, de maintenir
les parties malades dans un bain local et continu. Or dans
un tel bain voici ce qui se passe : le prurit se réveille, et
bientôt l'eczéma se complique d'une dermatite artificielle
d'autant plus intense que la toile a été conservée plus longtemps. Cette dermatite tant de fois reprochée au caoutchouc,
nous l'avons observée, comme tout le monde, au début de
nos recherches; nous l'évitons aujourd'hui dans tous les cas.
Pour cela nous nous abstenons, autant que possible, de
faire baigner les surfaces malades dans le liquide exsudé;
nous voudrions pouvoir le soutirer à mesure qu'il se produit.

Nous prescrivons donc d'enlever la toile dès que le prurit renaît. L'eczéma est alors épongé avec une éponge ou avec un linge propre ; la toile est lavée, essuyée et remise aussitôt en place. Si on a de la toile de rechange, cela vaut encore mieux. Le tout est fait vivement, en deux ou trois minutes ; un eczéma ne doit jamais être exposé à l'air ; si l'enveloppement est intermittent, il devient illusoire.

Au début des poussées, dans les eczémas irritables, chez les jeunes enfants en particulier, cette opération doit être renouvelée toutes les deux heures, puis de moins en moins souvent, et enfin trois ou quatre fois seulement dans les vingt-quatre heures. Rien de fixe d'ailleurs à cet égard ; on doit se guider uniquement sur le prurit, et dès qu'il renaît sous la toile, la nettoyer ou la changer.

La toile doit être fine ; alors elle s'applique mieux, fait moins de godets. Il faut la fixer avec des bandes, au contact de l'eczéma, pas trop serrée. Les parties malades doivent être au repos. Les gens qui se promènent avec un eczéma des membres inférieurs, ou se livrent à un travail manuel avec un eczéma des membres supérieurs, doivent être prévenus que dans ces conditions la durée du traitement n'a plus de limites.

Quand l'enveloppement dans la toile de caoutchouc est ainsi conduit, voici ce qui se passe : l'exsudation liquide augmente beaucoup pendant les premières heures, puis reste stationnaire pour un temps variable, quelques jours ou quelques semaines ; elle diminue ensuite, et *se tarit enfin complètement sous la toile.*

Ce fait, que nous avons signalé le premier, est gros de conséquences physiologiques et médicales. Il arrive donc un moment, nous le répétons, où, malgré l'enveloppement le plus rigoureux, le suintement cesse absolument et ne se reproduit pas. C'est à ce moment précis, jamais plus tôt, que doit cesser l'enveloppement.

Nous avons fait connaître l'évolution du liquide exsudé, étudions maintenant la surface d'exsudation. Elle présente des caractères spéciaux qu'on n'observe jamais dans les eczémas traités par une autre méthode. La peau est dépouillée de sa couche cornée, décortiquée, réduite à un épiderme mince, simplement muqueux; elle est rouge foncé, parfaitement lisse, comme vernissée, sans crevasses et sans squames; et sur cette surface unie comme une glace, le liquide perle comme de la rosée. Un îlot d'exfoliation indique que la toile godait en ce point; et si la surface tout entière est squameuse quand on la découvre, on peut être certain que la toile n'a pas été conservée ou qu'elle était mal appliquée. A mesure que l'exsudation diminue, la surface est d'un rouge de moins en moins foncé; elle devient pâle, livide quand l'exsudation se tarit.

Supposons maintenant que l'enveloppement soit interrompu trop tôt, pendant que l'eczéma suinte encore. Changement à vue : en quelques heures la surface devient sèche, desquamante, rugueuse; elle donne à la main la sensation d'une râpe à gros grains, et le prurit se réveille. Cet état granulé, raboteux de la surface est pour nous la preuve que l'enveloppement a cessé trop tôt, que l'eczéma avait besoin de suinter encore. Les yeux fermés, en passant la main sur un eczéma, nous dirions donc s'il est traité par notre méthode. .

Au contraire la toile est-elle enlevée au moment convenable, quand le suintement a complètement cessé, alors la surface de l'eczéma reste lisse, douce au toucher; la desquamation est furfuracée, peu abondante; le prurit ne se réveille pas, et en peu de jours tout est fini — jusqu'à la poussée nouvelle.

Dans tous les eczémas sans exception, dans les eczémas secs aussi bien que dans les humides, nous commençons le traitement par la toile de caoutchouc. Quelques eczémas secs deviennent alors suintants; d'autres se refusent à suinter; alors au bout de quarante-huit heures, nous passons à la deuxième phase du traitement.

Quand l'eczéma est très irrité ou très irritable, surtout chez les enfants, il convient ·d'appliquer avant la toile des cataplasmes de fécule froids, pendant deux ou trois jours. Les cataplasmes chauds n'ont pas l'action sédative que l'on recherche; faits avec de l'amidon, ils ne prennent pas la consistance voulue; et la farine de lin provoque à coup sûr une dermatite artificielle.

On peut remplacer les cataplasmes par des compresses imbibées d'eau fraîche, exprimées et recouvertes de taffetas gommé. On les mouille de nouveau quand elles sont sèches. Il vaut mieux ne pas ajouter à l'eau des substances antiseptiques qui sont toujours plus ou moins excitantes et dont l'action antiseptique est illusoire en pareil cas. Ces compresses sont plus commodes que les cataplasmes pour certaines régions et surtout pour de grandes surfaces; elles peuvent les remplacer dans tous les cas, mais ne peuvent jamais remplacer la toile de caoutchouc parce qu'elles ne font pas suinter l'eczéma.

Quand cesse l'enveloppement dans le caoutchouc, commence la deuxième phase du traitement.

Les parties malades doivent être graissées trois fois par jour et protégées avec du linge fin. Un eczéma, nous l'avons déjà dit, ne doit jamais être exposé. La pommade à l'oxyde de zinc dont l'usage est si répandu, mais qu'on applique toujours trop tôt, est à ce moment très convenable — à deux conditions, c'est qu'elle ne soit pas trop concentrée (1/20 dose maxima) et qu'elle ait pour excipient l'axonge fraîche. L'axonge rance provoque une dermatite artificielle; on a donc proposé d'autres excipients moins altérables : la vaseline, la glycérine, etc. La vaseline, si précieuse d'ailleurs en dermatologie, est trop excitante pour l'eczéma. La glycérine est désagréable pour le malade quand elle est appliquée sur de grandes surfaces. Le cérat et le cold-cream rancissent bien plus vite que l'axonge. En résumé, rien jusqu'à présent ne peut remplacer l'axonge fraîche dans le traitement de l'eczéma. Au lieu d'oxyde de zinc, on peut employer en pommade le sous-nitrate de bismuth (1/20), dont le seul inconvénient est d'être coûteux quand il faut l'appliquer sur de grandes surfaces; on peut employer la résorcine (1/50), étendre la liste de ces pommades et en compliquer les formules. Les plus simples sont les meilleures; c'est par l'excipient, par la graisse bien plus que par la base qu'elles agissent dans l'eczéma.

S'il ne guérit pas ainsi, s'il traîne en longueur, faut-il essayer successivement les nombreuses formules de pommades, onguents, colles, liniments, etc., que préconisent les formulaires et les livres de dermatologie? faut-il en composer d'autres — ce n'est pas difficile — et continuer ainsi jusqu'à ce que le temps vienne en aide à la thérapeutique ou que le malade se lasse? Il convient de nous lasser avant lui. Si un eczéma ne guérit pas sous une pommade convenable, il ne guérira pas mieux sous une autre. Il faut donc se hâter de revenir en arrière, à la toile de caoutchouc. Alors de deux choses l'une : ou l'eczéma suinte sous la toile, et l'insuccès des pommades s'explique; ou il ne suinte pas et la situation devient plus délicate. En pareil cas, après avoir prévenu le malade de ce qui va se passer, nous réchauffons l'eczéma, nous le ramenons à l'état aigu. Pour remplir cette indication, dans la foule des topiques irritants on n'a que l'embarras du choix; mais il importe de ne pas changer trop souvent d'agents thérapeutiques; on manie d'autant mieux une arme qu'on l'a tenue plus souvent dans la main. Nous préférons en pareil cas la solution de nitrate d'argent (1/20, 1/50) et le savon noir. La poussée obtenue, on reprend le traitement suivant les règles indiquées ci-dessus.

La solution de nitrate d'argent en badigeonnages est un agent de premier ordre en dermatologie ; aucune autre solution métallique ne peut la remplacer. Dans les vieux eczémas torpides, au lieu d'exciter, elle a quelquefois une action résolutive.

Le savon noir étendu sur de la toile ou de la flanelle est très irritant; il faut en surveiller l'action de très près et n'en user dans le traitement de l'eczéma qu'avec une grande réserve. C'est à propos de l'acné et de la couperose, où il rend de si grands services, que nous entrerons dans les détails de son emploi.

Quand l'eczéma est compliqué de gale ou de phtiriase, on doit avant tout débarrasser le malade des parasites. Il ne faut pas craindre l'action irritante de la « frotte »; elle agit en pareil cas mieux que le cataplasme le plus émollient; et tant que les acares ne sont pas détruits, le traitement de l'eczéma est illusoire. Quand l'eczéma est impétigineux, il faut d'abord traiter l'impétigo ; c'est affaire de quelques jours. Nous exposerons avec détail dans un autre chapitre le traitement des dermatoses suppuratives.

L'eczéma a des équivalents pathologiques sur les muqueuses bronchique, intestinale, peut-être aussi ailleurs, mais nous n'avons jamais vu sa guérison avoir le moindre inconvénient. Nous cherchons donc, dans tous les cas, à le guérir le plus vite possible. De savants confrères pensent que cette règle souffre des exceptions. Notre méthode de traitement lèvera sans doute leurs scrupules, puisqu'elle consiste à faire suinter l'eczéma le plus longtemps, le plus abondamment possible. Il n'y a plus à craindre de métastase quand les parties malades ont rendu tout ce qu'elles pouvaient rendre, quand « la nature, comme disaient les anciens, a expulsé toute la matière morbifique ».

Certaines localisations de l'eczéma réclament un traitement spécial.

Cuir chevelu. Sur les régions pilaires, l'eczéma est plus rebelle qu'ailleurs, comme si les poils étaient des épines qui l'entretiennent et l'exaspèrent. En revanche le cuir chevelu est peu excitable, et le traitement peut y être conduit vigoureusement. Les cheveux empêchent le contact du bonnet de caoutchouc avec la peau, et cela d'autant plus qu'ils sont plus longs. Chez les hommes et chez les enfants, il faut donc couper les cheveux ras ; mais dans aucun cas nous ne faisons couper la chevelure d'une femme. J'ai vu de pauvres filles qui ne trouvaient plus à se placer comme domestiques, comme ouvrières, parce qu'elles avaient les cheveux courts. Il est facile, dit-on, de se procurer de faux cheveux. Oui, sans doute, quand on peut les payer. Toutes les femmes d'ailleurs dénouent quelquefois leur chevelure ; elles ne se couchent pas avec de fausses nattes, de faux bandeaux, un faux chignon.

Dans les séborrhées épaisses du cuir chevelu le bonnet de caoutchouc est insuffisant pour obtenir un décapage rapide. Il faut alors enduire le cuir chevelu de vaseline et le recouvrir d'un cataplasme de farine de lin ; il n'est pas de moyen plus puissant pour ramollir les tissus cornés. Nous avons dit que la vaseline et la farine de lin devaient être proscrites du traitement de l'eczéma ; mais il n'est ici question que de décapage, et dès que les squames ramollies ont été enlevées, on applique le bonnet de caoutchouc.

Lorsque l'eczéma du cuir chevelu est à l'état de séborrhée sèche et ne suinte plus sous le bonnet, trois agents thérapeutiques tiennent le premier rang et doivent être employés parallèlement : le savon, le soufre, l'alcool. Tous les deux jours le cuir chevelu est savonné avec le savon mou. M. Cavaillés et M. Vigier fabriquent des savons médicinaux plus agréables pour le malade : savons de Panama, de goudron, de soufre, d'ichthyol, de naphtol, de salol, de calomel, de résorcine, etc. Il ne faut pas s'embarrasser du choix ; tous conviennent parfaitement à la séborrhée du cuir chevelu.

On peut formuler la pommade soufrée :

>   Soufre précipité............................ 1
>   Axonge benzoïnée ou vaseline................ 10

On peut la remplacer par le glycérolé cadique :

>   Huile de cade............................... 1
>   Glycérine neutre............................ 10
>   Extrait aqueux de Panama.............. q. s.

Grâce à l'extrait aqueux de Panama on peut augmenter à volonté la proportion d'huile de cade, l'incorporer à la glycérine en proportion quelconque.

Il faut renoncer au soufre et à l'huile de cade chez les femmes qui tiennent à conserver blanches les raies de la chevelure. En outre l'huile de cade a de l'odeur. Nous employons alors la pommade au précipité blanc (1/50 d'axonge). La pommade est appliquée le matin ou le soir suivant la convenance du malade. Le soir ou le matin le cuir chevelu est frictionné avec :

>   Sublimé corrosif..................... 40 centigr.
>   Alcool)
>   Eau   } āā................... 100 gram.

Au lieu d'alcool on peut employer toute la série des teintures alcooliques et des alcoolats inscrits au codex, et les mélanger en proportions quelconques; cela est sans importance.

Il est un agent qui prime tous les autres dans le traitement de la séborrhée sèche du cuir chevelu, c'est la solution de nitrate d'argent (1/20). Mais son emploi est limité; elle colore la peau en noir et ce qui est plus grave, teint les cheveux en noir; on ne peut donc la prescrire aux personnes qui ont les cheveux blonds.

Barbe. De tous les eczémas c'est le plus rebelle, le plus difficile à traiter; il est très irritable et il faut se garder de diriger ici le traitement comme sur le cuir chevelu. Avant tout, proscrire le rasoir et le savon; faire couper les poils courts puis épiler. Après l'épilation, le masque de caoutchouc, puis la pommade à l'oxyde de zinc et enfin la solution de nitrate d'argent. Les malades consentent rarement à porter un masque de caoutchouc d'une façon continue pendant plusieurs semaines; c'est là un des principaux obstacles à la guérison.

Dans l'eczéma médian sous-nasal de la lèvre supérieure que M. E. Besnier a séparé du sycosis, avec lequel on le confondait avant lui, il suffit d'une bandelette de toile de caoutchouc maintenue par deux cordons qui s'attachent derrière la tête (Besnier).

Paume des mains et plante des pieds. Les gants de caoutchouc s'imposent dans tous les cas et doivent être portés sans interruption, tant qu'il y a du suintement. Rien ne peut les remplacer. On les nettoie plusieurs fois par jour en se conformant aux règles indiquées ci-dessus.

Quand l'hyperkératose est très épaisse, ils ne suffisent pas pour obtenir un décapage rapide. Alors cataplasmes de farine de lin pendant quelques jours.

Après les gants peu importe la pommade. Les résultats de ce traitement sont brillants, rapides; le malade retrouve vite l'usage de ses mains ou de ses pieds et se croit guéri; mais ici comme au cuir chevelu, comme à la barbe, les récidives sont invariables. Les malades les atténuent beaucoup, s'ils peuvent interrompre à temps leurs occupations et reprendre les gants de caoutchouc.

CHAPITRE II

PRURIGO ET PRURITUS

1. Une *papule* est une élevure due à l'infiltration de la couche superficielle ou papillaire du derme. Les papules de grandes dimensions en surface prennent quelquefois le nom de *plaques*. Dans les auteurs willaniques le mot papule a un sens plus étendu; il s'applique à toutes les élevures solides de petit volume, quelle que soit leur structure. Des élevures cornées par exemple sont pour eux des papules. C'est M. E. Besnier qui a restreint la signification du mot; et il convient de suivre une manière de parler plus anatomique et plus précise.

Willan et ses successeurs appelaient papuleuses les dermatoses qui se caractérisent à leur acmé par des papules (voir Introduction); et dans la classe des affections papuleuses ils distinguaient trois genres : strophulus, prurigo, lichen.

2. Le *strophulus* a disparu du cadre dermatologique. On nommait ainsi des éruptions aiguës, bénignes, propres aux enfants à la mamelle, qui rentrent aujourd'hui dans l'urticaire et dans les érythèmes. Strophulus est un diminutif de *strophus, i* (neut.), — στροφος, ου (ο), — colique. Le mot vient des rapports supposés entre les éruptions dont il s'agit et les troubles digestifs des jeunes enfants.

3. Prurigo. Dans les auteurs latins *prurigo, inis* (fém.) est synonyme de *pruritus, ûs* (masc.) et signifie simplement prurit, démangeaison. Il en a été de même jusqu'à Willan. Pour s'en convaincre il suffit de consulter Lorry dont le *Tractatus de morbis cutaneis* publié en 1777 est le dernier livre de la période antéwillanique.

Depuis Willan jusqu'à Hebra, on a appelé prurigo non plus le prurit, la démangeaison, mais une certaine lésion prurigineuse et papuleuse de la peau. En quoi cette lésion se distinguait-elle du lichen? Sur ce point les auteurs willaniques ne s'accordent pas entre eux; ils ne sont même pas toujours d'accord avec eux-mêmes. Mais l'enseignement clinique de nos maîtres était plus clair que ne sont quelquefois leurs livres. Voici ce qu'on appelait prurigo, il y a vingt à vingt-cinq ans, à l'hôpital Saint-Louis.

Des papules grosses comme un grain de millet ou de chènevis, roses ou pâles, écartées les unes des autres, disséminées sur de grandes surfaces, prurigineuses et recouvertes d'une croûtelle sanguine, noirâtre, produite par le grattage. C'est avec ces croûtelles qu'on faisait le diagnostic; si on l'avait dit nettement, cela aurait simplifié bien des choses.

Le prurigo ainsi compris est une lésion commune à la gale, à la phtiriase, à la dermatite herpétiforme et à une maladie dont Hebra a donné une description remarquable, maladie pour laquelle seule il a réservé le nom de prurigo. A partir de ce moment on a donc appelé prurigo deux choses distinctes : 1° une lésion commune à plusieurs maladies, prurigo willanique ou sémiologique; 2° une des maladies dont il s'agit, prurigo de Hebra ou p. nosologique.

4. Le *prurigo de Hebra* appartient à la grande famille des dermatoses chroniques de cause inconnue.

Il débute dans l'enfance — à la fin de la première année, dit Hebra — et se prolonge indéfiniment. Toutefois il est rare de le voir chez un vieillard (Besnier et Doyon). Que devient-il donc au déclin de l'âge mûr, et que deviennent les malades qui en sont atteints? On ne peut encore que poser la question. Des poussées intermittentes d'urticaire précèdent le prurigo et l'accompagnent quelquefois pendant longtemps. Un an après son début, il est ce qu'il doit être comme extension et comme intensité (Kaposi). Seules les lésions de grattage augmentent avec le temps. C'est avec elles que se fait le diagnostic; étudions-les en premier lieu.

5. Elles n'ont ici rien de spécial que leur topographie : 1° elles débutent par les extrémités inférieures, y prédomi-

nent et vont en s'atténuant des pieds à la tête; 2° elles prédominent dans le sens de l'extension; les plis articulaires où la peau est fine, sudorale, sont même complètement épargnés. La distribution des lésions de grattage est toute différente dans la gale, dans la phtiriase; et cela permet souvent de poser le diagnostic à première vue, avant tout interrogatoire. Voici maintenant en quoi consistent les lésions de grattage :

1° Une pigmentation brune plus ou moins foncée, inégale, parsemée d'espaces plus clairs qui se fondent avec les parties sombres sans limites précises. L'aspect d'ensemble est celui d'une peau malpropre. Il en est autrement dans les mélanodermies dues à la race, au climat, à la maladie bronzée.

2° Des croûtelles sanguines, noirâtres. Les unes recouvrent des excoriations linéaires qui dessinent le trajet des ongles; les autres recouvrent des élevures dont nous parlerons plus bas et répondent au prurigo dans le sens willanique du mot.

3° De l'eczéma suintant ou squameux auquel le grattage a fait appel, existe dans presque tous les cas. Il en résulte que le prurigo de Hebra est invariablement pris pour de l'eczéma par les médecins étrangers à la dermatologie. Les lésions de grattage suffisent d'ailleurs pour éviter cette erreur. Dans l'eczéma primitif et non compliqué, quel que soit le prurit, il n'y a pas de lésions de grattage ou il y en a très peu. Nous l'avons déjà dit dans le chapitre précédent, mais ne saurions trop insister sur ce fait important et peu connu.

4° De l'infiltration du derme existe dans les cas anciens. La peau épaisse, rigide ne se laisse pas plisser entre les doigts; c'était là, pendant la période willanique, un des caractères principaux du lichen, et le prurigo de Hebra avec épaississement du derme s'appelait alors *lichen agrius*.

5° Des lésions suppuratives (impetigo, ecthyma, furoncles) dues comme toujours à l'inoculation des organismes pyogènes de l'extérieur, s'ajoutent aux lésions de grattage et donnent au tableau d'ensemble une polymorphie *apparente*, qui n'appartient pas au prurigo lui-même.

6° Des adénites s'observent toujours là où les ganglions sont accessibles, aux régions inguinales, axillaires, cervicales, etc. Elles sont simplement la conséquence des excoriations traumatiques et des suppurations de la peau, mais ont été souvent mal interprétées. Elles ont fait rattacher le prurigo de Hebra (lichen agrius) à la scrofule. En fait, les malades atteints de prurigo de Hebra ne sont ni plus ni moins scrofuleux que les autres; j'ai même été souvent frappé de la résistance singulière de leurs adénites à la suppuration.

6. Nous avons étudié d'abord les lésions de grattage, parce que ce sont les plus apparentes; remontons maintenant la série morbide et occupons-nous des symptômes propres, directs, immédiats du prurigo de Hebra. Il en a deux seulement, le prurit et les élevures.

Le prurit est intense, presque continu, avec des rémissions diurnes et saisonnières. Il s'atténue pendant la saison chaude et augmente la saison froide. Peu après le coucher, il s'exaspère et atteint son maximum diurne. Le malade se gratte alors avec violence jusqu'à ce que la démangeaison soit remplacée par une sensation de brûlure intense dans laquelle il trouve un véritable soulagement, quelquefois même une certaine jouissance. Enfin épuisé il s'endort et continue de se gratter machinalement, doucement pendant le sommeil. Les élevures du prurigo de Hebra sont grosses comme un grain de millet ou de chènevis, arrondies, résistantes, roses ou pâles, écartées les unes des autres, plus sensibles à la main qu'à la vue, à moins qu'elles ne soient recouvertes d'une croûtelle sanguine. Quelques auteurs discutent le mécanisme suivant lequel elles produisent le prurit; d'autres soutiennent que le prurit est primitif et que les élevures en sont la conséquence. On pourrait aussi avancer une troisième hypothèse et dire que le prurit et les élevures sont au même titre des symptômes directs de la maladie. Ce qu'il y a de certain c'est qu'on peut éteindre le prurit pour un certain temps sans que les élevures semblent modifiées.

Leur anatomie n'est pas complètement élucidée. Si l'on tient compte de l'ensemble des travaux publiés sur la matière, il faut admettre qu'elles sont de deux espèces : les unes sont des papules vraies, c'est-à-dire des infiltrats de la couche papillaire du derme ; les autres sont des vésicules situées profondément dans le réseau de Malpighi, résistantes, opaques, qui pendant longtemps ont été prises pour des papules. C'est Hebra qui, le premier, a reconnu la structure vésiculeuse des élevures de son prurigo. Voici comment il s'exprime (*Traité des maladies de la peau*, traduit par le Dr Doyon, t. I, p. 693) :

« .... Chaque papule de prurigo est formée *d'une collection liquide dans les couches les plus profondes de l'épiderme*, et de l'élévation consécutive de ses couches les plus superficielles, en sorte que sa structure présente la plus grande analogie avec une vésicule ; elle n'en diffère que par la petite quantité de liquide qu'elle contient, et par la grande épaisseur de son enveloppe [1]. »

Ce passage — je ne sais comment — a passé inaperçu. M. Kaposi n'en parle pas ; MM. Besnier et Doyon semblent l'ignorer (notes à la 4e édit. franç. de Kaposi, 1891, t. I, p. 748), et quand MM. Leloir et Tavernier ont retrouvé la structure vésiculeuse des élevures du prurigo de Hebra (*Ann. de derm.*, 1889, p. 619), on a cru généralement avec eux que le fait était nouveau.

Hebra admet que toutes les élevures de son prurigo sont des vésicules ; MM. Leloir et Tavernier paraissent avoir la même opinion ; mais l'existence de papules vraies a été constatée par tant d'observateurs distingués qu'il faut admettre l'existence simultanée des deux lésions. Sont-elles indépendantes? S'agit-il au contraire de deux phases successives d'un même processus? On ne peut aujourd'hui que poser la question.

Le prurigo de Hebra ne porte aucune atteinte à l'état général, et on est surpris de voir des gens qui depuis l'enfance passent la moitié des nuits à se déchirer la peau, présenter, prurigo à part, tous les dehors d'une santé parfaite.

7. Il est plus fréquent chez l'homme que chez la femme ; on l'observe dans toutes les conditions hygiéniques, avec toutes les constitutions. Il n'est pas exact qu'il relève de la scrofule. Il n'est pas exact qu'il soit propre aux sujets débi-

---

1. Les mots soulignés le sont dans le texte.

lités et mal nourris. L'auto-intoxication gastro-intestinale le réveille, l'exaspère comme tant d'autres dermatoses, mais est incapable de le produire. En somme on ignore ce qu'est sa cause essentielle, *sine qua non*; on sait seulement ce qu'elle n'est pas. Elle n'est ni hygiénique, ni toxique, ni parasitaire; et la seule idée qu'on puisse s'en faire quant à présent, est celle d'une malformation de la peau et du système nerveux comparable à celles qui se traduisent par les névroses diathésiques. (Voir chap. I, 14.)

8. *Formes atypiques du prurigo*. Nous venons de décrire le prurigo type-Hebra; mais le prurigo n'est pas enfermé dans un moule inflexible. Comme toutes les maladies il a des formes anomales, irrégulières ou atypiques; et ce côté intéressant de la question mérite d'autant plus notre attention qu'il a été plus négligé par les auteurs. Précisons d'abord ce que veulent dire ces mots : formes anomales ou atypiques. On appelle ainsi les formes des maladies qui s'écartent du type normal; et le type normal — c'est là que je voulais en venir — est simplement celui que les auteurs classiques ont choisi pour tel dans leurs descriptions, soit qu'il ait été le premier ou le mieux étudié, soit que la tradition lui ait consacré la première place. On aurait donc pu en choisir un autre; ce que nous appelons normal serait alors anormal et *vice versa*. Je n'insiste pas; mais quand certains mots ont perdu leur signification primitive, il convient parfois de préciser leur sens nouveau, de ne pas laisser planer autour d'eux les ombres du passé qu'ils évoquent.

Nous partageons les formes atypiques du prurigo en quatre groupes :

1° Formes atypiques seulement par leur bénignité. Même début dans la première enfance, mêmes localisations prédominantes, mêmes exacerbations saisonnières; mais le prurit est modéré, les lésions de grattage sont légères, les rémissions plus complètes. Ces formes bénignes qui, à part l'intensité des symptômes, rentrent dans le type-Hebra, sont admises par tous les dermatologistes.

2° Formes atypiques par le renversement des influences saisonnières. Le prurigo s'atténue alors pendant la saison froide et se réveille pendant la saison chaude. Le cas est fréquent à Paris pour les prurigos intenses comme pour les prurigos légers.

3° Formes atypiques par l'époque du début, qui a lieu non à la fin de la première année, mais à cinq ans, dix ans, vingt ans ou même plus tard.

Le *pruritus hiemalis* de Duhring est simplement pour nous un prurigo plus tardif et plus léger que celui de Hebra. A part cela tout est semblable : mêmes exacerbations pendant l'hiver, mêmes localisations prédominantes, mêmes élevures, mêmes lésions de grattage.

4° Formes atypiques par le siège. Le prurigo s'atténuant de bas en haut peut s'arrêter au cou, à la ceinture, aux membres inférieurs. D'autres fois, il débute par les membres supérieurs et y reste prédominant ou même circonscrit. C'est la règle dans les formes tardives et légères. J'ai observé cette anomalie de siège dans un cas qui datait de la première enfance et avait toute l'intensité du type-Hebra.

Nous recommandons à l'attention du lecteur ces prurigos atypiques, qui sans rentrer dans le type-Hebra n'en sont pas moins des prurigos[1]. Ils ne sont pas rares ; mais en pratique, avant d'admettre leur existence, il faut toujours penser à la gale et à la phtiriase. Les poux fourmillent dans les classes pauvres ; on les rencontre dans le meilleur monde ; et si les lésions de grattage prédominent tant soit peu à la ceinture ou à la base du cou, entre les omoplates, il n'est pas besoin de voir les parasites dans les plis du linge, il ne faut tenir aucun compte des protestations du malade indigné, et le succès rapide du traitement vient justifier le diagnostic.

Il est deux prurigos atypiques par le siège et connus depuis longtemps qui méritent une mention spéciale : celui de l'anus et celui de la vulve. Le début est tardif, la durée indéfinie, le prurit violent, quelquefois intolérable ; il s'exaspère tous les soirs peu après le coucher. De l'eczéma appelé par le grattage accompagne ces prurigos partiels dans tous les cas.

---

1. Nous avons exposé nos idées sur les prurigos atypiques dans une leçon faite à l'hôpital Saint-Louis, au mois d'avril 1892, et nous en avons présenté plusieurs cas à nos auditeurs.

Cela peut rendre le diagnostic impossible au premier examen, mais le résultat du traitement tranche bientôt la difficulté. Fait remarquable : dans les prurigos diffus, l'anus et la vulve sont toujours épargnés; dans le prurigo de l'anus ou de la vulve, les autres régions ne sont pas atteintes. Cependant, chez un malade dont je suis le médecin depuis longtemps, le prurigo anal a été précédé par un prurigo des membres inférieurs qui a guéri, tandis que celui de l'anus persiste depuis plus de vingt ans, atténué seulement de temps à autre par le traitement.

Nous n'avons pas besoin d'insister sur les inconvénients propres à la région ano-génitale qui résultent d'un grattage incessant, prolongé, dont le besoin triomphe des volontés les plus fermes.

9. PRURITUS. Nous avons dit que jusqu'à Willan les mots latins *prurigo* et *pruritus* étaient synonymes et signifiaient simplement prurit, démangeaison. Nous avons fait connaître les changements de signification du terme *prurigo* depuis Willan jusqu'à nos jours. Le terme *pruritus* à son tour a perdu depuis Hebra le sens qu'il avait en latin. Hebra et Kaposi appellent *pruritus* non pas le prurit, la démangeaison (Jucken), mais ce que les anciens appelaient prurit essentiel, idiopathique, *sine materiâ*, c'est-à-dire prurit sans cause externe, parasitaire ou autre, et sans lésion appréciable de la peau [1].

Cette réforme de langage est conforme à l'évolution des mots et des idées en dermatologie et mérite d'être suivie. Malheureusement on a fait rentrer dans le pruritus des prurits avec élevures et lésions de grattage; la distinction entre le prurigo et le pruritus devient alors arbitraire, insaisissable. Mais il est facile de lever la difficulté; il suffit pour cela de rendre au prurigo ce qui lui appartient, à savoir les prétendus pruritus avec lésions de grattage; et c'est ce que nous avons fait en décrivant ci-dessus les prurigos atypiques.

1. Dans le texte allemand de Kaposi, le chapitre consacré au pruritus est intitulé *pruritus* et non *Jucken*. *Das Jucken* c'est le prurit, la démangeaison, et le *pruritus* est autre chose. Il convient donc de conserver en français le mot latin que Hebra et Kaposi ont employé précisément pour exprimer cette distinction.

Poursuivant donc le point de vue de Hebra et précisant le concept du pruritus, nous le définissons : *Un prurit chronique sans cause extérieure, sans lésion causale appréciable de la peau et sans lésions de grattage consécutives.*

Le pruritus ainsi compris est circonscrit ou généralisé. Circonscrit, il occupe la paume des mains, la plante des pieds, la langue, le bout du nez, etc. On rencontre ces pruritus partiels chez les hystériques, les vésaniques, les héréditaires, les dégénérés; ils ressortissent à la pathologie nerveuse plutôt qu'à la pathologie cutanée.

Le pruritus généralisé s'observe surtout chez les vieillards. Pour ce motif on l'a improprement appelé pruritus sénile. Il n'y a pas plus de pruritus sénile que de tremblement sénile et de gangrène sénile; la plupart des vieillards n'en sont pas atteints, et on le rencontre chez des sujets encore jeunes.

L'absence complète de lésions de grattage, quelles que soient la durée et l'intensité du prurit, est le caractère essentiel du pruritus. Le même symptôme négatif appartient à d'autres affections prurigineuses. Les dermatoses prurigineuses, dans lesquelles les malades se grattent, se partagent donc en deux groupes : dans les unes il y a des lésions de grattage, et dans les autres il n'y en a pas. L'interprétation du fait nous échappe, mais son importance n'en est pas moins grande en clinique.

Le pruritus généralisé est surtout en relation avec l'artério-sclérose et la néphrite interstitielle. Il paraît alors résulter de l'insuffisance fonctionnelle des reins, de l'auto-intoxication par les substances diverses que les reins doivent éliminer et qu'ils retiennent; c'est un symptôme de l'urémie chronique.

10. Traitement du prurigo. Il comprend trois parties : traitement hygiénique, traitement interne, traitement externe.

Le *traitement hygiénique* ne diffère pas de celui de l'eczéma en ce qui concerne l'alimentation; il en diffère beaucoup en ce qui concerne la balnéation. Le prurigo n'est pas irritable; et quand on a fait disparaître l'eczéma de grattage, on peut prescrire des bains sulfureux, des bains de vapeur, etc. Ils procurent un soulagement momentané, mais ce ne sont pas des agents inoffensifs. Il faut donc se préoccuper des contre-indications et des effets produits. Chez les vieillards et les athéromateux, les bains excitants sont interdits sous peine de thrombose ou d'hémorragie cérébrale. Chez les cardiaques et les tuberculeux, ils sont non moins contre-indiqués. Enfin chez certains sujets qui ne rentrent pas dans les catégories précédentes, ils provoquent des troubles nerveux et congestifs qui doivent en faire promptement cesser l'emploi.

Le *traitement interne* serait nul s'il ne fallait faire une réserve en faveur de nitrate de pilocarpine. On emploie une solution au 1/50 dans de l'eau distillée — 1/2 seringue de Pravaz matin et soir, ou 10 gouttes par la bouche. On peut employer le jaborandi en pilules :

> Poudre de jaborandi.)
> Extrait............. } āā 10 centigrammes.
>
> Pour une pilule.
> De 5 à 10 par jour.

Le médicament doit être pris à jeun, une heure au moins avant le repas. En raison de son action dépressive sur le cœur, il est contre-indiqué chez les cardiaques, les vieillards, les sujets dont les reins fonctionnent mal. Comme tant d'autres médicaments actifs, il ne peut être employé d'une façon continue, pendant longtemps. Et on ne peut enfin en attendre qu'un soulagement momentané du prurit.

Le *traitement externe* se réduit pour nous à fermer la peau ; tout le reste est illusoire. Mais les effets de l'occlusion sont remarquables ; le prurit cesse immédiatement, complètement, et des malades qui depuis vingt ans et plus passaient la moitié de leurs nuits à se déchirer la peau, dorment tranquillement et se croient guéris. Ils ne le sont pas ; rien quant à présent ne guérit le prurigo. Toutefois les effets de l'occlusion sont bien supérieurs à ce que donnent les autres modes de traitement. Nous avons fait connaître brièvement notre méthode dans une communication à la Société de dermatologie (avril 1891). On peut aussi consulter à cet égard la thèse de notre élève le Dr Barjon (*Prurigo et prurit*, 1891).

Nous exposerons successivement la technique, les résultats, les objections.

Il faut ici renoncer au pansement ouaté. Maintenir un malade enfermé de la tête aux pieds dans de l'ouate est bientôt pour lui quelque chose de plus pénible que le prurigo lui-même. Pour fermer la peau nous employons les tissus imperméables et les colles. Parmi les tissus imperméables la toile fine de caoutchouc est quant à présent ce qu'il y a de plus pratique.

Tant que le prurigo est compliqué d'un eczéma de grattage, la toile doit être manœuvrée comme nous l'avons indiqué en détail dans le chapitre précédent. En l'absence d'eczéma, certains prurigos suintent pendant quelques jours sous la toile; la conduite à tenir est la même. Mais bientôt le prurigo ne suinte plus malgré l'enveloppement le plus rigoureux; la toile peut alors rester plusieurs jours en place sans être lavée. On la fixe au contact de la peau avec des bandes plus serrées que dans l'eczéma. Le malade ainsi enfermé de la tête aux pieds dans le caoutchouc peut se lever, mais il lui est impossible de s'habiller comme tout le monde et par conséquent impossible de sortir, de vaquer à ses occupations. Il n'en serait pas de même si nous possédions une étoffe imperméable, fine, élastique qui se moule sur les parties malades sans les comprimer, et avec laquelle on puisse confectionner des bas, des caleçons, des maillots, etc., que le malade porterait sous ses vêtements ordinaires. Une telle étoffe ne servirait pas seulement dans le traitement du prurigo; et le jour où le commerce la fournira à un prix modéré, la thérapeutique dermatologique aura réalisé un progrès considérable.

Quand le prurigo ne suinte plus sous la toile de caoutchouc, on peut la remplacer par une colle. Puisqu'elle doit agir seulement par occlusion, il est inutile d'y incorporer des substances actives; la plus simple est la meilleure. Elle doit seulement remplir deux conditions qui semblent incompatibles : ne pas se fendiller après durcissement et ne pas fondre à la chaleur du corps. Après différents essais, nous préférons quant à présent la colle suivante, dont nous devons la formule à M. Thibault, interne en pharmacie de notre service, et qui n'est qu'une modification des colles de M. Unna.

Grénétine............ 150
Gélatine............. 100
Glycérine........... 300
Eau................. 300
Oxyde de zinc........ 100
____
950

Faire dissoudre les gélatines au bain-marie dans la glycérine et 200 grammes d'eau; ajouter l'oxyde de zinc délayé dans 100 grammes d'eau, et ajouter eau q. s. pour 950 grammes.

Pour appliquer la colle, on la fait fondre au bain-marie et on badigeonne le malade avec un gros pinceau. Au bout de quelques minutes la colle est sèche, et le malade peut se coucher ou s'habiller.

Cette colle ne se fendille pas, ne blesse pas la peau par ses fragments, mais elle fond par places à la chaleur du lit; alors cesse l'occlusion et le prurit renaît. Pour parer à cet inconvénient, il n'est qu'un seul moyen : appliquer une légère couche de ouate sur la colle encore humide. Grâce à cet artifice elle ne fond plus; elle se détache seulement au niveau des plis articulaires par suite des grands mouvements. Mais il est facile de la remplacer matin et soir là où elle manque, et plus facile encore de l'enlever en un instant avec de l'eau tiède ou même sans eau. Nous avons expérimenté aussi différents vernis et différents collodions, *sur une partie seulement de la surface cutanée.* Nous avons dû y renoncer. Ils sont mal supportés, compriment, se fendillent et blessent le malade. On ne peut enfin les enlever comme les colles, rapidement, à volonté.

Sous l'influence de l'occlusion, nous l'avons déjà dit, le prurit cesse immédiatement. Quelques malades habitués à se gratter depuis des années et se trouvant tout à coup dans l'impossibilité de le faire, éprouvent une impression désagréable qui les empêche de dormir pendant la première nuit.

Nous cessons généralement l'occlusion de la peau au bout

d'une semaine. Il est rare que les malades qui se croient guéris, l'acceptent plus longtemps. Alors il peut arriver que le prurit renaisse immédiatement; d'autres fois il renaît au bout de quelques jours ou de quelques semaines; dans les formes légères, au bout de plusieurs mois. Quand on revient à l'occlusion, on retrouve d'ailleurs les mêmes effets thérapeutiques. Si nous possédions une étoffe imperméable et élastique avec laquelle on puisse confectionner des vêtements que le malade porterait sous ses vêtements ordinaires, il serait facile de prolonger indéfiniment l'occlusion de la peau; et nous sommes convaincu que la suspension du prurit durerait aussi longtemps que l'occlusion elle-même.

Mais n'y a-t-il pas danger à fermer la peau sur toute sa surface? Les livres de physiologie relatent l'expérience suivante : on tond le poil d'un chien ou d'un lapin, on recouvre l'animal d'un vernis épais, siccatif, et la mort survient au bout de six à douze heures. Béclard, s'appuyant sur un calcul dont nous lui laissons toute la responsabilité, dit que chez l'homme, dans les mêmes conditions, la mort arriverait vraisemblablement en deux heures et demie à trois heures. De savants confrères auxquels nous parlions de nos expériences à leur début, nous ont dit : « Nous n'oserions jamais faire cela ». Nous avons procédé graduellement en surveillant de près nos malades. Les faits ont prononcé, et nous pouvons affirmer que l'occlusion de toute la surface cutanée faite aussi complètement qu'on peut la faire en clinique avec un tissu imperméable ou une colle, et prolongée indéfiniment, est absolument inoffensive. Sur les nombreux malades ainsi traités, nous n'avons jamais observé le moindre accident. On nous a objecté que l'occlusion ainsi pratiquée est imparfaite et que les conditions ne sont pas les mêmes que dans les expériences sur les animaux. Nous acceptons tout l'argument. Nous ne concluons pas de la clinique au laboratoire, et demandons seulement qu'on ne conclue pas du laboratoire à la clinique.

Il ne faut pas croire que les effets de l'occlusion soient les mêmes dans toutes les affections prurigineuses. Ils sont nuls dans le pruritus généralisé, nuls dans la dermatite herpétiforme, etc. Ce fait inattendu est gros de conséquences; nous nous bornons à le signaler.

Quelques mots sur le traitement du prurigo de l'anus et de la vulve. Ici l'occlusion est presque impossible, surtout pour la vulve; ses résultats sont donc imparfaits.

Après la toile de caoutchouc on peut appliquer à l'anus la pommade :

A l'oxyde de zinc...... 1/20
Au naphtol.......... 1/20
A la résorcine........ 1/50
Au précipité blanc..... 1/50
A l'acide salicylique... 1/50
Etc.

Toutes ces pommades agissent surtout par l'excipient qui ferme la peau dans une certaine mesure, réalise une occlusion incomplète et temporaire.

Contre le prurigo de la vulve, ce qui nous a le mieux réussi est le glycérolé d'acide phénique 1/100. On sait que l'acide phénique perd ses propriétés caustiques dans l'huile et dans la glycérine. Une petite éponge imbibée de la solution est placée entre les grandes lèvres et maintenue par deux cordons qui se relient à la ceinture.

CHAPITRE III

LICHEN

Lichen ruber. — Lichen planus. — Lichen scrofulosorum.
Lichen simplex.

1. Λειχήν, ῆνος (ὁ) — rac. λείχω, lécher — se rencontre
au pluriel, λειχῆνες, dans les livres hippocratiques. On ignore
dans quel sens. Le mot ne se trouve pas dans Celse; et les
médecins les plus érudits des siècles précédents ont émis
sur le lichen des Grecs des opinions divergentes. Quant aux
auteurs modernes, exclusivement préoccupés des progrès
de la science, ils ne sont d'aucun secours quand il s'agit de
son passé.

A partir de Willan le mot lichen, comme tant d'autres,
a pris une signification nouvelle. Pour tous les auteurs
willaniques le lichen appartient à la classe des affections
papuleuses (voir chap. II, 1). Mais en quoi se distingue-t-il
pour eux du prurigo? Il n'est pas facile de le comprendre
à la lecture de leurs livres, quand on n'a pas suivi leur
enseignement clinique. Hebra a tranché la difficulté en
faisant table rase; il a rayé d'un trait de plume tous les
lichens willaniques et constitué de toutes pièces un nouveau
groupe lichen, comprenant deux espèces, le *lichen ruber*
et le *lichen scrofulosorum*. L'état actuel de la science sur la
question des lichens est inintelligible, pour qui ne connaît
pas l'historique du lichen ruber depuis Hebra jusqu'à ce
jour. Les détails dans lesquels nous allons entrer à cet égard
ne seront donc pas superflus.

2. En 1862, Hebra a décrit pour la première fois son
lichen ruber (*Traité des mal. de la peau*, 1ʳᵉ édit.).

En 1869, Erasmus Wilson a décrit pour la première fois le *lichen planus*.

En 1877, M. Kaposi crut pouvoir considérer le lichen ruber et le lichen planus comme deux variétés d'une même espèce. De ce point de vue il proposa le nom de *lichen ruber acuminatus* pour le lichen de Hebra et le nom de *lichen ruber planus* pour le lichen de Wilson.

Le lichen planus de Wilson fut bientôt connu de tous les dermatologistes. Quant au lichen ruber de Hebra, lichen ruber acuminatus de Kaposi, il restait un problème pour les dermatologistes français, lorsqu'au Congrès internationnal de dermatologie de 1889, M. Kaposi a déclaré que son lichen ruber acuminatus (lichen ruber de Hebra) ne différait pas de ce que nous appelons à l'hôpital Saint-Louis pityriasis rubra pilaire (*Comptes rendus du Congrès*, p. 19, 20).

Après cela la question du lichen ruber nous semblait vidée; elle ne l'est pas. Sur le lichen ruber acuminatus de Kaposi, de savants collègues ne s'en rapportent pas à M. Kaposi lui-même. Pourquoi? Parce que les 14 premiers malades de Hebra sont morts, et qu'on ne meurt pas du pityriasis rubra pilaire. Or rien ne prouve que ces 14 malades n'aient pas succombé à des complications, puisque les observations n'ont pas été publiées; et d'autre part les malades observés ultérieurement par Hebra et Kaposi ont survécu. Il est impossible de discuter des faits sur lesquels nous n'avons aucun détail, mais de deux choses l'une : ou le lichen ruber de Hebra, lichen ruber acuminatus de Kaposi, est différent du pityriasis rubra pilaire, et en ce cas il est inconnu à Paris, nous ignorons ce qu'il peut être, ou il se confond avec le pityriasis rubra pilaire, et alors il ne peut être maintenu dans le groupe lichen. Le pityriasis rubra pilaire dont nous devons la connaissance à M. E. Besnier, est une dermatose squameuse, voisine du psoriasis; ce n'est pas une affection papuleuse, ce n'est donc pas un lichen.

Occupons-nous maintenant du lichen planus, qu'il ne faut plus appeler lichen ruber planus.

3. Lichen planus. C'est Erasmus Wilson qui, le premier, en 1869, a donné du lichen planus une description désor-

mais classique et l'a introduit dans le cadre dermatologique avec le nom qu'il porte. Il convient cependant de rappeler que Bazin l'avait distingué antérieurement des autres lichens. Sous le nom de *lichen lividus, lichen à papules déprimées*, il lui consacre quelques lignes dans ses *Leçons sur les affections cutanées de nature arthritique et dartreuse*, rédigées et publiées par le Dr Jules Besnier (2e éd., 1868, p. 286).

Le lichen plan est une dermatose chronique de cause inconnue. Il procède par poussées successives de durée quelconque. Les papules sont distinctes, disséminées sur de grandes surfaces. La face antérieure des avant-bras, la ceinture, les fesses, la face externe des jambes sont leurs lieux d'élection.

Considérées individuellement, les papules ont dans la forme typique les caractères suivants. Elles sont larges comme une tête d'épingle, de figure carrée, à bords nets; leur surface est plane, lisse, non desquamante; leur couleur est rouge sombre ou rouge pâle ou jaunâtre; quelle que soit leur couleur, elles ont un reflet brillant. Elles reposent sur une peau saine, n'ont pas d'aréole congestive. Elles respectent les plis de la peau, et forment ainsi en se rapprochant des plaques de figure et de dimensions variées sur lesquelles les sillons de la peau dessinent un quadrillage élégant. Ailleurs les papules se rapprochent sur une seule file et dessinent des arcs de cercle réguliers (lichen circiné, annulaire). Le prurit est variable suivant les sujets, quelquefois très vif, d'autres fois presque nul. Il n'y a pas de lésions de grattage.

Le lichen plan ne porte aucune atteinte à l'état général. Au bout de quelques années, pendant lesquelles se sont produites des poussées successives, il s'éteint.

Les papules du lichen plan sont loin de présenter toujours les caractères géométriques que nous avons indiqués. Souvent elles sont arrondies au lieu d'être carrées; leur surface est bombée au lieu d'être plane. Elles peuvent être ombiliquées, et l'ombilic peut être occupé par une petite élevure cornée. Elles peuvent reposer sur des surfaces congestionnées, à limites incertaines. Elles peuvent être plus larges et desquamantes. Elles peuvent enfin être centrées par une petite vésicule à laquelle succède une exfoliation finement lamelleuse. Tout cela peut égarer le diagnostic si on se borne à l'examen d'une seule région, mais si on explore toute la surface cutanée, comme il faut toujours le faire en clinique dermatologique, on trouve quelque part des papules caractéristiques qui rectifient l'impression première. Le musée de l'hôpital Saint-Louis est riche en lichens plans atypiques; et l'examen des moulages en dit plus que toutes les descriptions.

Les papules du lichen plan ont deux modes de régression, que l'on peut observer simultanément sur le même malade. Elles laissent après elles :

1° Des macules pigmentaires plus ou moins persistantes;

2° Des macules atrophiques, pseudo-cicatricielles, semblables à celles de certaines syphilides.

Ces macules atrophiques ont été signalées d'abord par M. Kaposi (2ᵉ éd. franç., t. I, p. 641), et plus complètement étudiées par M. Hallopeau sous le nom de lichen plan atrophique ou scléreux (*Un. méd.*, 1887; — *C. R. des réun. cl. hebd. de l'hôp. Saint-Louis*, 1888-89, p. 116). Elles peuvent être quadrillées, criblées de dépressions punctiformes (Hallopeau) ; mais le plus souvent elles sont lisses et semblables à celles de la syphilis. Autour d'elles on peut voir une aréole pigmentaire consécutive à des papules qui ont subi un autre mode de régression. Elles peuvent enfin être bordées par une ligne régulièrement circulaire de papules en pleine évolution. Il s'agit en somme d'un mode de terminaison et non d'une forme particulière de la maladie.

Le lichen plan est souvent pris pour une syphilide papuleuse par les médecins qui ne le connaissent pas. Nous avons présenté à notre cours, au mois de mai 1892, un malade qui portait sur le gland deux macules atrophiques semblables à celles que laissent les chancres indurés. Un honorable confrère de la ville avait affirmé la syphilis. Le malade certifiait qu'il n'avait eu de rapports sexuels qu'avec sa femme, et se montrait très ému. Le médecin maintint son diagnostic et me fit l'honneur de m'adresser son client. En

examinant de près les prétendues cicatrices de chancre, je
constatai autour d'elles une fine bordure de papules planes,
carrées, régulières, séparées l'une de l'autre par un sillon
et disposées sur une seule rangée circulaire. Il n'en fallait
pas plus pour fixer le diagnostic et rassurer le malade. Il
présentait d'ailleurs sur le tronc un lichen plan typique qui
avait été pris pour une syphilide papuleuse.

Sur la muqueuse buccale, le lichen plan a des caractères
bien différents. Les éléments éruptifs sont des élevures
punctiformes d'un blanc d'argent, qui en se rapprochant
forment des plaques leucoplasiques. Il ne faut pas dire que
le lichen plan de la bouche peut être confondu avec la leucoplasie buccale; la leucoplasie buccale est une lésion commune
au lichen plan et à d'autres maladies.

Chez une femme de notre service, que nous avons observée
avec soin pendant longtemps et qui sur le tronc portait un
lichen plan typique, les lésions buccales présentaient une
intensité extraordinaire. Sur la langue tuméfiée, bosselée,
douloureuse, on voyait des aires d'exfoliation mêlées irrégulièrement à des aires leucoplasiques. Avant son entrée
dans nos salles, la malade avait été traitée plusieurs fois
comme syphilitique, et toujours l'iodure de potassium avait
déterminé une exacerbation notable de la glossite. Avec les
émollients et surtout avec le temps, cette femme a complètement guéri.

4. Lichen géant. Il y a deux variétés, le *lichen obtusus*
de Unna et le *lichen verruqueux*.

Les papules du *lichen obtusus* sont grosses comme un
pois, roses ou pâles, sphériques, et portent constamment un
ombilic central très accusé.

Les papules du *lichen verruqueux* forment des plaques
saillantes, à contour irrégulier, à surface inégale, grise ou
ardoisée, verruqueuse, rouge sur les bords. Il y a hypertrophie de la couche papillaire et de la couche cornée.

Le prurit peut être vif dans les deux variétés. Nous les
avons observées simultanément sur la même malade. Elle
portait du lichen obtusus sur les membres supérieurs et du
lichen verruqueux sur les membres inférieurs. Notre malade

était une jeune femme robuste, âgée de vingt-deux ans. L'affection avait débuté trois ans auparavant. (Voir au musée les moulages nᵒˢ 1346 et 1435.) Ce fait prouve que ces deux lichens si différents d'aspect ne sont que des variétés d'une même espèce.

D'autre part on a observé plusieurs fois la coexistence du lichen plan et du lichen verruqueux. Lichen plan, lichen verruqueux et lichen obtusus sont donc des variétés d'une même espèce. Mais il ne faut pas dire, comme on le dit souvent, que les lichens géants sont des variétés du lichen plan, du lichen de Wilson. On ne peut nommer ainsi que l'affection décrite par Erasmus Wilson; et il est étrange d'appeler plan ce qui est sphérique, pointu, verruqueux. Nous disons cela depuis longtemps.

5. LICHEN SCROFULOSORUM. Il n'est compris des dermatologistes français que depuis peu de temps. Les affections suppuratives et autres qui peuvent le compliquer et que Hebra n'en distinguait pas suffisamment, en ont pour nous pendant longtemps obscurci le concept. Les éléments éruptifs sont des papules larges au plus comme une tête d'épingle, égales entre elles, arrondies, plates, rouge pâle ou jaunâtres, à reflet brillant. Elles sont séparées par de petits intervalles de peau saine et forment des groupes distincts. Ces groupes sont irréguliers, quelquefois de forme circinée ou annulaire. Ils reposent sur la peau saine ou sur de larges taches congestives, d'un rouge ombré, sans limites précises, squameuses en certains points, ressemblant à de l'eczéma sec en voie de régression. Le prurit est à peu près nul. Il n'y a pas de lésions de grattage. A ne considérer que ses caractères objectifs, ce lichen diffère du lichen plan en un seul point, c'est que les papules forment des groupes distincts. Sa durée est aussi moins longue. Le lichen scrofulosorum de Hebra n'a encore été signalé que chez les enfants et se rencontre le plus souvent (9 fois sur 10, selon Hebra) sur des enfants scrofuleux, atteints de tuberculoses osseuses, ganglionnaires, cutanées. La coïncidence étant admise, il reste à déterminer les rapports de ce lichen avec la scrofule ou la tuberculose. Des hypothèses ingénieuses ont été émises récemment à cet égard; elles attendent confirmation.

6. Lichen simplex. Les auteurs willaniques appelaient lichens :

1° Les dermatoses papuleuses chroniques différentes du prurigo (voir chap. II, 1, 3). De ce point de vue le lichen plan, les lichens géants, le lichen scrofulosorum auraient été pour eux des lichens.

2° Des dermatoses chroniques caractérisées par l'infiltration, l'épaississement en nappe du derme; épaississement qu'à tort ou à raison ils croyaient dû à la confluence de petites papules.

A moins de fabriquer un terme nouveau ou de laisser sans nom des affections communes, il faut bien admettre dans le groupe lichen les lichens willaniques du deuxième genre. D'autre part il est indispensable de les distinguer par un qualificatif de ceux du premier genre. Nous leur donnons le nom de *lichen simplex*, que nous empruntons à M. Vidal. A une époque où ils étaient généralement méconnus, cet éminent dermatologiste n'a pas cessé de revendiquer pour eux la place qu'ils méritent dans le cadre nosologique.

Le lichen simplex est une dermatose chronique de cause inconnue, et revêt deux formes, l'une circonscrite, l'autre diffuse.

7. Le *lichen simplex circumscriptus* est constitué par des plaques peu nombreuses, sans localisations prédominantes. Elles siègent sur les membres dans les plis de flexion et dans le sens de l'extension, sur les fesses, à la ceinture, etc. Considérées individuellement, elles ont une figure et des dimensions quelconques; les unes sont arrondies, grandes comme une pièce de 5 francs, comme la paume de la main, les autres ont la forme de bandes. Leurs bords sont nets, tranchants ou se fondent insensiblement avec les parties voisines. Au niveau des plaques la peau est infiltrée, épaissie, rigide, se laisse difficilement plisser entre les doigts; les sillons sont plus apparents; la surface est rugueuse, sèche, peu desquamante, pigmentée; la pigmentation brune ou jaunâtre déborde les plaques sans limites précises. Çà et là quelques papules grosses comme un grain de chènevis, comme une lentille, rouges ou pâles, sphériques ou planes émergent au-

dessus de la surface; elles n'ont pas de situation déterminée sur la plaque; on les voit tantôt vers le centre, tantôt à la périphérie; quelques-unes sont recouvertes d'une croûtelle sanguine due au grattage. Presque toujours ces grosses papules sont en très petit nombre. Sur une malade, dont nous avons déposé au musée la photochromie, il n'en était pas de même; plusieurs plaques étaient formées de papules lenticulaires, planes, d'un rouge brun plus ou moins foncé et distinctes les unes des autres; ailleurs la malade portait des plaques de lichen simplex typique. Les faits de ce genre doivent-ils être considérés comme des formes de transition entre le lichen planus et le lichen simplex? Je me borne à poser la question.

Souvent les plaques de lichen circumscriptus sont rouges, crevassées, humides, squameuses, et en même temps sur d'autres régions il peut exister de l'eczéma vulgaire. L'affection prend alors le nom d'*eczéma lichénoïde* (voir chap. I, 11). L'eczéma et le lichen simplex sont bien distincts dans leurs types extrêmes, mais entre les deux, nous l'avons déjà dit, existent tous les intermédiaires.

8. Dans le *lichen simplex diffusus* l'infiltration du derme occupe sans discontinuité une grande partie de la surface du corps. La peau est épaisse, rigide, rugueuse, peu desquamante, plus pigmentée qu'à l'état normal et uniformément pigmentée. Il y a du prurit mais peu de lésions de grattage.

Quand les lésions de grattage prédominent, l'affection ne se distingue plus du prurigo de Hebra, que les auteurs willaniques appelaient *lichen agrius.*

De même qu'il existe un eczéma lichénoïde circonscrit, il existe un eczéma lichénoïde diffus.

9. La cause essentielle, *sine qua non*, des différentes espèces de lichen est inconnue. Les écarts d'hygiène, l'auto-intoxication gastro-intestinale, les passions tristes, etc., les réveillent, les entretiennent, les exaspèrent, mais sont incapables de les produire. De même que l'eczéma, de même que le prurigo, les lichens se développent souvent en l'absence de toute cause extérieure appréciable.

Le traitement hygiénique est celui de l'eczéma.

L'arsenic à hautes doses a été préconisé comme un spécifique du lichen plan. Nous croyons peu à son efficacité; mais il n'y a pas d'inconvénient à le prescrire, pourvu que l'on s'arrête aux premiers signes d'intolérance gastrique. M. Jacquet a préconisé récemment les douches chaudes contre cette affection, et leur attribue une grande efficacité dans les formes prurigineuses. Les tissus imperméables et les colles ne nous ont donné ici aucun résultat. Les pommades les moins excitantes sont celles qui conviennent le mieux. Il en est de même pour le lichen scrofulosorum.

Contre les lichens géants nous ne connaissons jusqu'à présent rien d'efficace.

Le lichen simplex doit être traité comme l'eczéma, par l'enveloppement dans la toile de caoutchouc, tant qu'il suinte sous la toile.

Nous recommandons les emplâtres peu excitants, en particulier l'emplâtre à l'huile de cade, quand il ne suinte plus.

CHAPITRE IV

DERMATOSES SUPPURATIVES

Impétigo. — Ecthyma. — Rupia. — Furoncle. — Anthrax. — Sycosis. Kérion. — Bouton de Biskra.

1. Les dermatoses suppuratives sont encore disséminées aux quatre coins du cadre dermatologique. Nous espérons démontrer qu'elles forment un groupe des plus naturels, des plus homogènes. Si l'on fait abstraction des infections pyohémiques générales de l'organisme, dans lesquels il peut se produire des abcès dans la peau comme partout ailleurs, toutes les dermatoses suppuratives : impétigo, ecthyma, furoncle, sycosis, etc., sont dues à l'inoculation des organismes pyogènes de l'extérieur. En formulant cette proposition avec insistance depuis plusieurs années, nous allons sans doute un peu au delà des données de la bactériologie, mais la clinique démontre le fait autant qu'un fait peut être cliniquement démontré. Toutes ces lésions si dissemblables par l'aspect extérieur sont inoculables indéfiniment, soit sous la même forme, soit sous une forme différente; et d'autre part quand on s'oppose au transport du pus par un pansement convenable, on arrête court un processus qui depuis des mois se multipliait sur toutes les régions du corps, comme engendré par une cause générale et mystérieuse.

La clinique ne peut aller au delà. Il appartient à la bactériologie de définir les organismes inférieurs qui sont en cause, de nous apprendre si des organismes différents produisent la même lésion cutanée, si le même organisme produit des lésions différentes. Il sera sans doute intéressant de le savoir, mais quelle que soit la réponse, l'homogénéité du groupe dermatologique n'en sera pas changée, et la conduite à tenir en thérapeutique restera la même. Le malade qui transporte sur l'ongle une goutte de pus d'une région à une autre, s'inocule toujours des organismes divers; et il importe peu au point de vue pratique que la nouvelle lésion d'inoculation soit due à tel ou tel d'entre eux.

Toutes les affections suppuratives que nous allons passer en revue, sont primitives ou secondaires : primitives quand elles se développent d'emblée sur la peau saine; secondaires quand elles se greffent sur une lésion préexistante, eczéma, prurigo, acné, pemphigus, tricophytie, syphilide, etc.

Dans la genèse d'une maladie microbienne, le terrain a autant d'importance que la graine. Toutes les terres ne sont pas également propres à la culture d'une plante; toutes les peaux n'ont pas la même réceptivité pour les organismes pyogènes. Chez certains sujets l'aptitude à suppurer se rattache à des conditions hygiéniques ou pathologiques déterminées; chez d'autres il faut se borner à constater le fait; et quand même on donnerait un nom à cette aptitude morbide, à cette diathèse (voir I, 14) on ne serait pas plus avancé. En général, tout ce qui affaiblit l'organisme, déprime les forces, diminue la résistance vitale, tout cela augmente la réceptivité pour les dermatoses suppuratives. L'alimentation et l'aération insuffisantes, le surmenage, les excès de tout genre, l'état puerpéral, les maladies infectieuses, le diabète, la scrofule tiennent ici le premier rang; la peau, chez de tels sujets, suppure à propos des moindres traumatismes, et les lésions suppuratives tendent à se prolonger, à s'étendre, à se multiplier indéfiniment. C'est ce que l'observation clinique a établi depuis longtemps; et de toutes ces conditions de terrain, de tous ces états généraux résultent des indications thérapeutiques qui s'imposent, mais dont le développement ne serait pas ici à sa place,

Ces préliminaires étant posés, étudions successivement les diverses lésions suppuratives de la peau, qui ont reçu des noms particuliers.

2. Impétigo. Le mot latin *impetigo, inis* (fém.), se trouve pour la première fois dans Celse, avec un sens différent de celui

qu'il a reçu [depuis Willan. Celse a traduit par *impetigo* un terme grec qu'il a omis de faire connaître ; de là un problème de terminologie qui n'est pas encore résolu. Ce qu'on appelle aujourd'hui impétigo est ce que nos maîtres appelaient ainsi. Mais en conservant le nom, il est impossible de conserver la conception willanique de la chose ; cependant la question de l'impétigo n'est encore traitée dans aucun livre conformément aux données de la science moderne. Les développements dans lesquels nous allons entrer à cet égard ne seront donc pas superflus.

Quand l'épiderme suppure, il se recouvre de croûtes formées de pus concrété et de débris épithéliaux. Des croûtes recouvrant un épiderme en suppuration : voilà ce que tout le monde appelle impétigo ; il convenait de le dire explicitement.

La couche cornée de l'épiderme, quand elle est intacte, oppose une barrière infranchissable aux organismes inférieurs. Pour qu'ils arrivent au contact du corps muqueux, il faut donc que la couche cornée soit préalablement enlevée ou altérée ou entamée. De là trois modes de début pour l'impétigo.

1° Les organismes pyogènes se déposent sur l'épiderme décortiqué (dépouillé de sa couche cornée) par le fait d'un eczéma, d'une dermatite artificielle, etc.

2° Les organismes pyogènes passent à travers la couche cornée décollée qui forme la paroi d'une vésicule ou d'une bulle. L'expérience prouve que le liquide séreux des bulles contient invariablement des organismes pyogènes au bout de quelques heures et n'en contient jamais quand on les isole à leur naissance (voir ch. VIII, 2). A la bulle purulente succède une croûte, et si la couche cornée ne se reproduit pas immédiatement, si le corps muqueux suppure, l'impétigo est constitué. Dans certaines affections bulleuses, la couche cornée qui se décolle pour former une bulle, ne se soulève pas ; le résultat est le même, en ce qui concerne l'impétigo ; il succède alors à une bulle sèche, à une bulle sans eau.

3° Les organismes pyogènes sont inoculés sur la peau saine. Les ongles ou la lancette entament la couche cornée et leur livrent passage.

Alors dans les points mêmes où ils ont pénétré, se développent des *pustules d'inoculation*. Ces pustules ont été considérées depuis Willan et sont encore considérées par beaucoup de médecins comme la lésion fondamentale de l'impétigo. C'est une erreur pour trois motifs : 1° les pustules dont il s'agit, font défaut dans un grand nombre de cas; les impétigos qui débutent ainsi ne sont pas les plus communs; 2° ces pustules, quand elles existent, sont éphémères; elles durent quelques jours au plus, tandis que l'impétigo se prolonge pendant des mois, s'il n'est pas bien traité; 3° les pustules d'inoculation qui sont quelquefois le début de l'impétigo, peuvent être celui de ses équivalents pathologiques, de l'ecthyma, du furoncle, du sycosis, etc.

Étudions maintenant de plus près ces pustules d'inoculation. Elles sont grosses comme un grain de millet et peuvent atteindre le volume d'un pois; elles sont entourées d'une aréole congestive peu étendue. Les unes se dessèchent promptement, se cornent, avortent; les autres laissent après elles des croûtes qui reposent sur un épiderme décortiqué et suppurant. Ces petites croûtes peuvent rester distinctes, ou elles s'élargissent, se rapprochent et se confondent. De larges croûtes recouvrent alors des surfaces de figure et de dimensions quelconques; la face et le cuir chevelu sont souvent envahis tout entiers chez les enfants. Les croûtes sont tantôt sèches, grisâtres, adhérentes, tantôt molles, épaisses, jaunâtres ou verdâtres et baignent alors dans du pus liquide.

Quand la suppuration se prolonge, elle gagne en profondeur, détruit les papilles et les follicules pilaires. Des plaques indélébiles d'alopécie cicatricielle succèdent ainsi à l'impétigo du cuir chevelu.

La durée de l'impétigo abandonné à lui-même est indéfinie, soit qu'on le considère sur une région déterminée, soit qu'on envisage ses localisations successives. Par suite des préjugés qui règnent encore dans le peuple sur les bienfaits de la gourme et sur les dangers de sa suppression, on voit souvent à la consultation de l'hôpital Saint-Louis des enfants dont la face et le cuir chevelu suppurent depuis six mois, un an et plus, et qui garderont toute leur vie les stigmates des erreurs médicales d'un autre âge. Il y a vingt-cinq ans, nos maîtres qui ne croyaient plus aux vertus dépuratives de la gourme, regardaient néanmoins l'impétigo comme une affection parfois rebelle et délicate à traiter. Aujourd'hui tout impétigo bien soigné doit guérir en une semaine. Voici comment nous procédons.

Quand l'impétigo complique la gale ou la phtiriase, il faut avant tout détruire les acares ou les poux. Cela fait, le traitement comprend trois temps :

1° Si l'impétigo occupe le cuir chevelu et s'il s'agit d'un homme ou d'un enfant, faire couper les cheveux ras. Chez les femmes, nous l'avons déjà dit, il ne faut jamais sacrifier la chevelure.

2° Faire tomber les croûtes que l'on ramollit en les impreignant de vaseline et les recouvrant d'un cataplasme. C'est affaire de quelques heures. Laver et essuyer.

3° Appliquer un pansement aseptique, occlusif et à demeure. Aseptique, cela va sans dire. Nous employons la vaseline boriquée ou iodoformée 1/20, sans leur attribuer aucune vertu particulière. Toute autre substance antiseptique remplirait le même but. Nous attachons une plus grande importance au choix de l'excipient qui ne doit pas rancir, fermenter sous un pansement destiné à rester plusieurs jours en place. A ce point de vue la vaseline est un agent précieux; les huiles et les graisses doivent être ici proscrites. Le pansement doit être occlusif pour éviter l'auto-inoculation, le transport du pus sur d'autres régions par les mains du malade, par le linge, etc. Dans ce but il ne faut ménager ni l'ouate ni les bandes. On laisse le pansement à demeure pendant cinq ou six jours, et s'il a été bien appliqué, un second est rarement nécessaire; en une semaine tout est fini pour ce qui concerne l'impétigo. S'il était greffé sur un eczéma, il reste à traiter celui-ci par la méthode que nous avons longuement exposée. Mais jamais il ne faut appliquer la toile de caoutchouc sur un eczéma impétigineux, tant que la suppuration n'est pas guérie; on provoque ainsi à coup sûr une poussée inflammatoire intense, on exaspère l'eczéma et l'impétigo lui-même.

Nous ne voulons pas laisser le lecteur sous cette impression que tout eczéma impétigineux doit être traité pendant une semaine comme impétigo avant d'être traité comme eczéma. Souvent la suppuration est tellement superficielle qu'il suffit pour la tarir d'un cataplasme de fécule et de quelques soins de propreté. En vingt-quatre ou quarante-huit heures on peut en venir à la toile de caoutchouc.

Quand l'impétigo est circonscrit, n'occupe pas une région pilaire et n'est pas greffé sur un eczéma, le pansement aseptique et occlusif est réalisé très commodément par l'emplâtre rouge de Vidal, en bandelettes imbriquées qu'on laisse plusieurs jours en place. Nous le préférons à l'emplâtre de Vigo, parce qu'il est moins excitant.

3. Nous ne nous occuperons ici ni de l'*impetigo contagiosa* de Tilbury Fox, ni de l'*impetigo herpetiformis* de Hebra. Ce ne sont pas des impétigos. Le premier est une affection bulleuse aiguë. Le second est pour les uns une maladie générale infectieuse, souvent mortelle; pour les autres une dermatite herpétiforme. Pour nous il reste un problème, même après l'intéressant travail de M. Dubreuilh (*Ann. de derm.*, avril 1892).

4. ECTHYMA, εχθυμα, ατος (το). Les pustules d'ecthyma ne sont que des pustules d'inoculation qui ont évolué d'une façon particulière.

Au début toutes les pustules d'inoculation se ressemblent; quand elles évoluent dans le sens de l'ecthyma, voici ce qui se passe : l'aréole congestive s'élargit, devient grande comme une pièce de 50 centimes ou de 1 franc; ses bords sont irréguliers; la croûte est étalée, lamelleuse, irrégulière, elle n'atteint pas la périphérie de l'aréole et repose sur le corps muqueux en suppuration.

Ailleurs la croûte est étroite, épaisse, brune, cornée; l'aréole s'infiltre et bombe légèrement; cela touche au furoncle. Il est fréquent de voir sur le même malade, à côté de furoncles et d'ecthymas typiques, tous les intermédiaires.

L'ecthyma est primitif quand il se développe sur la peau saine, secondaire quand il se développe sur une lésion cutanée préexistante et en particulier sur une syphilide. Arrêtons-nous sur l'ecthyma syphilitique.

On a cru pendant longtemps, beaucoup de médecins instruits croient encore que le principe virulent, le parasite inconnu de la syphilis produit des lésions suppuratives, comme il produit du tissu de granulation. Cela est inadmissible. Si le parasite de la syphilis était pyogène, il ne ferait pas seulement du pus dans la peau, il en ferait aussi ailleurs, ce qui n'a jamais lieu. Donc, pour nous, les syphilides suppuratives sont dues à l'envahissement d'une syphilide quelconque par les organismes pyogènes de l'extérieur.

On a donné le nom d'ecthyma syphilitique à deux lésions distinctes :

1° Ecthyma syphilitique profond ou syphilide ulcéro-crustacée. C'est simplement une gomme du derme ou de l'hypoderme ouverte, ulcérée et recouverte d'une croûte. La dénomination d'ecthyma doit être ici formellement écartée, à moins qu'on ne veuille appeler ainsi toutes les ulcérations recouvertes de croûtes.

2° Ecthyma syphilitique superficiel. Il appartient à la période des syphilides exanthématiques secondaires et revêt plusieurs formes. Dans certains cas il ne diffère en rien par ses caractères objectifs de l'ecthyma vulgaire; et s'il n'existe pas en même temps d'autres syphilides, le diagnostic est impossible d'après les seuls caractères de l'éruption. D'autres fois l'ecthyma emprunte au terrain, aux syphilides sur lesquelles il se greffe, des caractères géométriques qui le font reconnaître à première vue.

Les croûtes sèches, régulièrement planes et circulaires sont comme enchâssées au centre d'une large papule à bord net, régulier, circulaire. Ou bien les croûtes sont coniques, très saillantes, formées de couches stratifiées en écailles d'huître. Entre ces formes on observe d'ailleurs tous les intermédiaires.

Le traitement de l'ecthyma est à peu près le même que celui de l'impétigo. D'abord faire tomber les croûtes que l'on ramollit avec de la vaseline et un cataplasme; c'est affaire de quelques heures. Appliquer ensuite un pansement aseptique, occlusif, à demeure, dont le but est surtout de s'opposer à l'auto-inoculation. Quand les pustules d'ecthyma ne sont pas trop nombreuses, l'emplâtre rouge est ce qu'il y a de plus commode. Il ne faut pas se borner, comme on le fait souvent, à recouvrir chaque pustule d'un petit carré d'emplâtre, qui se décolle à chaque instant; l'occlusion ainsi faite est illusoire; il faut appliquer l'emplâtre en bandelettes imbriquées et les protéger avec de l'ouate et une bande. Tout ecthyma bien traité doit guérir en quelques jours.

Si le malade est diabétique ou syphilitique, le traitement général doit marcher de pair avec le traitement local.

5. Rupia. Il a disparu du cadre dermatologique; mais on entend encore prononcer le nom de temps à autre, et il faut savoir ce qu'il signifie. C'est Bateman qui, le premier, a parlé de rupia; il ne dit pas d'où il a tiré le mot. Quelques auteurs ont voulu combler cette lacune et dérivent rupia de ῥύπος, ου (τό) (crasse, ordure); rien n'autorise à soupçonner Bateman d'une dérivation aussi fantaisiste [1]. Il nous paraît probable que rupia vient de *rupes, is* (fém.). Lorry dit (p. 81) que la peau est souvent hérissée de croûtes qui se soutiennent mutuellement à la manière des roches «... *rupium ad instar sese mutuo excipientibus* ». Est-ce ce passage de Lorry qui a inspiré Bateman? Nous ne pouvons l'affirmer. Quoi qu'il en soit, les auteurs willaniques appelaient rupia des croûtes épaisses, rocheuses, reposant sur des ulcérations. Hors de là ils ne s'accordaient plus sur la conception du rupia, mais peu importe. Une telle lésion appartient aux maladies les plus diverses : syphilis, tuberculose, pemphigus, impétigo, etc., et ne peut caractériser ni une espèce ni un genre. Le rupia n'a plus de place, plus de raison d'être dans le cadre dermatologique. On peut cependant comparer certaines croûtes à des roches et les appeler rocheuses ou rupiformes.

6. Furoncle. Le furoncle est presque toujours associé à l'ecthyma, et entre les deux, sur le même malade, on observe tous les intermédiaires.

Le furoncle est une petite tumeur dure, rouge, douloureuse, conique, dont la base arrondie, implantée dans le

---

1. ῥύπος donnerait rhypia, — l'*h* répondant à l'*esprit rude* et l'*y* à l'*upsilon*.

derme est large comme une pièce de 50 centimes ou de 1 franc; le sommet de la tumeur présente un petit orifice ou cratère par lequel s'élimine au bout de quelques jours le bourbillon formé de tissu conjonctif nécrosé.

Chez certains sujets les furoncles se multiplient pendant des mois, sur toutes les parties du corps; mais l'auto-inoculation sur un terrain favorable est la seule cause de la prétendue diathèse furonculaire.

Le traitement comprend deux parties : traitement local pour calmer la douleur et empêcher l'auto-inoculation; traitement général pour modifier le terrain. On remplirait plusieurs pages avec la simple énumération de toutes les drogues internes et externes qui ont été préconisées contre les furoncles. Des compresses d'eau fraîche ou d'eau boriquée fraîche qu'on recouvre de taffetas gommé et qu'on mouille de nouveau quand elles sont sèches, constituent le pansement le plus efficace contre la douleur; elles doivent être fixées avec des bandes, et des soins de propreté doivent être pris pour éviter les inoculations. Si le pansement doit rester longtemps en place, il vaut mieux remplacer les compresses mouillées par la vaseline boriquée ou iodoformée 1/20.

Le diabète, la surcharge habituelle de l'estomac et l'auto-intoxication qui en est la conséquence, les émotions tristes souvent renouvelées sont les causes prédisposantes les plus actives des furoncles. La conduite à tenir dans les deux premiers cas est précise; nous nous sommes expliqué sur ce point à propos de l'eczéma (I, 15).

7. ANTHRAX. L'anthrax est un gros furoncle, ou le furoncle un petit anthrax. La tumeur de l'anthrax est dure, rouge, douloureuse, conique comme celle du furoncle, mais elle peut atteindre le volume du poing; son implantation est plus profonde; les orifices ou cratères du sommet sont multiples; la partie supérieure de la tumeur se transforme en eschare.

Les causes prédisposantes sont les mêmes que celles du furoncle; il faut surtout se préoccuper du diabète. L'absence de glycose dans les urines n'est pas une raison suffisante pour le croire hors de cause. Il est des diabètes intermittents; or les anthrax peuvent se produire pendant les intermittences de la glycosurie; ils peuvent la précéder et la faire craindre. Le diabète azoturique prédispose comme le glycosurique aux anthrax et à ses équivalents pathologiques.

Quand les douleurs de l'anthrax ne sont pas trop vives, des compresses d'eau fraîche ou d'eau boriquée fraîche constituent le meilleur pansement. Au lieu d'acide borique on peut ajouter à l'eau de l'acide phénique 1/200 ou du sublimé 1/1000, mais l'eau pure agit tout aussi bien. De grands soins de propreté doivent toujours être pris pour éviter les inoculations.

Quelquefois les douleurs sont atroces, intolérables; il faut alors essayer d'une vessie de glace en permanence. Si cela ne suffit pas, il faut chloroformiser le malade, inciser l'anthrax en croix, du sommet à la base, presser les quatre fragments de la tumeur pour en expulser les bourbillons et panser suivant les règles. Une telle intervention est rarement nécessaire; la plupart des anthrax guérissent avec des compresses d'eau fraîche, des soins de propreté et une hygiène convenable. Cependant le pronostic doit toujours être réservé, surtout chez les vieillards. Quelques-uns sont emportés par une septicémie secondaire. Voici comment les choses se passent. Un malade est en traitement pour un ou plusieurs anthrax; la fièvre du début est tombée depuis longtemps; il mange, digère et se promène dans sa chambre. Un jour, sans cause appréciable, la température s'élève de nouveau; rien ne semble modifié dans l'état local; l'examen de tous les organes ne révèle aucune complication; l'état général ne semble pas gravement atteint. Cela dure quelques jours, puis tout à coup les forces fléchissent, le pouls faiblit et s'accélère, les extrémités se refroidissent et le malade meurt en quelques heures. Des substances toxiques produites dans l'anthrax et résorbées sont vraisemblablement la cause de ces accidents. Les anciens appelaient « malignes » les « fièvres » qui revêtent ainsi des apparences bénignes, puis changent inopinément d'allures et se terminent par la mort; ils les comparaient au chien qui mord sans aboyer. Mais que faire en pareil cas? Au début de notre pratique, des maîtres éminents que nous avions appelés en consultation, nous ont donné les conseils les plus opposés; aujourd'hui nous n'hésitons pas sur la conduite à tenir. Quand la fièvre se rallume dans le cours d'un anthrax et ne peut s'expliquer par une maladie intercurrente, il faut se hâter d'inciser la tumeur en croix, du sommet à la base, presser et nettoyer les quatre fragments, renouveler le lavage plusieurs fois par jour et panser suivant les règles.

Comme traitement général, celui de toutes les septicémies graves : alimentation forcée, café, alcool.

L'alcool doit être donné aux doses où il stimule, réchauffe — doses très variables suivant les individus — et non pas aux doses où il refroidit. Nous proscrivons tous les agents antithermiques dans les états adynamiques; aux doses où ils abaissent la température, ils dépriment les forces. Vingt-cinq années de pratique nous autorisent à formuler sur ce point une opinion ferme.

8. SYCOSIS. Le mot sycosis jouit d'un privilège bien rare en dermatologie; il a gardé la même signification depuis l'antiquité jusqu'à nos jours. Les médecins grecs appelaient συχωσις, εως (η), des nodules inflammatoires siégeant sur les régions à poils forts et aboutissant à la suppuration. C'est là du moins ce qui paraît résulter d'un passage de Celse (VI-III).

On doit définir aujourd'hui le sycosis : une périfolliculite pilo-sébacée nodulaire suppurative des régions à poils forts. Il peut occuper toutes les régions pilaires, pubis, aisselle, mais la barbe est son lieu d'élection.

Quelques auteurs ont appelé *mentagre* le sycosis du menton, et même le sycosis quel que soit son siège. Cette dénomination est heureusement tombée en désuétude; elle est inutile, et son origine est peu scientifique. Pline l'Ancien raconte que les Romains du temps de Tibère ont appelé par dérision *mentagra* (de *mentum*, αγρα) une affection qui envahissait la barbe, la face tout entière, le cou, la poitrine et les mains, donnant lieu à de la suppuration et à des furfures horribles (c'est Pline qui parle). Cette affection était sans doute de l'eczéma impétigineux, auquel du sycosis de la barbe a dû s'ajouter quelquefois.

Les nodules inflammatoires de l'aisselle et des autres

régions pilaires auxquels on a donné le nom d'*hidrosadé-nites*, parce qu'on leur attribuait pour siège les glandes sudoripares, sont des périfolliculites pilo-sébacées et ne diffèrent pas du sycosis.

Ce qu'aux paupières on nomme *orgelet* est un petit nodule sycosique et ne devrait pas porter un autre nom.

Comme toutes les dermatoses suppuratives, le sycosis est dû exclusivement aux organismes pyogènes de l'extérieur. Il peut débuter par des pustules d'inoculation, qui n'ont rien de spécial (voir même chap., 2) ou succéder à de l'impétigo. Il se caractérise par des nodules durs, rouges, douloureux, sphériques, gros comme un pois ou comme une noisette; ces nodules présentent au sommet un ombilic répondant à l'orifice de la glande et caché par une croûte; ils sont plus ou moins saillants à la surface de la peau, mais se développent surtout en profondeur. Leur volume et leur consistance doivent être explorés par le toucher; quand ils occupent la barbe, si on saisit la joue ou la lèvre entre l'index introduit dans la bouche et le pouce laissé à l'extérieur, on a la sensation d'un noyau de cerise ou d'une noisette situé dans l'épaisseur des tissus. Ces nodules si durs en apparence sont souvent friables et tombent en miettes quand on les attaque avec la curette. Le pus qui les infiltre peut se collecter en foyer, et il en résulte de petits abcès fluctuants. Les nodules sycosiques peuvent aussi se résoudre sans suppuration.

Ils sont espacés, discrets ou bien serrés les uns contre les autres. Alors toute la région envahie est rouge, mamelonnée; et si le malade ne se soigne pas, ces mamelons sont couverts de croûtes et de pus, exulcérés, végétants. Nous observons rarement aujourd'hui ces formes intenses du sycosis qui étaient plus communes il y a vingt-cinq ans à l'hôpital Saint-Louis.

Le sycosis est primitif ou secondaire : primitif quand il se développe d'emblée sur la peau saine, à la suite d'un coup de rasoir par exemple; secondaire quand il se greffe sur une lésion cutanée préexistante, eczéma, tricophytie, etc. Dans tous les cas ses caractères sont les mêmes; le sycosis consécutif à la tricophytie de la barbe ne diffère pas des autres.

Nos maîtres enseignaient précisément le contraire; quelques explications sur le sycosis tricophytique sont donc ici néces-saires.

C'est Bazin qui, le premier, l'a fait connaître. Il admettait que le tricophyton était la cause de la suppuration, et à lire les auteurs modernes, on pourrait croire qu'ils pensent encore de même. Or une telle opinion qui du temps de Bazin était naturelle, est aujourd'hui inadmissible; nous ne cessons de le répéter depuis plusieurs années. Si le tricophyton était pyogène, il ne ferait pas seulement du pus dans les follicules de la barbe, il en ferait aussi dans ceux du cuir chevelu, chez les enfants, dont le cuir chevelu suppure bien plus facilement que chez l'adulte. C'est par centaines qu'on observe à l'hôpital Saint-Louis, chez les enfants, la tricophytie du cuir chevelu. Or voit-on souvent en pareil cas la suppuration des follicules pileux? On ne la voit pas une fois sur deux cents. Et que donne l'inoculation du pus d'un sycosis tricophytique? Elle donne toutes les dermatoses suppuratives, jamais de trico-phytie. Donc même en l'absence des données de la bacté-riologie, la clinique suffirait à démontrer que le tricophyton n'est pas pyogène, que le sycosis tricophytique est dû à une inoculation secondaire.

Voici maintenant pourquoi nos maîtres attribuaient au sycosis tricophytique des caractères particuliers. La distinc-tion entre le sycosis et l'eczéma des régions pilaires n'était pas alors ce qu'elle est aujourd'hui. Les vieux eczémas de la barbe avec infiltration diffuse du derme étaient regardés comme des sycosis; l'eczéma pilaire médian, sous-nasal de la lèvre supérieure avec infiltration du derme était pour Bazin le type de ce qu'il appelait sycosis arthritique [1]. Quant aux vrais sycosis, aux périfolliculites nodulaires, ils étaient tous regardés comme tricophytiques. Sans doute on n'y trou-vait pas toujours le champignon, mais on admettait qu'il avait été détruit par le pus même auquel il avait donné nais-sance. La distinction entre le sycosis tricophytique et le non

---

1. C'est M. Er. Besnier qui a fait rentrer cette affection dans l'eczéma, auquel elle appartient sans conteste.

tricophytique était donc alors aussi tranchée que l'est pour nous aujourd'hui celle du sycosis et de l'eczéma.

Voici le traitement rapide que nous appliquons au sycosis de la barbe :

1° Faire couper la barbe courte et tomber les croûtes.

2° Epiler. L'épilation s'impose dès le début dans tous les cas. Elle n'est pas aussi douloureuse qu'on pourrait le croire, et doit être terminée en une ou deux séances. Après l'épilation, cataplasmes de fécule froids.

3° Dès le lendemain attaquer le sycosis avec la grosse curette tranchante. Tout le reste est du temps perdu. Nous ne pratiquons plus l'anesthésie locale. Les badigeonnages à la cocaïne sont illusoires en pareil cas. Quant au stypage avec le chlorure de méthyle, il durcit et colore uniformément en blanc de neige tous les tissus, tissus sains et tissus malades; il faut donc renoncer au stypage dans les opérations dermatologiques où la vue et le toucher doivent servir à quelque chose.

Le malade est couché sur un lit étroit. Un aide est indispensable pour éponger le sang et le pus, enlever les débris des tissus, vider la curette, tout cela vivement, sans interruption.

La curette doit avoir un manche épais, parce que ce manche doit être saisi à pleine main et non comme une plume à écrire. Il importe que la cuiller soit rapprochée du manche; les curettes à longue tige sont ici très incommodes. Enfin la curette doit être maniée rapidement, vigoureusement; il ne faut pas craindre de trop enlever; les débutants n'enlèvent jamais assez. Dans les parties malades dures au toucher, l'instrument entre comme dans une pâte molle et friable. Dès qu'on arrive sur les tissus sains, la main perçoit une sensation de résistance qui ne trompe pas. Les nodules sycosiques susceptibles de rétrocéder sans suppuration opposent une résistance semblable devant laquelle, bien entendu, il faut s'arrêter.

La douleur est assez vive, mais ne dure pas longtemps si l'opérateur a la pratique de la curette; chaque année tous nos élèves l'acquièrent très vite. L'écoulement de sang s'ar-

rête facilement par la compression avec de l'ouate. On lave
ensuite et on panse à l'iodoforme.

En deux ou trois minutes nous avons ainsi transformé le
sycosis en une plaie simple, qui guérit dans le temps voulu
pour la guérison d'une plaie simple. Plus le sycosis est
intense, plus les effets de la curette sont brillants.

Le malade doit être prévenu que le traitement laissera
après lui des plaques d'alopécie cicatricielle indélébile. Elles
sont le résultat de la suppuration qui a détruit les follicules
et les papilles; elles ne sont pas la conséquence de l'opération; on les observe après les autres modes de traitement.
Encore une fois la curette bien conduite n'enlève que ce qui
est déjà détruit par le pus, mais elle enlève en quelques
instants ce qui sans elle mettrait des semaines ou des mois à
s'éliminer.

Contre les nodules sycosiques qui résistent à la curette
et qu'elle doit respecter parce qu'ils peuvent rétrocéder sans
suppuration, le meilleur traitement consiste en badigeonnages à la teinture d'iode, deux ou trois fois par jour.

Le sycosis étant guéri, il reste à traiter l'affection primitive : eczéma, tricophytie. Contre la tricophytie de la barbe,
la teinture d'iode est encore le meilleur traitement; pour ce
qui regarde l'eczéma, nous renvoyons à ce que nous avons
longuement exposé précédemment.

9. KÉRION. C'est à tort que le kérion est appelé kérion de
Celse, puisque Celse lui-même dit que les Grecs l'ont ainsi
nommé à cause de sa ressemblance avec un rayon de miel —
« a favi similitudine κηριον a Græcis nominatur » (v, xxviii, 3).

Il a été complètement négligé par les auteurs willaniques
et même par les auteurs d'une époque plus récente. C'est à
partir du travail de M. Leloir sur les « périfolliculites suppurées et conglomérées en placards » (*Ann. de derm.*, 1884,
p. 437), qu'il a pris rang dans le cadre dermatologique.
M. Pallier (Th. de Paris, 1889) a étudié la même affection
sous le nom de « périfolliculites suppurées agminées en plaques ».

Le kérion est exactement le même sur les régions à poils
faibles et sur les régions à poils forts, sur le dos de la main

par exemple et sur le cuir chevelu. Il n'y a pas la moindre distinction à établir entre les deux localisations, soit sous le rapport des symptômes, soit sous celui du traitement.

Le kérion, comme le sycosis, consiste en périfolliculites pilo-sébacées suppuratives, mais les caractères de la lésion sont bien différents dans les deux cas. Le sycosis forme des nodules durs, sphériques, gros comme un pois ou comme une noisette ; le kérion a la forme d'un macaron ; cette comparaison très heureuse appartient à M. Leloir. Le sycosis se développe surtout en profondeur ; le kérion surtout en hauteur. La base d'implantation est peu profonde et ne dépasse pas le derme ; elle a les dimensions d'une pièce de monnaie ou même de la paume de la main ; son bord net tranche sur les parties voisines ; le plus souvent il est régulièrement circulaire. Quand on a débarrassé la tumeur des croûtes et du pus, elle apparaît tantôt rouge pâle, tantôt rouge brun, sa surface convexe est criblée de petits orifices qui répondent aux follicules pilo-sébacés. Si l'on presse latéralement le kérion, par ces orifices on fait sourdre du pus comme d'une pomme d'arrosoir. Une telle lésion ne ressemble à rien d'autre, et il est impossible de la méconnaître quand on l'a vue une fois.

Chez les malades qui ne se soignent pas, la surface de la tumeur peut être couverte de croûtes, baignée de pus, ulcérée, végétante. L'évolution du kérion abandonné à lui-même ou traité par les méthodes ordinaires est très lente. Exceptionnellement il peut prendre une marche envahissante, serpigineuse. Presque toujours la tumeur est unique.

Le kérion est primitif ou secondaire : primitif quand il se développe sur la peau saine ; secondaire quand il se développe sur une lésion préexistante, en particulier sur de la tricophytie. Dans les cas très rares où une plaque de tondante se complique de périfolliculites suppurées, c'est presque toujours un kérion qui se développe et non un sycosis ; au contraire la tricophytie de la barbe se complique de sycosis bien plus souvent que de kérion. Primitif ou secondaire il est dû exclusivement à l'inoculation des organismes pyogènes de l'extérieur.

On lit dans les travaux les plus récents publiés sur la matière que le kérion est une affection souvent rebelle et difficile à traiter, dont la guérison demande des semaines ou des mois. Voici la méthode de traitement rapide que nous employons et préconisons depuis plusieurs années.

Si la lésion occupe uue région pilaire, il faut raser les cheveux ou les poils autour de la tumeur sur une largeur de deux à trois centimètres. Cela fait, nous attaquons d'emblée le kérion avec la grosse curette tranchante. Il faut la manier comme pour le sycosis, vivement, vigoureusement. Toute la tumeur s'enlève comme une pâte molle et friable, et en une minute le malade n'a plus qu'une plaie simple qu'on panse à l'iodoforme et qui guérit dans le temps voulu pour la guérison d'une plaie simple. Que le kérion soit grand ou petit, primitif ou secondaire, ulcéré, végétant, serpigineux, peu importe; il ne résiste pas à la curette; ou si les choses se passent autrement, c'est que l'instrument a été manié d'une main timide, inexpérimentée, c'est que les bords surtout n'ont pas été suffisamment grattés. Il faut alors faire dans une seconde séance de curettage ce qu'on n'a pas fait dans la première. (Pour les détails de l'opération, voir même chap., 8.)

Quel que soit le traitement employé, tout kérion laisse après lui une plaque d'alopécie cicatricielle; le malade doit en être prévenu.

10. Bouton de Biskra, d'Alep, etc. Il a reçu presque autant de dénominations qu'il y a de localités où on l'a rencontré.

Les dermatoses suppuratives de notre climat s'observent aussi ailleurs et ne doivent pas y porter un autre nom. Cependant il paraît exister une espèce de périfolliculites agminées propre aux pays chauds; nous ne la voyons que rarement à Paris, et toujours sur des malades qui l'ont contractée dans les pays chauds.

L'organisme pyogène qui la produit vient de l'extérieur; l'inoculation ou l'auto-inoculation en est la cause unique.

Tous les auteurs disent que sa durée peut être de six mois, un an, quel que soit le traitement employé. Nous avons des raisons de croire que notre méthode de traitement rapide du sycosis et du kérion donnerait ici les mêmes résultats; mais nous sommes tenu à une grande réserve sur une affection dont nous n'avons vu à Paris qu'un petit nombre de cas, et que nous avons traitée loin du pays où elle avait pris naissance.

CHAPITRE V

ACNE — COUPEROSE

1. Acné vient de ακμη, ης (η), dont le pluriel ακμαι signifie boutons de la face. Littré dit qu'une faute de copiste dans Aetius a donné ακνη. Et le mot français est la reproduction littérale de ce barbarisme.

Celse a traduit ακμαι par *vari*, pluriel de *varus*, qui est tombé en désuétude. Pendant une partie de la période willanique et au delà, acné a été synonyme de lésion des glandes sébacées. Cette conception de l'acné est aujourd'hui inacceptable, et l'acné ne forme plus qu'un genre purement nominal, je veux dire un genre dont les espèces n'ont pas de caractère commun que le terme générique évoque.

Quand le mot acné est employé seul, sans qualificatif, il désigne maintenant une espèce (l'acné vulgaire, l'acné proprement dite), que nous avons seule en vue dans ce chapitre.

2. L'acné est une dermatose chronique, à poussées successives, la plus commune après l'eczéma. Comme l'eczéma, on ne peut la définir ni par sa cause, ni par ses lésions. Sa cause essentielle, *sine qua non*, est inconnue; et dans les travaux les plus récents on lui chercherait vainement une caractéristique histologique. Elle ne peut donc être distinguée que par l'ensemble de ses caractères cliniques (symptômes et évolution). Elle se caractérise :

1° Par des papules;

2° Par des comédons ;

3° Par la sécrétion d'un liquide gras (séborrhée huileuse).

Ces trois phénomènes sont au même titre l'expression

directe, immédiate de la maladie. Par suite l'acné est polymorphe, dans le sens précis, restreint que nous attachons à
ce mot. (Voir ch. VIII, 3.) Sur les papules se développent
des pustules. Aux papules et aux pustules succèdent des
macules pigmentaires et des cicatrices.

L'acné se complique :

1° De kystes sébacés ;

2° De taches congestives et télangiectasiques (couperose) ;

3° D'hypertrophie éléphantiasique du derme :

4° D'hypertrophie chéloïdienne.

Elle n'est ni prurigineuse ni douloureuse, et ne porte aucune
atteinte à l'état général. Mais dix-neuf fois sur vingt, on
constate chez les malades les symptômes de la surcharge
habituelle de l'estomac et de l'auto-intoxication qui en est la
conséquence. Cela réveille, entretient, exaspère l'acné, mais
est incapable de la produire.

L'acné est plus commune chez l'homme que chez la femme.
Elle appartient à la période de la vie comprise entre l'ado-
lescence et le déclin de l'âge mûr.

La face et le dos sont ses lieux d'élection, puis la partie
supérieure de la poitrine ; au delà les éléments sont de plus
en plus rares, discrets, superficiels.

Chez certains sujets l'acné disparaît au bout de quelques
mois ou de quelques années sans laisser de traces. Chez d'autres la confluence et l'intensité des lésions en font une affection des plus disgracieuses et quelquefois des plus pénibles au
point de vue des relations sociales. Quoi qu'en dise Celse,
elle mérite donc l'attention du médecin. Après ce coup d'œil
d'ensemble reprenons l'analyse des lésions.

Les *papules* sont d'un rouge plus ou moins sombre, grosses
comme un grain de millet ou de chènevis ; exceptionnellement elles atteignent le volume d'une lentille ou d'un pois.
Elles sont dues à une infiltration cellulaire de l'atmosphère
des follicules pilo-sébacés qui souvent paraissent intacts ou
intéressés secondairement.

Les *comédons* ont été comparés à des grains de poudre.
Ils sont noirs, occupent les infundibula pilaires et sont formés
de sébum concrété et de cellules épidermiques. D'après les

recherches de M. Unna, leur couleur noire est due à du pigment et non aux poussières de l'extérieur.

La *séborrhée huileuse* rend la peau grasse, luisante. Elle se reproduit incessamment. On l'attribuait exclusivement aux glandes sébacées; M. Unna a montré que les glandes sudoripares prennent une large part à sa production.

Les *pustules* sont dues, ici comme ailleurs, aux organismes pyogènes de l'extérieur. C'est M. Barthélemy qui, le premier, les a rattachées à leur véritable cause (*C. R. du Congrès de derm.*, 1889, p. 119). Elles ont le volume d'un grain de millet, au plus d'un grain de chènevis et reposent sur les papules. Aux pustules succèdent des petites croûtes que les malades arrachent continuellement avec les ongles. Papules et pustules laissent après elles des macules violettes pigmentaires, quelquefois très lentes à disparaître, et des cicatrices. Ces cicatrices sont souvent bridées, hypertrophiques, et par leur profondeur, leur étendue, hors de proportion avec le développement apparent de la lésion primitive.

3. Les *kystes sébacés* qui souvent se rencontrent chez les acnéiques, sont des petites tumeurs dures, sphériques, d'un blanc mat ou jaunâtre, grosses comme un pois, comme une noisette. Ils présentent un petit ombilic central qui répond à l'ouverture du follicule. Quand on les presse, on fait sortir une matière blanche liquide ou plus souvent pâteuse qui s'effile en traversant l'ombilic. Ces kystes ont reçu une foule de dénominations tombées en désuétude. Plusieurs de ces dénominations ont été reprises et appliquées à des choses différentes. Ce que Bateman a appelé *molluscum* est précisément la lésion qui nous occupe, un kyste à contenu mou ou liquide qui se vide par la pression. Et ce qu'on appelle aujourd'hui « molluscum contagiosum de Bateman » est une affection tout autre que cet auteur n'a ni décrite ni même entrevue. Pour s'en convaincre, il suffit d'ouvrir Bateman, page 237 de la traduction française (2ᵉ édit., 1820).

Ce que Plenck a appelé *milium* ou *grutum*, est encore la lésion dont il s'agit, un kyste à contenu mou qui se vide par la pression. Et ce qu'on appelle aujourd'hui milium est une lésion toute différente.

Nous étudierons dans le chapitre suivant le molluscum contagiosum et le milium; revenons à l'acné.

4. De toutes ses complications la plus fréquente est la *couperose*. Elle consiste en taches congestives et télangiectasiques. Le nez et les joues sont ses lieux d'élection, mais elle envahit souvent la face tout entière sans discontinuité. Les deux éléments congestifs et télangiectasiques se combinent en proportions variables suivant les individus. Chez les uns les varicosités capillaires prédominent; chez les autres on voit presque uniquement des taches congestives. Dans tous les cas l'hyperémie augmente après les repas, quand les malades s'approchent du feu, s'exposent au froid, etc. La face des malades devient alors cramoisie, quelquefois violacée. Tout ce que nous avons dit de l'étiologie de l'acné s'applique à la couperose.

L'acné, qui est compliquée de couperose, n'a rien de spécial en dehors de cette complication. On lui donne le nom d'*acné rosée*. Si l'acné et la couperose sont souvent associées, souvent aussi on les rencontre indépendamment l'une de l'autre. Les acnés les plus anciennes, les plus intenses peuvent exister sans couperose, et réciproquement des couperoses excessives ne s'accompagnent pas d'un seul bouton d'acné. Ce sont donc des affections distinctes.

5. L'acné rosée aboutit quelquefois à une *hypertrophie* diffuse du derme, qui donne à la face un aspect éléphantiasique. La peau est alors épaisse, rigide, rugueuse, sillonnée de télangiectasies, parsemée de comédons; les traits sont déformés. Quand cette hypertrophie prédomine au nez (rhinophyma), il en résulte les déformations les plus disgracieuses, les plus étranges; le nez peut acquérir le volume du poing.

6. L'*acné chéloïdienne* est bien distincte de l'acné rosée éléphantiasique et des cicatrices hypertrophiques que laissent après elles les papules et les pustules. Les papules acnéiques augmentent de volume, forment des nodules profonds qui se rapprochent, se confondent; et de là résultent de larges bandes dures, saillantes, irrégulières, lisses à la surface, chéloïdiennes, dont la nuque est le lieu d'élection. L'acné vulgaire, avons-nous dit, n'est pas douloureuse; l'acné chéloïdienne l'es

quelquefois ; c'est une ressemblance de plus avec les chéloïdes.

7. TRAITEMENT. Le traitement hygiéniqne de l'acné et de la couperose ne diffère pas de celui de l'eczéma, en ce qui concerne l'alimentation ; le même régime sévère s'impose et pour le même motif ; il a la même importance.

Aucun médicament interne n'a d'action utile sur l'acné et la couperose. L'iodure de potassium les réveille et les exaspère de la façon la plus manifeste. Il produit même de toutes pièces une lésion acnéiforme, dont nous nous occuperons à propos des éruptions médicamenteuses.

Le traitement externe est une des choses les plus délicates de la pratique dermatologique. Avant tout il faut détruire les pustules avec l'aiguille du galvano-cautère, il faut éteindre ces petits foyers de suppuration qui sont l'origine d'auto-inoculation en nombre indéfini. A défaut de galvano-cautère, on peut employer le thermocautère, mais le rayonnement est alors bien plus considérable. Nous répétons cette petite opération toutes les semaines. Les cautérisations seront d'autant moins nombreuses dans chaque séance, et les séances d'autant moins répétées que le malade portera moins souvent les doigts à la figure. L'aiguille du galvano-cautère entre parfois à une profondeur inattendue, hors de proportion avec l'apparence extérieure de la lésion. Quand l'aiguille arrive sur les tissus sains, la main perçoit une sensation de résistance qui ne trompe pas, et devant laquelle il faut aussitôt s'arrêter. Ces cautérisations ne sont pas très douloureuses ; elles ne laissent pas de traces quand elles sont bien faites, et sont même le meilleur moyen de prévenir les cicatrices disgracieuses qui succèdent souvent à l'acné.

Toute couperose, toute acné congestive, irritable doit être traitée au début comme un eczéma, par le masque de caoutchouc sur la face, la toile de caoutchouc sur le tronc. Le suintement qu'on provoque ainsi est une saignée blanche, prolongée. Il n'est pas de moyen plus puissant, plus rapide pour décongestionner la peau. Le caoutchouc doit être manœuvré suivant la technique que nous avons longuement exposée à propos de l'eczéma. Si le malade ne peut interrompre ses occupations, s'il ne porte le masque que d'une façon intermittente, il doit être prévenu que la durée du traitement sera plus longue. Après un nombre de jours variable suivant les individus, le suintement cesse complètement sous le caoutchouc; alors, mais alors seulement, il faut passer aux pommades. Nous avons formulé le même précepte à propos de l'eczéma; loin de retarder la guérison, c'est la voie la plus rapide pour arriver au but. Et nous insistons d'autant plus sur ce point qu'aucun auteur ne parle du caoutchouc dans le traitement de l'acné et de la couperose.

Quand la peau ne suinte plus, il faut prescrire une pommade peu excitante, par exemple la pommade à l'oxyde de zinc ou au sous-nitrate de bismuth (1/20). Pour excipient l'axonge fraîche. Après cela le soufre et le savon. Dans les acnés froides, torpides, non congestives, non irritables, on peut commencer par ces topiques excitants, mais il faut se garder de le faire ailleurs.

Le soufre s'emploie en pommade et en lotions :

Soufre précipité   100
Alcool camphré   200

Agiter la bouteille avant de s'en servir.

Une cuillerée à soupe dans un grand verre d'eau chaude.

On peut aussi prescrire le savon sulfureux, les bains sulfureux, les douches sulfureuses chaudes.

Le savon noir (vert, mou) s'étend sur des morceaux de toile ou de flanelle taillés de manière à recouvrir les parties malades. On se propose par là de provoquer une poussée de dermatite artificielle suivie d'exfoliation. Il faut surveiller de près les effets du savon ainsi employé. Chez les uns, la poussée inflammatoire est déjà violente au bout de deux ou trois heures; chez les autres elle est à peine sensible après quarante-huit heures. Dès qu'elle est produite, il faut enlever le pansement et laver soigneusement les parties malades. On les recouvre d'un cataplasme de fécule froid, et bientôt tout rentre dans l'ordre. L'exfoliation consécutive laisse après elle les surfaces plus pâles, plus sèches; les papules sont affaissées, la plupart des comédons ont disparu. Après quelques jours de repos, on revient, s'il y a lieu, au même traitement.

Les scarifications linéaires sont utiles, mais demandent beaucoup de patience de la part du malade et du médecin. Quand elles sont bien faites, elles ne laissent pas la moindre trace. L'hémorragie s'arrête en comprimant avec de l'ouate imprégnée de poudre de colophane. On comprime d'une main pendant qu'on scarifie de l'autre. Cette petite saignée répétée pendant longtemps anémie quelques malades; il faut y prendre garde. Jamais les scarifications ne doivent être pratiquées tant qu'il y a des pustules, sous peine de multiplier les inoculations. L'aiguille que nous préférons est celle dont M. Vidal a vulgarisé l'emploi à l'hôpital Saint-Louis. Nous repoussons les scarificateurs à plusieurs lames, comme tout ce qui tend à restreindre l'action propre de la main, à diminuer les sensations qu'elle perçoit au bout de l'instrument et qui la guident.

Aux moyens précédents on peut joindre les pulvérisations avec l'eau boriquée, la décoction de Panama, une solution alcaline, arsenicale, etc.

Les eaux minérales naturelles alcalines, arsenicales, sulfureuses, prises à la source sous une direction médicale rendent de grands services dans le traitement de l'acné et de la couperose. Nous entrerons ailleurs dans les détails que cette question comporte.

Le résultat du traitement que nous venons d'exposer, n'est pas la guérison complète, au moins dans la plupart des cas; c'est une amélioration considérable dont les malades sont toujours plus satisfaits que le médecin.

L'hypertrophie diffuse, éléphantiasique de la face dans l'acné rosée ne réclame pas d'intervention spéciale, mais diminue dans une certaine mesure sous l'influence des moyens indiqués. Certains rhinophymas ressortissent à la chirurgie.

Contre l'acné chéloïdienne douloureuse, nous recommandons, après M. Vidal, les scarifications. Elles doivent être profondes.

Les kystes sébacés s'enlèvent facilement par dissection. On peut aussi les ouvrir avec le bistouri, les vider et passer sur leur paroi interne le crayon de nitrate d'argent. Si on se borne à les vider par pression, ils se reproduisent.

CHAPITRE VI

ACNÉ PILARIS;
ACNÉ VARIOLIFORME OU MOLLUSCUM CONTAGIO UM;
MILIUM; — COLLOÏD MILIUM;
ADÉNOMES; — ÉPITHÉLIOMES ÉRUPTIFS BÉNINS

1. Acné pilaris. C'est Bazin qui, le premier, l'a décrite et ainsi nommée. Depuis lors elle a reçu les dénominations d'acné varioliforme, d'acné nécrotique, d'acné rodens, etc. La dénomination d'acné varioliforme doit être formellement écartée, parce que Bazin l'avait donnée antérieurement à une affection toute différente, dont nous parlerons plus bas. Les autres dénominations ne sont qu'inutiles.

L'acné pilaris occupe sur le front et les tempes la lisière du cuir chevelu, en avant et en arrière de la limite des cheveux. C'est là son lieu d'élection ; mais elle peut envahir les autres parties du cuir chevelu, le nez, la barbe, le dos, la poitrine. Les éléments éruptifs sont des petites croûtes sèches, plates, régulièrement circulaires, grandes au plus comme une lentille, qui recouvrent des petites ulcérations de mêmes dimensions. La lésion est centrée par un poil et laisse après elle une petite cicatrice arrondie. Les éléments éruptifs sont toujours distincts les uns des autres, séparés par des intervalles de peau saine ; quand ils sont nombreux, il en résulte une alopécie en clairière, indélébile.

L'acné pilaris appartient à l'âge adulte ; elle est plus commune chez la femme que chez l'homme ; sa cause est inconnue, peut-être microbienne. Elle ressemble à une syphilide tertiaire et est souvent prise pour telle par les médecins qui ne la connaissent pas. La topographie des lésions est le meilleur élément de diagnostic

Le traitement le plus efficace consiste dans l'application d'une pommade mercurielle : turbith minéral, précipité blanc, etc. (1/30). Les effets thérapeutiques sont rapides; en deux ou trois semaines le malade se croit guéri. Il ne l'est pas; les récidives sont invariables pendant des années.

2. ACNÉ VARIOLIFORME. C'est encore Bazin qui, le premier, l'a décrite et ainsi nommée. Acné à cause de son siège supposé dans les glandes sébacées; varioliforme, je ne sais pourquoi : rien ne ressemble moins aux pustules varioliques que les petites tumeurs dont il s'agit.

L'acné varioliforme de Bazin est généralement appelée aujourd'hui *molluscum contagiosum de Bateman*. Cela est inouï. Jamais Bateman n'a décrit ni même entrevu l'acné varioliforme. Ce qu'il appelle molluscum, nous l'avons déjà dit, est un kyste sébacé à contenu athéromateux; il regarde ces kystes comme contagieux, mais les appelle molluscum tout court; la dénomination de molluscum contagiosum ne vient même pas de lui. (Voir Bateman, *Trad. franç.*, 2ᵉ éd., 1820, p. 325.)

L'acné varioliforme est constituée par des petites tumeurs grosses au plus comme un pois, habituellement plus petites, sphériques, ou bien sphériques à la base et aplaties au sommet, blanches, jaunâtres ou légèrement rosées, sans aréole congestive. Elles présentent constamment un petit ombilic central. Quand on les presse entre les branches d'une pince fine, on expulse d'un seul coup tout le contenu de la tumeur, lequel est solide. Une telle lésion ne ressemble à rien d'autre et il est impossible de la méconnaître quand on en a vu un cas.

Accidentellement ces petites tumeurs suppurent, par le fait d'une inoculation secondaire; alors leur contenu se ramollit, elles se recouvrent d'une croûte centrale et s'entourent d'une bordure congestive.

L'acné varioliforme se rencontre surtout chez les enfants et occupe de préférence la face, le cou, la poitrine. Elle est contagieuse et inoculable; donc elle est parasitaire, réserve faite sur la nature du parasite.

Le contenu de la tumeur est formé de lobules piriformes dont les pointes convergent vers l'ombilic. Les lobules sont constitués par des cellules épithéliales; les unes sont kératinisées; les autres hyalines, ovoïdes, ont été appeléescorpuscules de molluscum. Elles renferment des petites masses ovoïdes, réfringentes dont la nature est très discutée. Bollinger (*Vierteljahr.*, 1879) et Neisser (*Monatshefte*, 1883 ; *Vierteljahr.* 1888) regardent ces masses comme des psorospermies oviformes ou coccidies. Ces organismes de la classe des sporozoaires seraient la cause de l'acné varioliforme. Cette opinion a été accueillie avec faveur et partagée par des histologistes distingués. Mais d'autres histologistes non moins compétents pensent qu'il s'agit d'une simple altération de la cellule épithéliale, de figures psorospermiques et non de psorospermies véritables.

Le siège de l'acné varioliforme est également controversé. On a admis jusqu'à ces derniers temps qu'elle occupait les glandes sébacées; MM. Leloir et Vidal lui donnent encore le même siège. M. Neisser au contraire soutient que la lésion est étrangère aux glandes sébacées et se développe aux dépens des couches profondes du réseau de Malpighi. Cette opinion tend à prévaloir aujourd'hui parmi les histologistes. La tumeur serait alors un épithéliome, mais un épithéliome bénin; nous en verrons bientôt d'autres exemples.

Le traitement le plus rapide, le plus commode, le plus sûr est le suivant. On tend la peau de part et d'autre de la tumeur avec l'index et le pouce de la main gauche, et on l'enlève d'un seul coup avec la petite curette tranchante. Les tumeurs de très petites dimensions échappent quelquefois à la vue; on les enlève dans une seconde séance, quand elles se sont développées. Nous avions vu pratiquer cette petite opération par M. Er. Besnier avant de la pratiquer nous-même.

3. MILIUM. Le milium est une petite tumeur grosse comme un grain de millet, comme un pois, sphérique, blanche, sans ombilic, ne se vidant pas par la pression. Il est formé de

cellules épithéliales kératinisées et disposées comme des pelures d'oignon autour d'un centre. Cela est semblable aux globes épidermiques des épithéliomes, mais il s'agit d'un épithéliome bénin, entouré d'une capsule fibreuse. Jusqu'à ces derniers temps on plaçait le milium dans les glandes sébacées; depuis l'important travail de M. Philippson (*Monatshefte*, 1890) il paraît probable que la lésion est étrangère aux glandes sébacées et siège dans l'épaisseur du derme, au moins dans un certain nombre de cas.

Le développement de miliums dans les cicatrices plaide en faveur de cette opinion. Il est clair qu'en pareille circonstance les glandes sébacées sont hors de cause.

4. Colloïd-milium. En 1866 E. Wagner (Leipzig) a décrit sous ce nom des petites tumeurs bénignes dont il plaçait l'origine dans les glandes sébacées, et qu'il regardait comme une transformation colloïde du milium vulgaire (*Arch. der Heilkunde*, 1866).

En 1879, sur une malade du service de M. Er. Besnier, M. Balzer a reconnu que la lésion siégeait non dans les glandes sébacées, mais dans le derme. M. Besnier (*Arch. de derm.*, 1879, p. 461) l'a nommée *dégénérescence colloïde du derme*, et plus tard *colloïdome miliaire*.

MM. Feulard et Balzer en ont publié un nouveau cas (*Ann. de derm.*, 1885, p. 344).

Enfin M. Philippson (*loc. cit.*) soutient que la lésion est un épithéliome colloïde bénin et se confond avec d'autres tumeurs, dont nous exposerons l'histoire après une digression indispensable sur les adénomes de la peau.

5. Adénomes. Le mot a aujourd'hui en histologie un sens précis et universellement accepté; il n'est pas permis de lui en donner un autre en clinique. Les adénomes sont des hypertrophies glandulaires, rien de plus; ils reproduisent la structure de la glande dont ils proviennent. Pour constituer un adénome, il faut donc des cavités glandulaires limitées par une membrane propre que tapisse un épithélium; il faut que cet épithélium laisse une lumière centrale et présente les caractères de l'épithélium de la glande normale. Cela posé, quelles sont les tumeurs de la peau qui méritent le nom d'adénomes?

Les tumeurs appelées, il y a vingt-cinq ou trente ans, adénomes, polyadénomes, etc., sont hors de cause. Depuis longtemps elles rentrent toutes dans les épithéliomes. Nous avons seulement à nous occuper des adénomes contemporains.

1° MM. Balzer et Ménétrier (*Arch. de phys.*, 1885), MM. Balzer et Grandhomme (*Ibid.*, 1886) ont appelé *adénomes sébacés* des petites tumeurs bénignes, assez rares, dont le musée de l'hôpital Saint-Louis possède deux moulages (n°ˢ 1044, 1169). Or ces tumeurs sont des *épithéliomes tubulés kystiques* pour M. Balzer lui-même, pour M. Chambard (*Ann. de derm.*, 1886, p. 437), pour M. Darier (*Bull. de la Soc. de derm.*, 1890, p. 218).

2° M. Pringle (*British journ. of Derm.*, 1890 ; *Monatshefte*, 1890) a appelé *adénomes sébacés* des petites tumeurs bénignes bien différentes des précédentes ; elles sont rouges, télangiectasiques. M. Darier, qui en a présenté un cas à la Société de dermatologie (13 nov. 1890, *Bull.*, p. 217), les regarde comme des *nævi vasculaires verruqueux*.

3° M. Er. Besnier a nommé *hidradénomes éruptifs*, et plus tard *cystadénomes épithéliaux bénins*, des petites tumeurs bénignes, dont le musée possède trois moulages (n°ˢ 1175, 1383, 1427). Or ces tumeurs sont des *épithéliomes tubulés kystiques* pour M. Besnier lui-même, pour MM. Jacquet et Darier, pour M. Török et pour tous ceux qui les ont étudiées.

4° M. E. Perry (de Londres) (*Atlas intern.*, 1890, I) a appelé *adénomes des glandes sudoripares* des tumeurs bénignes qui sur la planche ressemblent beaucoup aux précédentes. L'auteur a constaté une hypertrophie des glomérules sudoripares, mais les résultats de l'examen histologique sont rapportés d'une façon trop sommaire pour qu'on puisse se faire une idée de la nature des tumeurs dont il s'agit.

En résumé (réserve faite sur le cas précédent) on ne connaît pas encore une seule tumeur de la peau qui soit un adénome véritable.

Pourquoi donc des observateurs distingués, très versés en histologie ont-ils appelés adénomes des tumeurs qu'ils regardent eux-mêmes comme des épithéliomes ? C'est que le mot épithéliome, introduit par Hannover en 1852, a été longtemps synonyme de cancroïde, de tumeur maligne, et que les tumeurs dont il s'agit sont complètement bénignes. On a cru devoir sacrifier la rigueur du langage scientifique aux habitudes de la clinique. Mais un tel sacrifice est désormais inutile. Pour les cliniciens comme pour les histologistes, le mot épithéliome n'a plus qu'un sens exclusivement anatomique; il n'implique aucune idée de malignité; on sait que dans la peau comme ailleurs, des épithéliomes typiques sont parfaitement bénins, d'autres excessivement graves, et qu'entre les deux extrêmes il y a tous les intermédiaires.

6. Les tumeurs improprement appelées adénomes sont donc des *épithéliomes éruptifs bénins*. Cliniquement elles se présentent sous forme de petites élevures distinctes les unes des autres, groupées en grand nombre sur une même région, la face, le cou, la région sous-claviculaire. Leur volume dépasse rarement celui d'un pois, leur forme est peu géométrique, leur bord incertain; elles sont dures, implantées dans le derme, lisses, opaques ou translucides, de même couleur que la peau voisine ou jaunâtres; elles n'ont pas d'ombilic, pas d'aréole congestive. Il n'y a ni prurit, ni douleur. L'affection débute ordinairement dans l'enfance et dure indéfiniment, sans modifications locales, sans retentir d'aucune manière sur l'état général. Voici maintenant la filiation des faits, des mots et des idées sur les tumeurs dont il s'agit.

La première observation est due à MM. Balzer et Ménétrier, 1885; la deuxième à MM. Balzer et Grandhomme, 1886. Nous avons déjà parlé de ces faits que les auteurs appellent *adénomes sébacés*.

La troisième observation recueillie dans le service de M. Er. Besnier a été publiée par MM. Jacquet et Darier (*Ann. de derm.*, 1887, p. 317). Les auteurs déclarent qu'il s'agit d'épithéliomes parvimenteux tubulés typiques, ayant subi en beaucoup de points la dégénérescence colloïde. M. Besnier a nommé ces tumeurs *hidradénomes éruptifs*, et plus tard *cystadénomes épithéliaux bénins*.

La quatrième observation recueillie à la clinique de M. Unna a été publiée par M. Török (*Monatsh.*, 1889). L'auteur a émis une hypothèse ingénieuse sur l'origine de ces tumeurs. C'est une loi connue que tout épithéliome provient d'un épithélium. Or les épithéliomes dont il s'agit, siègent dans le derme et paraissent quelquefois sans connexion avec l'épiderme, avec les glandes. M. Török pense donc qu'ils naissent aux dépens de bourgeons épithéliaux détachés des glandes sudoripares de l'embryon, bourgeons qui ont perdu plus tard leurs con-nexions avec l'ectoderme et se sont trouvés emprisonnés dans le derme. M. Unna a nommé ces tumeurs *syringo-cystadénomes*.

Au Congrès international de dermatologie de 1889, M. Quinquaud a communiqué une cinquième observation et proposé le nom de *cellulome épithélial bénin*. M. Jacquet a présenté au même Congrès un sixième cas et nommé les tumeurs *épithéliomes kystiques bénins*.

La septième observation a été communiquée par M. Hallo-peau à la Société de dermatologie (nov. 1890, *Bull.*, p. 211). En apportant une observation nouvelle, notre savant collègue a eu le mérite de ne pas proposer une nouvelle dénomina-tion. Ce cas présente une particularité remarquable. Une des tumeurs avait grossi, s'était ulcérée et avait tous les carac-tères cliniques de l'épithéliome vulgaire de la peau. L'examen histologique pratiqué par M. Darier a démontré que les bords de l'ulcération étaient constitués comme les tumeurs bénignes du voisinage, par de l'épithéliome pavimenteux tubulé. Ce fait unique n'infirme pas la bénignité habituelle des tumeurs dont il s'agit, mais il prouve une fois de plus que la distinc-tion absolue admise autrefois entre les tumeurs bénignes et les tumeurs malignes est inexacte. La démonstration est faite pour le foie, pour l'estomac, pour l'ovaire; et la peau n'échappe pas aux lois de la pathologie générale.

Enfin M. Philippson (*Monatsh.*, 1890) soutient que le col-loïd-milium de Wagner, dégénérescence colloïde du derme de Besnier, se confond avec les tumeurs qui nous occupent. Les moulages nᵒˢ 1044, 1169, 1175, 1383, 1427, comparés aux moulages 614, 1019, plaident en faveur de cette opinion; mais l'histologie peut seule trancher les problèmes de ce genre. M. Besnier (notes à la 2ᵉ éd. franç. de Kaposi, t. II, p. 370) ne se rallie pas à l'opinion de M. Philippson; la ques-tion appelle donc de nouvelles recherches.

CHAPITRE VII

CHAPITRE VII

ACNÉS SÉBACÉES CONCRÈTES;
PSOROSPERMOSE FOLLICULAIRE VÉGÉ-
TANTE DE DARIER; — MALADIE DE PAGET

1. Les *acnés sébacées* ont été décrites pour la première fois par Biett, dans son enseignement clinique (voir Cazenave, *Ann. des mal. de la peau*, 1850-51, p. 124).

Les auteurs willaniques distinguaient une *acné sébacée fluente* et une *acné sébacée concrète*.

La première est un flux de liquide gras qui ne se concrète pas. Hebra et Kaposi l'ont appelée *séborrhée huileuse*. Selon M. Unna, elle provient en grande partie sinon exclusivement des glandes sudoripares; c'est une *hyperidrose huileuse*.

La forme la plus commune appartient au complexus symptomatique de l'acné vulgaire (V ,2). Les autres formes nous occuperont ailleurs.

L'*acné sébacée concrète* est un groupe dermatologique artificiel, dont les espèces très différentes au point de vue clinique seront peut-être séparées quand on les connaîtra mieux. Provisoirement nous en distinguons cinq espèces qui n'ont pas reçu de nom particulier, et que nous désignons par des numéros d'ordre. Deux sont propres au cuir chevelu; deux à la face; la cinquième est généralisée.

1ʳᵉ espèce. — Elle est constituée au cuir chevelu par des croûtes grasses, brunes ou jaunâtres, parfaitement plates, à peine saillantes au-dessus des parties voisines, grandes comme l'ongle, arrondies, à bord net, sans aréole conges-tive, sans prurit. Ces croûtes adhérentes présentent sur leur face profonde des prolongements filiformes qui plongent dans les follicules pilo-sébacés dilatés. Elles ressemblent à de la crasse et apparaissent surtout sur les raies de la chevelure; les malades les arrachent avec les ongles; elles se reproduisent pendant longtemps et laissent enfin des petites plaques d'alopécie indélébile.

2ᵉ espèce. — Plus rarement les croûtes épaisses, inégales, saillantes recouvrent sans discontinuité toute la surface du cuir chevelu.

La couleur brune et la consistance molle, graisseuse des croûtes, leurs prolongements folliculaires, l'absence de rougeur et de prurit séparent cette affection de l'eczéma squameux ou séborrhéique.

3ᵉ espèce. — Les mêmes croûtes sont disséminées de la façon la plus irrégulière sur les joues, le nez, le front, et recouvrent des surfaces assez étendues. Il n'y a ni rougeur, ni prurit. Les croûtes ne peuvent être enlevées sans douleur, et se reproduisent indéfiniment. Leur couleur est variable, grise, brune, jaunâtre. Chez une jeune femme de notre service, elles étaient vertes. Il va sans dire que nous avons pris les précautions voulues pour éviter toute supercherie.

Les croûtes sont quelquefois grises, sèches, cornées, et forment des petits cônes régulièrement distribués les uns contre les autres sur une plaque de un ou trois centimètres. Ces plaques occupent la face, le dos, les fesses, etc. Les petits cônes cornés ont une seconde nappe qui plonge dans un follicule dilaté.

4ᵉ espèce. — Deux, trois, quatre croûtes grasses, brunes, grises ou jaunâtres, irrégulières, saillantes et qui au premier abord ressemblent à des verrues, occupent le nez, les joues, le front. Ces croûtes présentent sur leur face profonde des prolongements filiformes qui leur donnent l'apparence d'une brosse et plongent dans les pilo-sébacés dilatés. Il n'y a ni rougeur, ni prurit; tout se passe à froid. La lésion reste stationnaire pendant des années et aboutit à l'épithéliome.

Cette acné sébacée concrète a une forme congestive, irritable, qui simule l'eczéma impétigineux. Les croûtes sont alors plus nombreuses, plus larges, plus humides. Il y a de la rougeur, du prurit et même du suintement si le malade se gratte ou applique des topiques excitants. Les prolongements profonds des croûtes et la dilatation des orifices folliculaires que l'on constate à l'œil nu et mieux encore à la loupe suffisent pour faire le diagnostic; jamais il n'existe rien de semblable dans l'eczéma et dans l'impétigo. Cette forme aboutit plus rapidement que la précédente à l'épithéliome.

Dans toutes les acnés sébacées concrètes que nous venons de passer en revue les croûtes sont formées de graisse et de cellules épidermiques.

Leurs prolongements et la dilatation des orifices folliculaires indiquent que le siège de la maladie est dans les glandes sébacées; mais la cause est inconnue.

Les trois premières espèces s'observent chez des sujets jeunes et particulièrement chez des névropathes; elles coïncident souvent avec des troubles nerveux classés ou non classés. La quatrième espèce est surtout fréquente chez les vieillards, et la transformation en épithéliome lui appartient en propre.

2. M. Audouard a étudié cette transformation au point de vue clinique et en a rapporté un bon nombre d'observations (Th. de Paris, 1878 : *De l'acné sébacée partielle*).

En principe un épithéliome peut se développer partout où il y a de l'épithélium, sur un lupus, sur une plaque de psoriasis, par exemple; mais l'épithéliome est alors une complication purement accidentelle, extrêmement rare; en présence de la lésion primitive, on n'a aucune raison de craindre la lésion secondaire. Il n'en est pas de même pour l'acné sébacée concrète; sa transformation en épithéliome est tellement fréquente qu'il faut admettre entre les deux lésions un lien, une filiation dont l'histologie donnera sans doute un jour la clef.

Cliniquement, l'épithéliome consécutif à l'acné sébacée concrète n'a rien de particulier. Il est superficiel ou profond. A côté d'un élément qui a subi la transformation épithéliomateuse on en trouve d'autres qui ne l'ont pas subie.

Au point de vue histologique, cet épithéliome ne présente

non plus rien de spécial; il est tubulé ou lobulé, avec ou sans globes épidermiques, ou se présente à la fois sous ces différents aspects (voir Darier, *Arch. de méd. expér.*, 1889, p. 273).

3. Le meilleur traitement contre les trois premières espèces est le suivant : Faire tomber les croûtes qu'on ramollit avec de la vaseline et un cataplasme, et qu'on détache avec une spatule. Badigeonner ensuite tous les jours les parties malades avec la solution de nitrate d'argent 1/20. Chez les sujets qui ont les cheveux blonds, on ne peut employer le nitrate d'argent qui les teint en noir. On peut alors prescrire la solution de chlorure de zinc 1/10, de sublimé corrosif 1/100. Nous devons au nitrate d'argent des succès rapides, mais nous avons perdu les malades de vue, et les récidives sont fréquentes.

La quatrième espèce d'acné sébacée concrète doit être traitée comme l'épithéliome qui lui succède; il faut enlever tout, ou n'y pas toucher.

Voici notre ligne de conduite. Si la lésion est irritée artificiellement, cataplasmes de fécule froids pendant quelques jours. Après cela attaquer la lésion avec la grosse curette tranchante, et panser à l'iodoforme. A défaut de curette, on pourrait employer la pâte de Vienne. Si l'acné sébacée concrète est transformée en épithéliome et si l'épithéliome est superficiel, la curette est encore le meilleur traitement, le plus sûr, le plus rapide, le plus commode. Si l'épithéliome est profond, il ressortit à la chirurgie.

Quelques malades reculent devant une intervention aussi énergique contre une lésion qui ne les fait pas souffrir et semble immobile depuis plusieurs années. Il faut alors les mettre en garde contre l'action funeste des ongles, des pommades excitantes, des cautérisations superficielles. Dès que la transformation épithéliomateuse est constatée, une intervention radicale s'impose.

4. *5ᵉ espèce.* La *psorospermose folliculaire végétante de Darier* est une acné sébacée concrète généralisée qui se transforme en épithéliome végétant.

Des petites élevures sébacéo-cornées, irrégulières, de couleur brune ou grisâtre émergent des follicules pilaires dilatés. En se rapprochant et se confondant, ces croûtes sébacées recouvrent des surfaces étendues, envahissent la plus grande partie du tégument. Les lieux d'élection sont le cuir chevelu, la région présternale, les flancs, les régions périgénitales. Au cuir chevelu on peut ne constater pendant longtemps qu'une séborrhée vulgaire. A la paume des mains où les follicules pilo-sébacés font défaut, existent sur les lignes papillaires des petits points jaunâtres, hyperkératiques. Les ongles sont altérés.

Plus tard les croûtes sébacées sont remplacées par des élevures rouges, lenticulaires, centrées par un pertuis qui répond à l'orifice du follicule; la pression en fait sourdre un liquide gras, puriforme.

Ces élevures grandissent, bourgeonnent, se confondent; et de grandes surfaces sont ainsi occupées par des néoplasmes papillomateux dont quelques-uns peuvent atteindre le volume d'une noisette ou d'une noix. Écorchés par les frottements, etc., ils suppurent, se recouvrent de croûtes et exhalent une odeur infecte.

Les mouvements sont douloureux, mais l'état général reste satisfaisant. L'évolution des lésions présente une certaine symétrie; la durée est indéfinie; le traitement nul jusqu'à présent, en dehors bien entendu des soins d'hygiène et de propreté.

Cette maladie rare a été étudiée au point de vue clinique par M. Thibault (Th. de Paris, 1889). M. Darier en a fait connaître l'histologie (*C. R. de la Soc. de biol.*, mars et avril 1889; *Ann. de derm.*, juillet 1889). Il résulte de ses recherches que les tumeurs papillomateuses sont des épithéliomes.

Histologiquement ils ne présentent rien de spécial, mais cliniquement ils se comportent tout autrement que ceux qui succèdent à l'acné sébacée partielle (4° espèce); au lieu de s'ulcérer en restant circonscrits, ils végètent et s'étendent en surface.

M. Darier a constaté dans la lésion, à toutes ses périodes, des psorospermies, qui en seraient la cause. D'où le nom de « psorospermose folliculaire végétante ». Mais les histologistes les plus compétents sont aujourd'hui divisés sur cette question, qui par conséquent réclame de nouvelles recherches. Il s'agit de savoir si les figures psorospermiques observées par M. Darier sont des prorospermies véritables (organismes de la classe des protozoaires) ou une simple altération des cellules épithéliales (physalides de Virchow).

5. La MALADIE DE PAGET est un faux eczéma du mamelon et de l'aréole, qui aboutit à un épithéliome vulgaire de la mamelle.

Cette maladie a été signalée pour la première fois par Sir James Paget en 1874. La traduction de son Mémoire a été donnée par M. Vickham (Th. de Paris, 1890, p. 6). On trouve dans cet excellent travail l'analyse de toutes les publications antérieures sur la matière.

L'affection débute sur le mamelon par une fissure ou érosion linéaire qui se recouvre d'une croûte. Au bout d'un temps variable, des mois ou des années, le mamelon se rétracte, s'atrophie et disparaît même complètement.

L'aréole dégagée des irritations artificielles, des lésions de grattage et d'inoculation, présente une surface d'un rouge vif, luisante, limitée par un bord net qui tranche vivement sur la peau saine. Le bord est légèrement surélevé ; il est irrégulier, quelquefois polycyclique. Au delà existent quelques télangiectasies. En palpant délicatement la surface malade, on constate une légère induration parcheminée.

La lésion empiète plus ou moins sur la peau du sein. Dans le cas de Jamieson, cité par M. Wickham (p. 69), « la surface malade finit par recouvrir tout le sein et la région axillaire ».

Il existe du prurit, des douleurs lancinantes, des névralgies de voisinage (intercostales, brachiales). Un tel ensemble symptomatique est bien différent de celui de l'eczéma ; et le diagnostic est généralement possible avant que l'épithéliome soit cliniquement constitué.

L'épithéliome se révèle au bout d'un temps très variable, des mois ou des années ; il n'a rien de spécial au point de vue clinique. L'induration gagne plus ou moins vite en profondeur ; l'ulcération en surface. Elle débute par la base du mamelon qui alors est rétracté, a quelquefois disparu.

La lésion est unilatérale, au moins pendant longtemps.
Quand les deux seins sont envahis, ils le sont donc très iné-
galement.

Les ganglions ne sont pas engorgés, ou ne le sont qu'à la
période ultime.

La maladie de Paget se rencontre presque toujours, mais
non pas exclusivement sur le sein, chez la femme, au déclin
de l'âge mûr. « Chez l'homme, il n'a été signalé que deux
cas, l'un par Forrest, développé au sein même, l'autre par
R. Crocker, développé au scrotum. » (Wickham, p. 64.)

Histologiquement l'épithéliome auquel aboutit la maladie
de Paget, ne présente rien de particulier. Il débute indifféremment par les canaux glandulaires ou par l'épiderme; il
est lobulé, tubulé ou alvéolaire.

M. Darier a constaté dans la lésion, à toutes ses périodes,
des psorospermies (*Soc. de biol.*, avril 1889, et Congrès
intern. de derm., août 1889). L'existence de ces organismes
inférieurs chez l'homme est actuellement très controversée
parmi les histologistes (VI, 2 ; — VII, 4).

Pour le traitement nous répéterons ici ce que nous avons
dit à propos de l'acné sébacée concrète (4e espèce), qui tend
à l'épithéliome. Il faut enlever toute la lésion ou n'y pas
toucher, se borner à un pansement aseptique, non excitant.
Tant que la lésion est superficielle, on peut employer la grosse
curette tranchante qui donne dans l'épithéliome vulgaire de
si bons résultats. Plus tard l'ablation de la tumeur au bistouri
est le seul traitement possible.

CHAPITRE VIII

DERMATOSES BULLEUSES CHRONIQUES

Dermatite herpétiforme de Duhring; — Pemphigus de Besnier; — Pemphigus foliacé; — autres Pemphigus.

1. Les dermatoses bulleuses sont celles qui se caractérisent à leur acmé par des bulles. Elles portaient, il y a vingt ans, le nom générique de *pemphigus*. Cette manière de parler n'est plus admise; mais avant de passer en revue les affections bulleuses qui font encore partie du groupe pemphigus, et celles qui en ont été disjointes, étudions la bulle elle-même.

Une *bulle* est une élevure due au soulèvement de la couche cornée de l'épiderme par du liquide. Son mode de formation est le suivant. Une paralysie vaso-motrice se produit dans le département d'une artériole de la peau; il en résulte un œdème brusque et circonscrit; le liquide sorti des capillaires traverse le corps muqueux de l'épiderme; la couche cornée résiste, se décolle au niveau du *stratum granulosum* et se soulève; la bulle est constituée.

Les bulles ont des dimensions quelconques; il en est de grosses comme une tête d'épingle, de grosses comme le poing, et entre les deux volumes on peut voir sur le même malade tous les intermédiaires. Ces bulles de grandeur si variable ont le même mode de formation et la même signification nosologique. Les bulles de petites dimensions prennent souvent le nom de *vésicules*. Cela est sans importance; mais décréter que les élevures liquides porteront le nom de vésicules au-dessous de tel volume et le nom de bulles au-dessus, puis regarder les vésicules et les bulles comme des lésions élémentaires différentes qui caractérisent des groupes nosologiques différents, c'est un exemple remarquable de l'influence exercée par les conventions sur les idées.

Le soulèvement de la couche cornée est souvent précédé d'un trouble de nutrition des cellules du corps muqueux, qui se détruisent et forment une petite collection liquide dans l'épaisseur de l'épiderme. On a proposé d'appeler vésicules les élevures liquides ainsi produites et de réserver le nom de bulles ou de phlyctènes à celles qui résultent d'un simple soulèvement de la couche cornée. La distinction des bulles et des vésicules reposerait alors sur un fait anatomique précis. Mais en clinique on ne peut attendre pour dénommer un symptôme objectif vulgaire, qu'un examen histologique ait été pratiqué; et d'autre part la distinction n'est peut-être pas aussi tranchée qu'elle paraît l'être au premier abord : qu'il y ait ou non trouble antérieur de la nutrition des cellules épineuses, il faut toujours qu'un œdème brusque se produise pour que la couche cornée soit décollée et soulevée par du liquide.

Le liquide contenu dans une bulle petite ou grande est au début du sérum ou de la sérosité sanguinolente ou du sang; ce n'est jamais du pus. Quand le liquide d'une bulle se trouble, devient purulent, cela tient toujours à la pénétration d'organismes pyogènes de l'extérieur à travers les lamelles cornées soulevées et dissociées. Pour le démontrer M. Triboulet a imaginé, lorsqu'il était notre interne, en 1890, une expérience simple et concluante dont il a exposé les détails dans les *Annales de dermatologie* (1892, p. 272). Sur un malade de notre service, atteint d'une dermatose bulleuse chronique, l'apparition des bulles était annoncée dix minutes à l'avance par des picotements dans le point même où elles allaient éclore. Sur la région désignée et aseptisée, M. Triboulet fixait un verre de montre également aseptique. La bulle naissait alors et grandissait sous cloche. Or tant que le verre demeurait en place, le liquide restait transparent, et les ensemencements pratiqués avec ce liquide étaient négatifs. D'autre part le liquide recueilli dans les bulles non protégées, quelques heures après leur apparition, contenait toujours des organismes pyogènes, alors même qu'il était encore transparent. Plus tard M. Triboulet a constaté les mêmes faits pour les vésicules de l'herpès et pour celles de la varicelle. Nous sommes convaincu, et le disons depuis plusieurs années, qu'on obtiendrait les mêmes résultats dans la variole elle-même. Si l'agent infectieux, le parasite de la variole était pyogène, il ne ferait pas seulement du pus dans l'épiderme; il en ferait aussi ailleurs; ce qui n'a pas lieu.

2. Les dermatoses bulleuses se partagent en deux groupes bien distincts. Les unes sont aiguës, bénignes, spontanément résolutives en quelques semaines; les autres sont chroniques et quelquefois mortelles.

Les affections bulleuses aiguës portaient il y a vingt-cinq ans le nom de pemphigus aigus; on les appelle aujourd'hui *érythèmes bulleux*. Cette manière de parler est préférable; mais nous ne comprenons pas qu'on discute si en fait il existe un pemphigus aigu, qu'on réfute ceux qui jadis en admettaient l'existence. En fait, il existe des dermatoses bulleuses aiguës; tout le monde est d'accord sur ce point; on les nommait autrefois pemphigus aigus, on les nomme maintenant érythèmes bulleux ; c'est une question de mot. Nous étudierons les dermatoses bulleuses aiguës ou érythèmes bulleux dans le chapitre suivant.

3. Les dermatoses bulleuses chroniques, à ne considérer que leurs caractères objectifs, se partagent en deux groupes. Les unes sont *polymorphes* ou *multiformes*; elles se caractérisent par des bulles et par d'autres lésions cutanées. Les autres se caractérisent exclusivement par des bulles; nous les appelons *monomorphes*; c'est un néologisme, mais il s'impose.

Pour qu'une dermatose soit dite polymorphe, il ne suffit pas que le malade porte des lésions cutanées diverses, il faut :

1° Que ces lésions diverses ne soient pas les phases successives d'une même lésion ;

2° Qu'elles ne soient pas dues à des complications, mais relèvent toutes directement et au même titre de la maladie considérée.

Nous appelons l'attention du lecteur sur ce principe de nomenclature ; il est souvent méconnu, et l'on voit ainsi de la polymorphie dans des circonstances où il n'y en a pas. Tous ces préliminaires étant posés, étudions successivement les dermatoses bulleuses chroniques, qui autrefois étaient confondues sous le nom de pemphigus chroniques et qu'on distingue soigneusement aujourd'hui.

4. Dermatite herpétiforme de Duhring. Depuis 1884 M. Duhring a publié une suite de travaux sur les dermatoses bulleuses qu'il réunit sous ce nom. M. Brocq a publié sur le même sujet un important travail dans les *Annales de dermatologie* de 1888. Il a restreint, précisé le cadre de la dermatite herpétiforme et contribué plus que personne à en vulgariser la connaissance.

La dermatite herpétiforme de Duhring est une dermatose bulleuse chronique à poussées successives de durée illimitée. Les poussées sont subintrantes ou séparées par des intermittences pendant lesquelles la peau est intacte. Au début des poussées, il peut se produire un léger mouvement fébrile ; hors de là l'affection est apyrétique. Elle semble ne porter directement aucune atteinte à l'état général et peut se prolonger indéfiniment. Cependant il résulte de ses complications, de ses connexions pathologiques, dont l'histoire n'est pas encore ébauchée, que les malades atteignent rarement un âge avancé. Depuis quatre ans nous avons vu succomber quatre malades atteints de dermatite herpétiforme. Deux femmes sont mortes d'un épithélioma de l'utérus ; une troisième est morte de pneumonie grippale en pleine épidémie, le quatrième malade était un vieillard débilité.

La dermatite herpétiforme est polymorphe, mais elle l'est beaucoup moins qu'on ne le pense généralement. Les bulles ont toutes les dimensions possibles depuis celles d'une tête d'épingle jusqu'à celles du poing. Les bulles de petites dimensions prennent souvent le nom de vésicules, mais bulles et vésicules, nous l'avons déjà dit, ne diffèrent que par le volume et par un volume choisi arbitrairement. Ce n'est pas là de la polymorphie.

Quand les bulles petites et grandes sont envahies par les

organismes pyogènes de l'extérieur, elles deviennent purulentes et prennent souvent le nom de pustules; aux pustules succèdent des croûtes, puis des taches pigmentaires. Ce n'est pas là de la polymorphie.

Il existe dans la dermatite herpétiforme des lésions de grattage sur lesquelles nous reviendrons plus bas; aux lésions de grattage peuvent s'ajouter comme ailleurs des lésions d'inoculation (ecthymas, furoncles, etc.). Tout cela ajoute à la variété du tableau symptomatique, mais n'est pas de la polymorphie.

La dermatite herpétiforme est néanmoins polymorphe, parce que indépendamment des bulles elle présente deux autres lésions cutanées qui en relèvent directement, au même titre que les bulles elles-mêmes. Ces lésions sont des papules congestives et des taches hémorragiques.

Les papules congestives ont une figure et des dimensions variables; les unes sont grandes comme la paume de la main, les autres plus petites; elles forment quelquefois des anneaux incomplets qui répondent à des circonférences de cercle de rayon variable. Leur couleur est rose pâle ou rouge foncé; dans le premier cas elles ne diffèrent des élevures de l'urticaire que par la durée; dans le second cas elles ressemblent aux élevures de l'érythème papuleux.

Les papules se mêlent aux bulles de la façon la plus irrégulière; à côté de plaques sans bulles et des bulles sans plaques, il existe des bulles sur plaques. Les bulles prennent souvent sur les plaques une disposition circinée; elles en dessinent régulièrement le contour. Quand des bulles de petites dimensions sont groupées sur des taches ou des élevures congestives la lésion ressemble à de l'herpès (voir le moulage n° 1373); et c'est là sans doute ce qui a inspiré la dénomination de dermatite herpétiforme, dénomination malheureuse, mais dont il est inutile de faire la critique puisqu'elle est entrée dans le langage dermatologique.

Les taches hémorragiques ont été mentionnées dans plusieurs observations de dermatose bulleuse, mais n'ont pas encore été présentées comme un des symptômes de la maladie de Duhring. Elles forment des macules irrégulières

de toutes dimensions et prédominent sur les membres infé
rieurs.

Enfin la dermatite herpétiforme est prurigineuse. Le prurit
est intense et bientôt accompagné de lésions de grattage.
Nous avons dit que les dermatoses prurigineuses se partagent en deux groupes : celles dans lesquelles il y a des
lésions de grattage, et celles dans lesquelles il n'y en a pas.
Elles sont ici très étendues, très prononcées et donnent à la
maladie une physionomie d'ensemble qui n'appartient pas aux
autres affections bulleuses. Ces lésions sont de deux ordres :

1° Des croûtelles sanguines qui recouvrent les excoriations
produites par les ongles ;

2° Des taches pigmentaires d'un brun plus ou moins foncé,
larges, irrégulières, mal limitées, dans lesquelles des parties
plus claires se mêlent aux parties sombres ; l'aspect d'ensemble est celui d'une peau malpropre, comme dans le prurigo de Hebra, la gale et la phtiriase.

Indépendamment du prurit, les malades accusent des sensations pénibles de chaleur, de brûlure, des élancements, des
picotements, et enfin des douleurs véritables, les unes fulgu-
rantes, les autres fixes, semblables à celles du tabes et de la
paralysie générale. L'étude des troubles de la sensibilité
dans la dermatite herpétiforme est à peine ébauchée ; c'est
un sujet plein d'avenir qui ressortit également à la pathologie nerveuse et à la pathologie cutanée.

En résumé : dermatose bulleuse chronique, à poussées
successives, de durée illimitée, relativement bénigne, polymorphe, très prurigineuse, quelquefois douloureuse ; voilà la
dermatite herpétiforme, non pas dans le sens étendu que
M. Duhring a donné au mot, mais dans le sens plus restreint
et plus précis que lui a attribué M. Brocq.

La dermatite herpétiforme ainsi comprise a trois variétés
qui n'ont pas encore été suffisamment distinguées.

1ʳᵉ variété. Toutes les bulles sont de très petites dimensions ; elles ont à peine le volume d'un grain de millet, et
se groupent sur des petites taches congestives d'un rouge
vif, qui figurent des anneaux incomplets. Ces anneaux ont
quelques millimètres d'épaisseur et répondent à des circon-

férences de cercle de 2, 3... centimètres de diamètre ; par leur intersection ils forment quelquefois des contours polycycliques. Les petites bulles laissent après elles une exfoliation finement lamelleuse. Avec cela larges taches hémorragiques prédominantes sur les membres inférieurs, prurit intense, lésions de grattage très accentuées, sensations douloureuses de toutes sortes. L'ensemble est tout spécial et ne ressemble à rien d'autre. C'est le pemphigus prurigineux à petites bulles, pemphigus circiné miliaire des auteurs willaniques. (Voir au musée les moulages n°s 939, 1380, 1619.)

2e variété. Les bulles ont des dimensions variées ; il en est de grosses comme une tête d'épingle, comme un pois, comme une noix. Elles sont bien tendues, transparentes, tant qu'elles ne sont pas envahies par les organismes pyogènes de l'extérieur. Les unes naissent sur la peau saine, les autres sur des papules congestives ; ailleurs il y a des élevures congestives sans bulles. L'aspect d'ensemble est celui d'un érythème polymorphe bulleux ou celui d'une urticaire bulleuse. Mais le prurit intense, les lésions de grattage, la longue durée de la maladie séparent nettement cette affection de l'érythème polymorphe. Et l'urticaire bulleuse chronique doit rentrer aujourd'hui dans la dermatite herpétiforme. (Voir le moulage n° 1331.)

3° variété. Il semble que le malade ait été plongé dans de l'eau bouillante. De larges bulles ou phlyctènes de toutes formes et de toutes dimensions reposent sur des surfaces d'un rouge vif, œdématiées mais non papuleuses, sans limites précises. L'aspect d'ensemble est celui d'une vaste brûlure au deuxième degré. Avec cela prurit et lésions de grattage. (Voir le moulage n° 1333.)

5. Pemphigus de Besnier. Au début il se caractérise exclusivement par des bulles qui n'ont rien de spécial que leurs localisations. L'état général paraît excellent ; mais bientôt les bulles changent de caractères, la température s'élève, les forces déclinent, et le malade meurt six mois, un an au plus après le début de la maladie. Nous voilà bien loin de la dermatite herpétiforme. Reprenons maintenant l'analyse des symptômes.

Les bulles naissent d'emblée sur la peau saine; elles siègent d'abord sur la muqueuse buccale et pharyngée, sur les lèvres, sur la partie antérieure du thorax, puis elles s'étendent aux autres régions et en particulier à la muqueuse vulvaire.

Bientôt elles sont flasques et purulentes dès leur apparition. Cela tient à ce que les organismes pyogènes traversent la couche cornée décollée avant qu'elle soit soulevée. En se rompant les bulles mettent à nu un épiderme décortiqué, rouge, suintant ou même une ulcération. Ces ulcérations évoluent de diverses manières; les unes se cicatrisent promptement, les autres, sous le même pansement, s'élargissent et creusent, d'autres bourgeonnent, deviennent végétantes.

Ailleurs la couche cornée se décolle sans se soulever, s'élimine et laisse à nu l'épiderme décortiqué ou ulcéré. C'est le commencement et la fin de la bulle sans la bulle elle-même.

Toutes les ulcérations, érosions, décortications se recouvrent de croûtes; et parfois au premier examen on ne voit pas autre chose. On peut croire à de l'impétigo, à de l'ecthyma, mais les érosions des muqueuses et l'état général doivent faire écarter cette hypothèse. Bientôt une bulle flasque naît quelque part et fixe le diagnostic. Il n'y a pas de prurit ou il y en a très peu.

A partir du moment où la fièvre s'allume, elle est continue avec des rémissions irrégulières. Les poumons se congestionnent à la base. Nous avons observé des arthrites avec épanchement. L'appétit se perd, et il s'établit une diarrhée incoercible. Elle n'est pas due à des ulcérations intestinales; nous l'avons constaté à l'autopsie. La dépression des forces est de plus en plus grande; la dépression morale ne l'est pas moins; les malades se découragent, se disent perdus. La cachexie progresse tous les jours; enfin la mort arrive invariablement au bout de six mois, terme moyen, un an au plus tard.

Ce pemphigus est rare ; en cinq ans nous en avons observé trois cas dans notre service, et nous avons été bien partagé. Il y a vingt ans, nous l'avons dit, toutes les derma-

7

toses bulleuses étaient appelées des pemphigus ; on savait que quelques-uns sont bénins et d'autres mortels ; mais ce qu'on ignorait c'est que le pemphigus grave, le pemphigus qui tue en six mois est une affection bulleuse à part, dont on peut annoncer plusieurs mois à l'avance la terminaison funeste, malgré les apparences bénignes de son début. C'est à M. Er. Besnier que nous devons cette notion clinique ; et puisque ce pemphigus n'a pas reçu de qualificatif qui le distingue des autres, nous l'appelons le pemphigus de Besnier.

Une de nos malades a présenté une particularité remarquable. Sur la plus grande partie du tronc et des membres, deux mois après le début, existait une exfoliation sèche, finement lamelleuse, reposant sur des surfaces sèches, congestives, d'un rouge ombré, sans limites précises. Aux taches congestives succédaient des taches pigmentaires ; les deux genres de taches évoluaient d'une manière concentrique en se fondant irrégulièrement les unes dans les autres. L'exfoliation était primitive, ne succédait pas à des bulles. A part cela notre malade était un type du pemphigus de Besnier. La muqueuse buccale avait été envahie dès le début, et la mort est arrivée dans le temps réglementaire.

6. PEMPHIGUS FOLIACÉ. Cette dénomination a été employée dans des sens divers et mal définis. M. E. Besnier a restreint le sens du mot et l'a appliqué à une dermatose bulleuse chronique ayant un ensemble symptomatique et une évolution déterminés. Il en a présenté un cas typique à la Société de dermatologie (fév. 1892).

Pendant un temps variable l'affection se traduit exclusivement par des bulles. Elles n'ont rien de spécial et peuvent se développer sur les muqueuses. Puis sur des surfaces nummulaires, la couche cornée se décolle sans se soulever et présente alors une couleur blanche, laiteuse ; en s'éliminant elle laisse à nu un épiderme décortiqué, rouge, suintant. La lésion grandit par le décollement de la couche cornée circonférencielle. La couche cornée décollée se partage quelquefois en plusieurs feuillets et ressemble alors à certains gâteaux feuilletés. Le processus se généralise à toute la surface

cutanée sans discontinuité, sans intervalles de peau saine.
Les bulles deviennent de plus en plus rares et peuvent même
faire défaut pendant quelque temps. L'aspect d'ensemble est
alors celui de l'eczéma généralisé ou de la dermatite exfoliatrice. Le malade desquame abondamment de la tête aux
pieds. Chaque matin on ramasse les squames à pleines mains
entre les couvertures. L'exfoliation est lamelleuse et repose
sur des surfaces d'un rouge vif, humides mais non ulcérées.
Une bulle apparaît de temps à autre comme pour rappeler
qu'il s'agit d'un pemphigus. Il n'y a pas de prurit ou il y en
a très peu. Les malades témoignent une grande sensibilité au
froid. La durée est illimitée.

7. Pemphigus lichénoïde. Il commence aussi par des
bulles et aboutit à une infiltration lichénoïde universelle du
tégument. La peau tout entière, de la tête aux pieds, est
épaisse, rigide, se laisse difficilement plisser entre les doigts.
Sa surface est rugueuse, inégale, pigmentée, peu desquamante.

8. Autre pemphigus. La dermatose bulleuse chronique
dont il s'agit, n'a pas encore été décrite. Elle se caractérise
par des bulles et rien que par des bulles pendant tout son
cours; il n'y a donc pas la moindre polymorphie; l'affection
est strictement monomorphe (VIII, 3). Les bulles se développent d'emblée sur la peau saine; elles sont irrégulièrement disséminées sur toute la surface cutanée, sans localisations prédominantes, tantôt abondantes, tantôt rares, grosses
comme un grain de millet, comme un pois, comme une
noix, etc., bien tendues, transparentes. Ultérieurement elles
deviennent purulentes par suite de l'introduction des organismes pyogènes de l'extérieur, et s'entourent alors d'une
aréole congestive. Aux bulles purulentes succèdent des
croûtes, aux croûtes des taches pigmentaires. La couche
cornée se reproduit promptement; à moins de grattage ou
d'irritation artificielle, les bulles en se rompant ne laissent
pas d'ulcérations ni même de surfaces décortiquées, suin-
tantes. Les expériences de M. Triboulet (VIII, 1) ont porté
sur un cas typique de cette affection.

Il n'y a pas de prurit, pas de lésions de grattage, pas de

douleurs; les malades accusent seulement des sensations de chaleur, des picotements là où se développent les bulles.

La maladie procède par poussées successives, et un léger mouvement fébrile se produit au moment des poussées. L'état général reste d'ailleurs excellent; les malades mangent, digèrent, se promènent; la durée est illimitée et se compte par années.

En résumé : dermatose bulleuse chronique, bénigne, monomorphe, non prurigineuse et non douloureuse. Elle ne rentre assurément dans aucun des types ci-dessus décrits. Pour éviter un terme nouveau, nous rangeons cette affection dans le groupe des pemphigus. Les limites de ce groupe sont controversées; provisoirement il comprend pour nous toutes les dermatoses bulleuses chroniques de cause inconnue.

9. Ce qu'on sait sur l'étiologie et le traitement des pemphigus se réduit à peu de chose. La dermatite herpétiforme est plus commune chez les femmes que chez les hommes. On l'observe chez les enfants avec les mêmes caractères que chez les adultes. La grossesse est souvent l'occasion de poussées nouvelles, qui n'ont d'ailleurs rien de spécial; et il n'y a pas lieu de donner un nom particulier à la dermatite herpétiforme des femmes enceintes et des femmes en couches. Nous avons ici en vue l'*Herpes gestationis*; mais il convient de rappeler que Milton a employé cette dénomination en 1876, et que la première publication de M. Duhring sur la dermatite herpétiforme est de 1884.

La plupart des malades accusent des secousses morales, des chagrins prolongés; ils sont impressionnables, moralement affaiblis.

Une femme, dont nous avons publié l'observation (*Ann. de derm.*, 1888, p. 328), présentait une sensibilité excessive à l'action de certains médicaments. On pouvait chez elle provoquer à volonté une poussée de bulles avec une dose modérée d'opium ou de salicylate de soude.

L'artério-sclérose et la néphrite interstitielle compliquent souvent les dermatoses bulleuses chroniques; le taux de l'urée pour les vingt-quatre heures est au-dessous de la moyenne.

Le traitement est simplement palliatif. Les bains chauds, bains simples, de son ou d'amidon, soulagent beaucoup les malades. Willan a signalé le fait. Le pansement au liniment oléo-calcaire est un de ceux que les malades préfèrent. Les toiles imperméables et les colles ne nous ont donné aucun résultat contre le prurit de la dermatite herpétiforme. Il ne faut pas oublier que l'absorption par la peau est très active dans les affections bulleuses; tous les topiques qui contiennent des substances toxiques doivent être proscrits.

CHAPITRE IX

ÉRYTHÈME POLYMORPHE

1. Jusqu'à Willan, *érythème* (ερυθημα, ατος (το), — rougeur) signifiait simplement tache congestive. Willan a changé le sens du mot et l'a appliqué à un de ses genres dermatologiques; mais ce genre est mal conçu, en contradiction avec le principe même de la classification; il comprend des dermatoses qui se caractérisent à leur acmé, les unes par des taches congestives, les autres par des papules (érythème papuleux), les autres par des nodules sous-cutanés (érythème noueux). Plus tard on a décrit des érythèmes vésiculeux, bulleux, etc., dus aux causes les plus diverses, et finalement pour un certain nombre d'auteurs, érythème est devenu à peu près synonyme d'éruption aiguë. Avec une telle extension le mot n'a plus de raison d'être.

2. L'*érythème exsudatif multiforme* de Hebra, que M. Kaposi a nommé *érythème polymorphe*, comprend plusieurs des érythèmes willaniques; il comprend en outre des affections vésiculeuses et des affections bulleuses, que les willanistes rattachaient à l'herpès et au pemphigus. Le groupe dermatologique ainsi constitué est naturel, homogène; c'est une des conceptions les plus heureuses de Hebra; mais après lui cette conception s'est obscurcie par suite de l'extension donnée au champ de l'érythème polymorphe. Tandis que les autres termes dermatologiques prenaient un sens de plus en plus restreint, celui-ci a évolué en sens contraire. Il importe, pour ce qui le concerne, de revenir en arrière.

Avec Hebra, nous appelons érythème polymorphe des dermatoses aiguës, de cause inconnue, qui se caractérisent à leur acmé par des lésions diverses (taches congestives, papules, nodules, vésicules, bulles), qui ont pour siège d'élection la face dorsale des mains et des pieds, et aboutissent d'elles-mêmes à la guérison en quelques semaines.

Considérées sur le même sujet, les lésions de l'érythème polymorphe sont remarquables en général par leur uniformité, par l'absence de polymorphie, — si on entend le mot dans le sens précis que nous lui avons donné (VIII, 3). — Rien de plus frappant au contraire que la variété des formes de l'érythème polymorphe, quand on l'étudie sur une série de malades. Sous peine de n'en donner qu'une idée vague, il faut donc décrire séparément ses principales variétés, et ne pas craindre d'en grossir le nombre. Il va sans dire que ce nombre est arbitraire, dans une certaine mesure, à cause des formes de transition.

3. I. *Erythème papuleux à grosses papules.* Les éléments éruptifs sont des élevures arrondies, larges comme un pois, comme une pièce de 50 centimes, de 1 franc, etc., de couleur rouge vineux, à bord indécis, irrégulier; elles sont implantées dans la couche superficielle du derme et plus ou moins sensibles à la pression. Elles ont pour sièges d'élection : la face dorsale des mains et des avant-bras, puis celle des pieds, le pourtour des genoux, dans le sens de l'extension, enfin la face et la nuque.

Cette forme très commune répond à l'érythème papuleux des auteurs willaniques.

II. *Erythème noueux.* Les élevures atteignent la largeur d'une noix, d'un œuf. Leur base d'implantation est hypodermique; elles sont plus saillantes et beaucoup plus douloureuses à la pression que les précédentes; leur couleur est rouge violacé, et en rétrocédant elles deviennent ecchymotiques; leur siège habituel est la face externe des jambes.

L'érythème papuleux et l'érythème noueux coexistent souvent sur le même sujet; chacun d'eux prédomine alors dans ses lieux d'élection; mais les nodules et les papules s'observent aussi les uns à côté des autres; plus loin existent de simples taches congestives qui ne sont que des élevures arrêtées dans leur évolution.

III. *Erythème papuleux à petites papules*. Sur la face dorsale des mains et des poignets, on voit un grand nombre de papules rouges, grandes comme une lentille, égales entre elles. L'éruption s'étend sur la partie inférieure des avant-bras, en devenant plus discrète; nous ne l'avons pas observée autre part. Cette forme est d'ailleurs très rare; et on pourrait hésiter sur le diagnostic si l'évolution n'était exactement celle des érythèmes polymorphes : début brusque avec un léger mouvement fébrile, guérison spontanée en deux ou trois semaines; pas de cause appréciable, médicamenteuse ou autre.

IV. *Erythème pernioniforme*. La face dorsale des mains et des doigts est le siège d'une tuméfaction diffuse, œdémateuse et d'une rougeur cyanique, comparable à celle des engelures. La peau est lisse, sans crevasses et sans squames. Quelques papules lenticulaires émergent quelquefois au-dessus des parties voisines. Le diagnostic d'engelures est celui qui se présente tout d'abord à l'esprit; mais l'affection est indépendante de la température extérieure, plus fréquente dans les saisons chaudes que dans les saisons froides, et évolue comme les formes précédentes.

V. *Erythème papuleux à grosses papules avec vésicule miliaire*. Les élevures irrégulières, larges comme une pièce de 50 centimes ou de 1 franc, implantées dans la couche superficielle du derme, sont d'un rose pâle comme celles de l'urticaire, mais beaucoup plus persistantes. Elles sont centrées par une vésicule grosse comme une graine de millet, qui se rompt au bout de quelques heures et laisse des petites squames finement lamelleuses. Quand la papule est affaissée, on voit dans le point correspondant à la vésicule, une petite tache hémorragique de mêmes dimensions, qui persiste pendant plusieurs jours. Au premier abord, les éléments éruptifs ressemblent à des piqûres d'insecte.

VI. *Erythème vésiculeux (herpétoïde)*. Des vésicules plates, lenticulaires reposent sur des taches d'un rouge clair, à peine saillantes, dont le bord est irrégulier, incertain. Les vésicules sont disposées par groupes; leurs bases congestives peuvent se confondre; au delà des groupes il y a quelques vésicules isolées, aberrantes. L'aspect d'ensemble est exactement celui du zona, quand on ne considère qu'une seule région; mais l'affection occupe la face dorsale des deux mains, les deux côtés de la face, etc., et il n'y a pas de névralgie.

Les auteurs willaniques rattachaient cette forme à l'herpès.

VII. *Erythème papulo-bulleux (pemphigoïde)*. Les papules ont les caractères et les localisations prédominantes de la forme I; elles sont plus abondantes. Sur les papules et à côté d'elles, sur la peau saine, existent des bulles transparentes, bien tendues, grosses comme un pois, comme une noisette, etc. Des bulles se développent aussi sur les lèvres, sur les muqueuses buccale et pharyngée, et laissent après elles des érosions épithéliales douloureuses. La fièvre est plus vive, plus persistante.

Dans cette forme la polymorphie est évidente : à côté des bulles sur papule, il y a des papules sans bulle et des bulles sans papule. Les papules dessinent quelquefois des anneaux incomplets, qui se coupent sous différents angles et forment des contours polycycliques (érythème marginé). Ailleurs les bulles groupées sur une élevure congestive en suivent régulièrement le contour et ont ainsi une disposition circinée.

Cette variété de l'érythème polymorphe répond au pemphigus aigu des auteurs willaniques. Il est quelquefois impossible de la distinguer d'une dermatite herpétiforme au début, et l'évolution ultérieure permet seule de trancher le diagnostic. Si les lésions prédominent nettement aux lieux d'élection de l'érythème polymorphe, on peut se prononcer pour lui sans attendre; d'autre part un prurit vrai, persistant appartient à la dermatite herpétiforme; si au prurit se joignent des lésions de grattage, l'hésitation n'est plus possible.

On observe souvent une forme de transition entre la forme VII et la forme I. Les bulles qui naissent sur les papules sont des bulles sèches, des bulles sans eau; la couche cornée se décolle sous l'influence de la fluxion séreuse, mais ne se soulève pas et se présente comme une tache d'un blanc laiteux qui tranche sur le fond rouge foncé de la papule.

VIII. *Erythème iris*. Les bulles qui naissent sur les papules ont une évolution centrifuge. Autour d'une bulle affaissée ou desséchée se développe un anneau bulleux, distendu par un liquide citrin. Plusieurs anneaux semblables d'âge différent donnent lieu à des éléments éruptifs formés d'anneaux concentriques de diverses couleurs.

L'éruption est quelquefois circonscrite à la face dorsale du métacarpe, qui est alors entièrement recouverte d'une vaste papule rouge sombre, sur laquelle repose une bulle large et plate, à progression centrifuge. La variété iris de l'érythème polymorphe répond à l'*herpès iris* de Bateman et à l'*hidroa vésiculeux* de Bazin.

IX. *Erythème bulleux*. L'éruption est constituée exclusivement par des bulles qui se développent sur la peau saine. C'est seulement quand leur contenu se trouble qu'elles s'entourent d'une aréole congestive. Au début elles sont bien tendues, transparentes ; leur volume varie entre celui d'une tête d'épingle et celui d'une noix. Elles sont quelquefois très nombreuses ; d'autres fois on en compte seulement trois ou quatre sur toute la surface du corps. La muqueuse buccale est souvent atteinte ; les bulles laissent sur les lèvres, sur la langue, sur la face interne des joues des érosions superficielles qui simulent complètement des plaques muqueuses. (Quinquaud.) Il ne faut donc jamais se borner à l'examen de la bouche ; et l'existence d'une seule bulle sur la peau suffit pour écarter la syphilis.

Cette affection a été bien étudiée par M. Quinquaud sous le nom d'*hidroa* (*Ann. de derm.* 1882, p. 269. — *Bull. méd.*, 1888, p. 1675). Par l'ensemble de ces caractères, elle rentre dans l'érythème polymorphe. La maladie dite, à tort ou à raison, érythème polymorphe se traduit tantôt par des papules sans bulles, tantôt par des papules et des bulles, tantôt par des bulles sans papules ; et toutes ces variétés qui évoluent de la même manière, qui ont la même étiologie négative, ne peuvent être disjointes.

4. L'histoire et l'orthographe du mot *hidroa* réclament quelques éclaircissements.

Hidroa est en grec un pluriel neutre — τα ἱδρῶα — rac. ἱδρώς, sueur. — Le sens du mot n'est pas douteux ; tous les

traducteurs, tous les commentateurs latins des livres hippocratiques ont rendu ἱδρῶα par *sudamina*. Le latin étant devenu
la langue universelle du monde savant, on n'employa plus que
ce dernier terme; et quand Bazin remit celui d'hidroa en circulation, il était oublié depuis si longtemps qu'il a été mal
écrit par tout le monde.

Les uns écrivent *hydroa* comme si la racine était ὕδωρ,
eau; les autres écrivent *idroa*. On doit écrire *hidroa*, avec
un *i* parce que la racine est ἱδρώς; avec une *h* à cause de l'esprit rude placé sur l'iota [1].

L'hidroa de Bazin est un genre comprenant trois espèces.

M. Quinquaud appelle hidroa la forme IX de l'érythème
polymorphe; M. Feulard (*Dict. encyclop.*), la forme VIII;
M. Unna nomme ainsi la dermatite herpétiforme de Duhring.

5. *Symptômes communs. Complications.* L'érythème polymorphe débute ordinairement en pleine santé, sans cause
appréciable, par un léger mouvement fébrile qui tombe
au bout de quelques heures ou passe inaperçu. L'éruption
présente plusieurs poussées; chacune d'elles est accompagnée
d'une élévation thermique. L'état général reste excellent; et
les malades ne consentent pas toujours à interrompre leurs
occupations. La durée varie de quinze jours à un mois, deux
mois au plus. Les prétendus érythèmes polymorphes qui se
prolongent pendant six mois, un an sont des dermatites
herpétiformes ou des pemphigus méconnus.

Les malades accusent de la chaleur, des élancements, des
picotements dans les points où naissent les élevures et les
bulles, mais ne présentent pas de prurit vrai, persistant. Les
prétendus érythèmes polymorphes avec prurit et lésions de
grattage sont pour nous des poussées aiguës de dermatite
herpétiforme.

Les localisations de la maladie ont une grande importance
au point de vue du diagnostic. Elles sont plus ou moins symétriques et prédominent à la face dorsale des mains et des

---

1. Les médecins qui ne veulent pas d'*h* à hidroa, écrivent cependant avec
une h : Hippocrate, herpès, hémorragie, hydropisie, hypertrophie, hypocon-
drie, etc., etc. Toutes ces *h* ont la même origine; elles traduisent l'esprit
rude placé sur la première lettre du mot grec d'où le mot français provient.

avant-bras, à la face dorsale des pieds, à la face externe des jambes, autour des genoux dans le sens de l'extension, à la face et à la nuque. L'érythème noueux est plus commun sur les jambes que partout ailleurs; souvent même il y reste circonscrit. Les érythèmes bulleux envahissent fréquemment la muqueuse buccale; dans les autres formes elle est rarement atteinte; on constate seulement au début une légère angine érythémateuse.

Les bulles de l'érythème polymorphe sont envahies comme toutes les bulles, par les organismes pyogènes de l'extérieur (VIII, 1). Alors leur liquide se trouble, devient purulent. Quand elles se rompent, la couche cornée de l'épiderme se reforme promptement; ou bien le corps muqueux continue de suppurer et se recouvre d'une croûte. Au premier examen on peut ne pas voir autre chose que cet impétigo secondaire; mais bientôt une bulle transparente naît quelque part et fixe le diagnostic.

Une albuminurie légère, transitoire peut se produire dans le cours de l'érythème polymorphe, comme dans celui de toutes les maladies aiguës. Elle n'a aucune signification fâcheuse et ne réclame aucune intervention spéciale.

Dans toutes les variétés de l'érythème polymorphe, on observe souvent des douleurs articulaires et même des arthrites légères avec épanchement. Nous reviendrons sur ce point, à propos de l'étiologie.

De savants dermatologistes soutiennent que l'endocardite est une complication commune de l'érythème polymorphe. Nos observations nous obligent à soutenir le contraire. Depuis longtemps notre attention est éveillée sur ce point, et nous n'avons jamais constaté au cœur que les souffles systoliques doux, transitoires, inorganiques de la base ou de la pointe, qui appartiennent à toutes les affections fébriles. L'endocardite et la péricardite sont donc pour nous des complications extrêmement rares de l'érythème polymorphe.

Il en est de même des complications pleuro-pulmonaires étudiées par Talamon (*Progrès méd.*, 1883), et des phlébites signalées par : Pelvet (*Mém. de la Soc. méd. d'observ.*, 1865); — Schmitt (*Th. de Paris*, 1868); — de Molènes-Mahou

(*Th. de Paris*, 1884); — Girode (*Ann. de derm.*, déc. 1888).

Abstraction faite de ces complications exceptionnelles, l'érythème polymorphe aboutit de lui-même à la guérison en quelques semaines. Il ne faut donc pas attribuer à telle ou telle médication ce qui appartient à la marche naturelle de la maladie.

6. *Formes graves*. De loin en loin cependant l'érythème polymorphe présente l'ensemble symptomatique des maladies infectieuses graves, et peut même se terminer par la mort. Dans le cours d'une pratique déjà longue, nous n'avons observé que deux cas de ce genre.

A l'hôpital Tenon, dans notre service, une jeune femme atteinte d'érythème papuleux a présenté pendant un mois une fièvre continue avec tendance à l'adynamie. Pas de localisations viscérales. Fièvre à part, tous les symptômes de la fièvre typhoïde ont fait défaut. Cette malade a guéri.

Au mois d'octobre 1892, un enfant de sept ans, délicat, portant des stigmates de scrofule, est entré dans notre service, à l'hôpital Saint-Louis, pour un érythème papulo-bulleux. Bulles en grand nombre, de toutes dimensions, sur toute la surface du corps. Érosions buccales consécutives à des bulles. Papules marginées sans bulles à la partie antérieure du thorax. Pas de localisations viscérales. La température n'a pas dépassé 38°,5. Un matin (vingt-cinq jours après le début), nous trouvons le malade souriant et mangeant de la viande. Le soir il était mort. Notre première pensée fut qu'il avait succombé à un œdème de la glotte, consécutif à une poussée éruptive sur le larynx; mais il n'y avait eu ni tirage, ni asphyxie. L'enfant s'était affaissé progressivement, comme par le fait d'une septicémie. Les résultats de l'autopsie ont été négatifs.

7. *Pathogénie et étiologie*. Les lésions si variées en apparence de l'érythème polymorphe sont toutes des œdèmes circonscrits du derme (quelquefois aussi de l'hypoderme) avec infiltration de cellules lymphatiques et diapédèse de globules rouges. Ces œdèmes circonscrits multiples supposent un trouble vaso-moteur dont le point de départ est vraisemblablement central; et on peut exprimer cela en disant avec quel-

ques auteurs que l'érythème polymorphe est une angionévrose.

Sa cause essentielle est inconnue. On ignore même si elle est unique ou multiple. Fréquent dans la jeunesse, l'érythème polymorphe devient plus rare dans l'âge mûr et surtout dans la vieillesse. La forme II (érythème noueux) est sensiblement plus commune chez la femme que chez l'homme. Il se montre en toutes saisons, mais surtout au printemps et à l'automne. Aucune irritation extérieure de la peau, aucune médication interne n'est capable de le produire; les érythèmes artificiels et les érythèmes médicamenteux doivent donc en être soigneusement disjoints. Il se montre le plus souvent en pleine santé sans cause occasionnelle appréciable. Il n'est pas plus fréquent chez les sujets débilités que chez les autres. Comme toutes les maladies, il peut être secondaire, c'est-à-dire naître dans le cours d'une maladie antérieure. A cet égard, le rhumatisme et la syphilis méritent une mention spéciale.

Nous avons dit que des douleurs articulaires et même des arthrites légères avec épanchement s'observent souvent dans le cours de l'érythème polymorphe. Or nos anciens appelaient volontiers rhumatismal tout ce qui affecte les articulations; on a donc soutenu que l'érythème polymorphe était une rhumatide, une localisation cutanée du rhumatisme. Mais d'une part l'érythème polymorphe se voit très rarement dans le cours d'un rhumatisme articulaire aigu franc, légitime; et d'autre part le rhumatisme n'a pas de caractéristique précise; ses limites sont arbitraires dans une certaine mesure. La question de savoir si l'érythème polymorphe est ou n'est pas de nature rhumatismale, ne comporte donc quant à présent aucune réponse.

L'érythème polymorphe est fréquent dans le cours de la syphilis secondaire, qui crée pour lui un terrain évidemment favorable. Les variétés I et II sont celles qu'on observe presque toujours en pareil cas. C'est en 1881 que ce fait nous a frappé pour la première fois, et depuis lors nous l'avons souvent vérifié; souvent aussi nous l'avons signalé dans notre enseignement clinique.

M. Mauriac (*Ann. de Derm.*, 1880, p. 419) a constaté dans les premiers mois de la syphilis secondaire l'existence de gommes du tissu cellulaire sous-cutané, qui, dit-il, simulent l'érythème noueux, sont toujours résolutives et n'ont aucune tendance à suppurer malgré l'acuité des phénomènes inflammatoires (p. 425). Nous sommes loin de contester l'existence de gommes syphilitiques là où notre savant collègue de l'hôpital du Midi en a posé le diagnostic, mais nous pensons que « l'érythème noueux syphilitique » n'est le plus souvent qu'un érythème noueux vulgaire développé dans le cours de la syphilis.

Les complications de l'érythème polymorphe (endocardite, phlébites) sont certainement dues à une infection. S'agit-il d'infections secondaires, ou bien un même principe infectieux produit-il à la fois la dermatose et les complications dont il s'agit? On ne peut aujourd'hui que poser la question. M. de Molènes-Mahon a soutenu, le premier, la nature infectieuse de l'érythème polymorphe (*Th. de Paris*, 1884).

8. *Traitement*. L'érythème polymorphe aboutit à la guérison en quelques semaines, souvent en quinze jours; et aucune modification ne peut en abréger la durée. Il réclame donc un traitement simplement hygiénique. Tant que le malade a de la fièvre, il doit garder le lit, se nourrir avec des potages et du lait, et boire une limonade quelconque ou de l'eau pure à discrétion. L'eau n'est pas seulement agréable aux fébricitants, elle leur est nécessaire pour remplacer celle qu'ils perdent en excès par les poumons et par la peau. La fièvre tombée, le malade doit se lever, mais garder la chambre, éviter le froid, la fatigue, et se nourrir modérément. Contre les arthrites : salicylate de soude 6 grammes en trois fois, pour les 24 heures. Le traitement des complications viscérales ne serait pas ici à sa place.

CHAPITRE X

HERPÈS

1. Ἑρπῆς, ητος (το), rac. ἑρπω, ramper, serpenter.

Le mot se trouve dans Hippocrate; on ignore dans quel sens. Il ne se trouve pas dans Celse; et rien ne prouve que le θηριωμα, dont parle cet auteur (v, xxviii, 3), soit l'ἑρπῆς d'Hippocrate. C'est Willan qui a donné au mot herpès la signification qu'il possède aujourd'hui.

On nomme ainsi une éruption de vésicules grosses au plus comme une lentille, groupées sur une base congestive irrégulière, à limites indécises. Il y a un seul groupe de vésicules, ou il y en a plusieurs. Au delà des groupes existent quelques vésicules isolées, aberrantes, qui ont aussi une base congestive.

Le genre ainsi défini comprend plusieurs espèces. Nous distinguons d'abord les herpès aigus et les herpès chroniques. Les premiers évoluent en quelques jours et ne se reproduisent pas ou ne récidivent que rarement, de loin en loin; ils éveillent l'idée d'une maladie infectieuse bénigne et rentreraient dans les érythèmes polymorphes s'ils n'avaient des localisations toutes spéciales. Les seconds se reproduisent plusieurs fois par an, pendant des années; ils diffèrent autant des précédents que la dermatite herpétiforme par exemple diffère de l'érythème bulleux.

2. Herpès aigu. Il est primitif ou secondaire. Dans le premier cas il débute en pleine santé, sans cause appréciable ou à la suite d'un écart d'hygiène, d'une cause occasionnelle insignifiante. Quelquefois, surtout chez les enfants, l'invasion est aussi solennelle que celle d'un grand exanthème ou d'une

pneumonie; mais le plus souvent la fièvre est légère; et dans tous les cas elle tombe au bout de quelques heures, au plus tard au bout de quelques jours. En une semaine tout est fini, à moins que les érosions consécutives aux vésicules ne soient entretenues par des irritations extérieures.

L'herpès aigu secondaire peut se développer dans le cours de toutes les maladies aiguës, mais non avec la même fréquence. Dans la fièvre typhoïde par exemple il est rare; dans la pneumonie et la fièvre palustre il est fréquent. Cette coïncidence avait beaucoup frappé nos anciens; ils ont longuement discuté la signification pronostique de l'herpès dans les maladies aiguës, et le regardaient comme un signe de bon augure. Étudions maintenant les principales localisations de l'herpès aigu.

3. *Herpès labial.* Sur la lèvre supérieure naissent quelques vésicules rapprochées les unes des autres et bientôt remplacées par une petite croûte. Elles reposent sur une tache congestive, indécise, éphémère. A ce niveau la lèvre présente un œdème inflammatoire, un gonflement plus ou moins notable. Les mouvements de l'organe sont gênés, douloureux. La lésion prédomine soit à droite, soit à gauche, en dépassant la ligne médiane. Elle peut envahir la narine et la face muqueuse de la lèvre. Tel est le plus commun des herpès secondaires.

L'herpès aigu peut se développer partout ailleurs avec les mêmes caractères, également circonscrit, également rapide et bénin, sur la lèvre inférieure, sur le pavillon de l'oreille, sur la paupière et la conjonctive, sur la marge de l'anus, etc.

4. *Herpès pharyngé.* Il est plus souvent primitif que secondaire. Les vésicules grosses comme un grain de millet ou de chènevis, occupent l'isthme du pharynx, le voile du palais, les piliers, les amygdales. Elles sont éphémères et laissent des petites taches épithéliales blanches comme du lait, régulièrement arrondies, larges au plus comme une lentille, qui simulent un exsudat diphtéritique. Quand on arrive à temps pour voir les vésicules transparentes de l'herpès — une seule suffit — on peut sans crainte écarter le diagnostic de diphtérie; mais si on ne voit que les taches blanches ci-dessus

décrites — et c'est le cas le plus fréquent — il faut réserver le diagnostic au premier examen. Lorsque des cautérisations ont été pratiquées, la difficulté est plus grande encore. Dans les livres classiques, on oppose le début brusque de l'herpès au début insidieux de la diphtérie. Cela est vrai dans bien des cas; cela est faux dans beaucoup d'autres; et nous conseillons de ne pas baser le diagnostic sur le mode de début. Mais que faire en pareil cas? Il faut attendre et en attendant se borner aux gargarismes émollients, aux pulvérisations émollientes. S'il s'agit d'un herpès, en quelques jours le malade est guéri; s'il s'agit d'une angine diphtéritique, ce traitement simple est encore le meilleur. Les cautérisations favorisent l'extension des fausses membranes, et on ne jugule ainsi que les diphtéries pharyngées qui guérissent toutes seules; il y en a beaucoup.

5. *Herpès vulvaire*. Les difficultés du diagnostic sont ici d'un autre ordre. L'herpès vulvaire simule des chancres mous. De même que le précédent, il est plus souvent primitif que secondaire.

Il débute fréquemment à l'époque menstruelle, quelquefois dans l'intervalle des règles, sans cause appréciable. Il peut succéder aux premiers rapports sexuels ou à la reprise des rapports sexuels interrompus pour une cause quelconque. Les femmes se croient alors atteintes d'une maladie vénérienne. Le diagnostic n'est pas toujours possible au premier examen; ici encore il faut savoir attendre. L'invasion est habituellement marquée par un léger mouvement fébrile qui tombe le lendemain ou le surlendemain. Les grandes lèvres sont rouges, tuméfiées; la muqueuse vulvaire, la face externe des grandes lèvres, la marge de l'anus, la partie interne et supérieure des cuisses présentent un grand nombre de petites ulcérations régulièrement arrondies, à fond rouge ou grisâtre, à bord net, taillé à pic et entouré d'un liséré carmin. Les ganglions inguinaux sont tuméfiés, douloureux. Il peut y avoir du ténesme vésical et rectal. La marche est pénible ou même impossible. Si la malade a de la leucorrhée, si elle néglige les soins de propreté et tarde à consulter, les lésions peuvent acquérir un développement considérable. Les érosions d'abord simplement épithéliales creusent, s'élargissent, se confondent, suppurent abondamment, se recouvrent de croûtes et de fausses membranes. Ailleurs au contraire les ulcérations sont en petit nombre et les phénomènes inflammatoires sont modérés. C'est alors que le diagnostic est le plus difficile. La question se pose entre l'herpès et les chancres simples. On la résoudra surtout d'après les considérations suivantes.

Un grand nombre d'ulcérations développées presque en même temps, en un jour ou deux, ne peuvent appartenir qu'à l'herpès. Les érosions de l'herpès en se réunissant donnent lieu à des contours polycycliques que les chancres ne produisent guère (Fournier). Le liséré carmin est plus accentué dans les érosions de l'herpès que dans les chancres (Bruneau). Enfin dans les cas où on le croit utile, on peut recourir à l'auto-inoculation. Les précautions à prendre pour qu'elle soit concluante et n'ait pas d'inconvénients, trouveront leur place ailleurs.

L'herpés vulvaire a été décrit pour la première fois par Legendre (*Arch. gén. de méd.*, 1853). Voir aussi : Labouré (Th. de Paris, 1879); Bruneau (Th. de Paris, 1880).

6. *Zoster* ou *zona*, — ζωστηρ, ηρος (ο), — ζωνη, ης (η), — *zona, æ* (fém.), — ceinture.

Le zona est un herpès systématisé au département d'un nerf et accompagné de névralgie dans le même cordon nerveux.

On dit souvent que le zona dessine le trajet d'un nerf. Cela est vrai quand le nerf fournit des filets à la peau qui répond à son trajet, comme cela a lieu pour les nerfs intercostaux; mais cela est faux dans le cas contraire; pour le sciatique par exemple qui ne fournit aucun rameau à la peau de la cuisse. Un nerf ne peut produire à distance des troubles trophiques; il ne peut agir que là où aboutissent ses branches.

Le zona aigu est plus souvent primitif que secondaire. Il débute ordinairement en pleine santé, sans cause appréciable, par un léger mouvement fébrile, qui peut même passer inaperçu, et il aboutit à la guérison en quelques jours ou quelques semaines. Étudions maintenant de plus près l'éruption et la douleur.

L'éruption peut occuper la sphère de l'un quelconque des nerfs cutanés. Un seul nerf est atteint dans la plupart des cas ; l'éruption est donc unilatérale, mais dépasse la ligne médiane de quelques millimètres, parce qu'il en est de même des filets nerveux.

Le zona intercostal dessine une demi-ceinture autour du tronc. Telle est l'origine des mots zoster et zona.

Le zona ophtalmique répond à la sphère de la première branche du trijumeau (branche ophtalmique de Willis); il occupe un des côtés du nez et une surface quadrilatère limitée par deux lignes antéro-postérieures, l'une médiane, l'autre partant de l'apophyse orbitaire externe, et par deux lignes transversales, l'une répondant au bord postérieur du pariétal, l'autre joignant l'apophyse orbitaire externe à l'angle interne de l'œil. Les troubles trophiques du globe oculaire dans le zona ophtalmique lui donnent une gravité particulière ; nous reviendrons plus bas sur ce point.

Le zona répond souvent au département d'une branche du plexus cervical superficiel ou du plexus lombaire. Le plexus brachial et le plexus sacré sont moins souvent intéressés.

Les territoires de deux ou trois nerfs peuvent être atteints simultanément; on dit alors que le zona est double ou triple. Le cas est fréquent pour les nerfs intercostaux d'un même côté du corps, pour les nerfs du plexus cervical superficiel. Plus rarement les zonas multiples répondent à des plexus différents, et plus rarement encore ils ne sont pas situés du même côté du corps. Que le zona aigu soit unique ou multiple, il s'agit toujours d'un herpès aigu, systématisé et névralgique; et nous ne comprenons pas qu'on ait voulu séparer des choses que tout rapproche.

Il est un phénomène non encore signalé qui établit un lien de plus entre le zona et l'herpès non systématique. Lorsque chez les malades atteints d'un zona aigu typique on examine chaque jour la surface cutanée tout entière, on constate 9 fois sur 10 ce que depuis longtemps, dans notre enseignement clinique, nous appelons les *vésicules aberrantes* du zona. Ce sont des vésicules semblables à celles du zona mais isolées, distribuées irrégulièrement à de grandes distances les unes des autres sur toutes les parties du corps. Elles naissent successivement pendant plusieurs jours, sont toujours en très petit nombre et passent inaperçues quand on ne les cherche pas.

Les vésicules du zona se terminent habituellement par résolution, en une semaine. Elles peuvent être hémorragiques, sans que cela ait une signification fâcheuse ; elles peuvent, en se rompant, laisser à nu des petites eschares, auxquelles bien entendu succèdent des ulcérations et des cicatrices.

Dans le zona ophtalmique, les troubles trophiques ont une gravité particulière, en raison des filets que la branche supérieure de la troisième paire fournit au globe oculaire. Ils ont été décrits pour la première fois par Hutchinson en 1866.

On lira avec intérêt sur cette question la thèse de M. Hybord (Paris, 1872). La conjonctive est toujours vivement congestionnée. Les ulcérations de la cornée et l'iritis sont plus rares, mais l'œil est en état d'imminence morbide pour ces accidents graves qui peuvent entraîner la perte de la vision.

Les sensations douloureuses du zona sont, comme l'éruption, systématisées à la sphère d'un cordon nerveux. Elles peuvent précéder l'éruption de quelques heures et lui survivent presque toujours pendant une ou plusieurs semaines. Ce sont des picotements, des élancements, des sensations de brûlure, ou bien des douleurs névralgiques véritables avec points douloureux, tantôt modérées, tantôt excessives.

On doit à M. Mauriac une excellente étude des douleurs du zona génital (herpès génital névralgique). Elles peuvent s'irradier bien au delà de l'éruption, le long de la verge, dans le scrotum, dans la cuisse, etc. Exceptionnellement les douleurs du zona résistent à tous les traitements et se prolongent indéfiniment. Le diagnostic doit alors être modifié, et l'idée d'une compression du nerf ou de la racine se présente naturellement à l'esprit.

7. Herpès chronique. Certains herpès circonscrits durent seulement quelques jours, mais se reproduisent presque tous les mois ou les deux mois, pendant des années. Évidemment il ne s'agit pas d'un herpès aigu qui récidive, et l'« herpès réci-

divant » est un herpès chronique à poussées successives.

L'herpès chronique (récidivant) évolue de la même manière, quel que soit son siège; certaines localisations méritent cependant une mention spéciale.

8. *Herpès balano-préputial.* C'est le plus fréquent et le mieux étudié. Les travaux de M. Doyon sur la matière sont des modèles d'observation clinique [1].

L'affection succède presque toujours, sinon toujours (Doyon), à un ou plusieurs chancres simples, et se développe dans leur voisinage un ou deux mois après leur guérison. L'herpès se reproduit ensuite tous les deux mois environ, pendant cinq ans, dix ans et plus, et disparaît enfin sans que l'on sache pourquoi.

Les poussées sont souvent provoquées par le coït et surtout par le coït avec une femme nouvelle (Doyon). L'éruption dure cinq ou six jours en moyenne. Elle est constituée par des petites vésicules éphémères auxquelles succèdent des petites érosions régulièrement circulaires, superficielles, à bord net, tranchant mais non décollé, à fond rouge ou grisâtre. Ces érosions sont groupées, et en se confondant donnent lieu à des contours polycycliques; elles reposent sur un fond rouge, tuméfié, douloureux.

Le diagnostic différentiel avec les chancres simples n'est pas toujours possible au premier examen. Il faut savoir attendre, proscrire tous les topiques excitants, tous les caustiques; au bout de peu de jours tout est fini s'il s'agit d'herpès; et dans le cas contraire on n'a pas lieu de regretter cette thérapeutique expectante. Nous reviendrons sur ce point à propos du chancre simple.

L'herpès génital récidivant exerce sur le moral de certains hommes une influence qui contraste avec la bénignité de l'affection. Il existe des *herpétomanes*; et nous avons vérifié l'exactitude du tableau tracé par M. Doyon. Nous n'y ajouterons qu'un trait; c'est que les herpétomanes sont des nerveux héréditaires.

---

1. Doyon, *De l'herpès récidivant*, in-8°. Paris, 1868. — Diday et Doyon, *Les herpès génitaux*, in-8°. Paris, 1886.

9. *Autres herpès chroniques*. Chez certaines femmes, une poussée d'herpès se répète aux époques menstruelles, pendant des années. Cet herpès n'a pas l'intensité de l'herpès aigu de la vulve, décrit ci-dessus ; il dure moins longtemps ; les érosions sont en petit nombre. Il est aussi plus rare qu'on ne le pense généralement. Ce que les femmes appellent leurs « boutons de règles » est plus souvent de l'acné que de l'herpès. L'herpès chronique à poussées successives (récidivant) peut occuper la muqueuse buccale et particulièrement les bords de la langue. Cela, surtout chez les malades qui ont eu dans le même lieu des syphilides érosives. Il semble que les plaques muqueuses appellent l'herpès buccal, comme les chancres simples l'herpès préputial (Fournier). En pareil cas les malades croient à une reproduction indéfinie des plaques muqueuses et réclament un traitement pour le moins inutile, quelquefois nuisible.

L'herpès récidivant a été rencontré sur la cuisse, sur la fesse, sur le pavillon de l'oreille, etc. Au mois de décembre 1892, nous avons observé à notre policlinique un enfant de quatorze ans, délicat, nerveux héréditaire, asymétrique de la face, chez lequel un herpès du pavillon de l'oreille gauche se reproduisait tous les deux ou trois mois, depuis six ans. Voir sur l'herpès auriculaire : Grüber, *Monatsschr, für Ohrenheilk.*, 1875 ; — Ladreit de Lacharrière, *Ann. des mal. de l'oreil.*, 1877.

Il existe enfin un zona récidivant, c'est-à-dire un zona qui se reproduit un grand nombre de fois et toujours sur le même département nerveux. Leloir, cité par Besnier et Doyon (t. I, p. 445, 2ᶜ éd. franç. de *Kaposi*), a observé un homme âgé de soixante-trois ans, robuste, qui était atteint d'une dixième attaque de zona intercostal.

10. ÉTIOLOGIE. Il résulte de tout ce qui précède que l'herpès n'est pas une maladie ; c'est une lésion commune à plusieurs espèces nosologiques. Les herpès aigus, par l'ensemble de leurs caractères cliniques, éveillent l'idée d'une maladie infectieuse. Mais, sont-ils dus à la même infection ou à des infections différentes? On l'ignore.

La systématisation du zona au territoire d'un nerf indique

nettement une lésion irritative du nerf, dont la cause est inconnue. Les vésicules aberrantes, que nous avons signalées le premier, fournissent un nouvel argument en faveur de la nature infectieuse du zona aigu.

Sur l'assimilation des herpès aigus aux maladies infectieuses, voir : Parrot, *Gaz. hebd.*, 1871 ; — Landouzy, *Sem. méd.*, 1883 ; — etc.

L'étiologie des herpès chroniques à poussées successives (récidivants) n'est pas mieux connue que celle des herpès aigus ; on peut cependant affirmer qu'elle est autre. On ne saurait admettre une infection qui se répète tous les mois ou tous les deux mois pendant des années.

L'influence des chancres simples sur le développement de l'herpès préputial récidivant est évidente ; c'est tout ce qu'on peut en dire.

Quand les douleurs du zona résistent au traitement, persistent pendant des mois, ou quand un zona se reproduit, il faut craindre une compression du nerf, du ganglion ou de la racine.

11. TRAITEMENT. Le traitement général de l'herpès aigu, pendant la période fébrile, est celui de tous les états fébriles qui aboutissent spontanément à la guérison ; il doit être simplement hygiénique.

Le traitement local de l'herpès labial est nul ou se réduit à des compresses imbibées d'eau fraîche. Contre l'herpès pharyngé, il convient de n'employer que les gargarismes émollients.

L'herpès vulvaire réclame plus de soins. Repos au lit ; lotions et injections fréquentes avec de l'eau tiède ; maintenir entre les grandes lèvres un tampon d'ouate hydrophile imbibée de glycérine neutre ou de glycérolé d'amidon ou de coaltar saponiné, que l'on étend de 4 ou 5 parties d'eau au moment de s'en servir.

Pour le zona, le meilleur pansement consiste en compresses imbibées d'eau fraîche ou d'eau alcoolisée fraîche et recouvertes de taffetas gommé. On les mouille de nouveau quand elles sont sèches. On peut aussi saupoudrer les parties malades avec la poudre de talc (silicate de magnésie) ou de sous-nitrate de bismuth.

Contre les douleurs du zona, nous conseillons avant tout les pulvérisations de chlorure de méthyle. C'est M. Debove qui, le premier, les a introduites en thérapeutique. (*Soc. méd. des hôp.*, 8 août 1884.) Quelques mois plus tard (27 février 1885), nous avons apporté à la Société médicale des hôpitaux le résumé de trente-trois observations relatives à l'emploi du même moyen contre l'élément douleur dans les affections les plus diverses. Mais n'y a-t-il pas danger à projeter un jet de vapeur à — 23° sur un zona en pleine éruption? Nous affirmons que cela est absolument inoffensif, pourvu qu'on ait un bon instrument [1] et qu'on observe la technique que nous préconisons depuis longtemps. Jet large, étalé; durée du jet, une seconde (le temps d'ouvrir et de fermer le tube, de tourner deux fois la molette en sens contraire). Les pulvérisations de chlorure de méthyle *bien faites* ne produisent ni eschare, ni vésication, ni pigmentation. Nous les pratiquons même sur la face (les yeux du malade étant fermés, bien entendu) et n'avons jamais eu lieu de nous en repentir.

La suppression des douleurs est souvent immédiate et définitive. Ailleurs elle n'est que temporaire; il faut alors renouveler la pulvérisation; on peut le faire sans inconvénient autant de fois qu'on le juge convenable. Ailleurs enfin l'effet est nul, sans que l'on sache pourquoi. S'il existe une lésion centrale, une compression du nerf, on ne doit rien attendre du chlorure de méthyle. Là où il échoue, on peut employer tous les analgésiques internes et externes dont nous n'avons pas à rappeler ici la liste ni le mode d'emploi.

A défaut de chlorure de méthyle, quand le zona est aigu et quand le malade peut supporter une émission sanguine, nous conseillons une application de sangsues sur le trajet du nerf douloureux. Nous avons vu des douleurs intenses disparaître ainsi immédiatement et complètement. Les émis-

---

1. Qu'il me soit permis de rappeler que le pulvérisateur aujourd'hui en usage dans tous les hôpitaux de Paris et dû à M. C. Vincent, professeur à l'École centrale, a été construit pour remplir les indications médicales que je signalais alors avec insistance et dont M. Vincent a bien voulu venir s'enquérir dans mon service à l'hôpital Saint-Antoine.

sions sanguines sont pratiquées si rarement aujourd'hui que beaucoup de jeunes médecins ignorent les règles les plus élémentaires de leur emploi. Il n'est donc pas inutile de rappeler qu'une émission sanguine pour avoir des effets locaux sédatifs, antiphlogistiques, doit être suffisante. Trois ou quatre sangsues appliquées au voisinage d'un organe sont le moyen le plus sûr d'en provoquer ou d'en augmenter la congestion. C'est ainsi que pour rappeler une fluxion menstruelle ou une fluxion hémorroïdaire, nos anciens appliquaient deux ou trois sangsues à la vulve ou à l'anus. Dans le zona dix à quinze sangsues sont nécessaires; et si on redoute la perte de sang qui en résulte, il faut s'abstenir.

Le zona ophtalmique exige le repos absolu de la vision. L'œil doit être fermé avec un bandeau léger mais non flottant. Lotions fréquentes avec de l'eau tiède ou de l'eau de guimauve tiède. S'abstenir de tous les collyres excitants. En cas d'ulcération de la cornée, il faut dilater la pupille, mais cesser l'emploi de l'atropine dès que la dilatation est obtenue. Les collyres excitants sont alors particulièrement dangereux.

Contre l'herpès chronique, au moment des poussées : repos de l'organe, soins de propreté, poudre de bismuth ou glycérine pure. Éviter les cautérisations, les topiques excitants, voilà l'essentiel.

Nous n'avons aucun moyen de prévenir le retour des poussées. Quant à l'herpétomanie, son traitement dépend du degré de suggestion que le médecin exerce sur le malade.

CHAPITRE XI

PURPURA

1. Le purpura (de *purpura*, *æ* (fém.) — pourpre) est une éruption de taches hémorragiques.

Le mot n'appartenait pas au langage médical des anciens. Ils donnaient aux taches hémorragiques, suivant leurs dimensions et leur figure, des noms divers, qui sont tombés en désuétude (pétéchies, vibices, etc.).

Le purpura est l'effet de causes variées et traduit sur la peau des maladies différentes; c'est une lésion générique ou commune à plusieurs espèces. Nous ne ferons qu'énumérer les purpuras symptomatiques des maladies qui ne ressortissent pas à la dermatologie.

2. *Purpura asphyxique.* Il est accompagné de taches hémorragiques sur les muqueuses et les séreuses. Il a une certaine importance au point de vue médico-légal [1].

Le purpura qu'on observe quelquefois à la suite des attaques d'épilepsie, principalement sur le cou (Trousseau), n'est probablement qu'un purpura asphyxique.

3. *Purpura neuropathique ou trophonévrotique* [2].

4. *Purpuras toxiques.* Une foule de poisons minéraux et végétaux, le venin de certains serpents produisent des hémorragies diverses et particulièrement du purpura.

Les auto-intoxications d'origine rénale et d'origine hépatique ont le même résultat.

---

1. Voir Tardieu, *Étude méd.-lég. sur la pendaison, la strang. et la suffoc.,* 1870; Tenneson, *Bull. de la Soc. de méd. légale,* 1874; Legroux, *ibid.,* 1878.

2. Voir Straus, *Des ecchymoses tabétiques. Arch. de neur.,* 1880-81, n° 4; Faisans, *Du purpura myélopathique.* Thèse, 1882.

5. *Purpuras secondaires des maladies infectieuses aiguës*. Le purpura était autrefois une des caractéristiques de « la forme hémorragique ou putride des fièvres » ; on avait remarqué sa signification pronostique fâcheuse. La place chaque jour plus grande que prennent les infections secondaires en pathologie, conduit à penser que le purpura des maladies infectieuses aiguës est dû dans certains cas à une infection secondaire, mais il est impossible quant à présent de rien dire de plus précis à cet égard.

Rare dans la fièvre typhoïde, la pneumonie, la rougeole, la scarlatine, etc., le purpura est très commun dans l'ictère grave infectieux (atrophie jaune aiguë du foie) et dans la variole.

6. *Purpuras secondaires des maladies chroniques*. Là encore l'idée d'une infection secondaire se présente à l'esprit dans bien des cas ; et il est permis de croire que cette infection secondaire, quand elle existe, ne diffère pas de celle qui produit le purpura primitif dont nous nous occuperons plus loin. Tout ce qui abat les forces y prédispose, les maladies chroniques comme une mauvaise hygiène.

L'alcoolisme, la syphilis secondaire [1], la tuberculose, le cancer se compliquent souvent de purpura, en l'absence de toute lésion appréciable du foie et des reins, pouvant produire l'insuffisance fonctionnelle de ces organes.

7. *Purpura scorbutique*. Un traité de dermatologie doit en respecter les limites, si arbitraires qu'elles soient. Le scorbut ne ressortit pas à la pathologie cutanée ; mais quelques mots sur son étiologie sont nécessaires à l'intelligence de ce que nous dirons ensuite.

Les fléaux humains se présentent quelquefois dans des circonstances qui ont la précision d'une expérience de laboratoire ; ils réalisent en grand et sur l'homme même ce que les physiologistes cherchent à produire chez les animaux. C'est ainsi que les nombreuses épidémies de scorbut observées dans les siècles précédents démontrent :

Qu'il se produit dans les conditions hygiéniques les plus

1. Voir Hartmann et Pignot, *Ann. de derm.*, 1886, p. 1.

opposées — privations de végétaux frais et nourriture exclusivement végétale; privation de sel marin et nourriture exclusive avec de la viande salée; températures extrêmes dans les deux sens; surmenage et inaction prolongée;

Que l'alimentation insuffisante, quelle qu'elle soit, prédispose au scorbut à tel point que pendant les voyages de long cours, dans les villes assiégées, dans les prisons, partout où régnait la famine, on pouvait jadis en prévoir à coup sûr l'invasion.

Cependant le scorbut est autre chose que l'athrepsie; tous les athrepsiques ne sont pas scorbutiques. Il faut donc qu'au terrain préparé par l'inanition s'ajoute un autre élément qui selon toute vraisemblance est infectieux. Cette hypothèse peut seule expliquer des faits qui sans elle semblent contradictoires; des pathologistes distingués la soutiennent en Allemagne [1]; et il est temps de voir dans l'étiologie du scorbut autre chose que la diminution des sels de potasse ou la privation des légumes frais.

Comme toutes les maladies infectieuses, le scorbut est épidémique ou sporadique, primitif ou secondaire, grave ou léger. Ses formes légères sont aujourd'hui généralement méconnues [2], — je veux dire connues sous un autre nom.

8. Il existe enfin un purpura primitif, de cause inconnue, qui a reçu les dénominations les plus diverses (purpura simplex, purpura rhumatismal, péliose rhumatismale de Schönlein, purpura hæmorrhagica, maladie de Verlhoff), et que nous avons seul en vue dans ce qui suit.

Il débute par un léger mouvement fébrile, qui tombe au bout de quelques heures ou de quelques jours. Ou bien il

---

1. Voir Strümpell (d'Erlangen), *Path. et thér. des mal. int.*, 4ᵉ éd.

2. L'effroyable misère que le règne de Louis XIV a étendue sur la France, y a multiplié le scorbut; et il n'a pas diminué sous les règnes suivants. Les médecins du xviiᵉ et du xviiiᵉ siècle avaient donc du scorbut une expérience que nous n'avons pas. Ils le voyaient là où il nous échappe; on pourrait même leur reprocher de l'avoir vu partout. Il ne faut pas les taxer trop vite d'exagération. Ce que nous voyons, ce que nous disons aujourd'hui de l'alcoolisme et de la surcharge habituelle de l'estomac, semblera peut-être excessif dans un siècle ou deux. Sans doute les hommes ne seront alors ni plus sobres ni plus sages, mais les conditions de la vie sociale seront changées.

débute sans fièvre ; le malade accuse seulement de la courbature, de la faiblesse musculaire, de la dyspnée au moindre exercice. Cette asthénie motrice précède quelquefois le purpura de huit ou quinze jours ; elle est plus ou moins marquée suivant les individus, et dans les cas légers passe facilement inaperçue.

L'éruption prédomine toujours sur les membres inférieurs, principalement sur les jambes, et peut y rester localisée. Elle procède par poussées successives, irrégulières. La marche provoque une poussée nouvelle à coup sûr, à volonté, pendant toute la durée de la maladie.

Les éléments éruptifs sont des taches hémorragiques plus ou moins rapprochées les unes des autres et de petites dimensions ; quelquefois miliaires ou lenticulaires, régulièrement arrondies, d'autres fois irrégulières ; elles siègent souvent au niveau des follicules pilaires et sont alors centrées par un poil ; elles peuvent avoir les dimensions de l'ongle ; elles peuvent être çà et là beaucoup plus larges. Comme toutes les taches hémorragiques, elles ne disparaissent pas sous la pression du doigt. Leur couleur les fait reconnaître du premier coup d'œil ; elles sont rouge-framboise, rouge de vin, rouge fauve. Avant de s'effacer, elles deviennent violettes, vert pâle, jaune-sépia.

Les taches de purpura sont presque toujours hémorragiques d'emblée ; quelquefois des taches congestives, rouge sombre, disparaissant sous la pression du doigt, restent telles pendant quelques heures, puis se transforment en taches hémorragiques. Il ne s'agit point alors d'un érythème qui devient ecchymotique ; le processus est essentiellement hémorragique du commencement à la fin ; mais la diapédèse des globules rouges est tantôt plus rapide, tantôt plus lente ; et dans ce dernier cas l'observation clinique révèle l'hyperémie intense du réseau papillaire, que l'examen biopsique démontre chez tous les malades.

Nous avons dit dans un chapitre précédent que les papules et les nodules de l'érythème polymorphe prennent souvent une teinte ecchymotique ; les faits de ce genre n'ont aucun rapport avec ceux que nous avons ici en vue ; et le diagnostic différentiel ne présente jamais la moindre difficulté.

Le purpura est souvent accompagné d'un œdème léger des membres inférieurs, que n'explique ni l'état du cœur ni celui des reins.

Les malades accusent des douleurs sourdes dans les membres, dans les articulations; il peut y avoir de l'hydarthrose des genoux. De là le nom de purpura rhumatismal, qui est inacceptable, à moins qu'on ne veuille appeler rhumatismal tout ce qui affecte les articulations.

Les malades sont tous plus ou moins anémiés; et nous avons été souvent frappé des progrès de la déglobulisation, que n'explique pas le régime auquel ils sont soumis. On perçoit donc à la base ou à la pointe du cœur un souffle systolique; mais l'endocardite est certainement très rare, car nous ne l'avons jamais observée.

L'asthénie motrice existe dans tous les cas à un degré variable; les fonctions digestives participent à la déchéance de toutes les fonctions.

Nous avons constaté plusieurs fois de l'albuminurie; et comme l'urine de tous les malades de notre service est examinée à leur entrée, nous avons pu nous convaincre que cette albuminurie n'était pas antérieure au purpura. Il n'existe d'ailleurs aucune relation constante entre l'albuminurie et l'œdème des membres inférieurs; l'un existe souvent sans l'autre. Tantôt il se produit des épistaxis, tantôt il n'y en a pas. Les gencives ne sont point altérées.

Au bout des quinze jours, un mois, deux mois, l'éruption s'efface et ne se reproduit plus quand le malade marche ou s'expose au froid; ses forces renaissent; il est guéri. C'est ainsi que les choses se passent *actuellement, à Paris*, dans le plus grand nombre des cas. Mais quelquefois les poussées de purpura se reproduisent indéfiniment; le malade reste faible, anémique, quoi qu'on fasse. Nous avons observé des sujets chez lesquels la situation n'était pas changée au bout de six mois. Que deviennent ces purpuras prolongés? Nous n'avons pu les suivre assez longtemps pour le savoir; et dans les auteurs la question n'est même pas posée.

9. La maladie a des formes plus graves dès le début. Aux

taches hémorragiques se joignent des épistaxis abondantes,
de l'hématurie ou de l'hémoglobinurie, des hémorragies
gastro-intestinales; l'œdème des membres inférieurs est plus
marqué; la faiblesse et l'anémie sont plus grandes. Quelques
auteurs donnent alors à la maladie le nom de purpura hæmorrhagica; et si les gencives sont fongueuses, saignantes, ulcérées, si le malade a subi des privations, on reconnaît enfin le
scorbut. Il convient de le reconnaître sous des traits moins
accentués.

Pendant le blocus de Paris en 1870-71, le scorbut est devenu
plus fréquent et plus grave qu'il ne l'avait été ici depuis longtemps. Nous avons pu alors observer toutes les formes de transition entre les cas qui sont du scorbut pour tout le monde et
le purpura le plus léger.

En tout temps ses causes prédisposantes sont les mêmes que
celles du scorbut : inanition, surmenage, excès de tout genre,
passions tristes, alcoolisme, syphilis. On rencontre une ou
plusieurs de ces conditions chez tous les malades. Mais il ne
faut pas s'en tenir aux premières réponses négatives qu'ils
donnent de bonne foi; bien des gens ont une hygiène déplorable, qui ne s'en doutent pas.

Beaucoup de purpuras bénins, de cause inconnue, sont donc
pour nous du scorbut. Nous ne soutenons rien de plus. Le
principe infectieux du scorbut n'est pas le seul qui produise
des hémorragies. Quand on connaîtra ce principe on le cherchera dans les purpuras dont il s'agit; on l'y trouvera ou on
ne l'y trouvera pas; et quel que soit le résultat de l'enquête,
tout le monde s'inclinera devant les faits.

10. *Traitement.* Le traitement du purpura (8) est très délicat.
Nous espérons être utile aux praticiens en entrant sur ce point
dans certains détails.

Au début, tant qu'il y a de la fièvre : repos au lit et alimentation liquide (lait, potages). Quand la fièvre est tombée, le
malade doit encore garder le lit ou le fauteuil; le moindre
refroidissement, la moindre course à pied, nous l'avons déjà
dit, provoque à coup sûr une poussée nouvelle.

Interdire les mets excitants, échauffants (gibier, coquillages,
épices). L'alimentation, composée des mets usuels, sera très

modérée. Si une diète trop rigoureuse dans les maladies
aiguës avait autrefois des dangers, une nourriture trop abondante et l'abus des toniques ont aujourd'hui d'autres dangers
en sens contraire. Un homme immobilisé au coin du feu, pendant plusieurs semaines, ne doit pas se nourrir comme celui
qui travaille au grand air; et si cet homme par son état pathologique est disposé à des fluxions sanguines, le médecin doit
écarter tout ce qui les provoque, les entretient, les exaspère.
Or les hémorragies du purpura sont précédées et accompagnées d'une hyperémie intense; un bon dîner la ravive aussi
sûrement qu'il fait rougir le nez dans la couperose.

L'usage des végétaux frais est traditionnel dans le scorbut;
et ils sont d'autant plus indiqués que tout le monde actuellement mange trop de viande. Mais il ne faut pas attribuer aux
plantes dites antiscorbutiques plus de valeur qu'elles n'en
ont. Ce sont des aliments convenables, salutaires; ce ne sont
pas des spécifiques. On prescrira donc le suc de cresson et de
cochléaria (obtenu par contusion et expression des feuilles
fraîches); la salade de cresson; la racine de raifort en hors-
d'œuvre, etc.

Les fruits acides (citron, orange, etc.) ont été préconisés à
cause de l'action attribuée aux acides contre les hémorragies. Tous les médecins savent aujourd'hui que les acides
végétaux donnent dans la circulation des carbonates alcalins;
mais ce n'est pas une raison pour les proscrire.

L'emploi des amers (quinquina, gentiane, quassia amara,
colombo, petite centaurée, etc.) est également traditionnel et
sans danger. On peut les administrer sous vingt formes différentes.

Les malades doivent boire un peu de vin et préfèrent généralement aux vins de table les vins pharmaceutiques. Il en est
une foule d'agréables et d'habilement composés; on ne doit
pas s'embarrasser du choix.

Les anciens vantaient les acides minéraux dans les dyscra-
sies hémorragiques; nous ne croyons pas à leur action dans
le purpura [1], mais ne leur avons pas trouvé d'inconvénients.

---

1. Comme antiseptiques des voies digestives, les acides ont au contraire

On prescrira donc la limonade sulfurique, l'eau de Rabel (4 gr. en potion), etc.

On peut enfin administrer à doses modérées le sulfate de quinine (50 centigr. pour les vingt-quatre heures), le camphre (50 centigr.).

La plupart des purpuras et des scorbuts légers guérissent ainsi avec une bonne hygiène. Ils guérissent même sans cela ; malgré une alimentation trop abondante, malgré le froid et la marche, les toniques et les stimulants. Mais il est des cas plus graves ; les hémorragies se répètent et le malade s'affaiblit. Alors : repos absolu — surveiller la température et l'aération de la pièce — sinapismes sur les extrémités — boissons glacées (leur indication est à mes yeux très discutable) — tamponnement des fosses nasales — enfin hémostatiques internes.

Les injections sous-cutanées d'ergotine, si précieuses contre certaines métrorragies, m'ont toujours paru inefficaces contre les hémorragies du purpura et du scorbut.

L'alun cristallisé et le tanin sont des astringents puissants et peuvent avoir une action locale contre les hémorragies de la muqueuse gastro-intestinale. Il convient de les administrer simultanément en solution et en pilules :

> Alun cristallisé ou tanin........   1 gramme.
> Eau   60   —
> (4 cuillerées à soupe.)

Une cuillerée à soupe dans de l'eau sucrée, de dix en dix minutes.

> Alun cristallisé ou tanin.......   1 gramme.
> Extrait de ratanhia ou de cachou.   Q. s.

Pour 4 pilules,
A prendre d'heure en heure.

Le ratanhia, le cachou, l'acide gallique sont des succédanés du tanin et se donnent aux mêmes doses.

L'eau de Pagliari est une solution d'alun au 1/10.

Le perchlorure de fer liquide serait utile contre les hémor-

une action puissante. Cela explique les bons effets qu'on leur attribuait jadis dans les « fièvres putrides ».

ragies gastro-intestinales s'il ne devait avoir que son action
locale ; mais il est absorbé et agit alors comme tous les sels de
fer. Or le fer congestionne les organes prédisposés à la congestion par un état pathologique antérieur ; il congestionne
l'utérus chez les femmes atteintes de métrite, les bronches
chez les tuberculeux, etc. ; il est donc formellement contre-
indiqué dans le purpura, dans le scorbut, où des fluxions
hémorragipares tendent à se produire incessamment sur
toutes les surfaces. On n'espère pas sans doute que le perchlorure de fer, après absorption, aille coaguler le sang dans
les capillaires qui en fournissent..... Mais alors que se pro-
pose-t-on en l'administrant? On a oublié de le dire.

Malgré les moyens indiqués, il peut se faire que les hémorragies continuent — les forces du malade déclinent; il y a
danger de mort. Avant d'en venir à la transfusion, il convient
de pratiquer une saignée révulsive. Cela réclame quelques
explications.

Nos anciens faisaient de la saignée un abus déplorable.
Puis on s'est jeté dans l'extrême contraire. Beaucoup de
jeunes médecins très instruits ignorent les indications des
émissions sanguines; ils n'ont jamais vu ouvrir la veine et
seraient peut-être embarrassés de le faire. Cela est excessif.
L'indication de saigner est assurément très rare, mais quand
elle se présente, rien ne peut la remplacer; une saignée faite
à propos sauve la vie d'un homme. Je n'écris pas un livre de
thérapeutique générale; quelques mots seulement sur la saignée révulsive. Voici ce que cela veut dire.

L'observation clinique montre que des congestions, que des
hémorragies graves s'arrêtent quelquefois brusquement sous
l'influence d'une hémorragie légère qui se produit spontanément et à distance. Une épistaxis par exemple peut suspendre
une métrorragie; quelques gouttes de sang perdues par
l'utérus peuvent arrêter court un accès de délire (j'en ai vu
un exemple), etc.

Les anciens ont donc eu l'idée d'imiter « la nature médicatrice », en tirant du sang loin des organes qui sont le siège
d'une hyperémie menaçante. Sans doute il ne faut pas accepter
tout ce qu'ils ont écrit sur ce thème, mais il ne faut pas non

plus rejeter tout, en bloc, systématiquement. La saignée révulsive réussit quelquefois; et faute de mieux, nous la conseillons dans les purpuras qui menacent la vie. On n'attendra pas pour la pratiquer que le malade soit exsangue. L'ouverture de la veine doit être large, franchement faite; il importe que le sang coule à plein jet. On ne tirera pas plus de 100 à 150 grammes de sang.

Quand le malade est entré en convalescence, quand il n'est plus sous le coup des fluxions hémorragipares, on doit réparer ses pertes, relever ses forces; les toniques s'imposent : fer, quinquina, bains sulfureux, hydrothérapie, etc.

CHAPITRE XII

URTICAIRE. — URTICAIRE PIGMENTAIRE

1. Synonymes tombés en désuétude : Cnidosis — de
κνιδη,ης (η), ortie —; Essera.

L'urticaire — de *urtica, æ*, ortie — est une éruption de
plaques œdémateuses et prurigineuses, qui s'effacent au bout
d'un temps très court — un quart d'heure, une heure — et se
reproduisent pendant un temps quelconque — des jours, des
années.

Les plaques ont une figure et des dimensions variées;
elles sont arrondies, linéaires, etc., grandes comme une
pièce de monnaie, comme la paume de la main, etc. Elles
font une saillie de 1, 2, 3 millimètres au-dessus des parties
voisines. Leurs bords sont plus ou moins nets. Leur couleur
est rouge ou rose ou pâle; souvent elles sont pâles au centre
et roses à la périphérie.

Histologiquement, les élevures de l'urticaire sont des
œdèmes circonscrits de la peau; comme tous les œdèmes
elles sont précédées et accompagnées d'une vive congestion;
mais souvent cette congestion n'est pas visible à travers les
parties infiltrées. En même temps que les élevures, existent
toujours de simples taches congestives; ce sont des papules
frustes, arrêtées dans leur évolution, ou des papules en voie
de régression. Dans ce dernier cas, la résorption du liquide
infiltré rend visible l'hypérémie du réseau papillaire.

Le prurit est vif et s'accompagne de picotements, de sensations de brûlure. Il précède et accompagne chaque poussée
nouvelle. Quelle que soit la durée de l'urticaire, il n'y a pas
de lésions de grattage, à moins qu'elle ne soit secondaire, que

derrière elle n'existe une autre dermatose (gale, phthiriase, prurigo de Hebra, etc.). L'urticaire ne laisse à sa suite ni desquamation ni taches pigmentaires. Elle ne s'accompagne ni d'ecchymoses ni de bulles, quand elle ne complique pas une affection bulleuse ou hémorragique [1].

L'éruption est tantôt abondante, tantôt discrète. La peau dans les intervalles est en état d'imminence morbide pour l'urticaire; on peut y faire naître à volonté des papules ortiées au moyen d'une excitation quelconque plus ou moins énergique. Si avec l'ongle, avec un crayon, etc., on trace sur la peau des lettres, des figures diverses, on voit presque aussitôt paraître des élevures qui les dessinent en relief. A la raie blanche produite par la pression de l'ongle succède une ligne congestive, puis une élevure blanche au milieu et rose sur les bords. Le phénomène se produit plus ou moins facilement suivant les individus et suivant la période de la maladie. On appelle autographiques ou dermographiques les sujets qui le présentent. Chez certains névropathes, le dermographisme existe à un haut degré, sans qu'ils soient atteints d'urticaire proprement dite; chez eux le prurit est nul, et en dehors des élevures dites factices, ils n'en ont pas d'autres.

L'urticaire peut être accompagnée d'œdème diffus de la face, des membres, du prépuce, de la vulve. Ces œdèmes sont indépendants de toute lésion du cœur ou des reins; ils ne sont que « l'extension à un territoire plus étendu du processus œdémateux propre de l'urticaire » (Besnier et Doyon, t. I, p. 411).

Très exceptionnellement, dans le cours d'une urticaire aiguë, on observe des symptômes dyspnéiques qui apparaissent et disparaissent brusquement. On les rattache à de l'urticaire ou à de l'œdème de la muqueuse laryngo-trachéo-bronchique. M. Rapin a observé l'urticaire du pharynx et admet

---

1. Les papules ortiées portent en allemand le nom de Quaddeln. On leur a donné aussi celui de *pomphi*. MM. Besnier et Doyon (trad. de Kaposi, 2ᵉ éd. franç., t. I, p. 64) font remarquer avec raison que ce dernier terme est inutile et impropre. Mais il ne se trouve pas dans le texte allemand de M. Kaposi. *Pomphi* est le pluriel de *pomphus*, latinisation de πομφος, ου (ο), bulle. — πεμφιξ, ιγος (η) (non πομφιξ) a le même sens.

qu'elle peut s'étendre à toutes les parties du tube digestif [1].

La maladie procède par poussées successives, qui se produisent surtout le soir, peu après le coucher. Elle débute souvent par un mouvement fébrile qui tombe rapidement mais peut se reproduire plusieurs fois. La durée de l'urticaire est très variable; il est des urticaires aiguës qui durent quelques heures ou quelques jours; il est des urticaires chroniques qui se prolongent pendant des années.

Ce qu'on a nommé *urticaria perstans* est autre chose. Le qualificatif s'applique ici non à la maladie, mais aux papules qui persistent pendant plusieurs semaines. Il s'agit généralement alors d'un érythème papuleux ou d'une dermatite herpétiforme. L'absence de prurit et les localisations prédominantes dans le premier cas; les lésions de grattage et les bulles dans le second sont avec la durée des élevures les meilleurs éléments de diagnostic. Nous attendons pour admettre l'urticaire bulleuse, des observations précises qui n'ont pas encore été publiées.

M. Edg. Hirtz a signalé dans l'urticaire le phénomène du pouls capillaire [2].

2. *Etiologie*. L'urticaire est primitive ou secondaire.

Primitive, elle est ou artificielle ou toxique; souvent aussi de cause inconnue. La piqûre de l'ortie (*urtica*) produit localement une papule ortiée. Certains insectes et certaines chenilles ont la même action.

Une foule de substances médicamenteuses et alimentaires provoquent de l'urticaire; on l'appelle toxique, quelle que soit la substance ingérée. L'effet se produit à volonté, à coup sûr chez certains sujets; il ne se produit que de loin en loin chez certains autres, et ne se produit jamais chez la plupart des gens. Pour faire de l'urticaire, comme tant d'autres choses, la cause externe ne suffit donc pas; il faut une prédisposition ou aptitude particulière; faible chez les uns,

---

1. *Rev. méd. de la Suisse romande*, 1886. — *Anal. in Ann. de derm.*, 1887, p. 45.

2. *Bull. de la Soc. méd. des hôp.*, 1889, p. 58. — Le pouls capillaire a été signalé d'abord par Lebert dans l'insuffisance aortique. M. Ruault en a fait une étude d'ensemble (Th. de doct., 1883). — On l'a observé dans l'érythème polymorphe (de Beurmann) et dans la variole (Du Castel).

excessive chez les autres, variable chez tous avec le temps. Ces facultés morbides ou diathèses ont sans doute leur raison d'être dans la constitution intérieure des milieux vivants ; mais nous en sommes réduits quant à présent à constater le fait et à régler en conséquence l'hygiène du malade.

Certains mets usuels (coquillages, fraises, etc.) sont regardés comme urticants. Cela n'est vrai que pour certaines personnes ; et il n'y a pas lieu d'interdire ces aliments à qui n'a pas éprouvé leurs effets pathogénétiques. L'urticaire chronique peut être entretenue par une auto-intoxication, mais le plus souvent sa cause nous échappe.

L'urticaire secondaire se développe dans le cours d'une maladie quelconque — maladie générale, maladie de la peau ou d'un autre organe. Celle qui complique le paludisme, participe quelquefois à la périodicité de ses manifestations.

La gale et la phthiriase font appel à l'urticaire chez les sujets prédisposés.

Dans le prurigo de Hebra et dans l'urticaire pigmentaire (qui n'est pas une urticaire), des poussées d'urticaire précèdent et accompagnent la maladie principale.

L'urticaire succède souvent à la ponction ou à la rupture d'un kyste hydatique — surtout d'un kyste hydatique du foie. Le mécanisme du phénomène a été longuement discuté, mais ces discussions sont aujourd'hui sans intérêt. M. Debove a démontré que l'urticaire dite hydatique rentrait dans les urticaires toxiques [1]. Chez trois sujets n'ayant jamais eu d'urticaire, il a injecté sous la peau de l'abdomen un centimètre cube de liquide hydatique filtré et provenant de la ponction d'un kyste du foie. Le premier sujet n'a rien présenté de particulier ; le second, dix minutes après l'injection, présenta trois grandes plaques ortiées dans les points mêmes où les piqûres avaient été faites ; le troisième eut une urticaire généralisée. M. Bouchard a injecté 134 cent. cubes de liquide hydatique dans les veines d'un lapin, sans aucun

---

1. C. R. de l'Ac. des sc., 19 déc. 1887.

résultat [1]. Cela prouve qu'on ne peut pas toujours conclure du lapin à l'homme, ni de l'homme au lapin.

3. *Pathogénie.*. Toute papule ortiée étant un œdème circonscrit, suppose une paralysie vaso-motrice dans le département d'une artère de la peau. Les causes de l'urticaire agissent donc sur le système nerveux vaso-moteur. Tantôt les centres vaso-moteurs sont influencés directement par la cause pathogène, tantôt ils le sont indirectement à la suite d'une excitation périphérique. Cette excitation agit sur la peau, sur la muqueuse digestive, etc. Quelquefois l'urticaire suit de si près l'ingestion de certaines substances qu'il est permis de croire à un réflexe plutôt qu'à une intoxication. Dans les urticaires locales, il est probable que le réflexe passe par un ganglion périphérique, sans remonter jusqu'aux centres.

M. Jacquet [2] a ajouté à la pathogénie de l'urticaire une notion importante. La peau est incessamment soumise à une foule d'excitations extérieures dont nous n'avons pas conscience (frottements du linge, pressions diverses, variations de température, etc.). Quand au moyen d'un pansement ouaté on supprime ces excitations extérieures, on supprime en même temps, comme l'a montré M. Jacquet, et le prurit et les élevures. Tant que le pansement reste en place l'urticaire ne se reproduit pas.

Les excitations non perçues de la peau jouent donc un rôle important dans la pathogénie des papules ortiées, quelle que soit d'ailleurs la cause interne ou externe, connue ou inconnue de la maladie. Mais ce fait n'éclaire pas seulement la pathogénie de l'urticaire et de plusieurs autres dermatoses prurigineuses, il ouvre à leur thérapeutique une voie nouvelle et féconde que nous poursuivons depuis quatre ans.

Il résulte de nos expériences que les dermatoses prurigineuses se partagent en deux groupes : dans les unes l'occlusion de la peau supprime le prurit; dans les autres elle est

1. *Thérap. des mal. inf.*, 1889, p. 303, note.
2. *Ann. de derm.*, 1888, p. 529.

sans effet. Au premier groupe appartiennent le prurigo de Hebra, le prurigo biliaire, l'urticaire; au second, le pruritus, le prurigo urémique, la dermatite herpétiforme. Ce fait inattendu échappe quant à présent à toute interprétation; il semble indiquer cependant que le mode pathogénique du prurit n'est pas toujours le même.

4. *Traitement.* Quand l'urticaire est accompagnée d'embarras gastrique, il faut administrer un vomitif puis un purgatif. Hors de là les évacuants sont inutiles.

Dans l'urticaire aiguë, l'hygiène doit être celle de toutes les maladies fébriles; et dans l'urticaire chronique on suivra pour l'alimentation les règles exposées à propos de l'eczéma.

Comme traitement externe, rien n'approche des effets de l'occlusion de la peau; nous conseillons donc de ne pas faire autre chose. Mais le pansement ouaté est incommode, pénible pour le malade. On emploiera la toile de caoutchouc ou une colle, en observant la technique que nous avons indiquée pour le traitement du prurigo.

Si par exception, dans le cours d'une urticaire aiguë, le malade est pris de dyspnée, on pratiquera sur toute la surface de la peau des frictions sèches et énergiques. S'il y a du tirage, si la dyspnée est due à un œdème du larynx, on se tiendra prêt pour la trachéotomie; il sera rarement nécessaire d'y avoir recours.

5. URTICAIRE PIGMENTAIRE. Ce n'est pas une urticaire qui laisse après elle des macules pigmentaires; c'est une maladie toute différente. La dénomination n'est donc pas heureuse; mais elle est adoptée et on s'entend sur ce qu'elle veut dire. Elle a été introduite par Sangster.

L'urticaire pigmentaire a d'abord été étudiée en Angleterre. Le premier travail d'ensemble est celui de Colcott Fox [1], dont M. Brocq a donné une analyse détaillée [2]. L'excellente thèse de M. Paul Raymond [3] donne l'indication et le résumé de toutes les publications antérieures. Cette maladie

1. *Méd. chir. Trans.*, 1883, p. 329.
2. *Ann. de derm.*, 1884, p. 474.
3. *Th. de doct.*, Paris, 1888.

est rare; trente et quelques observations seulement ont été
publiées. Sa cause est inconnue.

Elle débute dans les premiers mois de la vie, rarement plus
tard, et guérit vers l'âge de dix à douze ans. L'urticaire pigmentaire est précédée par des poussées d'urticaire vulgaire.
Mais bientôt les papules deviennent persistantes et changent
de couleur. Au bout d'un an environ l'éruption est ce qu'elle
doit être; il ne se développe plus d'éléments éruptifs nouveaux,
et les anciens ne disparaissent pas. L'ensemble symptomatique est alors le suivant. L'enfant paraît avoir une peau de
tigre. Sur toute la surface cutanée existent en grand nombre
des papules et des taches de couleur fauve ou rouge sombre,
arrondies ou ovalaires, à bord net, ayant en moyenne deux
ou trois centimètres de diamètre. Elles ne disparaissent pas
complètement sous la pression du doigt. Dans les intervalles
la peau est saine. Les papules font une saillie de un ou deux
millimètres au-dessus des parties voisines. Les taches ne sont
que des papules arrêtées dans leur évolution; elles sont
mêlées aux papules en nombre variable. Exceptionnellement
on peut ne voir que des taches [1]. L'éruption s'étend quelquefois aux muqueuses visibles. Des poussées d'urticaire
vulgaire se produisent de temps à autre pendant toute la
durée de la maladie. Les malades sont plus ou moins dermographiques. On a signalé l'existence temporaire de petites
bulles sur les taches et les papules. Le prurit est variable,
quelquefois très vif, quelquefois à peu près nul. L'état
général reste excellent. La guérison paraît constante.

L'histologie de l'urticaire pigmentaire a été l'objet de travaux intéressants. Thin et C. Fox ont trouvé que la papule
était due à l'infiltration du derme par de grandes cellules.
M. Unna a reconnu que ces cellules étaient celles que Ehrlich
a décrites dans le tissu conjonctif à l'état normal et appelées
Mastzellen. Ce qu'il y a de spécial à l'urticaire pigmentaire,
c'est leur abondance qu'on ne voit au même degré nulle part
ailleurs. Elles sont disposées par files et prennent une forme

---

1. Wickham et Thibault, *Ann. de derm.*, 1888, p. 634.

cuboïde par pression réciproque. Des granulations pigmentaires existent dans les couches profondes de l'épiderme [1].

Le traitement est nul jusqu'à présent. Dans le seul cas que nous ayons eu à traiter, l'occlusion de la peau ne nous a pas donné de résultat satisfaisant; mais le malade n'était pas à l'hôpital, et nous ne pouvons rien conclure d'un fait que nous n'avons pu suivre d'assez près.

[1]. Voir sur l'histologie : Hoggan-*Monatsh.*, 1882 et 1883. — Unna. *Ibid.*, 1887. — Paul Raymond, *Thèse citée*, 1888. — Quinquand et Nicolle, *Bull. de la Soc. de derm.*, 1891, p. 203.

CHAPITRE XIII

DERMATOSES SQUAMEUSES. — PSORIASIS

1. Les auteurs willaniques appellent squameuses les dermatoses qui sont telles pendant tout le cours de leur évolution. Elles forment un groupe naturel par l'ensemble de
leurs caractères cliniques.

Une foule de processus se terminent par desquamation;
ce ne sont pas pour cela des affections squameuses (voir
Intr. II). L'eczéma reste souvent squameux pendant longtemps; mais il a d'autres formes, et sa polymorphie ne
permet pas de le ranger dans le groupe que nous avons en
vue. Ce groupe comprend quant à présent : le psoriasis, le
pityriasis pilaris, la xérodermie pilaire, l'ichtyose, le pityriasis rubra de Hebra, la dermatite exfoliative d'Erasmus
Wilson et l'érythème desquamatif récidivant.

Les squames sont formées de lamelles cornées. Leurs
dimensions sont très variables; les unes dites pityroïdes ou
furfuracées sont comparables à du son, à de la farine; les
autres sont lamelleuses; ailleurs elles sont disposées en couches larges, épaisses, stratifiées; d'autres fois elles forment
des gaines circumpilaires, des pseudo-papules, des pseudo-
verrues. Leur couleur est grise, brune, blanc de plâtre,
blanc d'argent. Elles tombent et se renouvellent plus ou
moins vite; chez certains malades on les recueille tous les
jours à pleines mains entre les draps.

Toute desquamation suppose une exagération et un trouble
du processus normal de kératinisation; mais ce trouble n'a
pas encore de caractéristique histologique. Les travaux
publiés sur la matière ne sont pas concordants. D'après

M. Suchard, partout où il y a squame, le stratum granulosum et l'éléidine font défaut; tandis que d'autres observateurs signalent l'intégrité de la couche granuleuse.

Les dermatoses squameuses ont reçu de nos jours les
noms de kératoses, hyperkératoses, parakératoses, érythrodermies exfoliantes, qu'on peut employer indifféremment
comme synonymes.

PSORIASIS.

2. *Du mot.* En dermatologie, il faut étudier séparément
l'histoire des mots et celle des choses, parce que les mots
ont changé plusieurs fois de signification. Et plus qu'ailleurs
cette distinction est ici nécessaire.

Psoriasis — ψωριασις, εως (η) [1] — dérive de ψωρα, ας (η),
Rac., ψαω-ῶ, gratter. On ignore ce que signifiait psoriasis chez
les Grecs, et on n'est même pas fixé sur le sens de psora. Ni
l'un ni l'autre mot ne se trouve dans Celse. On peut se
faire une idée de la complexité de ces questions d'histoire
ancienne en lisant dans Lorry les deux premières pages du
chapitre « *de psora et scabie* » (p. 223). Mais quelle qu'ait
été leur signification, psora et psoriasis ne répondaient certainement pas au psoriasis actuel.

Hippocrate appelait λεπραι [2] les lésions squameuses ou
du moins beaucoup d'entre elles; et il est probable que les
plaques de notre psoriasis étaient pour lui des λεπραι. Plus
tard, les Septante [3] ont traduit par λεπρα un terme hébreu
qui désignait une ou plusieurs lésions contagieuses, assurément tout autres que la lèpre des Grecs (voir Lévitique, ch. 13
et 14). Au moyen âge on a appelé lèpre une maladie (l'éléphantiasis des Grecs, la lèpre actuelle) non moins distincte de
la lèpre des Septante que de celle des Grecs. De sorte qu'au
commencement de notre siècle, il y avait trois lèpres diffé-

---

1. Psoriasis, comme tant d'autres termes dermatologiques, a changé de
genre en français, sans que cela ait eu à l'origine un motif quelconque Pityriasis, sycosis sont féminins en grec et en latin; impetigo, prurigo, purpura,
zona, sont féminins en latin.

2. Pluriel de λεπρα, ας (η). — Rac. λεπω, peler, écailler, écosser.

3. Sous Ptolémée Philadelphe (284-247).

rentes et souvent confondues [1]. On en a depuis lors introduit une quatrième. Cela réclame certains développements et nous ramène au psoriasis.

Le mot était inusité depuis longtemps (il ne se trouve ni dans Plenck ni dans Lorry), lorsque Willan l'a remis en usage. Willan et Bateman partagent la classe des affections squameuses en quatre genres : lèpre, psoriasis, pityriasis, ichtyose, dont les deux premiers sont seuls ici en cause. C'est une opinion classique, universelle que le psoriasis de Willan-Bateman est le psoriasis actuel, et que la lèpre de Willan-Bateman est un psoriasis annulaire ou circiné que Willan aurait séparé à tort du psoriasis vulgaire. Or tout cela est inexact; et il suffit pour s'en convaincre de lire Bateman (2ᵉ éd. franç., p. 54 et 66). Il signale la forme habituellement *circulaire* des plaques squameuses de la « lèpre »; mais pour lui comme pour nous, circulaire ne veut pas dire circiné, annulaire; et sa description, si imparfaite qu'elle soit, ne laisse aucun doute sur sa pensée.

Qu'est-ce donc que la lèpre de Willan-Bateman? C'est le psoriasis actuel sous sa forme la plus typique. Et qu'est-ce que le psoriasis de Willan-Bateman? C'est un groupe d'affections moins franchement squameuses que le psoriasis typique actuel, à savoir :

Le psoriasis à plaques non saillantes, mal limitées, humides, prurigineuses, irritables, à squames minces et lamelleuses — dont quelques dermatologistes font aujourd'hui de l'eczéma séborrhéique;

L'eczéma fendillé de la paume de la main;

L'eczéma squameux du scrotum;

« La gale des boulangers » et quelques autres eczémas circonscrits.

3. Le psoriasis appartient à la grande classe des dermatoses chroniques de cause inconnue. Il n'a ni caractéristique étiologique ni caractéristique histologique; mais par l'ensemble de ses caractères cliniques, il constitue un des types

____

1. La confusion entre la lèpre des Septante et celle du moyen âge est encore presque universelle. Nous reviendrons sur ce point dans un autre chapitre.

dermatologiques les plus accentués, les plus distincts. Notre
description visera d'abord exclusivement ses formes typiques. Nous étudierons ensuite ses formes atypiques, controversées.

4. La plaque du psoriasis comprend deux éléments : une
squame et une tache ou une papule congestive. La squame
est blanche (blanc de plâtre ou blanc d'argent), épaisse,
formée de lames cornées stratifiées. En la détachant on met
à nu un épiderme mince, simplement muqueux, à travers
lequel la couche papillaire du derme apparaît vivement congestionnée. Cet épiderme aminci est ce que les auteurs allemands appellent le « Psoriasis-Häutchen ». Quand on le
gratte avec l'ongle, on l'entame facilement et le sang apparaît en gouttelettes. Le fait est constant, mais il se produit
toutes les fois que l'épiderme est décortiqué par une cause
quelconque; et nous ne comprenons pas la valeur diagnostique que d'éminents cliniciens lui ont attribuée. La squame
recouvre, masque complètement la tache congestive; ou bien
celle-ci déborde la squame d'un ou deux millimètres.

La tache congestive est due à la dilatation des petits vaisseaux du derme, surtout de la couche papillaire. Il y a en
même temps infiltration de jeunes cellules prédominante
autour des vaisseaux, et hypertrophie du réseau de Malpighi.
La tache congestive est de niveau avec les parties voisines,
ou bien elle fait saillie; c'est alors une papule. La couleur
varie du rouge clair au rouge sombre, mais est à peu près
la même pour toutes les plaques sur le même individu. Le
bord des taches ou des papules est net, tranchant; la transition entre la peau saine et les parties malades est brusque.
Jamais le bord des plaques n'est surélevé, ne forme bourrelet; quand elles sont papuleuses, elles s'affaissent en pente
à deux ou trois millimètres de leur circonférence.

Il n'y a pas de psoriasis sans squames; les plaques non
squameuses sont donc des plaques décapées par le traitement
ou en voie de régression. Au début des poussées on peut
voir pendant quelques heures des petites taches congestives
qui ne sont pas encore squameuses. (Kaposi.)

Les plaques anciennes s'accompagnent quelquefois d'une

infiltration notable du derme qui est dur, rigide, épaissi. Cet état *lichénoïde* rétrocède quand la poussée s'éteint; la peau reprend alors sa souplesse et son épaisseur normales.

Les plaques en régression ne desquament plus; elles ont une teinte rouge terne, fauve, et laissent enfin des macules pigmentaires qui s'effacent à leur tour. Jamais elles ne laissent de cicatrices ni de macules atrophiques.

5. Les éléments éruptifs sont d'abord larges comme une tête d'épingle; en grandissant et en se confondant ils forment des plaques de toutes dimensions. Leur figure est régulièrement circulaire ou irrégulièrement arrondie, mais leur contour n'est pas festonné, géographique. Chez quelques sujets la plupart des plaques sont de mêmes dimensions, grandes comme une lentille ou comme une pièce de monnaie. Les auteurs willaniques donnaient alors au psoriasis un qualificatif particulier. Ils disaient : psoriasis punctata, p. guttata, p. nummularia, etc. [1]. Mais ces variétés de plaques se rencontrent habituellement toutes ensemble sur le même malade, et ne méritent pas plus de dénomination spéciale que beaucoup d'autres variétés qui n'en ont pas reçu.

Les éléments éruptifs forment quelquefois des anneaux complets ou fragmentés, à grand rayon, qui par leur intersection dessinent des contours polycycliques. Ces éléments circinés sont mêlés à d'autres en proportion quelconque, ou bien ils existent presque seuls. Le psoriasis annulaire ou circiné est généralement appelé lèpre de Willan. Nous avons dit plus haut que cette dénomination consacre une erreur : la lèpre de Willan est le psoriasis vulgaire et non la forme circinée de ce psoriasis.

6. L'éruption psoriasique est discrète ou confluente. Elle peut se borner pendant des années à deux ou trois plaques; elle peut recouvrir sans discontinuité, sans intervalles de peau saine, toute la surface du corps. Pour le psoriasis, comme pour l'eczéma, la tendance à la symétrie est manifeste. Dans certains cas où l'éruption est très étendue, il

---

1. Mettant d'ailleurs sans scrupule le substantif psoriasis entre un article masculin et un adjectif féminin.

semble que les parties saines sur les côtés du tronc ou du cou aient été méthodiquement découpées. Souvent l'éruption débute symétriquement par les coudes et les genoux, dans le sens de l'extension; mais cela est loin d'être constant. Il est beaucoup de psoriasis qui pendant des années restent circonscrits au cuir chevelu et à sa lisière, ou à l'ombilic ou aux régions génitales et périgénitales. Le psoriasis du cuir chevelu est remarquable par l'épaisseur et l'inégalité des squames; elles donnent à la main la sensation de bosses dures et inégales.

La paume des mains et la plante des pieds peuvent être atteintes, mais le sont rarement dans les formes typiques. Les ongles sont souvent déformés, épaissis, fendillés. Ce psoriasis unguéal existe parfois seul ou presque seul pendant longtemps. On examinera alors toute la surface cutanée, particulièrement les coudes et les genoux; et si le résultat de cet examen est négatif, le diagnostic restera indécis, les mêmes troubles de nutrition des ongles se rencontrant dans l'eczéma et ailleurs.

Il n'existe pas de psoriasis des muqueuses. La leucoplasie buccale que Bazin appelait psoriasis buccal, est étrangère au psoriasis; tous les dermatologistes sont aujourd'hui d'accord sur ce point.

7. Régulièrement le prurit est nul. Quand un psoriasis typique (non eczémateux) est prurigineux, cela tient à une complication; l'alcoolisme et l'auto-intoxication gastro-intestinale sont les plus communes.

Le psoriasis, quels que soient son âge et son étendue, ne donne lieu à aucun trouble fonctionnel, ne retentit pas sur l'état général. Psoriasis à part, les malades jouissent d'une santé parfaite. Voilà la règle; elle comporte deux exceptions. Certaines poussées aiguës, généralisées sont fébriles. Chez quelques sujets l'éruption se généralise à froid et ne rétrocède plus; la desquamation devient excessive; les forces déclinent; les malades se cachectisent lentement et meurent. Ni l'examen clinique ni l'autopsie ne rendent compte de la mort. Les cas de ce genre sont d'ailleurs très rares et échappent quant à présent à toute interprétation. On ne doit pas les confondre avec ceux où la mort est le résultat d'une complication.

8. Le psoriasis débute généralement dans l'enfance ou dans la jeunesse, à cinq ans, à dix ans, à vingt ans par exemple; quelquefois dans l'âge adulte, très exceptionnellement dans la vieillesse. Nous avons rencontré quelques cas où la première poussée s'était produite après cinquante ans. Existait-il antérieurement quelques petites plaques qui avaient passé inaperçues? Il était impossible de le vérifier; et il est permis quelquefois de s'en rapporter à l'affirmation des malades.

Le psoriasis procède par poussées intermittentes, plus ou moins périodiques. Elles peuvent se reproduire une ou deux fois par an, aux mêmes époques, et durer à peu près le même temps. Certains psoriasis restent circonscrits pendant des années; d'autres tendent de bonne heure à se généraliser. Dans l'intervalle des poussées il est très rare que le psoriasis disparaisse entièrement partout; presque toujours il reste quelques foyers circonscrits, qui en pratique ont leur importance. On les cherchera surtout aux coudes et aux genoux.

La durée des poussées se compte par mois; le traitement les abrège dans une certaine mesure; mais leur retour est invariable. On blanchit les psoriasiques, on ne les guérit jamais; et il faut le leur dire explicitement.

9. *Formes.* Au point de vue clinique, nous partageons en trois groupes les formes du psoriasis : formes typiques ou normales [1]; formes pityroïdes; formes eczémateuses. Nous traiterons ensuite du psoriasis aigu et du psoriasis « arthropathique ».

Les psoriasis typiques sont ceux que nous avons visés dans ce qui précède. L'éruption est alors discrète ou confluente, circonscrite ou diffuse; les plaques sont égales ou inégales, géométriques ou irrégulières; mais l'épaisseur et la blancheur des squames, la sécheresse des plaques et la netteté de leurs bords qui semblent taillés à l'emporte-pièce, ne laissent aucun doute sur le diagnostic. Les variétés indiquées se

---

1. Nous avons indiqué (II, 8) le sens précis que nous donnons à ces mots en pathologie générale.

combinent d'ailleurs entre elles de toutes manières, et se confondent avec le temps dans un tableau uniforme.

10. *Psoriasis pityroïdes*. Nous appelons ainsi les psoriasis dont les squames sont comparables à du son ou finement lamelleuses, d'un blanc moins éclatant, grisâtres. Elles reposent sur des taches grandes comme une pièce de monnaie, de niveau avec les parties voisines, à bord irrégulier, incertain. La couleur de ces taches est rouge pâle, jaunâtre.

L'aspect d'ensemble est celui d'un pityriasis rosé ou d'un eczéma sec en macules disséminées. Si l'affection se reproduit depuis des années sous la même forme, s'il existe aux coudes et aux genoux ou ailleurs des plaques franchement psoriasiques, le diagnostic est facile; mais dans le cas contraire il est quelquefois impossible de se prononcer au premier examen. L'évolution ultérieure de la maladie et les résultats du traitement trancheront la difficulté.

Ailleurs les macules du psoriasis pityroïde sont d'un rouge vif, de petites dimensions; les squames sont blanches et finement lamelleuses. L'affection ressemble alors à une syphilide exanthématique papulo-squameuse, et lui ressemble à tel point que le diagnostic ne peut être posé d'après les seuls caractères objectifs de l'éruption. Si on constate en même temps d'autres syphilides (roséole, papules, etc.), toute difficulté disparaît. Il en est de même si on apprend que l'affection est ancienne, remonte à plusieurs années, une syphilide exanthématique ne durant guère plus de trois à quatre mois.

Les psoriasis pityroïdes se reproduisent comme tels pendant longtemps, puis se transforment en psoriasis typique. Ou bien ils se généralisent en épargnant quelques régions symétriques. A ce niveau la lésion se termine par un bord net et tranchant. Sur toutes les surfaces malades la peau s'épaissit, devient lichénoïde. La desquamation est abondante mais reste furfuracée ou finement lamelleuse.

11. *Psoriasis eczémateux*. Nous distinguerons plusieurs types.

A. Les plaques abondamment disséminées sur toutes les régions sont d'un rouge sombre; leurs bords sont nets, tranchants, leurs squames blanches, comme dans les formes typiques; mais les squames sont lamelleuses, les plaques sont humides, crevassées, très prurigineuses, très irritables.

B. Les lésions occupent exclusivement ou principalement les régions épargnées d'ordinaire par le psoriasis normal : paume des mains, plante des pieds, plis de flexion. Dans ces points existent de larges taches d'un rouge vif, humides, prurigineuses, recouvertes de squames peu épaisses. En même temps blépharite chronique et séborrhée sèche du cuir chevelu. Puis après quelques poussées suivies de rémissions, des plaques de psoriasis typique, plaques sèches à squames plâtreuses, se développent aux coudes et aux genoux dans le sens de l'extension. Le diagnostic est possible avant cela par la considération des lésions palmaires. Ce ne sont pas celles de l'eczéma typique de la même région (voir I, 9). La rougeur est vive, uniforme, étendue sans discontinuités à toute la face palmaire de la main et des doigts; il n'y a pas de crevasses, pas de surpigmentation, pas d'hyperkératose; mais il y a de larges squames blanches et lamelleuses. Nous désignons quelquefois cette forme remarquable de psoriasis eczémateux sous le nom de *psoriasis interverti.*

C. La lésion est circonscrite aux organes génitaux et aux régions voisines. Elle recouvre la plus grande partie de l'hypogastre, la verge, le scrotum, la partie interne et supérieure des cuisses. En ces points rougeur vive, continue avec suintement, desquamation et prurit intense. Cette large plaque se termine brusquement par un bord net qui semble taillé au canif. Elle fait saillie au-dessus des parties saines.

La même lésion peut occuper l'ombilic et les parties voisines et y rester longtemps circonscrite.

D. Le cuir chevelu présente une séborrhée épaisse avec ou sans rougeur et suintement. En bordure, au delà des cheveux, sur une largeur de deux ou trois centimètres : rougeur foncée, suintement, desquamation, prurit. Cette plaque en forme de bandeau ou de couronne fait saillie au-dessus des parties saines et se termine par un bord net et tranchant. La lésion reste circonscrite pendant des années, en s'échauffant de temps à autre; puis des plaques de psoriasis apparaissent ailleurs.

Toutes les formes dont nous venons d'esquisser le tableau, sont de l'eczéma pour les uns, du psoriasis pour les autres. On ne méconnaît pas la difficulté de choisir entre les deux et de justifier son choix quand on en a fait un; mais en vertu d'idées théoriques (sur lesquelles d'ailleurs on ne s'explique pas), on nie la possibilité des formes de transition entre le psoriasis et l'eczéma. Nous n'hésitons pas à les admettre, parce que l'observation clinique en montre l'existence; parce que le psoriasis et l'eczéma n'ont ni critère étiologique ni critère histologique qui les distingue.

La dénomination de psoriasis eczémateux est empruntée à Devergie, qui le premier a introduit en dermatologie les « formes composées » [1]. Nous discuterons ailleurs la question de pathologie générale qui s'y rattache.

12. *Psoriasis aigu.* Le psoriasis est toujours une maladie chronique, mais pour abréger le discours, on appelle psoriasis aigu certaines poussées qui par la vivacité de leurs allures donnent au psoriasis pendant quelques semaines l'apparence d'une maladie aiguë.

Un jour, sans cause appréciable, la fièvre s'allume; de larges taches congestives apparaissent çà et là, s'étendent, se confondent et envahissent toute la surface cutanée. La peau est alors d'un rouge vif, légèrement tuméfiée par infiltration œdémateuse; elle desquame abondamment; les squames sont lamelleuses, légèrement humides; le malade accuse des sensations de chaleur, de brûlure, une sensibilité extrême à toutes les excitations extérieures. L'aspect d'ensemble est celui d'un eczéma aigu généralisé ou d'une dermatite exfoliative; et le diagnostic est quelquefois impossible au premier examen d'après les seuls caractères objectifs de l'éruption. Les anciennes plaques de psoriasis ont perdu leurs squames et leur couleur; elles ne se distinguent pas de la lésion nouvelle. Quelques parties de la peau restent blanches, normales; c'est un des meilleurs éléments de diagnostic.

Les cheveux et les ongles tombent quelquefois; ils repoussent ensuite. Nous n'avons jamais observé de complications

---

1. Voir Devergie, *Traité prat. des maladies de la peau*, 3ᵉ éd., 1863, p. 3.

viscérales dans le psoriasis aigu. Il évolue en quelques semaines ou quelques mois, et se termine par la guérison. Le malade se retrouve alors dans son état antérieur, avec un psoriasis vulgaire.

Un de nos malades a présenté une particularité remarquable et non encore signalée. Quand le psoriasis aigu s'est produit, cet homme était dans le décours d'une poussée vulgaire. Or les parties de la peau récemment occupées par le psoriasis vulgaire ont été seules épargnées par le psoriasis aigu; elles tranchaient comme des taches blanches au milieu de la rougeur universelle du tégument.

Le psoriasis aigu n'a rien de commun avec les poussées de dermatite artificielle qui se produisent dans les psoriasis irritables, par suite d'un traitement mal dirigé. Il est tellement rare, tellement en dehors des allures ordinaires de la maladie, sa ressemblance avec la dermatite exfoliative est si grande qu'il est permis de se demander s'il ne s'agit pas quelquefois d'une complication accidentelle du psoriasis par une maladie différente; mais on ne peut aujourd'hui que poser la question.

13. *Psoriasis arthropathique.* Toutes les affections possibles peuvent compliquer le psoriasis. Une seule présente avec lui des connexions incontestables; ce sont les arthropathies chroniques déformantes. M. Er. Besnier a, le premier, mis en lumière ce fait clinique important [1]. Bazin ne l'avait pas compris, bien qu'il ait décrit un « psoriasis arthritique » [2].

La dénomination de « psoriasis arthropathique » pourrait faire croire que le psoriasis accompagné d'arthropathies,

---

1. Voir : Besnier et Doyon, 2ᵉ éd., t. I, p. 553; — Bourdillon, *Thèse*, 1888.

2. Sur des malades portant des arthropathies déformantes et du psoriasis, je l'ai entendu plusieurs fois formuler ainsi son diagnostic : « rhumatisme articulaire chronique; psoriasis herpétique ». Or dans sa doctrine des lésions articulaires symptomatiques de l' « arthritis » et une dermatose symptomatique de l' « herpétis » n'avaient pas plus de rapport qu'une arthrite tuberculeuse et une syphilide. Mais pourquoi Bazin rattachait-il les arthrites à une maladie « constitutionnelle » et le psoriasis à une autre? Parce qu'une affection de la peau était pour lui « arthritique, herpétique, etc. », en raison de ses caractères objectifs, non à cause de ses complications; et parce que chez les malades dont il s'agit, le psoriasis avait les caractères assignés par lui au psoriasis « herpétique » : début par les coudes et les génoux, symétrie, etc.

présente des caractères particuliers. Il n'en est rien. On rencontre les arthrites déformantes dans toutes les formes de psoriasis ci-dessus décrites, formes typiques, formes pityroïdes, formes eczémateuses, et elles n'ont rien de spécial en pareil cas. Psoriasis arthropathique signifie donc, pour nous, psoriasis avec arthropathies chroniques, rien de plus.

Les arthropathies précèdent quelquefois le psoriasis ; le plus souvent elles apparaissent longtemps après lui. On peut les ramener à trois types principaux :

A. Les articulations phalangiennes sont déformées mais non douloureuses. Les grandes articulations sont indemnes. C'est le cas le plus commun.

B. Un grand nombre d'articulations sont atteintes. Elles sont à la fois déformées et douloureuses. Les douleurs procèdent par poussées irrégulières. Au moment des poussées, il y a de la fièvre et des épanchements articulaires ; puis au bout de quelques jours ou de quelques semaines, le malade peut reprendre ses occupations. Il garde des douleurs vagues, des craquements articulaires, de la gêne dans les mouvements, des déformations prédominantes aux articulations phalangiennes, métacarpiennes, métatarsiennes et aux genoux.

C. Rapidement les déformations deviennent excessives ; les articulations sont immobilisées dans la flexion ou dans l'extension forcée ; le malade ne peut ni se tenir debout ni se servir de ses mains.

En quoi ces arthropathies se distinguent-elles du rhumatisme articulaire chronique, noueux, déformant? Nous l'avons cherché en vain. Le diagnostic de rhumatisme noueux s'imposerait s'il n'existait pas en même temps un psoriasis ; et cette coïncidence ne doit pas conduire à un autre diagnostic. On a dit avec raison que les déformations articulaires excessives, rapides des psoriasiques rappelaient certaines arthropathies spinales et étaient très rares dans le rhumatisme noueux ; mais elles ne le sont pas moins dans le psoriasis arthropathique ; on peut observer cent fois la forme A avant de voir un cas de la forme C. Le rhumatisme noueux n'a pas de critère étiologique, histologique ou autre ; on le reconnaît seulement à l'ensemble de ses caractères cliniques; il convient donc de n'en pas disjoindre des arthropathies qui reproduisent le même ensemble.

La fréquence des arthropathies déformantes chez les psoriasiques ne peut encore être exprimée en chiffres précis. MM. Besnier et Doyon[1] donnent « comme proportion approximative, 5 p. 100, sauf revision ». Nos observations conduisent à un chiffre sensiblement plus élevé, même en écartant, comme il convient, les cas où existent seulement des douleurs articulaires vagues sans déformations.

Un lien étant admis entre le psoriasis et le rhumatisme noueux, il reste à déterminer la nature de ce lien. Supposer que la dermatose produit les arthrites, ou que les arthrites produisent la dermatose, ce sont des hypothèses sur lesquelles il n'y a pas lieu de s'arrêter. Il faut donc que le psoriasis et les arthropathies soient dues à une même cause ou à des causes voisines et souvent associées.

14. *Etiologie*. Le psoriasis est héréditaire, comme l'ichtyose, comme certains nævi, etc. Dans quelle proportion? Ici encore les chiffres font défaut. Quand il n'est pas directement héréditaire, quels sont ses équivalents pathologiques chez les ascendants du malade? Nous l'avons cherché en vain, malgré notre désir de trouver une filiation entre le psoriasis et d'autres affections de la peau ou du système nerveux. Les psoriasiques, qui abondent à l'hôpital Saint-Louis, sont la plupart vigoureux, bien constitués et ne portent pas les stigmates de l'hérédité nerveuse.

Quand on considère l'évolution du psoriasis qui durant la vie entière se reproduit d'une façon monotone comme certains tics nerveux, comme certaines attaques convulsives ou délirantes, on s'étonne de l'étiologie banale que lui attribuaient quelquefois nos devanciers. Aucune condition hygiénique n'est capable de le produire; mais la surcharge habituelle de l'estomac, l'alcoolisme le rendent prurigineux. Un choc psychique, une perturbation quelconque de l'organisme provoque parfois une poussée; mais à condition que le

---

1. 2ᵉ éd., t. I, p. 554.

psoriasis existe déjà en puissance, n'attendant qu'une occasion pour entrer en acte.

En 1878, le professeur Lang (d'Innsbrück) a découvert un champignon dans le « Psoriasis-Häutchen », et depuis lors des pathologistes éminents n'ont pas hésité à faire du psoriasis une épidermophytie [1]. Cette opinion compte peu d'adhérents en France. Pour nous, l'origine parasitaire du psoriasis est aussi invraisemblable que celle de l'ichtyose ou de la xérodermie pilaire. Il faut d'ailleurs choisir entre l'hérédité et le parasite de Lang. On connaît des maladies héréditaires et microbiennes; mais il est impossible de concevoir une transmission héréditaire par le moyen d'un champignon.

On a cité des prétendus faits de contagion et d'inoculation. Ils doivent être interprétés d'une autre manière; et l'observation journalière proteste contre la contagion du psoriasis.

En résumé, le psoriasis n'est produit par aucune cause extérieure, hygiénique, toxique, parasitaire ou autre. Sa transmission héréditaire, son évolution, son incurabilité le rapprochent de l'ichtyose, de la xérodermie pilaire, de certaines névroses. Et la seule idée qu'on puisse s'en faire, quant à présent, est celle d'une malformation de l'épiderme et du système nerveux central. Les deux proviennent du même feuillet de l'embryon.

15. *Traitement.* Les psoriasiques se trouvent bien, comme tout le monde, de suivre une bonne hygiène, mais n'ont besoin d'aucune hygiène spéciale. Pour le psoriasis eczémateux, le régime alimentaire doit être celui de l'eczéma.

Dans la foule des médicaments préconisés contre le psoriasis, l'arsenic et l'iodure de potassium méritent seuls une mention particulière. L'emploi de l'arsenic est traditionnel; il tend néanmoins à tomber en désuétude. Nous croyons peu à son action, soit contre les poussées actuelles, soit contre les poussées futures; mais nous ne lui trouvons pas d'inconvénient, pourvu qu'on s'arrête aux premiers signes d'in-

---

1. Pour la bibliographie de cette question, voir Besnier et Doyon, 2ᵉ éd., t. I, p. 564.

tolérance gastrique, pourvu qu'on sache que toute médication chronique est une intoxication chronique. Au bout d'un mois ou deux, on en suspendra donc l'administration, sauf à la reprendre plus tard si on le juge convenable. On évitera ainsi la cachexie arsenicale et la pigmentation de la peau, que nous n'avons jamais vue sur nos malades. Un centigramme d'acide arsénieux (20 gouttes de liqueur de Fowler), deux ou trois centigrammes d'arséniate de soude, pour les 24 h., sont généralement bien tolérés. Cette dose doit être prise en deux ou trois fois, au moment des repas.

L'eau arsenicale de La Bourboule est surtout utile chez les sujets scrofuleux, anémiques, débilités.

L'iodure de potassium à hautes doses (20 grammes et plus pour les 24 h.) a été préconisé par Haslund (de Copenhague)[1]. M. Er. Besnier nous ayant un jour recommandé cette médication contre les arthropathies du psoriasis, nous l'avons expérimentée et en avons obtenu quelques résultats remarquables; mais nous ne pouvons encore exprimer une opinion ferme sur la valeur de ce traitement nouveau. On ne doit y soumettre que les arthropathiques qu'on peut suivre de près; on doit l'interrompre aux premiers signes d'iodisme, d'intolérance gastrique, aux premières traces d'albumine dans l'urine. Il ne suffit pas alors d'abaisser la dose quotidienne; il faut cesser complètement l'emploi du médicament, que l'on reprend en temps convenable, à dose plus faible. Alors même que la tolérance est parfaite, il convient de laisser reposer le malade au bout d'un mois environ. Nous formulons une solution contenant deux grammes d'iodure de potassium par cuillerée à soupe; elle est prise dans du lait, au moment des repas. On commence par deux cuillerées et on augmente graduellement la dose jusqu'à dix cuillerées (20 grammes) pour les 24 heures. Contre le psoriasis non arthropathique, il convient de ne pas employer une médication aussi violente, qui exige une surveillance continuelle et ne prévient pas les poussées futures.

---

1. *Viertelj. f. Derm.*, 1887, n° 3.

16. Le traitement externe du psoriasis est encore très imparfait; il diffère suivant qu'il s'agit :

A. D'un psoriasis vulgaire, non irritable;

B. D'un psoriasis eczémateux;

C. D'un psoriasis aigu.

A. Avant tout, *décaper* le psoriasis, c'est-à-dire faire tomber les squames. Sans cela l'action des topiques est illusoire. Le décapage, comme les choses les plus simples, exige un certain tour de main pour être fait correctement, rapidement. Nous l'obtenons en 48 heures à l'hôpital; en ville il faut plus de temps. Voici notre manière de procéder :

Toutes les régions malades sont imprégnées abondamment de vaseline (c'est un des meilleurs agents pour ramollir le tissu corné) et enveloppées de linges ou de vêtements convenables. Le malade garde le lit pendant quelques heures, puis prend un bain dans lequel on le savonne vigoureusement. Au sortir du bain, nouvelle application de vaseline, nouveau bain, et ainsi de suite. Deux ou trois séries d'opérations semblables suffisent quand elles sont bien faites. Contre les squames qui résistent nous employons la grosse curette; une spatule, un couteau à papier peuvent la remplacer.

Au cuir chevelu les squames anciennes sont très adhérentes; un cataplasme de farine de lin agit alors plus vite que la vaseline.

La toile de caoutchouc est un agent de décapage illusoire pour le psoriasis vulgaire, non irritable, non eczémateux. En pareil cas, la peau ne suinte pas sous les étoffes imperméables; et nous avons laissé des psoriasiques enveloppés de la tête aux pieds, dans le caoutchouc, pendant plusieurs jours, sans aucun résultat. Nous verrons qu'il en est tout autrement dans le psoriasis eczémateux.

Quand le malade n'a plus de squames, on peut le frotter avec les pommades les plus variées; le psoriasis typique est très tolérant. Trois topiques se partagent aujourd'hui la faveur des dermatologistes : l'huile de cade, l'acide pyrogallique et l'acide chrysophanique.

Théoriquement l'huile de cade s'obtient par distillation du bois de *Juniperus oxycedrus*; mais ce que le commerce fournit sous ce nom provient du pin et du sapin. C'est un liquide épais, brun, d'une odeur forte et résineuse. Nous conseillons de ne pas l'employer pure; on provoque ainsi une dermatite papuleuse artificielle, improprement appelée acné cadique, qui retarde beaucoup le traitement. Il faut incorporer l'huile de cade au glycérolé d'amidon. Grâce à l'extrait aqueux de bois de Panama, on obtient une émulsion stable, quelle que soit la proportion de la base et de l'excipient; il n'en était pas de même avec le savon. Nous formulons :

Huile de cade....................	400 gram.
Glycérolé d'amidon..............	600 —
Extrait aqueux de bois de Panama.	q. s.

Le malade est frictionné avec cette pommade, une ou deux fois par jour. Il ne doit pas se laver après la friction; son linge, ses draps sont donc imprégnés d'huile de cade, et cela pendant plusieurs semaines. Tous les trois ou quatre jours, il prend un bain savonneux.

Un traitement aussi désagréable, aussi malpropre est impossible hors de l'hôpital, à moins que le malade n'interrompe ses occupations; et cependant c'est à l'huile de cade qu'on revient toujours, dans les psoriasis étendus, après avoir expérimenté les autres topiques.

Combien de temps faut-il pour effacer avec ce traitement une poussée de psoriasis? Au bout de six semaines ou deux mois, les squames ne se reproduisent plus quand on cesse les frictions; les taches prennent une teinte fauve, pigmentaire et disparaissent spontanément quelques semaines plus tard. Si l'on se contente d'un résultat incomplet, le traitement est plus tôt fini; cela va sans dire.

Aux premiers signes de dermatite artificielle, il faut arrêter les frictions, nettoyer la peau, changer le linge et recouvrir les parties malades de compresses d'eau fraîche. Ce qu'on appelle acné cadique est quelquefois plus long à guérir que le psoriasis lui-même; on l'évitera presque toujours en surveillant le malade et en observant les précautions indiquées.

L'acide pyrogallique (pyrogallol, bioxyde de phénol) a été introduit par Jarisch dans le traitement du psoriasis. Il est toxique; or les surfaces décapées absorbent énergiquement; il ne faut donc employer l'acide pyrogallique que chez les malades qu'on peut suivre de près. Pommade au 1/10; axonge ou vaseline pour excipient. On procède comme avec l'huile de cade. Dès que l'urine devient noire, cesser les frictions et nettoyer la peau. Cette couleur noire se produit quand le médicament passe à travers les reins en certaine quantité; elle n'est pas due à de l'hémoglobinurie. Le malade doit donc avoir constamment dans un verre de l'urine provenant de la dernière miction. Chez les enfants, les cardiaques et les sujets dont les reins fonctionnent mal, l'acide pyrogallique est contre-indiqué. Des cas d'empoisonnement grave, même des cas de mort ont été observés et publiés par de savants confrères; il faut honorer leur franchise; elle nous met en garde contre des malheurs que sans elle nous n'aurions peut-être pas évités.

L'acide pyrogallique efface les plaques de psoriasis plus vite que l'huile de cade, en trois semaines ou un mois, mais il colore en brun la peau saine; et cette coloration artificielle persiste un mois ou deux après la cessation du traitement. Qu'a donc gagné le malade pendant tout ce temps? Un changement de couleur. Des précautions doivent être prises pour éviter le contact de la pommade pyrogallique avec les mains, les ongles, la face et les cheveux.

L'acide chrysophanique (chrysarobine) a été préconisé par Balmanno Squire en 1878. — Pommade au 1/10 — axonge ou vaseline pour excipient. Il est moins dangereux que l'acide pyrogallique et blanchit les surfaces psoriasiques plus vite que lui, en quinze jours ou trois semaines. Ce serait donc le meilleur topique s'il ne colorait en rouge pourpre les parties saines. Cet érythème chrysophanique, dont la teinte ne ressemble à rien d'autre en dermatologie, se produit au bout de quelques jours; et les surfaces antérieurement occupées par le psoriasis apparaissent bientôt comme des taches blanches au milieu du la rougeur universelle. On a opéré ainsi sur la peau du malade une transposition de couleurs dont le bénéfice est douteux, car l'érythème chrysophanique laisse une pigmentation visible encore plusieurs semaines après la cessation des frictions. Ce n'est pas tout; la chrysarobine colore en violet les ongles et les cheveux; et portée aux yeux par les doigts du malade, par les draps imprégnés de pommade, elle provoque une conjonctivite intense qui exige la suppression immédiate du traitement.

Il faudrait pouvoir limiter aux parties malades l'action de l'acide chrysophanique. Dans ce but on a essayé bien des choses. Voici la meilleure. On badigeonne les surfaces décapées avec une solution d'acide chrysophaniqne dans le chloroforme, puis on les recouvre au bout de quelques minutes d'une couche de traumaticine [1] ou de collodion élastique. (E. Besnier.)

Mais il faut attendre que la pellicule adhésive se soit détachée, pour faire une nouvelle application du médicament; et on perd ainsi le bénéfice de son action rapide. La traumaticine et le collodion sont d'ailleurs inapplicables sur de grandes surfaces.

Contre les psoriasis circonscrits, les bons emplâtres [2] sont supérieurs à tout ce qui précède. Nous employons de préférence le sparadrap de Vigo et le sparadrap à l'huile de cade. Après décapage on recouvre les parties malades de bandelettes imbriquées, qu'on protège avec une bande et qu'on laisse plusieurs jours en place. Nous employons avec avantage l'emplâtre à l'huile de cade, même dans les psoriasis généralisés. Les effets de l'occlusion se joignent alors à ceux du médicament.

Au cuir chevelu les emplâtres sont inapplicables. Sur cette région et sur la face nous nous bornons aux applications de vaseline et aux savonnages souvent répétés. Quelquefois même nous ne faisons rien de plus contre le psoriasis du tronc et des membres. La guérison est un peu plus lente, mais on évite au malade tous les inconvénients des pommades.

---

1. Solution de gutta-percha dans le chloroforme 1/10.
2. Les bons emplâtres doivent coller et ne pas fuser. Ils sont rares. M. Cavaillés et M. Vigier en fabriquent d'excellents.

B. Le psoriasis eczémateux doit être traité d'abord comme un eczéma, ensuite comme un psoriasis. Comme un eczéma : cela veut dire qu'il faut le tenir tant qu'il suinte, sous la toile de caoutchouc. On lui a reproché d'étendre, d'exaspérer le psoriasis. Quand on la manœuvre suivant les règles que nous avons longuement exposées (I, 17), il n'y a pas de moyen plus rapide, plus sûr pour éteindre le prurit et les symptômes inflammatoires. Dès que le psoriasis ne suinte plus, le caoutchouc devient inutile ou nuisible. Cela arrive au bout de quelques jours ou de quelques semaines suivant les individus. Plus longtemps suinte un psoriasis, plus rapide est ensuite sa guérison sous l'influence d'une pommade convenable. Pendant quelques jours nous appliquons la pommade à l'oxyde de zinc 1/20, puis le glycérolé cadique faible 1/10, et enfin celui dont nous avons donné plus haut la formule.

Certains psoriasis, sans être eczémateux, sont irritables. La conduite à tenir est la même. Et si on hésite sur leur caractère, il faut encore les soumettre à l'enveloppement dans la toile de caoutchouc. Ils suintent ou ne suitent pas sous la toile. Dans le premier cas, on continue à les traiter comme un eczéma; dans le second cas, on applique au bout de 48 heures le traitement du psoriasis vulgaire.

C. Le psoriasis aigu est autre chose qu'un psoriasis irrité ou irritable. La toile de caoutchouc ne lui convient pas. Il faut envelopper le malade de cataplasmes de fécule froids ou de compresses imbibées d'eau fraîche, exprimées et recouvertes de taffetas gommé. On les mouille de nouveau quand elles sont sèches. Plus tard, pommade à l'oxyde de zinc ou vaseline.

CHAPITRE XIV

PITYRIASIS PILARIS

1. Le pityriasis pilaris est une sorte de psoriasis atypique par ses localisations (base des poils, paume des mains); mais quand même on le présenterait comme tel, il faudrait encore le décrire à part, et il n'y aurait de changé que le nom.

On l'appelle aussi « pityriasis rubra pilaire. ». Cette dénomination devrait être abandonnée, parce qu'elle est inutile, incorrecte [1], et surtout parce qu'elle rappelle un rapprochement du pityriasis rubra et du pityriasis pilaris qui n'est plus admis par personne.

Nous avons dit (III, 2) que le lichen ruber de Hebra, lichen ruber acuminatus de Kaposi, se confondait, d'après M. Kaposi lui-même [2], avec le pityriasis pilaris. Avant le Congrès, M. Brocq [3] avait reconnu le pityriasis pilaris dans les faits publiés aux États-Unis, par Robinson et par Taylor, sous le nom de lichen ruber.

2. La première observation de pityriasis pilaris se trouve dans Rayer [4], sous le nom de psoriasis. Rayer signale « l'apparence particulière de la desquamation sur les points occupés par les poils ».

La dénomination de pityriasis pilaris appartient à Devergie [5]. Il donne une courte description de la chose, mais n'a pas compris l'unité des lésions dont il signale la coïncidence.

---

1. Deux adjectifs, l'un latin, l'autre français, l'un féminin, l'autre masculin, qualifient le même substantif.
2. *C. R. du Congrès intern. de derm.* de 1889, p. 19, 20.
3. *Ann. de derm.*, avril 1889.
4. 2ᵉ éd., 1835, t. II, p. 158.
5. *Traité prat. des maladies de la peau*, 2ᵉ éd., 1857, p. 454. — 3ᵉ éd., 1863, p. 360.

Du point de vue willanique, il ne pouvait la comprendre. C'est donc à tort qu'on appelle quelquefois « maladie de Devergie » le pityriasis pilaris entendu dans le sens moderne.

La thèse de Richaud [1], inspirée par M. Er. Besnier, est le premier travail où le pityriasis pilaris soit présenté comme une espèce nosologique, où soit indiquée la connexion des lésions diverses dont il se compose. Le mémoire de M. Er. Besnier [2] est un exposé complet de la question. Nous lui faisons de nombreux emprunts.

3. Le pityriasis pilaris est une dermatose squameuse ou parakératose de cause inconnue. Plus fréquent chez l'homme que chez la femme, il débute dans l'enfance ou dans l'âge adulte, évolue par poussées successives et se reproduit indéfiniment sans porter aucune atteinte à l'état général. Les poussées durent quelques mois; les intermittences des mois ou des années; ce ne sont en général que des rémissions pendant lesquelles la maladie se concentre dans des foyers limités. Tous ces caractères lui sont communs avec le psoriasis.

4. Les lésions du pityriasis pilaris sont les suivantes :

A. Élevures cornées de la base des poils. Elles forment des petits cônes tronqués, gros comme une tête d'épingle, quelquefois plus gros, quelquefois moins, et centrés par un poil cassé qu'on distingue nettement à la loupe. Ces élevures rapprochées les unes des autres, mais toujours distinctes, occupent exclusivement les régions à poils faibles. Sur les parties glabres du visage, elles sont relativement rares; la face dorsale des phalanges est un de leurs sièges d'élection; sur les membres et sur le tronc, elles couvrent de grandes surfaces. La peau qui les supporte est d'un rouge pâle, jaunâtre, uniforme. Elle desquame sur les élevures en lamelles blanches furfuracées. Dans les cas anciens elle peut être épaissie.

Considérées individuellement, les élevures cornées du pityriasis pilaris ne se distinguent de celles de la xérodermie

1. *Étude sur le pityriasis pilaris.* 1877.
2. *Ann. de derm.*, 1889, n°ˢ 4, 5, 6, — et tirage à part.

pilaire (chap. suiv.) que par leur volume plus considérable et par leur desquamation plus blanche, plus abondante. Les squames forment même quelquefois autour de la tige du poil un manchon dentelé haut de quelques millimètres.

Sur un enfant observé à notre policlinique et dont la maladie était récente, les manchons circumpilaires exceptionnellement développés existaient seuls, sans rougeur et sans aucune des lésions ci-dessous décrites. Nous mentionnons ce fait en raison de son extrême rareté.

B. Au cuir chevelu, à la barbe, au pubis, sur toutes les régions à poils forts, les élevures cornées de la base des poils et les manchons circumpilaires font défaut. Il existe seulement une desquamation furfuracée avec ou sans rougeur de la peau. Cette séborrhée sèche ne diffère pas de celle de l'eczéma et il serait impossible de l'en différencier sans les lésions concomitantes.

C. La peau de la face présente souvent un aspect particulier. Elle est rouge, lisse, tendue, comme collodionnée (Besnier); la paupière inférieure est en ectropion; l'épiderme est craquelé en mosaïque et desquamant.

D. Les lésions de la paume des mains sont presque aussi fréquentes que les élevures cornées de la base des poils. Elles se présentent sous deux modes principaux : la peau est rouge, sèche, et desquame en larges lamelles; ou bien elle est jaunâtre et l'hyperkératose se traduit seulement par une exagération des sillons normaux et par une desquamation furfuracée. Il peut sembler étrange au premier abord de rattacher au pityriasis pilaris les altérations d'une surface qui n'a pas de follicules pilaires. Rien de plus naturel cependant, si on nomme pityriasis pilaris non une lésion, comme Devergie, mais une maladie, c'est-à-dire un ensemble de phénomènes subordonnés les uns aux autres et évoluant dans un certain ordre. Rien aussi de plus propre à faire comprendre la transformation qui s'est produite depuis vingt-cinq ans dans les mots et les idées de la dermatologie.

E. Des plaques rouges avec squames sèches, blanches, larges, épaisses, existent parfois sur le tronc, sur les membres et particulièrement sur les genoux et les coudes, dans le sens de l'extension. A côté des lésions typiques du pityriasis pilaris, le malade présente donc alors les lésions typiques du psoriasis.

En vertu d'idées théoriques, sur lesquelles d'ailleurs ils ne s'expliquent pas, de savants confrères soutiennent que les faits de ce genre doivent rentrer de toutes pièces soit dans le psoriasis, soit dans le pityriasis pilaris. Nous soutenons précisément le contraire. Les deux dermatoses sont bien distinctes dans leurs types extrêmes; mais il est des formes intermédiaires qui participent de l'une et de l'autre; la clinique en montre nettement l'existence; et nous discuterons ailleurs l'idée doctrinale qu'on leur oppose.

5. Le pityriasis pilaris n'est ni prurigineux, ni irritable, du moins dans la plupart des cas. Il évolue à froid et dure indéfiniment sans porter aucune atteinte à l'état général. Quelquefois cependant il se généralise et ne rétrocède plus; le malade se cachectise lentement sans complication appréciable.

La même chose peut être observée dans le psoriasis et dans l'eczéma. Ces faits exceptionnels échappent quant à présent à toute interprétation.

6. La fréquence relative du pityriasis pilaris et du psoriasis ne peut encore être exprimée en chiffres fermes; mais on voit certainement cent psoriasis avant de rencontrer un cas de pityriasis pilaris.

Ces deux dermatoses ont la même étiologie négative. Le pityriasis pilaris n'est dû à aucune cause extérieure, hygiénique, toxique, parasitaire ou autre. L'avenir apprendra s'il est héréditaire, et s'il existe entre lui et le psoriasis des relations héréditaires.

7. Tout ce que nous avons dit du traitement du psoriasis, est applicable au pityriasis pilaris. Aucune médication interne ne le modifie. Le traitement externe doit être conduit de la même manière, en distinguant les cas irritables de ceux qui ne le sont pas. Contre ces derniers nous recommandons surtout l'enveloppement permanent dans le sparadrap à l'huile de cade, dont nous avons parlé dans le chapitre précédent.

CHAPITRE XV

XÉRODERMIE PILAIRE
ALOPÉCIE CONGÉNITALE ET APLASIE MONILIFORME
DES CHEVEUX

1. La xérodermie *pilaire* était généralement appelée *lichen pilaire* il y a vingt-cinq ans, à l'hôpital Saint-Louis [1]. Cette dénomination n'est plus acceptable : les lichens sont des affections papuleuses, et les élevures cornées de la xérodermie pilaire ne sont plus pour nous des papules (voir II, 1).

La xérodermie pilaire a été appelée : *cacotrophia folliculorum* par T. Fox, *folliculitis rubra* par Er. Wilson, *ulerythema ophryogenes* par Taenzer, *ichtyose pilaire, folliculaire, ansérine* [2] par les auteurs qui ont voulu exprimer les rapports de l'ichtyose et de l'affection dont il s'agit, *kératose pilaire* par M. Brocq [3]. Ce nom est trop extensif. L'affection est sans doute une kératose pilaire, mais il en est d'autres.

La dénomination de *xérodermie pilaire* (de ξηρος, sec) a été proposée depuis longtemps par M. Er. Besnier; elle ne prête à aucune équivoque, et nous ne voyons aucun motif pour la changer.

2. La xérodermie pilaire débute dans l'enfance. Il serait intéressant de savoir au juste à quel âge; mais elle n'éveille pas de suite l'attention, et les malades ne peuvent donner des renseignements précis. Une fois constituée, elle reste à peu près

---

1. *Lichen pilaire* n'a pas le même sens dans tous les auteurs willaniques. Willan et Bateman nommaient ainsi une lésion différente de celle qui nous occupe.

2. Ichtyose ansérine — de ιχθυς, υος (poisson), *anser, eris* (oie) — dépasse peut-être la limite des licences terminologiques de la pathologie cutanée.

3. *Ann. de derm.*, 1890, n°s 1, 2, 3.

stationnaire, au moins dans la forme commune; elle n'évolue pas par poussées suivies de rémission, à la manière du psoriasis, et éprouve seulement un léger amendement pendant la saison chaude, quand le malade transpire. Sa durée est illimitée; elle s'efface néanmoins chez les vieillards. La xérodermie a deux formes, l'une très commune, l'autre relativement rare et généralement méconnue jusqu'à ces derniers temps.

3. *Forme commune.* Les lésions occupent les membres dans le sens de l'extension, surtout les bras, les cuisses et les fesses. Les surfaces malades sont symétriques, sans limites précises; elles sont sèches et donnent à la main une sensation de râpe. Cela est dû à des élevures cornées, grosses comme un grain de millet ou plus petites, qui occupent les infundibula pilaires et sont centrées par un poil cassé. La peau est plus ou moins congestive suivant les individus et suivant le moment de l'examen; elle peut être de même couleur que les parties voisines. Dans tous les cas existent des télangiectasies. La desquamation est furfuracée, peu apparente; on la met en évidence, en raclant la peau avec l'ongle. Le prurit est nul. L'affection ne retentit d'aucune manière sur l'état général.

Il est très rare que les élevures cornées débordent leurs sièges d'élection, qu'elles s'étendent sur les autres parties des membres et sur le tronc. Jamais elles n'envahissent les régions à poils forts, le pubis, la barbe, etc.

La xérodermie pilaire diffuse coïncide presque toujours avec l'ichtyose; et c'est aux cas de ce genre que la dénomination d'*ichtyose pilaire* doit être réservée. Ces formes de transition sont très instructives, mais ne doivent pas faire méconnaître la distinction des formes typiques.

4. *Forme érythémateuse, dépilante.* Cette forme, beaucoup plus rare que la précédente, était généralement méconnue avant les communications de M. Brocq [1] et de M. Er. Besnier [2]. Tilbury Fox et Erasmus Wilson l'avaient signalée

---

1. *Ann. de derm.*, 1889, p. 339.
2. *Ibid.*, p. 170.

antérieurement, mais leurs publications sur ce point avaient passé inaperçues [1]. On lira avec fruit le mémoire de M. Brocq [2] et l'article de MM. Besnier et Doyon [3].

L'affection occupe surtout la face, d'où elle déborde sur le cou, autour de la limite des cheveux. Sa disposition est symétrique. Les surfaces recouvertes de poils forts sont envahies comme les autres. Les sourcils, la région des favoris sont des lieux d'élection. L'aspect d'ensemble est tout autre que dans la forme commune. Ce qui frappe au premier abord, c'est une rougeur vive et continue, en plaques symétriques, sans limites précises. Un observateur non prévenu pense à de la couperose ou à de l'eczéma sec. Il faut une loupe pour distinguer sur les surfaces rouges un semis serré de fines élevures cornées qui paraissent colorées en rouge et entourent la base d'un poil cassé faible ou fort.

La desquamation furfuracée est à peine sensible; le prurit est modéré, quand il existe. La lésion est néanmoins plus sensible, plus irritable que dans la forme commune; chez quelques sujets le rasoir provoque un peu de douleur. Cette forme enfin évolue plus que l'autre; elle conduit à l'alopécie cicatricielle. M. Taenzer [4], le premier, a signalé ce fait important; mais il a méconnu la xérodermie pilaire chez les malades qu'il avait en vue, et croyant à une affection nouvelle, il l'a nommée *ulerythema ophryogenes*. M. Besnier et M. Brocq ont rendu à la xérodermie pilaire ce qui lui appartient. Les follicules se détruisent sans ulcération; aux grains kératiques succèdent des petites cicatrices ponctuées, décolorées, déprimées, qu'on distingue facilement à la loupe au milieu de la rougeur des parties voisines. Par leur réunion elles forment des zones cicatricielles allongées, sinueuses dans les sourcils et dans la barbe. L'alopécie partielle qui en

1. A moins de savoir toutes les langues de l'Europe, il est impossible aujourd'hui de suivre partout le mouvement de la science que l'on cultive. Il n'en était pas de même quand les savants écrivaient dans une langue commune; ils pouvaient alors se comprendre dans « toute la latinité ».

2. *Ann de derm.*, 1890, n°⁵ 1, 2, 3.

3. 2ᵉ éd. franç. de Kaposi, 1891, t. II, p. 69.

4. *Monatsh. f. prat. Derm.*, mars 1889. Anal. par M. Doyon, in *Ann. de derm.*, oct. 1889.

résulte est indélébile. Elle augmente lentement, pendant des années.

Le cuir chevelu peut-il être envahi par le même processus? Aucune observation décisive ne permet encore de l'affirmer.

La xérodermie pilaire érythémateuse est généralement accompagnée de séborrhée sèche, pityroïde du cuir chevelu, et invariablement de xérodermie pilaire des membres. Celle-ci revêt la même forme ou plus souvent la forme commune.

5. La xérodermie est très fréquente. M. Brocq [1] donne les chiffres de 76 p. 100 chez la femme et de 62 p. 100 chez l'homme.

On admet que le « lymphatisme » et la « scrofule » y prédisposent puissamment [2]. Ces mots avaient jadis un sens défini, mais qu'est-ce aujourd'hui qu'un lymphatique, qu'un scrofuleux?

La xérodermie pilaire est souvent héréditaire et familiale. Ses relations héréditaires avec l'ichtyose sont incontestables. Et cette hérédité indirecte de deux malformations de la peau rappelle celle de certaines névroses qui ont aussi leur raison d'être dans une malformation de l'ectoderme.

6. Aucune médication interne n'a d'action sur la xérodermie pilaire. Le traitement général se réduit à celui des complications. Le traitement externe n'a d'autre effet que de masquer, d'atténuer pour un temps l'état sec, râpeux, l'aspect désagréable de la peau. Le meilleur moyen consiste à impreigner de vaseline les parties malades et à savonner vigoureusement quelques heures plus tard. Après le savonnage, nouvelle application de vaseline, et ainsi de suite. Une fois le résultat obtenu, l'opération ne se pratique plus qu'à quelques jours d'intervalle. L'occlusion sous un emplâtre donne aussi de bons résultats.

Les emplâtres agissent de deux manières, par occlusion et par irritation. On emploiera d'abord ceux qui excitent peu l'emplâtre rouge, l'emplâtre à l'huile de cade, etc.; s'ils ne

---

1. Mém. cité. *Ann. de derm.*, 1890, p. 226.
2. Voir Lemoine, *Ann. de derm.*, 1882.

suffisent pas, l'emplâtre de Vigo, l'emplâtre salicylé créosolé, salicylé pyrogallique, etc.

Contre la forme érythémateuse, nous recommandons de toujours commencer le traitement par le masque de caoutchouc. On le laisse en place tant que la peau suinte; et en observant la technique indiquée à propos de l'eczéma, on n'a pas à craindre de dermatite artificielle.

7. ALOPÉCIE CONGÉNITALE ET APLASIE MONILIFORME DES CHEVEUX. Dans une famille plusieurs frères sont chauves depuis la première enfance et restent tels toute la vie. Voici comment les choses se passent. Au moment de la naissance, le cuir chevelu n'offre rien de particulier; mais au bout d'un mois environ, les cheveux tombent sans altération de la santé générale; chaque jour on en trouve un paquet dans le bonnet de l'enfant, et bientôt le crâne est dénudé. De la surface émergent çà et là quelques cheveux secs, ternes, atrophiés. L'alopécie est irrémédiable.

Le cuir chevelu est lisse, pâle et sans squames; quelquefois il est couvert d'une séborrhée sèche, furfuracée, abondante. Il n'y a ni rougeur ni prurit.

Les quelques cheveux qui restent présentent sur le même sujet deux modalités : les uns sont uniformément atrophiés, les autres sont atteints d'une atrophie périodique, dite *aplasie moniliforme* [1] par Behrend [2] et Hallopeau [3], ou *monilethrix* [4]. A la loupe et même à l'œil nu, on voit la tige du poil formée de renflements fusiformes égaux et également espacés de 1 millimètre environ. Les segments rétrécis sont atrophiés, les segments renflés sont normaux. La lésion se continue sur la racine. Un tel ensemble est caractéristique. Mais avant de poursuivre, il convient de distinguer l'aplasie moniliforme des renflements d'autre nature qu'on rencontre sur les poils.

---

1. De α privatif — πλασις, εως (η), action de former — *monile, is* (neut.), collier.

2. *Virchow's Arch.*, 1886.

3. Hallopeau et Lefèvre, *Soc. de derm.*, 12 avril 1890. — *Bull. méd.*, 1890, p. 501.

4. De *monile, is* — θριξ, τριχος. Mal formé d'un mot latin, d'un mot grec, et de leurs deux nominatifs. C'est des cas obliques que proviennent les dérivés et les composés.

8. Les cheveux des femmes, les poils de la barbe, quand ils sont longs et non taillés, se fendent quelquefois à leur extrémité en deux ou plusieurs fragments longitudinaux. Ces cheveux ou poils *en balai* se rencontrent chez des gens bien portants. Ailleurs ils sont fendus sur une plus grande longueur et en plus grand nombre. La fente du poil, au lieu de se produire à l'extrémité, peut avoir lieu dans la continuité de la tige, qui paraît alors renflée en fuseau. Enfin lorsque les fragments longitudinaux se brisent transversalement, ils ressemblent à des barbes de plume dont les extrémités libres sont dirigées en haut ou en bas.

Cette lésion a été exactement décrite par M. Lagneau dans une observation communiquée à Devergie [1]. Devergie l'a nommée *trichoptilose* [2]; M. Kaposi, *trichorhexis nodosa* [3]; Er. Wilson l'avait appelée antérieurement *trichoclasis* [4].

La première dénomination rappelle la disposition en barbes de plume, la deuxième rappelle la rupture du cheveu et des renflements, mais ne désigne pas une affection différente, comme paraissent le croire quelques auteurs. M. Lagneau signale explicitement les renflements fusiformes et leur production par rupture longitudinale des cheveux, dans son observation de trichoptilose, qui est ainsi un cas typique de trichorhexie noueuse.

L'aplasie moniliforme et la trichorhexie noueuse sont au contraire des choses distinctes. Dans la première : renflements égaux et également espacés; parties renflées saines; pas de fente ni de rupture du cheveu. Dans la seconde : renflements inégaux et irrégulièrement distribués, toujours en petit nombre, quelquefois uniques; fente et rupture du cheveu au niveau des segments renflés.

---

1. *Ann. de derm.*, 1870, p. 5.

2. Il attribue ce mot étrange à Littré, que probablement il n'a pas compris. πτιλωσις, εως (η), signifie mue, chute des plumes (s'il faut en croire les dictionnaires) et non « disposition en forme de plumes ». πτιλον, ου (το), veut dire duvet, plume légère; mais en admettant cette étymologie, trichoptilose signifierait plume en forme de cheveu et non cheveu en forme de plume (la partie déterminante d'un mot composé précédant toujours la partie déterminée).

3. De θριξ, τριχος, cheveu, — ῥηξις, εως (η), rupture.

4. De θριξ, τριχος — κλασις, εως (η), action de briser.

Certaines affections parasitaires, la piedra, les micrococci de la sueur rouge, etc., produisent aussi des nodosités sur les poils.

Ainsi dégagée de ce qui la simule, l'aplasie moniliforme n'a été observée, jusqu'à présent du moins, que dans l'alopécie congénitale et familiale ci-dessus décrite. C'est ce que M. Sabouraud a mis en lumière dans un excellent travail « sur les cheveux moniliformes »[1].

9. L'alopécie congénitale avec aplasie moniliforme des cheveux est, avons-nous dit, une maladie familiale, mais elle n'atteint jamais tous les enfants de la famille. Un ou plusieurs ont une chevelure normale. L'affection est toujours héréditaire; M. Sabouraud[2] a pu en suivre les traces sur cinq générations. Ses relations héréditaires avec l'ichtyose et la xérodermie pilaire sont incontestables. Bien plus, la xérodermie pilaire s'observe chez tous les sujets qui en sont atteints. Elle occupe les lieux d'élection, c'est-à-dire les membres dans le sens de l'extension et la face.

Sur une malade que nous avons présentée à la Société de Dermatologie (10 nov. 1892), les élevures cornées de la base des poils occupent en outre une zone de 4 ou 5 travers de doigt autour du cuir chevelu; et les cheveux présentent à leur base des grains kératiques de même nature, mais de plus petites dimensions que ceux des régions glabres.

Les relations de l'alopécie congénitale avec la xérodermie pilaire ne sont connues que depuis peu de temps[3] et soulèvent des questions intéressantes dont la discussion serait aujourd'hui prématurée.

10. Le traitement est nul. Dans les cas où l'alopécie congénitale s'accompagne de séborrhée, on traitera celle-ci suivant la méthode que nous avons exposée à propos de l'eczéma.

---

1. *Ann. de derm.*, juillet 1892.
2. *Loc. cit.*
3. Hallopeau et Lefèvre, *Soc. de derm.*, 12 avril 1890, *Bull.*, p. 78. — Hallopeau, *ibid.*, p. 111. — *Bull. méd.*, 1890, p. 501. — Brocq, *Soc. de derm.*, 7 juillet 1892, *Bull.*, p. 347. — Hudelo, *Soc. de derm.*, 10 novembre 1892, *Bull.*, p. 419. — Tenneson, *ibid.*, p. 421.

CHAPITRE XVI

ICHTYOSE

1. L'ichtyose (de ιχθυς, υος, poisson) est une dermatose squameuse ou parakératose qui apparaît dans la première enfance et dure toute la vie sans intermittences. Elle n'est pas apparente au moment de la naissance, mais n'en est pas moins congénitale [1]. Jamais elle n'est acquise ni provoquée par une autre maladie. On naît ichtyosique; on ne le devient pas.

C'est vers la fin de la première année ou dans le courant de la seconde que l'ichtyose se montre sous forme de desquamation pityroïde bornée à certaines régions. Elle augmente lentement et atteint son maximum au bout de quelques années. A partir de ce moment elle évolue très peu. Elle s'atténue pendant la saison chaude, quand le malade transpire. De loin en loin elle subit une poussée ou un recul, sans qu'on sache pourquoi.

L'ichtyose est étendue à presque tout le tégument externe. Les plis de flexion où la peau est fine, sudorale sont toujours épargnés. La face, les organes génitaux, la paume des mains et la plante des pieds le sont habituellement. Les lésions sont plus développées en certaines régions qu'en certaines autres. Et cette différence est d'autant plus accentuée que la maladie revêt une forme plus intense. C'est particulièrement aux genoux et aux coudes dans le sens de

---

1. Congénital (de *cum, genitus*) veut dire *engendré avec*, et ne veut pas dire apparent au moment de la naissance. La syphilis acquise dans l'utérus n'est pas congénitale. Inversement une foule d'affections congénitales ne sont pas apparentes au moment de la naissance.

l'extension, aux poignets et aux régions tibio-tarsiennes que prédominent les lésions dans les formes hyperkératiques.

2. Chez tous les ichtyosiques la peau est sèche et squameuse; mais le volume et la couleur des squames varient beaucoup. De là des variétés qui ont reçu les dénominations les plus étranges :

Ichtyose cyprine (de χυπρινος, ου, carpe);

Ichtyose serpentine (de *serpens, entis*, serpent);

Ichtyose ansérine (de *anser, eris*, oie) ;

Ichtyose hystrix (de ὑστριξ, ιχος, porc-épic), etc., dénominations mal définies d'ailleurs, et dont on peut se passer.

En fait, les squames sont furfuracées ou lamelleuses, ou bien elles forment des élevures cornées de figure et de dimensions variables. La couleur des squames varie du brun noirâtre au blanc brillant.

Voici maintenant comment les lésions se combinent pour réaliser les principales variétés de la maladie. Il va sans dire que leur nombre est arbitraire, à cause des formes de transition.

A. La peau grise, sèche, rugueuse, fournit des squames furfuracées grises ou blanches. La desquamation est quelquefois peu abondante; on la met alors en évidence en grattant la peau avec l'ongle. Cette forme est la plus commune.

B. La couche cornée légèrement épaisse est craquelée suivant des lignes polygonales.

Les lamelles cornées ainsi limitées rappellent les écailles des poissons ou des serpents. La desquamation est furfuracée ou finement lamelleuse, de couleur grise ou blanche.

C. Les squames épaisses de plusieurs millimètres, brunes ou blanches sont imbriquées comme les tuiles d'un toit, en partie libres, en partie adhérentes. Ou bien elles forment des plaques polygonales épaisses, noirâtres, séparées par des fissures. On a comparé cela à la peau du rhinocéros.

D. La peau a les caractères de la forme (A), et présente de plus au niveau des follicules des petites élevures cornées identiques à celles de la xérodermie pilaire. Sur les coudes, les genoux, les régions tibiotarsiennes, etc., les élevures cornées plus saillantes, plus serrées et séparées par des sillons dessinent un quadrillage élégant [1]. Cette forme s'appelle ichtyose cilaire.

E. Les élevures cornées inégales, irrégulières font des saillies hautes de plusieurs centimètres. Elles ressemblent à des cornes, etc.

3. Les régions pilaires sont relativement peu intéressées chez les ichtyosiques. Le cuir chevelu présente souvent une séborrhée sèche, pityroïde, qu'il ne faut pas prendre pour une complication. Les cheveux et les poils sont secs, ternes, peu abondants, peu développés. Les ongles sont généralement sains.

Les membranes muqueuses ne sont pas atteintes. C'est à tort que quelques auteurs ont appelé ichtyose de la langue la leucoplasie buccale. Elle n'a pas plus de rapports avec l'ichtyose qu'avec le psoriasis.

4. Le prurit est nul ; il n'y a pas de rougeur ; tout se passe à froid. Cependant de loin en loin l'affection s'échauffe légèrement ; quelques démangeaisons se font sentir, et la peau sur de grandes surfaces prend une teinte rose pâle. Nous avons vu cela en l'absence de toute irritation extérieure, de toute complication.

L'ichtyose n'influence à aucun degré l'état général ; et à part les lésions de la peau, les ichtyosiques ne se distinguent pas des gens bien portants.

5. Les ichtyoses partielles sont d'autant plus rares qu'elles sont plus circonscrites. La tête est souvent épargnée. Nous avons vu les lésions bornées à la moitié du corps située au-dessous de la ceinture. On a cité un cas où elles n'occupaient que l'abdomen. Un degré de plus et l'ichtyose se confond avec les nævi kératiques. Il ne faut pas se creuser la tête pour en établir le diagnostic différentiel. Certains nævi sont des ichtyoses partielles, et l'ichtyose vulgaire est un nævus universel. Les choses changent de nom quelquefois en changeant de grandeur ; et les intermédiaires peuvent être appelés comme on veut.

---

1. On dirait des éléments de surface limités pour deux familles de courbes conjuguées.

M. Thibierge a présenté à la Société de Dermatologie [1] un malade du service de M. Er. Besnier, atteint d'ichtyose depuis l'âge de quinze jours et dont les muqueuses linguale, buccale et nasale présentent « un état plissé avec épaississement de l'épithélium ». Ce cas d'ichtyose des muqueuses est unique dans la science.

Chez une jeune négresse atteinte d'ichtyose cornée qui vient de temps en temps se faire régulariser la peau dans notre service, il existe en arrière des commissures labiales deux plaques leucoplasiques triangulaires; mais la leucoplasie buccale est tellement commune en dehors de l'ichtyose qu'il est permis de la regarder ici comme une complication.

Une fièvre éruptive peut effacer temporairement l'ichtyose. Hebra [2] a même observé un malade chez lequel elle ne s'était pas reproduite quinze ans après la variole qui l'avait fait disparaître. Une exception aussi rare n'infirme pas son incurabilité habituelle.

6. L'ichtyose est plus commune chez l'homme que chez la femme (comme le psoriasis et le pityriasis pilaris).

Elle est héréditaire dans la plupart des cas mais ne l'est pas toujours. Elle ne se transmet pas non plus nécessairement aux descendants. Dans une famille, plusieurs enfants sont ichtyosiques, les autres ne le sont pas. Deux jumeaux peuvent être l'un ichtyosique et l'autre non. L'hérédité est quelquefois discontinue, saute, comme on dit, une génération. Ailleurs elle est indirecte, c'est-à-dire que la maladie a pour antécédent héréditaire une maladie différente. Nous avons dit que la xérodermie pilaire et l'alopécie congénitale sont des équivalents héréditaires de l'ichtyose.

Les mêmes faits d'hérédité directe ou indirecte, continue ou discontinue, etc., appartiennent à toutes les malformations de l'organisme, mais échappent encore à toute interprétation. On conçoit comment un ovule ou un spermatozoïde transmet la syphilis à l'embryon qui en provient;

1. Juin, 1892, *Bull.*, p. 322.
2. *Traité des mal. de la peau*, traduit par le Dr Doyon, t. II, p. 58

on n'entrevoit même pas comment peut se transmettre une
ichtyose, un nævus, une conformation particulière du
nez, etc.; tant est grande notre ignorance de la mécanique
intérieure des milieux vivants.

7. *Traitement*. L'ichtyose se reproduit quoi qu'on fasse;
le seul but du traitement est donc de rendre temporairement
à la peau une apparence normale. Dans les cas ordinaires,
nous y parvenons à l'hôpital en deux semaines; en ville il
faut presque toujours plus de temps. Voici la méthode qui
nous a paru la plus rapide et la plus commode.

Le malade est frictionné avec de la vaseline. Au bout de
quelques heures, qu'il doit passer au lit, couvert de vaseline,
on le savonne vigoureusement dans un bain. Après le bain,
nouvelle application de vaseline; le lendemain, nouveau bain,
savonneux; et ainsi de suite. La durée du traitement dépend
du temps que le malade passe chaque jour dans la vaseline,
de la fréquence des savonnages et de la manière de les
pratiquer.

La toile de caoutchouc est ici un agent de décapage illusoire. Bien des fois nous avons maintenu des ichtyosiques enveloppés dans le caoutchouc de la tête aux pieds,
pendant plusieurs jours. Cela est sans inconvénient, mais
sans avantage. La peau, dans l'ichtyose, ne suinte pas ou
suinte très peu, pendant quelques heures seulement; et quand
elle a rendu tout ce qu'elle pouvait rendre, le caoutchouc
n'est ici plus bon à rien.

On peut prescrire les bains sulfureux et les bains de
vapeur, s'ils ne sont pas contre-indiqués par l'état des artères,
du cœur ou des poumons.

Contre les formes hyperkératiques, la vaseline et les bains
savonneux ne suffisent pas toujours. On a recours alors
aux applications de savon mou étendu sur des morceaux de
toile ou de flanelle. Bien que la peau des ichtyosiques ne
soit généralement pas irritable, ce moyen énergique réclame
une grande surveillance.

Le but du traitement étant atteint, la peau reprend bientôt
son état antérieur si les malades cessent de se soigner. Ils
conservent plus ou moins longtemps les apparences d'une

peau saine suivant qu'ils reviennent plus ou moins souvent à l'emploi de la vaseline et du savon.

Le traitement intérieur est nul. Il faut toujours, cela va sans dire, s'occuper de l'état général et des complications; mais ce qu'on fait dans ce sens est sans influence sur l'ichtyose.

8. ICHTYOSE FŒTALE. Pour la distinguer de l'ichtyose vulgaire, quelques auteurs l'ont improprement appelée congénitale, voulant dire par là qu'elle existe au moment de la naissance [1]. Il s'agit d'un épaississement de la couche cornée interrompu par des fissures irrégulières. Après la naissance ces crevasses sont envahies par les organismes pyogènes de l'extérieur et suppurent. Il existe en même temps d'autres malformations du crâne, des orifices, etc. Le nouveau-né meurt généralement au bout de quelques heures ou de quelques jours.

On a longuement discuté la question de savoir s'il convenait de rattacher cette affection à l'ichtyose ou aux monstruosités. La discussion n'a pas de raison d'être, s'il est vrai que l'ichtyose vulgaire soit une malformation. Malformation, monstruosité, lésion tératologique sont en effet synonymes, bien que l'usage ne permette pas toujours de les employer comme tels.

Entre l'ichtyose fœtale et l'ichtyose vulgaire, il est des formes de transition. «..... à côté des cas qui ont servi de base aux descriptions, divers auteurs ont publié des observations où les déformations du visage étaient moins accentuées et moins caractéristiques, et qu'il est impossible cependant de ne pas rapporter à l'ichtyose fœtale. En comparant entre elles les observations de Davidson, de Caspary, de Munnich, de Perez, de Gidou, de Lang, de Weisse, on arrive à constituer une série de faits où les lésions, tout en existant dès la naissance, sont de moins en moins graves et permettent à l'enfant de vivre; et à l'aide d'autres faits plus nombreux et mieux connus, on peut ainsi passer graduellement et insensiblement aux cas dans lesquels l'ichtyose se développe peu de

1. Sur le sens du mot congénital, voir même chap., 1, note 1.

semaines après la naissance, sans qu'une différence nette permette d'établir une ligne de démarcation absolue entre les faits appartenant à l'ichtyose intra-utérine et ceux qui se sont développés après la sortie de l'utérus. » (G. Thibierge, Dict. encycl., Art. *Ichtyose.*)

Toutes les lésions fœtales de l'épiderme ne doivent cependant pas être rattachées à l'ichtyose. Mais les faits de ce genre sont rares et peu connus; le diagnostic peut rester incertain si l'enfant ne survit pas [1].

1. Voir sur l'ichtyose fœtale : Hallopeau et Watelet, *Bull. de la Soc. de derm.*, 1892, p. 38. — Bar, *ibid.*, p. 65. — Kaposi, *ibid.*, p. 149.

CHAPITRE XVII

PITYRIASIS RUBRA. — DERMATITE EXFOLIATIVE
ÉRYTHÈME DESQUAMATIF RÉCIDIVANT

1. PITYRIASIS RUBRA. Le nom n'a jamais eu pendant la période willanique un sens ferme, cliniquement défini, accepté par tous; nos maîtres l'appliquaient à des choses différentes. Mais peu importe aujourd'hui; on n'appelle plus pityriasis rubra qu'une seule dermatose, celle que Hebra a ainsi nommée et, le premier, décrite.

2. Le pityriasis rubra [1] de Hebra est très rare. En cinq ans nous en avons vu deux cas. Il débute par les plis articulaires sous forme de taches rouges et squameuses et se généralise lentement, en six mois, un an, deux ans. Alors les symptômes sont les suivants :

Rougeur congestive universelle, sans discontinuités, de teinte foncée, vineuse, bleuâtre dans les parties déclives. Desquamation furfuracée, blanche, sèche, abondante. Altération des phanères; les poils sont secs, ternes, rares; les ongles se déforment et peuvent tomber.

Prurit modéré. Dans tous les cas sensibilité extrême à l'impression du froid; dès qu'on découvre les malades, même dans une pièce chaude, ils frissonnent. Pas de fièvre, bon état général pendant un certain temps.

Troubles trophiques. Ils appartiennent au plan régulier de la maladie et ont été signalés par M. Kaposi. La peau subit une atrophie scléreuse, s'amincit et se rétracte en

---

1. Pityriasis ayant changé de genre en français, sans qu'on sache pourquoi, se trouve ainsi placé entre un article masculin et un adjectif féminin; mais il faut parler comme tout le monde.

certaines régions, particulièrement à la face, aux régions tibio-tarsiennes, aux genoux, aux coudes. Elle est tendue, luisante, ne se laisse pas plisser entre les doigts; les paupières sont en ectropion; la bouche ne s'ouvre plus complètement; les articulations semblent ankylosées.

Gangrènes et ulcérations trophonévrotiques; les unes guérissent, les autres persistent sous le même pansement. Enfin la peau prend une teinte jaune brun, feuille-morte. Les malades se cachectisent progressivement et meurent quelques années après le début.

3. C'est ainsi du moins que les choses se sont passées chez les premiers malades de Hebra; mais depuis lors MM. Kaposi, Vidal, Brocq, Er. Besnier ont observé des cas de guérison, qu'ils signalent toutefois avec certaines réserves. Il est donc probable que le pityriasis rubra a, comme toutes les maladies, des formes légères et des formes graves.

4. La cause du pityriasis rubra est inconnue. Il est plus commun chez l'homme que chez la femme, et débute généralement à l'âge adulte. M. Kaposi cite un cas dont le début remontait à la première enfance.

Les troubles trophiques indiquent la participation du système nerveux au processus; mais on ne peut rien dire de plus précis, quant à présent, sur ce côté intéressant de la question.

5. Le traitement est nul. On soulage les malades par des onctions faites avec la vaseline; la peau devient aussi plus souple, moins sèche, moins sensible au froid.

Au lieu de vaseline on peut prescrire une pommade quelconque, pourvu qu'elle ne soit pas excitante. Les étoffes imperméables et les colles sont ici mal supportées ou inutiles.

Il va sans dire qu'on doit toujours s'occuper de l'état général et des complications; mais ce qu'on fait dans ce sens est sans influence sur le pityriasis rubra.

6. DERMATITE EXFOLIATIVE. Les premières observations ont été publiées en Angleterre par M'ghie, Wilks et Erasmus Wilson. La dénomination de *dermatitis exfoliativa* appartient à Er. Wilson (1870). Mais il semble que cet éminent dermatologiste ait eu en vue un syndrome plutôt qu'une maladie,

et ne l'ait pas suffisamment distingué d'autres affections également caractérisées par une rougeur et une exfoliation universelles.

C'est M. Vidal qui, le premier, en 1874, a fait connaître en France la dermatite exfoliative et l'a nettement présentée comme une espèce nosologique distincte des autres érythrodermies exfoliantes [1]. Le travail de M. Quinquaud sur la « Dermite aiguë grave primitive » [2], et celui de M. Brocq [3] tendent à la même distinction.

7. La dermatite exfoliative dure de six mois à un an; par l'ensemble de ses caractères cliniques elle ressemble bien plus aux maladies aiguës, générales, infectieuses qu'aux maladies chroniques. Elle débute, sans cause appréciable, par de la fièvre et des taches congestives. La fièvre persiste jusqu'au déclin de l'éruption, avec des rémissions et des intermittences irrégulières. Les taches congestives sont larges, d'un rouge vif, et occupent surtout les plis articulaires. Puis elles grandissent et se multiplient; en quelques jours la rougeur est universelle, sans aucun intervalle de peau saine. Là où le tissu cellulaire est lâche, il existe de l'infiltration œdémateuse. L'exfoliation commence avant la fin du premier septenaire; elle est d'abord fine, bornée à certaines régions. En quelques jours elle devient universelle, lamelleuse, abonnante. Chaque matin on ramasse les squames à pleines mains, entre les draps du malade.

La rougeur et l'exfoliation ne sont pas partout identiques.

Dans le dos, à la partie interne et supérieure des cuisses, la rougeur prend une teinte vineuse, violacée. La desquamation est furfuracée sur le cuir chevelu. A la paume des mains et à la plante des pieds, elle retarde beaucoup et se fait en larges lambeaux, comme dans la scarlatine.

Les poils et les ongles tombent vers la fin du premier ou du second mois. Ils repoussent plus tard.

---

1. Vidal, *Bull. de la Soc. méd. des hôp.*, 1874, p. 256. — Leloir et Vidal, *Traité descr. des mal. de la peau*, 1890, 2ᵉ livr., p. 147.
2. Quinquaud, *Bull. de la Soc. anat.*, 1879, p. 604.
3. Brocq, *Thèse*, 1882; — *Arch. gén. de méd.*, 1884, t. I, p. 550 — t. II, p. 58, 167; — *C. R. du Cong. de derm.* de 1889, p. 72.

La peau reste sèche; mais le grattage, les frottements
du linge, etc., peuvent l'irriter artificiellement. Elle suinte
alors et s'excorie, surtout au niveau des plis articulaires.
Les muqueuses participent à l'hyperémie générale du tégument. Les conjonctives, la pituitaire, le pharynx sont con-
gestionnés. La langue est dépouillée de son épithélium,
crevassée, saignante.

Le prurit est vif au début et diminue quand l'éruption a
atteint son plein développement. Les malades ont tous une
sensibilité excessive aux variations de température; dès
qu'on les découvre, même dans une atmosphère chaude, ils
tremblent et frissonnent.

Plusieurs rémissions suivies d'une poussée nouvelle se
produisent dans le cours de la dermatite exfoliative. Enfin
la fièvre tombe définitivement, la desquamation cesse; à la
rougeur succèdent de larges macules pigmentaires qui mettent plusieurs mois à disparaître; les cheveux, les poils, les
ongles repoussent, les forces renaissent; le malade est con-
valescent.

Une fois sur six il meurt, d'après la statistique de
M. Brocq [1]; cela surtout au troisième ou au quatrième
mois.

8. Des lésions d'inoculation (ecthymas, furoncles, etc.)
peuvent se produire à une période quelconque de la maladie;
elles sont toujours dues aux organismes pyogènes de l'extérieur et faciles à éviter.

Les eschares qui se développent sur les points soumis à
des pressions, ont plus d'importance, parce qu'elles signalent
l'altération de l'état général.

M. Vidal a observé comme complications, des paralysies
partielles, des arthrites avec épanchement, l'endocardite,
l'iritis.

9. La dermatite exfoliative appartient à l'âge adulte; elle
est plus commune chez l'homme que chez la femme; sa cause
est inconnue.

Les complications signalées par M. Vidal sont vraisem-

1. Thèse citée.

blablement d'origine infectieuse. Mais s'agit-il d'infection
secondaire? Un même principe infectieux produit-il à la fois
la dermatite exfoliative et ce qui la complique? On ne peut
aujourd'hui que poser la question.

10. Le traitement est simplement hygiénique. En raison
de la longue durée de la dermatite exfoliative, l'alimentation
doit être plus substantielle que dans les maladies aiguës,
fébriles. On évitera les topiques irritants. La vaseline, le
liniment oléo-calcaire sont les meilleurs. Sur les parties
irritées artificiellement, on appliquera des compresses imbibées d'eau fraîche et recouvertes de taffetas gommé, ou des
cataplasmes de fécule froids.

En cas d'adynamie, les toniques s'imposent.

11. Sous le nom de *dermatite exfoliative généralisée chronique*, M. Brocq [1] a décrit brièvement une affection qui est
autre chose qu'une dermatite exfoliative prolongée au delà
de sa durée habituelle, et ne diffère, selon nous, du pityriasis
rubra de Hebra que par la largeur des squames — lamelleuses, au lieu d'être furfuracées.

Dans la dermatite exfoliative : début brusque, généralisation de l'éruption en quelques jours, fièvre, terminaison en
six mois, un an au plus, par la guérison ou par la mort.

Dans la « dermatite exfoliative généralisée chronique » :
début insidieux, généralisation lente [2], absence de fièvre,
durée illimitée, comme dans le pityriasis rubra.

Enfin les lésions trophonévrotiques du pityriasis rubra
(même chap., 2) existent sur un de nos malades qui reproduit
exactement la forme dermatologique visée par M. Brocq.
Notre distingué collègue ne pouvait méconnaître la ressemblance du pityriasis rubra de Hebra et de la « dermatite exfoliative généralisée chronique ». Mais il se demande [3] si la
première affection ne doit pas rentrer dans la seconde. Nous
pensons que c'est la seconde qui doit rentrer dans la première.

1. *C. R. du Cong. de derm.* de 1889, p. 72.
2. Elle a mis plus de deux ans à s'effectuer dans le cas relaté par M. Brocq
et observé dans le service de M. Fournier.
3 *Traitem. des mal. de la peau*, 1890, p. 639.

12. Erythème desquamatif récidivant. Une communication de Féréol à la Société médicale des hôpitaux [1] a appelé l'attention sur cette dermatose et l'a introduite dans le cadre nosologique avec le nom qu'elle porte.

En pleine santé, sans cause appréciable, un sujet jeune est pris de fièvre, et des taches congestives apparaissent sur diverses régions. Deux ou trois jours plus tard, la rougeur est universelle, sans discontinuités. La teinte est rosée chez les uns, scarlatiniforme chez les autres. Il existe une tuméfaction œdémateuse diffuse là où le tissu cellulaire est lâche. La desquamation commence presque aussitôt sur divers points et se généralise à son tour. Furfuracée sur la face et le cuir chevelu, elle est presque partout lamelleuse et abondante, et persiste pendant toute la durée de l'accès. La peau reste sèche, à moins d'irritation artificielle. Le prurit est modéré, mais la sensibilité au froid est toujours très grande ; les malades frissonnent dès qu'on les découvre, comme dans la dermatite exfoliative, comme dans le pityriasis rubra. Les muqueuses participent à l'hyperémie générale de la peau ; la langue est quelquefois vernissée, comme dans la scarlatine.

Au bout de quelques semaines, le malade est revenu à l'état normal ; puis après un temps quelconque (des jours, des mois, des années), nouvel accès semblable au premier, suivi d'une nouvelle intermittence, et ainsi de suite. La durée et l'intensité des accès vont quelquefois en diminuant. Leur nombre est variable. En trois ans, le malade de Féréol a eu neuf poussées. Un homme de soixante ans, dont Tilbury Fox [2] a relaté l'observation, a eu près de cent poussées. Il s'agit donc évidemment d'une maladie de longue durée, à rechutes, à poussées successives, et non d'une maladie aiguë qui récidive.

Quand la fièvre et la desquamation se prolongent pendant deux ou trois mois, quand les phanères tombent en totalité

---

1. *Bull. de la Soc. méd. des hôp.*, 1876, p. 30. — Pour les indications bibliographiques des faits antérieurs, voir : Brocq, *Arch. gén. de méd.*, 1884, t. II, p. 66.

2. *Skin diseases*, 3e éd., 1873, p. 258. — Cité par Leloir et Vidal, 3e livrais., p. 167.

ou en partie, l'érythème desquamatif récidivant se confond avec la dermatite exfoliative. Leurs formes extrêmes ne se distinguent d'ailleurs que par la durée; et de là résulte que leur diagnostic différentiel peut rester en l'air pendant plusieurs semaines. Il n'en serait pas ainsi si on adoptait une autre manière de parler; si l'érythème desquamatif récidivant s'appelait dermatite exfoliative à rechutes.

Nous avons observé des cas où les poussées duraient seulement quelques jours. L'ensemble symptomatique était le même; et les faits de ce genre ne doivent pas porter un autre nom.

La ressemblance avec la scarlatine est quelquefois telle que la distinction est impossible d'après les seuls caractères objectifs de l'éruption. Mais les anamnestiques et l'évolution ultérieure de la maladie lèvent bientôt la difficulté. Les accès antérieurs, la précocité de la desquamation, son abondance et sa persistance sont les meilleurs éléments de diagnostic.

13. La cause essentielle de l'érythème desquamatif est inconnue. Il est rare; moins rare, dit-on, chez l'homme que chez la femme [1]. On l'observe à tout âge; surtout dans la jeunesse. Les accès se produisent souvent sans cause appréciable; ailleurs ils sont provoqués par les conditions hygiéniques, pathologiques, médicamenteuses les plus diverses. La multiplicité de ces conditions, leur banalité, leur impuissance à produire chez la plupart des gens quelque chose de semblable à l'érythème desquamatif, tout cela prouve qu'elles ne sont que des cause occasionnelles, qu'elles font seulement entrer en acte une maladie qui existait déjà en puissance et dont la raison d'être nous échappe.

Chez une même personne, les poussées successives sont provoquées par des causes occasionnelles différentes; ailleurs par une cause unique, toujours la même; et le malade est alors tellement sensible à son action qu'une poussée d'érythème desquamatif peut être chez lui produite à volonté.

14. A ce point de vue le mercure mérite une mention parti-

---

1. Nos observations tendent à prouver le contraire.

culière. Il ne s'agit pas de la dermatite artificielle due aux frictions mercurielles. Cette dermatite peut se développer chez tout le monde ; son étendue et son intensité sont proportionnelles à celles des frictions ; elle épargne toujours les parties qui n'ont pas été au contact de la pommade ; enfin elle ne diffère pas de la dermatite artificielle due au thapsia, à la térébenthine, à un topique irritant quelconque.

L'érythème desquamatif mercuriel est autre chose. Voici comment les choses se passent. Un malade atteint de syphilis, par exemple, prend du mercure à dose thérapeutique et modérée. Bientôt éclate chez lui un érythème desquamatif généralisé qui n'a *rien de spécial* en dehors de sa cause occasionnelle. Il s'éteint, suivant la règle, au bout de quelques jours ou de quelques semaines. Puis, dès que le malade reprend du mercure, une poussée nouvelle se déclare ; et ainsi de suite pendant un temps illimité. Cette affection est très rare ; des milliers de personnes prennent du mercure pendant des années sans en être atteintes. La préparation mercurielle et sa porte d'entrée sont indifférentes ; chez les sujets qui présentent cette idiosyncrasie remarquable, calomel, sublimé, proto-iodure, mercure métallique, frictions, injections sous-cutanées produisent les mêmes effets ; et il serait d'ailleurs étrange qu'il en fût autrement.

L'érythème desquamatif récidivant d'origine mercurielle est quelquefois désigné à tort sous le nom d'*hydrargyrie*.

Nos anciens appelaient ainsi les éruptions dues à l'action directe du mercure et celles qu'ils croyaient dues à son absorption. Ils n'étaient pas d'accord sur l'existence de ces dernières ; mais ceux qui les admettaient, étaient loin d'avoir en vue l'érythème desquamatif récidivant. Bazin [1] ne le connaissait pas plus que Rayer [2] et que Alley [3]. Sous le nom d'hydrargyrie, tous décrivent des dermatites *vésiculeuses* graves ou légères, fébriles ou non, qui sont presque toujours des der-

---

1. *Leçons sur les aff. int. artif.*, rédigées et publiées par le Dr Guérard, 1862, p. 197.

2. 2e éd., 1835, t. I, p. 439.

3. *An essai on....* Dublin, 1804. — *Observ. on the hydrargyria....* London, 1810.

matites artificielles méconnues [1]. L'érythème desquamatif n'a
rien de commun avec elles et doit en être disjoint.

Celui que provoquent à volonté quelques pilules mercurielles, ne diffère pas de celui qui reconnaît une autre cause
occasionnelle quelconque. M. Er. Besnier [2] a, le premier,
enseigné ce fait important, et jeté ainsi une vive lumière sur
la question dont il s'agit. Mais la variété des causes *occasionnelles* de l'érythème desquamatif récidivant ne doit pas
faire méconnaître son unité nosologique. Une maladie aussi
rare, aussi spéciale dans ses symptômes et dans ses allures
a vraisemblablement une seule cause essentielle. Cette cause
vient-elle de l'extérieur, réside-t-elle dans la constitution
intérieure des tissus ectodermiques? C'est ce que l'avenir
nous apprendra.

15. Dans le traitement de l'érythème desquamatif récidivant, il faut avant tout écarter la cause occasionnelle, quand
on la connaît et quand on peut le faire. On s'abstiendra rigou-
reusement de toute médication interne, la plus inoffensive
ailleurs pouvant ici provoquer une poussée nouvelle. L'hygiène
alimentaire sera celle des maladies fébriles, plus ou moins
rigoureuse suivant la durée. Comme traitement externe, onctions de vaseline ou poudre d'amidon.

16. HERPÉTIDE EXFOLIATRICE. Parmi les affections qui se
caractérisent par une rougeur et une exfoliation universelles,
il en est une qui a disparu du cadre nosologique, et dont il
convient de dire quelques mots : l'*herpétide exfoliatrice* de
Bazin [3]. Il peut arriver que l'eczéma, le psoriasis, le pityriasis pilaris se généralisent et ne rétrocèdent plus. Ils se
confondent alors dans un tableau uniforme. Le pemphigus
foliacé quand il ne présente plus de bulles, le pityriasis rubra
quand il ne s'accompagne pas de troubles trophiques, peuvent avoir la même apparence. Et si on voit alors le malade

---

1. Voir sur l'hydrargyrie : Gaucherand, *Érup. cut. causées par l'adm. int. du
mercure.* Thèse, 1886; — Morel-Lavallée, *Hydragyries pathogénétiques. Rev. de
méd.,* 1891, p. 449.

2. *Pathogénie des érythèmes. Ann. de derm.,* 1890, p. 1; — 2ᵉ éd. franç. de
Kaposi, 1891, t. I, p. 337.

3. *Leçons sur les aff. cut. de nat. arth. et dart.,* rédigées et publiées par
le Dʳ Jules Besnier, 2ᵉ éd., 1868, p. 437.

pour la première fois, s'il ne donne pas de renseignements précis sur ses antécédents, le diagnostic reste quelquefois indécis. C'est pour les faits de ce genre que Bazin avait imaginé le nom d'herpétide exfoliatrice. Herpétides et herpétis appartiennent à l'histoire; mais le problème posé par Bazin reste posé devant nous. Il s'agit de savoir si des dermatoses distinctes peuvent se confondre à une certaine période de leur évolution. Les faits seuls ont le droit de répondre [1].

1. Pour Bazin, ils avaient répondu affirmativement. D'autre part les espèces, dans sa doctrine, sont immuables et distinctes absolument; elles ne peuvent ni se croiser, ni se transformer, ni se confondre. Or Bazin ne sacrifiait pas plus les faits à la doctrine que la doctrine aux faits. Voici comment il a tranché la difficulté. L'eczéma, le psoriasis, etc., sont pour lui des « affections génériques » des groupes de *phénomènes* communs à plusieurs espèces; à leur égard on doit admettre tout ce qu'enseigne l'expérience. Mais au-dessus d'eux existent les espèces nosologiques, les maladies proprement dites, l'arthritis, l'herpétis, etc., qui ne sont pas des choses sensibles et auxquelles, sans crainte d'être démenti par les faits, on peut attribuer tout ce que la doctrine réclame. L'arthritis, l'herpétis se sont évanouis; l'eczéma, le psoriasis, etc., sont devenus des espèces. Les auteurs qui appliquent à ces espèces nouvelles ce que Bazin disait des anciennes, se trouvent donc, au point de vue dermatologique, en contradiction avec l'enseignement du maître.

CHAPITRE XVIII

DERMATOSES PARASITAIRES. — PHTIRIASE

1. Les dermatoses parasitaires forment un groupe naturel,
dont les limites encore incertaines seront sans doute étendues
par les progrès de la bactériologie. Chacune des maladies de
ce groupe a une caractéristique étiologique précise; elle est
spécifiée par sa cause.

Tantôt le parasite ne franchit pas la peau; il ne produit
alors qu'une maladie locale. Tantôt il se dissémine dans un
grand nombre d'organes; en ce cas, la dermatose est une localisation d'une maladie dite générale ou infectieuse.

Le parasite infectieux agit sur la peau directement comme
corps étranger; ou bien ce sont les toxines fabriquées par lui
qui modifient le tégument. Ailleurs enfin microbes ou toxines
n'influencent la peau que par l'intermédiaire du système
nerveux. Un certain nombre de léprides, de syphilides, etc.,
reconnaissent probablement ce mode pathogénique.

Pour ranger une dermatose dans le groupe des parasitaires,
il n'est pas nécessaire que le parasite ait été coloré, isolé,
cultivé; il suffit que la contagion de cette dermatose soit
démontrée par la clinique. Contagion veut dire transmission
d'une maladie d'un sujet malade à un sujet sain. Cette transmission ne peut se faire que de deux manières :

1° Par imitation, dans la sphère des phénomènes nerveux
(bâillement, bégayement, tics, attaques d'hytérie, chorée, etc.);

2° Par le moyen d'un corps que les doigts, la lancette, l'air
atmosphérique, les eaux potables, etc., transportent d'un sujet
à un autre, et qui se multiplie chez le second en provoquant
des phénomènes semblables à ceux du premier. Or un corps

qui se reproduit dans un milieu convenable, est ce qu'on appelle un corps vivant.

2. Dans l'état actuel de la science, les dermatoses parasitaires peuvent être classées ainsi qu'il suit :

A. Dermatoses dues à des parasites qui appartiennent exclusivement à la peau.

A'. Gros parasites : Phtiriase — Gale — Pityriasis versicolor — Erythrasma — Piedra — Trichophytie — Favus.

A''. Microbes connus ou inconnus : Pelade — Dermatoses suppuratives (IV) — Acné varioliforme (VI, 2) — Verrues — Végétations — Chancre simple — Balano-posthite érosive circinée de Berdal et Bataille — Rhinosclérome.

B. Dermatoses dues à des parasites qui se disséminent dans plusieurs organes (infectieux).

B'. Gros parasites : Ladrerie — Filariose — Actinomycose.

B''. Microbes connus ou inconnus : Tuberculides (Elles forment transition entre A et B, le bacille tuberculeux pouvant n'occuper que la peau pendant un temps illimité.) — Léprides — Syphilides — Morve — Charbon.

La variole, la varicelle, la rougeole, la rubéole, la scarlatine, l'érysipèle, etc., appartiennent à ce groupe, mais ne rentrent pas dans les limites conventionnelles de la dermatologie.

Nous omettons ici les dermatoses dont la nature infectieuse n'est pas encore démontrée, et dont il est question dans d'autres parties de ce livre.

PHTIRIASE

3. La phtiriase (φθειριασις, εως (η) — de φθειρ, φθειρος (ο), pou) est l'ensemble des lésions cutanées produites par les poux.

Les poux sont des insectes aptères, sans métamorphoses. Trois espèces vivent sur la peau de l'homme : le pou de tête, le pou de corps, le pou du pubis (morpion), aussi distincts au point de vue médical qu'au point de vue zoologique.

Jusqu'à une époque voisine de la nôtre, on croyait à la

génération spontanée des poux dans la peau ou dans les tissus plus profonds, comme on croyait à la génération spontanée de tous les animaux inférieurs. De là, dans les auteurs les plus estimables, des récits qui montrent à quel point la vue des choses est influencée par les idées [1].

Il est superflu de rappeler ici que tous les parasites viennent de l'extérieur; mais bien des gens sont encore victimes des erreurs de nos devanciers, et se résignent à vivre dans la vermine parce qu'ils croient l'engendrer.

4. Poux de tête. Le poux de tête a deux millimètres de longueur et atteint son plein développement en deux ou trois semaines. La femelle est plus grosse que le mâle, et se place sur lui pendant l'accouplement. Elle dépose ses œufs (lentes) le long des cheveux, de bas en haut. Les œufs sont piriformes, longs de un quart de millimètre. Ils adhèrent solidement aux cheveux par une enveloppe de *chitine* [2]. Les jeunes poux éclosent au bout de huit ou neuf jours. Une femelle peut avoir, en deux mois, cinq mille rejetons [3].

Les poux de tête habitent exclusivement la chevelure; parfois ils s'égarent dans la barbe, quand elle est longue. Ils sont plus communs chez l'enfant que chez l'adulte, chez la femme que chez l'homme. La longueur des cheveux et la malpropreté favorisent leur développement. Pour se nourrir ils entament l'épiderme et déterminent ainsi du prurit. Au prurit succèdent des lésions de grattage, et à celles-ci des lésions suppuratives (impétigo) dues comme toujours aux organismes pyogènes de l'extérieur.

Chez les enfants dont la tête est tenue proprement et dont les poux sont poursuivis chaque jour, un à un, par une main vigilante, tout se borne à quelques excoriations produites par les ongles et recouvertes de croûtes sanguines.

Chez les femmes qui ont les cheveux longs, la tête mal-

---

1. Gibert et Devergie ont été les derniers en France à admettre la génération spontanée des poux dans l'organisme. Leurs contemporains n'y croyaient pas.

2. Chitine (de χιτών, ωνος (ο), tunique), matière azotée qui existe dans l'enveloppe de tous les articulés; insoluble dans l'eau et les alcalis, soluble dans les acides azotique et sulfurique.

3. Keferstein. Cité par Kaposi.

propre, les lésions de la phtiriase acquièrent souvent un développement extraordinaire. Le pus, les croûtes et la crasse agglutinent les cheveux en masses épaisses et dures. L'usage du peigne est dès lors impossible. Sous ces masses le cuir chevelu est rouge, excorié, suintant, couvert de croûtes; et des milliers de poux s'agitent comme une fourmilière, dès qu'on les découvre. Ils sont toujours plus abondants au niveau des tempes, sous les bandeaux, et surtout à la nuque. En soulevant le chignon, on les voit grouiller les uns par-dessus les autres, en quantité telle qu'on peut les ramasser à cuiller pleine. C'est là que prédominent dans tous les cas les lésions de grattage et d'inoculation (impétigo); et cette prédominance suffit pour le diagnostic, dans les phtiriases légères, alors même qu'on ne trouve pas de parasites au premier examen.

Le prurit est violent. Dès que les femmes sont à l'abri des regards, elles se déchirent le cuir chevelu, ramenant ainsi des poux avec les doigts et les semant autour d'elles. Pour dissimuler cette vermine, elles ont recours à divers artifices : serre-tête sous le bonnet, etc. Enfin lorsque les poux débordent, lorsque les malades sont repoussées de partout, elles viennent consulter le médecin, et cherchent encore à le tromper[1]. Il faut donc exiger que la femme découvre complètement le cuir chevelu, et ne jamais s'en rapporter à ses affirmations; on rencontre quelquefois la phtiriase là où on s'y attend le moins.

5. *Traitement.* Pour se débarrasser des poux de tête, quand ils ne sont pas trop abondants, il suffit de quelques lotions à l'alcool camphré. Aucun moyen n'est plus propre, plus rapide et plus sûr. Les objets de toilette (peigne, brosse) doivent être nettoyés et passés à l'eau bouillante. Et si le cuir chevelu est malpropre, il faut, bien entendu, le savonner. Chez les hommes et les enfants, les cheveux seront coupés ras; cela simplifie beaucoup les choses. Chez les femmes (en dehors des cas extrêmes dont nous parlerons plus bas), il faut tou-

---

1. Au lecteur qui trouverait chargé le tableau ci-dessus, nous conseillons d'assister quelquefois à la consultation externe de l'hôpital Saint-Louis.

jours respecter la chevelure. Mais trop souvent elles coupent leurs cheveux d'abord et viennent consulter ensuite.

Les poux morts, restent les lentes dont un bon nombre résistent aux parasiticides. Pour tuer les jeunes poux qui éclosent les jours suivants, on pratiquera donc les lotions à l'alcool camphré, tous les deux jours, pendant huit ou dix jours. Les lentes mortes restent adhérentes aux cheveux. On n'a pas encore de moyen pratique pour dissoudre leur enveloppe de chitine; le vinaigre et l'acide acétique dilué ont été conseillés dans ce but, mais sont à peu près inutiles. Il faut attendre que les lentes se désagrègent, à moins qu'on n'ait le temps et la patience de les faire glisser, une à une, le long des cheveux jusqu'à leur extrémité.

Une foule de substances parasiticides peuvent remplacer l'alcool camphré : pommade soufrée, onguent mercuriel, solution de sublimé au 1/500, pétrole et huile d'olive (p. ég.), etc. ; mais parmi ces substances, les unes graissent la tête, salissent le linge, les autres exigent une prescription et une surveillance médicales. L'alcool camphré est propre, inoffensif, à la portée de tout le monde ; et tout le monde devrait savoir qu'on peut se débarrasser des poux, sans médecin, aussi facilement que de la crasse et de la poussière.

Quand la phtiriase a atteint des proportions excessives, voici ce que nous faisons. Après avoir enlevé rubans, filet, crépons, épingles à cheveux, on enduit le cuir chevelu d'une couche épaisse d'onguent mercuriel simple (onguent gris), qu'on fait pénétrer entre les paquets de cheveux agglutinés; et par-dessus on applique un foulard. Le lendemain matin, savonnage du cuir chevelu à l'eau chaude, à grande eau, au-dessus d'un baquet. Puis nouvelle application d'onguent gris. En quarante-huit heures tous les poux sont morts. Il reste à dissocier les paquets de cheveux agglutinés. Cela demande beaucoup de temps et de patience, et une main étrangère. Les femmes préfèrent quelquefois le sacrifice d'une partie de leur chevelure.

La phtiriase est généralement compliquée d'impétigo et souvent d'eczéma. Quel que soit leur développement, il faut avant tout détruire les poux. En deuxième lieu, on combat l'impétigo : cataplasmes de fécule froids pour faire tomber les croûtes, puis vaseline boriquée (voir IV, 2); et enfin on s'attaque à l'eczéma (voir I, 17).

L'impétigo et l'eczéma qui suivent la phtiriase, peuvent aussi la précéder; mais peu importe au point de vue du traitement; la conduite à tenir est toujours la même.

6. Poux de corps. Le pou de corps est plus gros que le pou de tête, et plus vif dans ses mouvements. Jamais l'un n'empiète sur le domaine de l'autre. Le pou de corps habite exclusivement dans les plis du linge et des vêtements qui sont au contact de la peau (gilet de flanelle, caleçon, etc.). De là le nom de pou des vêtements qu'on lui donne quelquefois. Il ne vient sur la peau que pour s'y nourrir. Dans la phtiriase du corps, quand le malade est déshabillé, on ne voit donc pas de parasites sur le corps, à moins qu'ils ne soient tellement abondants qu'ils ne trouvent plus de place dans les plis du linge. C'est là qu'il faut les chercher quand on veut les voir; ce qui d'ailleurs est inutile pour le diagnostic. Dans les garnis mal tenus, les objets de literie les recèlent en foule.

Les poux de corps entament la peau pour se nourrir. Il en résulte du prurit et des papules. Au prurit succèdent des lésions de grattage, et à celles-ci des lésions d'inoculation. Les unes et les autres n'ont rien de spécial dans la phtiriase que leurs localisations. Revenons sur ces différents points.

Les papules produites par les poux sont rosées, grosses au plus comme une graine de chènevis, écartées les unes des autres, disséminées sur de grandes surfaces. Recouvertes d'une croûtelle sanguine, elles constituent ce que les auteurs willaniques appelaient prurigo (voir II, 3).

Les lésions de grattage sont de deux ordres : croûtelles sanguines et pigmentation. Les croûtelles sanguines recouvrent les papules que nous venons de signaler, et recouvrent aussi des excoriations linéaires qui dessinent le trajet des ongles.

La pigmentation est d'autant plus foncée que la maladie est plus ancienne; elle peut atteindre en quelques mois un degré extraordinaire. Mais si étendue qu'elle soit, il est toujours facile de la distinguer des pigmentations dues à la race, au climat, à la maladie bronzée; elle est inégale, irrégulière, parsemée d'espaces clairs qui se mêlent aux parties sombres sans limites précises; l'aspect d'ensemble est celui d'une peau malpropre.

Une infiltration diffuse du derme (état lichénoïde) peut s'ajouter à la pigmentation. La peau est alors indurée, épaissie, se laisse difficilement plisser entre les doigts.

Chez une foule de sujets, le grattage fait appel à l'eczéma. En pareil cas, la phtiriase est souvent méconnue par les médecins étrangers à la dermatologie. Or tant que les parasites ne sont pas détruits, le traitement de l'eczéma reste inutile. Cette erreur de diagnostic est d'ailleurs facile à éviter. Dans l'eczéma pur, non compliqué, il n'y a pas de lésions de grattage ou il y en a à peine. Nous l'avons déjà dit, mais ne saurions revenir trop souvent sur une notion aussi importante et aussi peu connue.

Les lésions d'inoculation (impétigo, ecthymas, furoncles, etc.) sont dues comme toujours aux organismes pyogènes de l'extérieur. De même que les lésions de grattage, elles n'ont rien de spécial dans la phtiriase que leurs localisations prédominantes. Considérées sur une région limitée de la peau, il serait impossible de les distinguer de celles qui appartiennent à la gale, au prurigo de Hebra, etc.

Les poux se tiennent de préférence dans les parties du linge ou des vêtements qui sont les plus serrées contre la peau. C'est donc à la ceinture et à la base du cou, en arrière, entre les omoplates que prédominent toujours les lésions de la phtiriase : croûtelles sanguines, pigmentations, suppurations. Elles forment là ce que nous appelons *les deux ceintures de Hebra,* parce que c'est à lui qu'on doit ce signe important. Dans les cas légers, les lésions de grattage n'existent pas ailleurs. Tout peut même se borner à quelques croûtelles sanguines entre les omoplates. Il faut reconnaître la signature de la phtiriase sous une forme aussi fruste, et ne pas se laisser influencer par les protestations du malade, par le milieu auquel il appartient; on rencontre les poux dans tous les mondes.

Le prurit survit aux parasites pendant quelques jours ou

quelques semaines, suivant l'ancienneté de la maladie. La pigmentation est très lente à disparaître.

7. *Traitement.* Puisque les poux de corps ne se tiennent pas sur la peau, il est au moins inutile de prescrire les parasiticides. « Malgré la netteté du principe, beaucoup de médecins croient encore devoir employer dans la pédiculose du corps, les bains de sublimé, les fumigations cinabrées, etc. Une seule chose est à faire avant tout, soustraire l'individu aux atteintes des poux, et pour cela *désinfecter à l'étuve, par les procédés aujourd'hui vulgaires*, tous les vêtements, objets de literie, etc., qui peuvent recéler les poux ou leurs lentes[1]. » Les bains sulfureux, les fumigations cinabrées, etc., irritent la peau, échauffent l'eczéma de grattage et provoquent souvent chez les vieillards, les cardiaques, les tuberculeux, des accidents congestifs graves. On se bornera donc à des bains de propreté (bains simples, de son ou d'amidon). Le traitement des lésions d'inoculation et celui de l'eczéma ne présentent rien de particulier. Contre le prurit qui survit aux parasites et aux lésions de grattage, on prescrira les lotions vinaigrées chaudes, le glycérolé d'acide tartrique 1/10, la pommade à l'acide salicylique 1/50, au naphtol 1/20, etc. L'occlusion de la peau par la toile de caoutchouc ou par les colles n'a pas ici d'effet notable; et le fait est d'autant plus inattendu que les lésions sont les mêmes que dans le prurigo de Hebra, où le même moyen a une action si puissante.

L'étuve à vapeur humide sous pression est ce qu'il y a de plus commode et de plus sûr pour la désinfection des vêtements et des objets de literie. A Paris, il est facile d'y avoir recours[2]. Ailleurs, on peut utiliser le four du boulanger, en prenant les précautions nécessaires pour que la température atteigne 110° à 120° et ne monte pas plus haut[3].

---

1. E. Besnier et A. Doyon, 2ᵉ éd. franç. de Kaposi, t. II, p. 932.

2. Il existe des étuves municipales; celle de l'hôpital Saint-Louis fonctionne sans relâche; on peut aussi s'adresser à des entreprises privées qui se chargent de prendre les effets à domicile.

3. La désinfection des objets de literie est aussi nécessaire que celle des vêtements, mais elle est impossible pour les malheureux qui logent en garni. On ne leur permet pas d'apporter à l'étuve des objets de literie qui ne leur appartiennent pas; alors débarrassés de leurs poux à l'hôpital, ils en con-

8. **Poux du pubis.** Le pou du pubis (morpion) est plus petit que les précédents, et moins mobile. Il s'attache solidement à un poil par ses pattes antérieures, la tête en bas, tout près de la peau. Pour l'enlever il faut le faire glisser le long du poil avec les ongles ou avec une pince. Les lentes adhèrent aux poils, comme celles des poux de tête, mais elles sont plus petites et plus rapprochées de la peau. En l'attaquant pour se nourrir, le pou du pubis provoque de fines papules rouges que recouvre une croûtelle sanguine due au grattage. Le prurit est modéré. L'affection passe facilement inaperçue.

Les morpions occupent exclusivement les régions à poils forts, le cuir chevelu excepté; jamais ils ne se mêlent aux poux de tête. Le pubis est leur siège d'élection; de là ils gagnent les cuisses, les fesses, la partie antérieure de l'abdomen et du thorax, quand des poils forts existent sur ces parties. Ils ne sont pas rares aux aisselles. Très exceptionnellement, ils occupent la barbe, la moustache, les cils, les sourcils. Contrairement aux autres poux, ils sont aussi communs dans les classes riches que dans les classes pauvres. C'est pendant le coït qu'on les contracte presque toujours; mais on peut aussi en contracter ailleurs; et le fait a son importance. Un morpion peut s'égarer dans les lieux d'aisance, etc. Quoique n'habitant pas le linge, les poux du pubis se trouvent accidentellement dans le caleçon ou le pantalon, quand ils sont nombreux ou quand le traitement les a fait émigrer.

9. Les *taches bleues* ou *taches ombrées* leur appartiennent en propre, mais n'existent pas dans tous les cas, sans qu'on sache pourquoi. Il n'est pas exact qu'elles soient plus communes chez telle ou telle catégorie de malades. L'hypogastre et les cuisses sont leurs sièges d'élection; leur couleur est bleu d'ardoise plus ou moins foncé; elles ne font aucune saillie au-dessus des parties voisines ; elles sont arrondies, larges de un centimètre environ, distinctes les unes des autres, non prurigineuses. L'aspect d'ensemble est celui d'une roséole bleue. Ces taches ne sont ni congestives, ni

tractent de nouveaux dans leur lit. Nous voyons cela continuellement. Assainir la demeure du pauvre vaudrait mieux que des mesures d'apparat contre les épidémies.

hémorragiques, ni pigmentaires. M. Duguet a démontré qu'elles sont dues à l'inoculation d'une substance contenue dans le parasite.

Il a écrasé des morpions, ajouté quelques gouttes d'eau et inoculé le mélange. Le lendemain, en chacun des points d'inoculation existait une tache bleue. Elles apparaissent au bout de six heures et durent en moyenne huit ou dix jours [1]. L'existence de taches ombrées prouve donc que le malade a des morpions ou en a eu récemment, et ne signifie pas autre chose. Mais pendant quarante ans, jusqu'en 1880, tous les auteurs de pathologie interne ont discuté la signification pronostique des taches bleues dans les fièvres.

« Dans le courant de l'année 1868, dit le Dr Moursou, pendant que je suivais les leçons d'un maître bien regretté de l'Ecole de Toulon, le Dr Falot, je remarquais avec quelques-uns de mes camarades la coïncidence des taches ombrées avec les poux du pubis. Le Dr Falot pensa qu'entre ces deux ordres de phénomènes pouvait exister une relation de cause à effet et nous engagea à vérifier la justesse de cette hypothèse par une observation suivie. Le temps est venu pleinement donner raison à la parole du maître.... Je donnerai dans le cours de ce travail le résultat de mes observations personnelles poursuivies pendant une période de *neuf années* environ, m'appuyant parfois sur le témoignage des élèves du Dr Falot qui ont eu leur part dans la découverte (Drs Jacquemin, Gazet, Fricker, etc.) [2]. »

Le travail du Dr Moursou n'a pas obtenu de suite l'attention qu'il méritait. Mais en 1880 M. Duguet (travail cité) a rendu à M. Moursou ce qui lui appartient, et fixé la science sur la question.

10. *Traitement.* L'onguent gris (mercuriel simple) est le remède populaire contre les poux du pubis. Il est souvent l'occasion de dermatite artificielle et de stomatite mercurielle, quand les malades l'appliquent sans direction médicale. En

---

1. Duguet, *Gaz. des hôp.*, 20 avril 1880, ou *Ann. de derm.*, 1880, p. 545.
2. *Nouvelles recherches sur l'origine des taches ombrées*, par le Dr J. Moursou, méd. de 1re classe de la marine. *In Ann. de derm.*, 1877-78, p. 19S.

outre il tache le linge ; grave inconvénient pour les personnes
qui tiennent à dissimuler les parasites et le traitement. Nous
employons une solution alcoolique de sublimé au 1/300. Elle
est aussi efficace que l'onguent gris, ne graisse pas la peau
et ne tache pas le linge.

Au moyen d'une petite éponge trempée dans cette solution,
on mouille les surfaces malades, *sans frictionner*. Deux ou
trois applications à quelques heures d'intervalle suffisent à
la destruction des poux. Mais à cause des jeunes qui peuvent
éclore les jours suivants, on pratiquera une nouvelle lotion
tous les deux jours pendant huit jours. L'irritation de la peau
se borne à un peu de rougeur, pourvu qu'on ne frictionne pas.

Un bain sulfureux est un moyen non moins sûr et commode de détruire les morpions. Il est préférable aux lotions
de sublimé si la peau est velue et si les parasites sont disséminés sur de grandes surfaces. En vue des lentes, il convient
de renouveler le bain deux ou trois fois à quelques jours
d'intervalle.

Le changement de linge s'impose après l'emploi des parasiticides. Les personnes qui ne portent pas de caleçon, doivent
envoyer leurs pantalons à l'étuve.

11. PLIQUE (*Trichoma*). En traitant de la phtiriase du cuir
chevelu, nous avons dit que chez les femmes les cheveux
enchevêtrés et agglutinés par le pus et la crasse forment des
masses épaisses, dures, inextricables. Cet état de la chevelure
répond à ce qu'on appelait jadis la « plique polonaise ». Les
poux ne sont pas indispensables à sa production ; l'eczéma
suintant et la suppuration, quelle qu'en soit l'origine, conduisent au même résultat ; il suffit même qu'une femme retenue
au lit par une cause quelconque cesse de se laver et de se
peigner pendant quelques semaines, pour que ses cheveux
entremêlés, pelotonnés, forment des masses que cimentent
la sueur et la crasse.

Mais avant d'en venir à cette conception de la plique, on a
écrit pendant plusieurs siècles, sur ses causes, sur ses bienfaits, sur les dangers de sa guérison, des choses fabuleuses [1].

1. Il faudrait plusieurs pages pour donner une liste incomplète des travaux des plicographes. On aura une idée du sujet et de sa bibliographie en

La misère, l'ignorance et la malpropreté sont de tous les temps et de tous les pays; il n'est donc pas admissible que la plique qui en dérive, soit née en Pologne, en 1285, sous le règne de Lezek le Noir; mais il paraît avéré que sur les bords marécageux de la Vistule et du Borysthène, au milieu d'une population pauvre et crédule, elle a pris une extension considérable. Quand les plicographes ont compris une partie de la vérité, ils ont distingué une *fausse plique* et une *vraie plique*; la première due aux causes que nous avons dites, la seconde restant seule mystérieuse et salutaire. Cazenave a émis sur la nature de celle-ci une hypothèse ingénieuse. Il décrit [1] une « acné sébacée fluente du cuir chevelu », dans laquelle les cheveux sont agglutinés en trichomas par la sécrétion huileuse. Cette affection, dit-il, est rare à Paris; cependant on conçoit que sous certaines influences climatériques elle puisse prendre une grande extension. La vraie plique polonaise serait donc une acné sébacée fluente (séborrhée huileuse) endémique du cuir chevelu.

Nous avons rapporté cette opinion de Cazenave, parce qu'elle est peu connue; mais les faits à l'appui sont insuffisants pour la justifier. La séborrhée huileuse du cuir chevelu est exceptionnelle dans notre pays [2]; rien ne prouve qu'elle soit plus commune ailleurs; et la plique qui pourrait en résulter ne doit pas être séparée des autres.

La plique n'était pas regardée comme spéciale aux femmes et au cuir chevelu. Elle occupait aussi la barbe et le pubis dans les deux sexes. Hain parle même de trichomas du pubis descendant jusqu'à terre ou s'enroulant autour de la cuisse; — en matière de plique, il ne faut s'étonner de rien.

consultant : Lafontaine, *Traité de la plique*. Paris, 1808. — Schlegel, *Ueber die Ursachen des Weichselzopfes.* Iéna, 1806. — Burkard Ehle, *Die Lehre von den Haaren.* Wien, 1831. — Butzke, *Denkschrift über den Weichselzopf.* Berlin, 1859; etc.

1. *Ann. des mal. de la peau*, 1850-51, p. 141.

2. En dehors de l'exsudation grasse que provoque le bonnet de caoutchouc.

CHAPITRE XIX

GALE

1. La gale est l'ensemble des lésions cutanées dues à *l'acarus scabiei*, animal de la classe des arachnides.

2. *Historique.* Gale vient de *callus*, callosité; et par extension maladie qui rend la peau calleuse. « *Callus* avait déjà le sens de gale dans le latin du moyen âge [1]. »

« Scabies, quam nos vernaculo idiomate *la galle* vocare solemus », écrit Lorry en 1777 (p. 223). Ce passage justifie l'étymologie précédente par l'orthographe de « galle », et nous apprend le sens de *scabies* pour les médecins de l'époque.

Lorry dit que ce sens est celui de Celse. Il le dit sans doute d'après la tradition, car les quelques lignes que Celse consacre à la *scabies* [2] sont trop vagues pour définir quoi que ce soit. Le mot appartenait à la langue commune et se trouve dans les classiques (Cicéron, Virgile, Horace, etc.), avec la signification de maladie prurigineuse, au propre ou au figuré.

Celse ne mentionne pas le terme grec correspondant. Il dit seulement à propos de la forme intense de la maladie : « αγριαν, id est feram, Græci appellant »; ce qui ne nous apprend rien. De là un problème de terminologie : la *psora* des Grecs est-elle ou non la *scabies* des Romains? Les médecins les plus érudits des siècles précédents ont soutenu à cet égard des opinions différentes.

Un texte curieux rapporté par Hebra prouve que *l'acarus scabiei* était déjà connu au xiie siècle. Dans le 1er livre « *de*

1. Brachet, *Dict. étym. de la lang. franç.*
2. *De re medica*, V-XXVIII, 16.

plantis » d'un ouvrage intitulé « Physika » et écrit au XIIe siècle
par sainte Hildegarde, abbesse du couvent de Ruperts-Berg,
près Bingen, on trouve deux passages où il est question de
remèdes contre l'acare de la gale. « Ista (myntza major) con-
tundatur, et ubi *Suren* aut *Snevelzen* hominem comedendo
lœdunt, illud circa desuper ponatur et panno ligetur;..... et
ideo præfatos vermiculos mortificat, qui in carne hominis nascuntur. » — « Sed ubi *Suren* in homine sunt, ita quod car-
nem ejus exsiccant, eodem loco eam (bilsam) cum succo tere,
et *Suren* morientur [1]. »

Hebra ajoute : « Il est évident d'après ces divers passages
que les insectes de la gale étaient à ce moment appelés Suren [2]
ou Suern. En effet jusqu'à la fin du siècle dernier on les connaissait dans le peuple sous ce nom. »

Guy de Chauliac au XIVe siècle et Ambroise Paré au XVIe
connaissaient les *syrons*, « petits animaux toussiours cachéz
souz le cuir, sous lequel ils se traînent... excitant une
fascheuse démangeaison et gratelle ».

Lorry parle de plusieurs médecins de son temps « qui
credunt a vermibus pendere scabiem »; mais il n'est pas de
cet avis, pour des raisons qu'on pourrait croire empruntées
à Galien (p. 231).

Cinquante ans plus tard, on n'était pas plus avancé; on dis-
cutait encore la nature de la gale, le rôle du parasite, son
existence même; une mystification retentissante obligeait à
beaucoup de réserve, lorsque, en 1834, un étudiant corse,
Renucci, qui assistait à l'hôpital Saint-Louis aux leçons d'Alibert, lui dit que depuis longtemps les femmes de son pays
savaient extraire l'acare, et le montra séance tenante.

3. L'*acarus scabiei*, de la classe des arachnides, a huit
pattes et pas d'ailes. La femelle plus grosse que le mâle a
environ 1/2 millim. de longueur. Après la fécondation elle
creuse dans l'épiderme un canal, improprement appelé *sillon*,
dans lequel elle dépose ses œufs derrière elle à mesure qu'elle

---

1. Hebra, *Traité des mal. de la peau*, traduit par le Dr Doyon, t. I, p. 595.
Le chapitre de Hebra sur la gale est riche en documents précieux pour son
histoire.

2. Suren rappelle Syrons (vieux français).

avance. Quand elle a fini de pondre, elle meurt au fond du canal, d'où va sortir sa progéniture. Ce canal traverse obliquement la couche cornée et se termine en cul-de-sac dans le réseau muqueux. Il a en moyenne de 1/2 à 1 cent. de longueur; sa forme est celle d'une ligne brisée ou d'une courbe irrégulière. Sur son parcours la couche cornée est légèrement soulevée, et il tranche aussi par sa couleur grise ou noirâtre sur les parties voisines. Une loupe est utile pour le bien voir. Son entrée est indiquée par la rupture de la couche cornée, ou masquée par un vésicule. A l'autre bout du canal existe une petite saillie arrondie; c'est là qu'il faut chercher l'acare. On l'obtient facilement en glissant la lame d'un scarificateur ou d'un bistouri sous l'élevure qui le renferme. Pour étudier au microscope le sillon avec les œufs, on l'enlève tout entier d'un coup de ciseaux.

Les mâles et les jeunes acares sont beaucoup plus difficiles à découvrir dans les dépressions de l'épiderme, sous les croûtes, etc. Ils paraissent sédentaires pendant le jour et voyagent surtout pendant la nuit [1].

4. On contracte la gale en couchant dans les draps d'un galeux, soit avec lui, soit après lui. C'est ce qui a lieu souvent dans les auberges et les hôtels meublés où les mêmes draps de lit servent successivement à plusieurs personnes.

La contagion est très rare dans d'autres conditions. En revêtant le linge d'un galeux, on obtient sans doute le même résultat qu'en couchant dans ses draps, mais nous ne sommes plus au temps où cette pratique repoussante était employée dans un but thérapeutique [2].

A l'hôpital Saint-Louis, médecins, élèves, religieuses, infirmiers touchent journellement un grand nombre de galeux et ne contractent pas la gale. Il serait imprudent néanmoins de prolonger le contact.

La gale appartient à tous les âges depuis la première enfance jusqu'à la vieillesse, à toutes les conditions hygiéni-

1. Sur l'histoire naturelle des acares, voir Mégnin : *Les parasites et les mal. paras. chez l'homme, les anim. domest.*, etc. Paris, 1880.

2. « Asthmata, inflammationes, febres mali moris, apposito indusio scabioso, sanatas videmus. » Lorry, p. 231, Paris, 1777.

ques et sociales. Les gens qui changent souvent de lit, soit pour leurs affaires, soit pour leurs plaisirs, y sont plus exposés que les autres. Elle atteint surtout les pauvres. Chaque jour, à la consultation externe de l'hôpital Saint-Louis, le médecin de service délivre en moyenne vingt à trente cartes pour la « frotte ».

La gale ne se transmet pas seulement de l'homme à l'homme; elle se transmet aussi de l'animal à l'homme et de l'homme à l'animal; mais il semble que chaque espèce animale ait une variété d'acare qui lui soit propre et s'acclimate moins facilement sur les autres espèces. La gale d'origine animale est en effet plus légère que la gale d'origine humaine, ou se traduit par des symptômes différents.

5. Nous distinguons dans la gale trois ordres de symptômes objectifs ou de lésions.

A. Celles qui sont produites directement par l'acare.

B. Les lésions de grattage.

C. Les lésions d'inoculation.

A. Les lésions produites directement par l'acare sont les sillons précédemment décrits, des papules et des vésicules.

Le sillon est pathognomonique; un seul suffit au diagnostic. Comme toutes les lésions de la gale, il a ses lieux d'élection. Chez certains malades les sillons sont en grand nombre et faciles à découvrir, chez d'autres leur recherche est plus délicate. Nous verrons qu'elle n'est pas nécessaire, que des signes plus apparents permettent de reconnaître la gale, d'un coup d'œil, sans crainte de se tromper.

Certaines éraflures linéaires de l'épiderme, produites par les ongles, peuvent simuler les sillons; mais avec un peu d'habitude on évite facilement l'erreur.

Les papules sont grosses comme une graine de chènevis, rouges, écartées les unes des autres, disséminées sur de grandes surfaces, recouvertes le plus souvent d'une croûtelle sanguine produite par le grattage. Elles répondent au prurigo, dans le sens willanique du mot (voir II, 3), et ne se distinguent de celles de la phtiriase et du prurigo de Hebra que par les régions où elles prédominent.

Les vésicules ont les mêmes localisations prédominantes.

Elles sont grosses comme une graine de millet ou de chènevis, plus rarement comme un pois, bien tendues, transparentes. Au bout de quelques heures, leur liquide se trouble, devient purulent, et elles s'entourent d'une aréole congestive; ce sont alors des pustules. Cette transformation purulente du contenu des vésicules est due, comme toujours, à l'introduction des organismes pyogènes de l'extérieur, à travers la couche cornée soulevée.

La gale, produisant directement trois lésions distinctes, sillons, papules, vésicules, est polymorphe; mais la proportion relative de ces trois lésions varie beaucoup suivant les sujets. On rencontre même des malades qui semblent n'avoir que des papules excoriées par le grattage; les vésicules font défaut, et les sillons sont rares, difficiles à trouver. Ces gales papuleuses, monomorphes, comme nous les appelons, sont quelquefois d'origine animale.

Le prurit est constant; très vif dans la plupart des cas, il augmente tous les soirs, peu après le coucher. Parfois il est inconscient; les malades qui disent n'avoir pas de démangeaisons, présentent néanmoins des lésions de grattage accentuées. Il survit pendant plusieurs jours à la destruction des acares, et d'autant plus longtemps que la gale est plus ancienne. Le fait a son importance au point de vue du traitement.

Prurit à part, la gale ne retentit d'aucune manière sur l'état général; tout ce que nos anciens ont écrit sur ses effets dépuratifs et révulsifs, sur les dangers de sa suppression est relégué depuis longtemps dans le domaine de l'histoire..

B. Les lésions de grattage — croûtelles sanguines, pigmentation de la peau, infiltration lichénoïde du derme — sont, au siège près, identiques à celles de la phtiriase et du prurigo de Hebra; il est donc inutile de revenir sur une description déjà faite.

Comme toujours le grattage appelle l'eczéma chez les sujets prédisposés. Il est sec ou humide, limité ou étendu, et souvent plus apparent que les lésions de la gale elle-même. Il entraîne alors forcément une erreur de diagnostic, si le médecin ignore que l'eczéma pur, non compliqué ne s'accompagne pas de lésions de grattage. Or le traitement de l'eczéma reste illusoire tant que les acares ne sont pas détruits ; et nous voyons souvent des malades traités sans succès comme eczémateux depuis des mois et des années, qui sont guéris avec une frotte.

Au lieu de suivre la gale, l'eczéma peut la précéder ; mais peu importe, dans tous les cas le malade doit être traité comme galeux d'abord, comme eczémateux ensuite.

C. Les lésions d'inoculation — impétigo, ecthyma, furoncles, etc. — sont toujours dues aux organismes pyogènes de l'extérieur. De même que les lésions de grattage, elles n'ont ici rien de spécial que leurs localisations.

Toutes les lésions de la gale, lésions directes et indirectes, prédominent donc en certains points. Et cette prédominance qui saute aux yeux, quand on examine le malade nu, fixe immédiatement le diagnostic.

Les sièges d'élection sont :

1° La paroi antérieure du creux axillaire.

2° Les surfaces comprises entre deux lignes horizontales, l'une passant par l'ombilic, l'autre par le tiers inférieur des cuisses (lignes de Hebra). Elles comprennent les fesses et la verge. Sur le gland une papule acarienne à base indurée, à surface excoriée, peut simuler un chancre syphilitique. Parfois le malade ne parle que de cette lésion qui le preoccupe ; et si on omet d'examiner la peau tout entière, on est exposé à une erreur de diagnostic.

3° La face antérieure du poignet et les espaces interdigitaux. C'est à dessein que nous ne les plaçons qu'en troisième ligne. Les formes légères du dyshidrosis (I, 13) peuvent faire croire à une gale commençante ; mais un regard sur les localisations 1 et 2 lève la difficulté.

4° Le bord interne du pied et le pourtour de la malléole interne. Chez les jeunes enfants, le pied (plante et bords) est la localisation la plus importante.

5° Le pourtour du mamelon chez la femme.

Sur les autres parties de la surface cutanée, les lésions de la gale sont plus rares, plus espacées. Les régions pilaires, surtout le cuir chevelu, sont épargnés. A la face, les lésions directes et les lésions de grattage font défaut, excepté chez les jeunes enfants; mais les lésions d'inoculation peuvent y exister à tous les âges. Dans la gale récente tous les lieux d'élection ne sont pas envahis. Quand la phtiriase du corps complique la gale, il va sans dire qu'on observe simultanément les localisations prédominantes des deux affections.

6. *Gales anomales*. M. Er. Besnier nous a montré dans son service un homme rouge et squameux de la tête aux pieds, dont l'ensemble symptomatique ne rappelait en rien celui de la gale et ne ressemblait à rien de connu en dermatologie.

« *Observation*. Homme de vingt-quatre ans, entré à l'hôpital Saint-Louis, service de M. Ernest Besnier, salle Devergie, n° 13, avril 1892 ; M. Sabouraud, interne.

Homme vigoureux, bien portant, cheveux blond clair, conducteur de chevaux de halage, et montant par conséquent habituellement sur ces animaux, couchant à l'écurie.

Il vint à l'hôpital pour une éruption généralisée à la presque totalité du corps, prurigineuse, qui aurait, au moment de l'entrée à l'hôpital, six semaines de durée. Cette éruption est née sans aucune cause à lui connue; elle n'a été provoquée ni accrue par aucune application quelconque. A l'entrée à l'hôpital, l'aspect général de ce malade est tout à fait extraordinaire : la presque totalité du corps est d'une coloration rouge intense, tandis que sur certains points s'accumulent en couches épaisses, des croûtes ou concrétions plâtreuses, sèches, dures, rudes, adhérentes, d'un jaune de soufre.

La rougeur occupe presque tout le corps y compris la face et le cuir chevelu; les nappes de concrétions jaune paille plâtreuses s'accumulent à la nuque, à la face qu'elles occupent presque entière, ne laissant que des îlots de réserve au front et au centre; les sourcils, la barbe sont profondément occupés par des nappes croûteuses. Les concrétions croûteuses se retrouvent encore sur le dos des mains, aux régions radio-carpiennes. Partout où elles existent, et à leur périphérie, la peau est rouge, épaisse, lichénifiée. La rougeur est de teinte vive, érythémateuse et criblée d'une multitude infinie de vésicules miliaires petites; acuminées, isolées, translucides ou opaques, persistantes, se renouvelant incessamment et ne donnant lieu, sauf aux points sus-indiqués, à aucune érosion, à aucun exudat concrescible. Sur toute la surface, la peau est halitueuse, incessamment baignée d'une sueur profuse. C'est seulement sur le col, aux extrémités supérieures et aux régions pilaires que les vésicules sont sous-tendues par des folliculites dont la réunion constitue de grandes nappes d'infiltration dermique, recouvertes ou non de l'enduit croûteux signalé ci-dessus.

Le pénis est rouge, infiltré, couvert de vésicules avec ou sans folliculites et lichénisation.

En quelques points, on trouve des nodules isolés ayant quelque analogie avec les épidermites déterminées par l'acare de la gale ; mais aucun de ces éléments ne se présente avec des caractères assez précis pour permettre de faire un diagnostic ferme et d'emblée.

Dans les espaces interdigitaux, on voit se prolonger les concrétions croûteuses signalées sur le dos de la main ; on trouve, comme sur le pénis, des ébauches de sillons, mais, comme sur le pénis, leurs caractères sont altérés par les lésions surajoutées.

Avec cela un prurit relativement modéré, pas une seule pustule proprement dite. Une seule petite collection épidermiodermique fut faite sur le bras gauche, à la suite d'une application partielle de pommade au naphtol.

L'évolution de toutes ces lésions est spontanée ; aucune intervention n'est venue au dehors ; pendant trois semaines d'observation je n'ai constaté chez le patient aucune variation dans le processus cutané, toujours persistant et naissant malgré le repos, l'éloignement des causes professionnelles, la sobriété et l'hygiène aussi complète que possible [1]. »

L'examen microscopique des squames croûteuses a montré qu'elles contenaient un grand nombre d'acares, que M. Mégnin a reconnus semblables à ceux des grands herbivores (lama, girafe) et surtout du cheval — plus grands d'un quart en tous sens que ceux de l'homme ; taches rondes, fauves, symétriques sur la face inférieure du corps [2].

---

1. Ern. Besnier, *Soc. de derm.*, 12 mai 1892, *Bull.*, p. 258.
2. Note de M. Mégnin transcrite par M. Er. Besnier, *loc. cit.*

Cette observation unique dans la science servira de guide en présence des cas du même genre. Mais nous ne voudrions pas laisser le lecteur sous cette impression que la gale d'origine équine doit se présenter toujours sous une telle forme. Nous en avons observé plusieurs cas qui n'avaient rien de semblable. Sur un de nos malades la gale, qui ne pouvait venir que du cheval, était monomorphe; elle se caractérisait exclusivement par des papules recouvertes d'une croûtelle sanguine (prurigo willanique), disséminées sur toute la surface cutanée, la face exceptée. La guérison fut rapide avec une frotte.

La *gale de Norvège* a été signalée pour la première fois chez les lépreux par Danielssen et Boeck [1] et étudiée ensuite par Hebra. Elle n'est propre ni aux lépreux, ni à la Norvège; mais nous ne la voyons jamais à Paris. Féréol [2] en a cependant recueilli une observation dans le service de Cazenave. Le malade venait des Côtes-du-Nord.

Sur de grandes surfaces et particulièrement à la paume des mains, à la plante des pieds, aux coudes, aux genoux, sur le cuir chevelu, à la nuque, etc., existent des squames croûteuses épaisses. Les ongles sont épaissis, déformés, caséeux. Dans les squames croûteuses et les ongles on voit au microscope un grand nombre d'œufs et d'acares, qui, selon M. Mégnin, seraient semblables à ceux des grands carnassiers. La gale de Norvège serait donc une gale d'origine animale. Cependant Boeck dit que la gale norvégienne transmise à une personne en bonne santé redevient une gale ordinaire; la question appelle donc de nouvelles recherches.

7. *Traitement.* Avant tout, il faut détruire les parasites; le reste est du temps perdu. Il faut les détruire, quelles que soient l'étendue, l'intensité des lésions de grattage et d'inoculation. La frotte agit sur ces lésions, *quand elles sont d'origine acarienne*, mieux que le cataplasme le plus émollient. Il est bien rare qu'on doive la reculer de quelques jours, pen-

1. *Traité de la Spedalskhed ou Eléphantiasis des Grecs*, traduit par Cosson, 1848.
2. *Observ. de gale insolite. Gaz. méd.*, 1856, p. 621.

dant lesquels le malade se baigne plusieurs fois et se couvre de compresses fraîches ou de cataplasmes de fécule.

Pour que la frotte agisse bien, il importe que la peau soit nettoyée et que *l'épiderme soit ramolli*. Le malade doit donc prendre un bain simple, tiède, prolongé, immédiatement avant la frotte. Dans le bain on détachera autant que possible les croûtes et la crasse. Après la frotte le malade conserve la pommade sur la peau jusqu'au lendemain matin; alors seulement il s'en débarrasse dans un nouveau bain simple. On peut y ajouter du son, de l'amidon, cela est sans importance; mais il ne faut pas y ajouter des substances irritantes, carbonate de potasse ou savon. De même on se gardera de savonner le malade et de le frictionner avec un linge rude avant la frotte. Elle doit être faite vigoureusement sur toute la surface du corps, face et cuir chevelu exceptés. Il ne faut économiser ni le temps, ni la pommade. Le malade ne peut se frictionner convenablement lui-même sur les régions postérieures; ailleurs il frottera d'une main timide si la peau est sensible. Il convient donc que la frotte soit pratiquée par une autre personne.

Le soufre a fait ses preuves contre les acares. On peut varier de cent manières la formule de la pommade soufrée, on peut la compliquer, la parfumer, etc. ; mais à quoi bon?

Toutes les substances qu'on ajoute au soufre et à l'axonge sont inutiles et nuisibles à cause de leur action irritante. Tel est le carbonate de potasse qui entre dans la pommade d'Helmerich et dans toutes ses modifications.

Nous préférons le soufre précipité au soufre sublimé (fleur de soufre) parce qu'il est plus fin, plus divisé et par suite plus pénétrant. Nous préférons l'axonge à tout autre excipient, parce qu'il n'en est aucun qui fasse mieux pénétrer dans l'épiderme les substances incorporées. Sous ce rapport, elle est très supérieure à la vaseline. Nous formulons donc :

> Soufre précipité.............. 60 grammes.
> Axonge fraîche 300   —

Pour les très jeunes enfants nous réduisons de moitié la quantité de soufre :

Soufre précipité.............   15 grammes
Axonge fraîche...............   150   —

Voici d'autres formules :
Pommade d'Helmerich modifiée par Hardy :

Soufre.....................   50 grammes
Carbonate de potasse........   25   —
Axonge.....................   300   —

Pommade de Wilkinson modifiée par Hebra :

Fleur de soufre............ }
Huile de hêtre............. } āā 40 grammes
Savon vert................. }
Axonge.................... } āā 160   —
Craie blanche pulvérisée......   10   —

Pommade de Kaposi (employée dans sa clinique depuis 1881) :

Naphtol....................   30 grammes.
Savon vert.................   100   —
Axonge....................   200   —
Craie blanche pulvérisée......   20   —

Après la frotte, le malade doit changer de linge et de draps; cela va sans dire. Le passage à l'étuve des vêtements, chaussures, couvertures s'impose pour tous les malades de l'hôpital, et quelquefois aussi ailleurs. C'est ce que le médecin apprécie facilement dans chaque cas particulier.

Une seconde frotte est rarement nécessaire si la première a été bien faite; elle est souvent nécessaire pour les malades qui ont subi le traitement externe de la gale à l'hôpital Saint-Louis, parce qu'ils retournent coucher dans les mêmes draps ou les mêmes couvertures [1].

Après la frotte, il se produit toujours une détente considérable du prurit et des phénomènes inflammatoires; les acares

1. Les uns négligent l'avis inscrit sur la carte qu'on leur délivre pour la frotte; les autres ne peuvent pas suivre cet avis, parce qu'ils logent en garni et qu'on ne leur laisse pas apporter leurs couvertures à l'étuve. Nous avons fait la même remarque à propos de la phtiriase.

sont morts; mais le traitement n'est pas fini. En l'absence
de tout eczéma, le prurit persiste pendant quelques jours,
quelques semaines, dans les gales anciennes. Le fait est constant, et le malade doit en être prévenu. Quelques bains, qui
ne doivent être ni trop longs ni trop rapprochés, et des onctions avec la pommade à l'oxyde de zinc suffisent dans la
plupart des cas. Si le prurit se prolonge, on rassurera le
malade, on le détournera d'une nouvelle frotte, des bains
sulfureux, des bains de vapeur, etc., de tout ce qui excite la
peau. L'occlusion si puissante contre d'autres prurits est ici
inefficace. On en est donc réduit à gagner du temps au moyen
des lotions et des pommades dites anti-prurigineuses :

Glycérolé d'acide tartrique...............	1/20
— — phénique...............	1/100
Pommade au naphtol.................	1/20
— — menthol...............	1/50
— à l'acide salicylique............	1/50
Etc.	

L'eczéma qui survit à la gale doit être traité comme tout
autre eczéma, par l'enveloppement dans la toile de caoutchouc,
suivant la méthode que nous avons longuement exposée.

Le traitement des lésions d'inoculation ne présente non
plus rien de particulier.

La pigmentation de la peau persiste pendant des mois et
des années ; d'autant plus longtemps que la durée de la gale
elle-même a été plus longue. Nous n'avons encore aucun
moyen de l'effacer.

8. On a beaucoup exagéré les accidents consécutifs au
traitement rapide de la gale. Quand on la constate sur un
malade atteint d'une affection aiguë, fébrile, on attend la
convalescence pour pratiquer la frotte, parce que, tant que
dure la fièvre, le prurit cesse ou diminue beaucoup ; mais
nous ne verrions aucun inconvénient à agir autrement (à condition, bien entendu, que le malade soit frotté dans son lit).
On redoute les refroidissements que le traitement de la gale
peut occasionner dans le cours d'une maladie chronique ; c'est
une question de chauffage.

Les balsamiques administrés à hautes doses provoquent souvent une albuminurie transitoire. Il n'est donc pas surprenant qu'une friction énergique pratiquée sur de grandes surfaces excoriées avec une pommade au styrax, au baume du Pérou, etc., ait le même résultat. C'est une raison pour ne pas employer les balsamiques dans le traitement de la gale.

On a dit que la frotte, telle qu'on la pratique à l'hôpital Saint-Louis, était 91 fois sur 100 suivie d'albuminurie. Si cela était exact, il y aurait lieu de partager les craintes qu'inspirait à nos anciens la guérison rapide de la gale; mais nos observations conduisent à une conclusion différente. L'urine de *tous* nos malades est examinée à leur entrée dans nos salles; les propositions suivantes reposent donc sur plusieurs milliers de faits :

1° L'albuminurie chronique est tellement rare dans les dermatoses communes — gale, eczéma, psoriasis, etc., — quelles que soient leur étendue et leur intensité, que quand on la constate, on ne peut y voir qu'une coïncidence.

2° L'albuminurie transitoire se rencontre dans les maladies de la peau comme ailleurs. Voici comment les choses se passent. Un malade jeune ou vieux, vigoureux ou débilité, entre à l'hôpital pour une dermatose quelconque, gale, eczéma, etc.; le jour de son entrée l'urine est albumineuse. Nous nous abstenons alors systématiquement de toute thérapeutique, de toute hygiène particulière; et deux ou trois jours plus tard l'albuminurie a disparu. On peut faire frotter le malade dans l'intervalle; cela ne change rien au résultat. Mais si on a omis d'examiner l'urine avant la frotte, il est facile de lui attribuer ce qui ne lui appartient pas. Quand on ne connaissait pas les albuminuries transitoires, cette erreur était plus facile encore.

3° Si on n'a pas constaté d'albuminurie avant la frotte, on n'en constate presque jamais après.

Dans les cas très exceptionnels où la frotte est suivie d'albuminurie persistante avec anasarque, il est donc probable qu'une néphrite ancienne, latente a subi une poussée sous l'action d'un refroidissement.

<h1 style="text-align:center">CHAPITRE XX</h1>

<h1 style="text-align:center">PITYRIASIS VERSICOLOR. — ERYTHRASMA.
PIEDRA</h1>

1. LE PITYRIASIS VERSICOLOR est une lésion de l'épiderme due
à un champignon, le *microsporon furfur*, ainsi nommé par
Robin, et découvert par Eichstedt en 1846 [1].

C'est un pityriasis dans le sens willanique du mot, c'est-à-
dire une affection squameuse, dont les squames furfuracées
reposent sur des surfaces non surélevées et de couleur quelconque. Le qualificatif versicolor n'est pas heureux, car les
éléments éruptifs sont remarquables par l'uniformité de leur
couleur, sur le même individu ; mais il n'y a pas lieu de changer
les dénominations sur lesquelles tout le monde s'entend.

2. Le microsporon furfur comprend des spores et un mycélium. Les spores forment des groupes irréguliers qu'entourent
et relient des tubes courts disposés en réseau irrégulier. Ce
champignon siège exclusivement entre les lamelles cornées
de l'épiderme et ne pénètre pas dans l'intérieur des poils ni
des follicules. On en constate facilement l'existence (voir ci-
dessous, ch. XXIII).

3. Le pityriasis versicolor n'est pas rare chez l'adulte. On
ne l'observe ni chez l'enfant, ni chez le vieillard. Il est particulièrement fréquent chez les tuberculeux, mais se rencontre
aussi sur des gens bien portants. Il est inoculable et contagieux ; toutefois la contagion suppose le contact prolongé, le
frottement des deux épidermes ; et presque toujours l'origine
de la maladie reste indéterminée.

1. *Froriep's Notizen*, 1846, t. XXXIX.

Le thorax (faces antérieure et postérieure) est le siège habituel du pityriasis versicolor; il est rare sur les membres et n'occupe jamais la face, les mains, les pieds. Il forme des taches de couleur café au lait plus ou moins foncé suivant les individus, mais de même teinte sur le même sujet. Ces taches sont de niveau avec les parties voisines, assez bien limitées, sans aréole congestive. Leurs dimensions et leur figure sont très variables. Elles recouvrent sans discontinuité de grandes surfaces; ailleurs elles ont les dimensions de l'ongle et des bords irréguliers comme les taches du pityriasis rosé; plus rarement elles sont lenticulaires, arrondies. Autour des grandes taches, il en est de plus petites. Les surfaces malades desquament légèrement en lamelles furfuracées. Avec l'ongle ou un instrument tranchant, on détache facilement un lambeau d'épiderme toujours envahi par le champignon. Le prurit est très modéré, et souvent les malades portent leur pityriasis versicolor depuis des mois ou des années sans y faire attention.

La progression est lente, irrégulière; et si la guérison apparente est facile, les récidives sont fréquentes. Elles tiennent sans doute à ce que le parasite n'a pas été enlevé partout et a proliféré de nouveau.

Le diagnostic n'offre généralement pas de difficultés, même sans le secours du microscope; en cas de doute, il est toujours facile de constater le champignon.

L'eczéma sec en macules disséminées, à desquamation pityroïde (pityriasis rosé), et les taches pigmentaires peuvent seuls simuler le pityriasis versicolor.

Dans le premier cas, la rougeur congestive, la desquamation plus abondante, le prurit plus vif, l'évolution plus rapide suffisent presque toujours à trancher la question. Nous avons cependant rencontré quelques cas ambigus où un diagnostic ferme ne pouvait être posé avant l'examen microscopique. Pour ce qui concerne les taches pigmentaires, pas de difficulté possible; la couche cornée est intacte, ne desquame pas et n'est pas entamée par l'ongle. Cependant la confusion a duré pendant longtemps. Sennert [1] au commencement du xviie siècle a distingué les *macules hépatiques* des macules pigmentaires. Willan a appelé pityriasis versicolor les taches hépatiques de Sennert; mais dans Bateman la distinction est encore bien vague. Eichstedt en découvrant un champignon dans les macules hépatiques a tranché définitivement la question.

4. Bazin [2] et d'autres auteurs regardent le *pityriasis nigra* de Willan comme une variété du pityriasis versicolor. Cela est incompréhensible. Bateman [3] consacre au pityriasis nigra dix lignes qui ne nous apprennent pas ce qu'il est, mais prouvent surabondamment qu'il n'est pas un pityriasis versicolor. En effet le pityriasis nigra de Willan est une affection boutonneuse, atteint les enfants, porte sur les doigts et les orteils.

5. *Traitement.* Le but du traitement est de provoquer l'élimination de la couche cornée infiltrée de champignons. On y parvient rapidement avec la vaseline et le savon. La vaseline, avons-nous dit, ramollit les tissus cornés; sous ce rapport elle est bien supérieure à l'axonge. On frictionne donc les surfaces malades avec de la vaseline et on en laisse sur la peau. Quelques heures plus tard, on savonne à l'eau chaude. Après le savonnage, nouvelle application de vaseline; et ainsi de suite. En quelques jours tout est fini. On peut incorporer à la vaseline une substance parasiticide; mais la guérison n'en est ni plus rapide, ni plus sûre. On évitera les substances qui ont de l'odeur et celles qui tachent le linge; nous ne comprenons pas les traitement malpropres quand on peut s'en passer.

Voici quelques formules de pommades :

Précipité blanc.........	1 p. 30 de vaseline.	
— jaune..........	—	—
Précipité rouge.........	1 p. 30 de vaseline.	
Turbith minéral........	—	—
Acide salicylique........	—	—
Soufre sublimé..........	2 p. 30	—
Résorcine..............	—	—
Etc.		

<hr>

1. *Med. pract.*, v, 3, I, 6.
2. *Leçons sur les aff. paras.*, 2e éd., 1862, p. 228.
3. Trad. franç., 2e éd., 1820, p. 82.

On peut compliquer la formule en y introduisant plusieurs bases ou plusieurs excipients (lanoline, axonge). Cela est sans valeur.

Au lieu du savon de toilette ou du savon vert, on peut employer l'un quelconque des savons médicinaux de Cavaillés ou de Vigier (savons mercuriel, salicylé, boriqué, sulfureux, au naphtol, à la résorcine, etc.).

Le malade doit prendre un bain tous les jours ou tous les deux jours, et on profitera du bain pour y faire un savonnage. Au lieu de bains simples on peut prescrire des bains alcalins ou des bains sulfureux, quand ils ne sont pas contre-indiqués. Si le malade prend des bains sulfureux, il s'abstiendra de pommade et de savon à base mercurielle, sous peine d'avoir la peau teinte en noir.

Quand le pityriasis versicolor est limité, la teinture d'iode en badigeonnages, deux fois par jour, est un moyen excellent, qui remplit à la fois deux indications : tuer le parasite et accélérer l'élimination de la couche cornée.

Le malade n'est généralement pas guéri, quand il croit l'être. Là où la peau a repris sa couleur normale, la curette et le microscope décèlent encore du champignon, dans les infundibula pilaires. « Quand on observe la récidive, c'est par là qu'on la voit débuter, et à l'origine le pityriasis versicolor est toujours périfolliculaire ou péripilaire [1]. » Il faut donc prolonger le traitement quelques jours au delà de la guérison apparente. Il faut aussi prescrire au malade de revenir aux moyens indiqués une ou deux fois par semaine, pendant plusieurs semaines.

On fera passer à l'étuve les vêtements qui ont été en contact immédiat avec la peau. Mais cela n'a pas lieu pour tous les malades; il en est qui peuvent se borner à changer de linge.

6. L'ÉRYTHRASMA (de ερυθρος, rouge) est une lésion de l'épiderme due à un champignon, le *Microsporon minutissimum*, découvert et dénommé par Burchhardt [2] en 1859. La dénomination d'érythrasma a été introduite par von Bärens-

1. E. Besnier et A. Doyon, *loc. cit.*, t. II, p. 862.
2. *Preuss. Vereinszeitung*, 1859.

prung [1], qui a donné après Burchhardt une courte description de la maladie. Mais tout cela avait passé inaperçu. « Il a fallu en quelque sorte que nous en fassions à nouveau la découverte clinique », dit avec raison M. Er. Besnier. Tout le monde, à Paris et ailleurs, ignorait l'érythrasma, le confondait soit avec l'eczéma sec, soit avec la trichophytie, lorsque parurent les notes de la première édition française de Kaposi [2] et le travail de M. Balzer [3].

7. Le microsporon minutissimum occupe exclusivement la couche cornée et ne pénètre pas les poils. Les spores et les tubes de mycélium sont remarquables par leurs petites dimensions. En s'introduisant entre les lamelles cornées ils ne les dissocient pas comme le microsporon furfur; on ne peut, comme dans le pityriasis versicolor, enlever un lambeau d'épiderme avec l'ongle ou la curette.

Pour la recherche du parasite, voir ci-dessous, ch. XXIII.

L'érythrasma appartient à l'âge adulte; on ne le rencontre ni chez l'enfant, ni chez le vieillard. Il est très rare chez la femme.

Köbner [4] l'a inoculé en 1866; mais en clinique son origine est toujours inconnue.

Son siège d'élection est la partie interne et supérieure des cuisses, d'où il gagne la partie correspondante du scrotum; en seconde ligne, la région axillaire; il est très rare ailleurs. La lésion est habituellement symétrique; mais celle d'un côté retarde presque toujours sur l'autre, est moins étendue.

Dans les régions indiquées, on voit une large tache, grande par exemple comme la paume de la main, non surélevée au-dessus des parties voisines, à bord net, arrondi. Cette tache est de couleur rouge brique plus ou moins foncé, et de même couleur sur toute sa surface. Elle est sèche, très peu desquamante. Les squames sont furfuracées. Il y a peu de prurit; et beaucoup de malades ne s'inquiètent pas de leur érythrasma, qu'on découvre en les examinant à

1. *Ann. der Charitekrankh.*, 1862.
2. Trad. de Kaposi, 1re éd. franç., 1881, t. II, p. 446.
3. *Ann. de derm.*, 1883, p. 681. Voir aussi : Balzer et Dubreuilh, *Ann. de derm.*, 1884, p. 597. — G. Riehl. Wien med. Wochensch., 1884, p. 1210.
4. *Canstatts Jahresbericht*, 1867, p. 485.

un autre point de vue. La durée de l'affection est indéfinie, quand elle n'est pas traitée.

Le diagnostic est généralement facile, sans le secours du microscope. La trichophytie et l'eczéma sec prêtent seuls à la confusion. Dans le premier cas la tache est plus rouge, elle s'efface au centre, tandis qu'elle s'étend à la périphérie ; les bords sont légèrement surélevés et desquament en lamelles fines. Dans le second cas la desquamation est large, abondante ; la lésion s'échauffe facilement et suinte ; ses bords ne sont pas nets, tranchants ; sa figure est irrégulière ; le prurit est vif. En cas de doute, le microscope tranche facilement la question [1]. Il importe de ne pas confondre l'eczéma avec l'érythrasma ; car le traitement du premier est sans effet sur le second ; et le traitement du second exaspère le premier. A défaut de microscope, c'est même là un élément de diagnostic.

8. *Traitement.* Quand les régions malades sont irritées artificiellement par la sueur, la malpropreté, etc., il faut d'abord écarter cette complication avec quelques bains, des lotions, de la poudre de talc ou de sous-nitrate de bismuth.

Contre l'érythrasma, il n'est pas de moyen plus sûr, plus rapide, plus commode que la teinture d'iode en badigeonnages sur les taches et un peu au delà. En quelques jours la guérison est obtenue. Chez certains sujets, la teinture d'iode appliquée deux fois par jour provoque bientôt de la rougeur et de la douleur. Il faut alors interrompre les badigeonnages et saupoudrer avec l'amidon, on revient ensuite à la teinture d'iode.

9. PIEDRA. La piedra est une lésion des cheveux due à un champignon, qui n'a pas encore reçu de nom particulier.

Lindemann l'a observé le premier sur des chignons artificiels (1867) ; d'où le nom de chignon-fungus qui lui a été donné en Angleterre.

Osorio (de Bogota) a décrit l'affection sous le nom de piedra, usité en Colombie, où elle est très commune (1876).

---

1. La recherche du microsporon minutissimum exige cependant un certain exercice.

M. Desenne a adressé une note à l'Académie des Sciences sur le parasite de la piedra (1er juillet 1878).

Ce sont surtout les travaux de M. Juhel-Rénoy [1] qui ont fait connaître en France cette maladie exotique. La dénomination de *trichomycose nodulaire* proposée par l'auteur est inutile et trop extensive. Les mots, comme piedra, qui n'ont par eux-mêmes aucune signification scientifique, sont d'ailleurs préférables aux autres, parce qu'ils se prêtent à toutes les transformations de la science.

10. La piedra ne se rencontre pas à Paris; elle est très commune en Colombie, et a été vue exceptionnellement ailleurs. Elle occupe les cheveux des femmes; très rarement la barbe. Sur les cheveux on constate un grand nombre de petites nodosités plus sensibles au toucher qu'à la vue, disposées irrégulièrement sur la tige et formant autour d'elle des anneaux complets ou incomplets. Elles sont dures et produisent sous le peigne un bruit de crépitation. Ces nodosités ressemblent à des lentes, mais sont beaucoup plus petites. Elles sont constituées par un champignon (spores et mycélium) qui reste à la surface du cheveu sans jamais pénétrer dans son intérieur [2], ni intéresser le cuir chevelu.

11. Des renflement nodulaires dus à d'autres causes peuvent simuler la piedra. L'examen clinique et la loupe suffisent pour reconnaître les lentes, l'aplasie moniliforme (XV, 7), la trichorhexis nodosa (XV, 8).

Pour constater le champignon piédrique, voir ci-dessous, ch. XXIII.

12. Les conditions dans lesquelles les femmes de Colombie contractent la piedra sont encore indéterminées. La contagion est très probable; mais ce n'est pas une raison pour isoler les malades et leur couper les cheveux ras, comme on l'a conseillé. Un tel traitement serait dix fois pire que le mal.

Puisque le champignon n'infiltre pas les cheveux, reste toujours à leur surface, on doit pouvoir l'atteindre avec les

---

1. *Dict. encycl.*, Art. Piedra, 1887. — *Ann. de derm.*, 1888, p. 777. — Juhel-Rénoy et G. Lion, *ibid.*, 1890, p. 765.

2. Voir la planche jointe au travail de Juhel-Rénoy, *Ann. de derm.*, déc. 1888.

parasiticides. MM. Juhel-Rénoy et G. Lion [1] disent que la
teinture d'iode et l'éther de pétrole n'attaquent pas les
anneaux piédriques, tandis que l'eau chaude et la solution de
sublimé, même à froid, semblent les désagréger rapidement.
Le cas échéant nous essaierions donc la solution de sublimé
(1 p. 300 d'eau ou d'alcool) et l'onguent napolitain.

13. Des parasites autres que ceux de la piedra, peuvent
aussi produire des renflements nodulaires sur les poils.

A. Chez les personnes qui ont les poils roux et de l'hyperidrose axillaire, la sueur de l'aisselle présente quelquefois une
couleur rouge. Les poils de la région sont alors chargés de
petites granulations dues à des parasites dont le rôle pathogénique est encore controversé. Ce sont des micrococci disposés en lignes rayonnantes et plongés dans une substance
amorphe qui les agglutine en zooglée. Souvent décolorés
sur le bord de la zooglée, ils présentent ailleurs une couleur
jaune, brune ou rouge. Le même parasitisme a été observé
sur les poils du pubis. Il est très commun à l'aisselle chez
des personnes qui n'ont pas de sueurs colorées (Balzer et
Barthélémy) [2]. La question réclame donc de nouvelles
recherches.

B. M. Raymond [3] a vu sur les poils des grandes lèvres
d'un bon nombre de femmes, des nodosités dues à un diplo-
coque. Il désigne la lésion dont il s'agit sous le nom de
trichorhexis nodosa; mais rien ne prouve que l'affection ainsi
nommée, dont il a été question (XV, 8), soit due au parasite
observé par M. Raymond.

1. *Loc. cit.*, p. 772.
2. *Ann. de derm.*, 1884, p. 317. Pour l'indication des travaux étrangers sur
le parasite de la sueur rouge, voir Besnier et Doyon, 2e éd., t. II, p. 230.
3. *Ann. de derm.*, 1891, p. 568.

CHAPITRE XXI

TRICHOPHYTIE

1. La trichophytie est l'ensemble des lésions cutanées dues au *trichophyton tonsurans*, champignon que Malstem a dénommé ainsi et décrit en 1844 [1]. Antérieurement Gruby l'avait signalé trois fois, croyant avoir découvert trois pararites différents. Quelques détails sur ce coin d'histoire ne seront pas superflus.

En 1842, Gruby adressa à l'Académie des sciences [2] une note sur un champignon découvert par lui dans la racine des poils de la barbe, et lui donna le nom de *mentagrophyte*. Contesté par Bazin, par Robin, etc., il n'a pu prendre rang dans le cadre dermatologique. Et cependant, il s'agissait bien de ce qu'on a appelé plus tard *trichophytie de la barbe* [3]. Dans la 2ᵉ édition de ses *Leçons sur les affections cutanées parasitaires* [4], Bazin rappelle que, le premier, il a nié l'existence du mentagrophyte « en prouvant qu'il n'était autre que le trichophyton tonsurant ». Prouver l'identité de ces deux parasites, c'était confirmer l'existence du premier.

En 1843, deuxième note de Gruby, à l'Académie des sciences [5], sur un deuxième champignon découvert dans le

1. Stockholm, 1845, mémoire traduit en allemand in *Arch. für Anat. und Phys. von J. Müller*, 1848.
2. *C. R.*, 1842, 2ᵉ sem., p. 512 : « Sur une espèce de mentagre contagieuse résultant du développement d'un nouveau cryptogame dans la racine des poils de la barbe de l'homme. »
3. Voir même chap., 12.
4. Rédigées et publiées par A. Fouquet, 1862, p. 212.
5. *C. R.*, 1843, 2ᵉ sem., p. 301 : « Recherches sur la nature, le siège et le développement du *Porrigo decalvans* ou Phytoalopécie. »

« porrigo decalvans ». Il le nomme *Microsporum Audouini*[1]. Ici la question se complique. Le porrigo decalvans de Bateman, c'est la pelade. Or il suffit de lire la note de Gruby pour se convaincre qu'il avait en vue non la pelade, mais la teigne tondante. Il parle de plaques arrondies couvertes de squames fines, grisâtres; de cheveux ternes, friables, cassant par la simple flexion; de spores pressées les unes contre les autres, et en distingue même deux variétés : les unes petites ($1 — 5\mu$), les autres grosses ($4 — 8\mu$); il signale l'existence du parasite à la surface de l'épiderme en desquamation, sa ressemblance avec le mentagrophyte, sa résistance à tous les traitements. Tout cela est d'une précision remarquable; rien ne ressemble moins à un « roman »[2] que cette note de Gruby. Il a donc simplement méconnu le « porrigo decalvans » de Bateman et appliqué le mot à contresens; mais on ne s'en est pas aperçu; et le microsporon Audouini a été patronné, figuré par Bazin[3], comme le parasite de la pelade....

Enfin en 1844, troisième note de Gruby, à l'Académie des sciences[4], sur un troisième champignon découvert dans la teigne tondante. Il s'efforce de le distinguer du microsporum Audouini; on reconnaît toutefois à sa description clinique qu'il a en vue la même lésion que dans son précédent travail.

Le trichophyton tonsurans est devenu pour plusieurs auteurs le trichophyton tout court. Cette manière de parler qui, au début, n'avait pas de raison d'être, devra être adoptée s'il est vrai que le trichophyton soit un genre botanique et non une espèce. La dénomination de trichophytie a été proposée par Hardy; elle est commode et usitée à l'hôpital Saint-Louis.

La trichophytie se présente sous des caractères différents

---

1. Pourquoi « Audouini »? A cause des belles recherches du célèbre académicien sur la muscardine, dit Gruby.

2. Bazin, *Leçons sur les aff. cut. paras.*, 2e éd., 1862, p. 212.

3. *Ibid.*, p. 212, et planche IV, fig. 2.

4. *C. R.*, 1844, 1re sem., p. 583 : « Recherches sur les cryptogames qui constituent la maladie contagieuse du cuir chevelu décrite sous le nom de *Teigne tondante* (Mahon), *Herpes tonsurans* (Cazenave). »

au cuir chevelu, à la barbe, aux ongles, sur la peau glabre. Nous étudierons successivement ces diverses localisations.

2. TRICHOPHYTIE DU CUIR CHEVELU. Sous le nom de *porrigo scutulata* Bateman[1] a confondu la trichophytie et le favus. La trichophytie du cuir chevelu a été nommée *teigne tondante* par Mahon[2]; *herpès tonsurant* par Cazenane; *teigne tonsurante* par Bazin. Dans le langage courant de la clinique, on dit volontiers : *la tondante.*

La tondante est très commune à Paris. C'était, il y a vingt-cinq ans, la plus commune des « teignes »; mais aujourd'hui elle n'occupe plus que le deuxième rang, par suite de l'extension de la pelade. Elle appartient exclusivement à l'enfance.

A partir de la quinzième année, disent MM. Besnier et Doyon[3], on peut éliminer à peu près certainement la possibilité de la trichophytie du cuir chevelu. Nous acceptons cela sans réserve. M. Berdal a présenté à la Société de dermatologie[4] une malade de notre service, âgée de seize ans et atteinte de trichophytie diffuse du cuir chevelu, contractée à quinze ans passés; ce fait est le seul du même genre que nous ayons rencontré.

La tondante est surtout fréquente dans la classe pauvre. Elle est très contagieuse. La contagion s'opère par l'intermédiaire des doigts, des coiffures, des objets de toilette, des instruments du coiffeur; les enfants peuvent aussi être contagionnés par des animaux atteints de trichophytie (chien, chat, lapin, cheval, bêtes à cornes).

3. Au point de vue clinique, nous distinguons quant à présent trois variétés de tondante :

A. La tondante en cercles;

B. La tondante en petits foyers irréguliers, disséminés;

C. La tondante généralisée.

A. C'est chez les enfants à cheveux noirs ou châtain foncé que la lésion a les caractères les plus tranchés. On

---

1. 2ᵉ éd. franç., p. 214.
2. *Recherches sur le siège et la nature des teignes*, Paris, 1829.
3. 2ᵉ éd. franç. de Kaposi, t. II, p. 820.
4. *Bull. de la Soc. de derm.*, 1892, p. 314.

voit sur le cuir chevelu une, deux, trois aires régulièrement arrondies, grandes comme une pièce de monnaie, au niveau desquelles les cheveux sont cassés à une petite distance de la racine. Ils émergent d'une surface desquamante d'un gris bleuâtre. Les squames sont furfuracées, très adhérentes; l'aspect d'ensemble est celui d'une tonsure mal entretenue.

Si on examine à la loupe les cheveux cassés, on les trouve augmentés d'épaisseur; cela tient aux spores qui les infiltrent. Ces cheveux sont aussi très cassants; il en résulte que l'épilation est difficile, toujours incomplète, presque illusoire.

Chez les enfants blonds, la plaque de tondante ne tranche plus par sa couleur sur les parties voisines, comme dans le cas précédent, et passe plus facilement inaperçue. Mais en y regardant de près, on constate les cheveux cassés et tuméfiés, l'enduit séborrhéique, adhérent, grisâtre.

B. Les surfaces envahies par le trichophyton sont de plus petites dimensions, larges par exemple comme une pièce de cinquante centimes, irrégulières, mal limitées, disséminées en grand nombre sur la surface du cuir chevelu; les cheveux cassés sont moins nombreux; les squames furfuracées ou finement lamelleuses, grisâtres reposent sur une surface pâle, et çà et là sur une surface congestive. Les mêmes petites taches rouges, sèches, furfurantes, irrégulières, se retrouvent sur le cou, le front, etc.; elles sont l'extension aux régions glabres de la trichophytie du cuir chevelu. Tout cela ressemble beaucoup à de l'eczéma sec; cependant avec un peu d'habitude, le diagnostic est presque toujours possible avant l'examen microscopique. Cette forme peut exister seule ou se combiner avec la forme A.

C. Le cuir chevelu tout entier, sans discontinuités, est recouvert d'une séborrhée sèche, abondante, furfuracée, grise. Il n'y a pas de rougeur, pas de suintement. Les cheveux sont secs, ternes; un grand nombre sont cassés, mais perdus au milieu des autres. Et rien ne peut faire soupçonner la trichophytie s'il n'existe pas des anneaux trichophytiques sur les régions glabres. Il faut donc recourir au microscope dans tous les cas de ce genre. La jeune malade dont nous avons parlé plus haut et chez qui la tondante s'était développée à quinze ans, était un exemple typique de la variété dont il s'agit. Cette variété est beaucoup plus rare que les précédentes, mais a dû être souvent méconnue. Dans toutes les formes de trichophytie du cuir chevelu, le prurit est modéré; les lésions de grattage sont insignifiantes et les lésions d'inoculation très rares.

Si la tondante est compliquée de phtiriase, l'impétigo vient s'y joindre suivant l'usage. Si la tondante est attaquée avec des topiques trop irritants, il se produit une dermatite artificielle suppurative. Mais en dehors de ces deux cas, le cuir chevelu suppure rarement chez les enfants atteints de trichophytie; et quand cela a lieu, c'est un kérion qui se développe par-dessus la plaque de tondante. Ce kérion est toujours dû à une inoculation secondaire, aux organismes pyogènes de l'extérieur; il ne diffère pas de celui qui se développe primitivement sur la peau saine (voir iv, 9).

La pelade peut compliquer la tondante; et les deux lésions peuvent être concentriques. La plaque de tondante est alors entourée d'un anneau peladique blanc, lisse, complètement dépourvu de cheveux. Jamais nous n'avons rencontré la disposition inverse, c'est-à-dire une aire de pelade entourée d'un anneau trichophytique.

La guérison de la trichophytie du cuir chevelu s'annouce par la disparition de la couche séborrhéique qui recouvre les plaques; les cheveux repoussent, reprennent leur apparence normale, ne sont plus cassants. Quand les choses en sont là, le microscope peut encore montrer des spores pendant plusieurs semaines.

4. Pour juger de la valeur des traitements préconisés contre la tondante, il faut en connaître la marche naturelle. C'est un côté de la question que les auteurs ont laissé dans l'ombre.

La trichophytie du cuir chevelu guérit toujours sans laisser de traces, sans alopécie, excepté dans deux cas : 1° quand un kérion s'est développé par-dessus une plaque trichophytique, ce qui est très rare; 2° quand un traitement mal dirigé a fait suppurer le cuir chevelu, ce qui est beaucoup plus commun. On peut donc poser un pronostic ferme; la guérison n'est qu'une question de temps. Nous verrons qu'il n'en est pas de même pour le favus et pour la pelade.

Combien de temps dure la trichophytie du cuir chevelu soumise uniquement à des soins de propreté? Elle dure de six mois à deux ans. Beaucoup de tondantes guérissent en six mois, sans traitement; beaucoup se prolongent pendant deux ans, quel que soit le traitement employé. Ces chiffres n'ont rien d'absolu, mais ils sont rarement dépassés dans un sens ou dans l'autre.

Une durée de trois ou quatre mois est exceptionnellement courte; une durée de trois ou quatre ans est exceptionnellement longue. On les observe avec tous les traitements. Que peut donc la thérapeutique dans la trichophytie du cuir chevelu? Nous nous expliquerons plus bas à cet égard.

5. Pour l'examen microscopique, voir ci-dessous, ch. XXIII. Les spores dans le cheveu sont serrées les unes contre les autres, rondes, sans noyau ni granulations. Elles ont les unes 3 — 4 μ de diamètre, les autres 7 — 8 μ; mais sont de mêmes dimensions sur le même sujet.

Le mycélium est formé de tubes longs, flexueux, plus souvent simples que ramifiés. On n'en voit jamais ou presque jamais dans l'intérieur du cheveu — fait que M. Lailler [1] a signalé, — mais ils peuvent exister en abondance dans les gaines et dans les lamelles cornées périphériques.

6. *Pluralité des trichophyties.* Le trichophyton est-il un genre botanique comprenant plusieurs espèces qui produisent sur l'homme des lésions différentes? La question a été posée bien des fois. M. Sabouraud croit pouvoir la trancher par l'affirmative, et a publié les résultats de ses recherches dans deux intéressants mémoires [2], dont voici les principales conclusions :

Les cheveux trichophytiques contiennent les uns des petites spores (3 — 4 μ diam.), les autres des grosses spores (7 — 8 μ diam.). Elles appartiennent à des champignons diffé-

1. *Leç. cl. sur les teignes*, 1878, p. 47.
2. *Ann. de derm.*, 1892, p. 1061; 1893, p. 116.

rents (t. microsporon et t. mégalosporon), qu'on ne trouve jamais ensemble sur le même sujet. La fréquence du premier est à celle du second comme 3 est à 2. Sur deux individus dont l'un a contagionné l'autre, on observe toujours le même trichophyton. Les petites spores existent non seulement à l'intérieur du cheveu, mais encore à sa surface, et lui forment une gaine continue; les grosses spores existent uniquement dans l'intérieur du cheveu et ne lui forment jamais une enveloppe même partielle.

Les tondantes de longue durée appartiennent au T. microsporon; les autres au T. macrosporon. Les trichophyties de la barbe et celles de la peau glabre sont dues presque exclusivement au parasite à grosses spores; l'autre paraît se cantonner dans les cheveux.

Le trichophyton mégalosporon comprend dix-neuf espèces « ayant chacune, sur des milieux de culture appropriés, des caractères spéciaux et différentiels », et dont plusieurs sont d'origine animale.

Tels sont les faits signalés par M. Sabouraud. Ils appellent l'attention de tous les dermatologistes, et bientôt sans doute la science sera fixée sur la pluralité des trichophyties.

7. *Traitement*. Lorsque, sous l'influence de l'enseignement de Bazin, la nature parasitaire de la tondante, du favus, de la pelade est devenue une notion classique, beaucoup de médecins ont pensé que les parasites des « teignes » pouvaient être détruits presque aussi facilement que ceux de la gale et de la phtiriase. Cette illusion thérapeutique, comme tant d'autres, a fini son temps. A moins de détruire les glandes pilo-sébacées et le derme, on ne détruit pas le trichophyton *dans la trichophytie du cuir chevelu*. Or on guérit en quelques jours la trichophytie des régions glabres. Pourquoi cette différence? Nous n'en savons rien.

« S'il fallait une fois de plus, disent MM. Besnier et Doyon, établir cette vérité toujours oubliée que l'on ne peut assimiler les phénomènes observés dans le tube à expérience, ou même sur les animaux, à ceux qui sont propres à l'homme, l'étude thérapeutique de la trichophytie humaine y suffirait amplement. S'agit-il de détruire dans un matras de culture la germination et la vie du trichophyton? Rien de plus aisé. Vérujski introduit dans le matras de culture une éponge imprégnée de l'une des substances suivantes : *essence de térébenthine, chloroforme, acide acétique, ammoniaque, teinture d'iode, essence de Wintergreen*, et la tient *à distance* de la surface du liquide; voilà qui suffit pour empêcher le développement du microphyte, ou pour l'arrêter s'il est commencé.

Mais si vous prenez les mêmes substances en nature, à dose massive, et si vous en saturez *sur l'homme*, comme vous pouvez le faire avec la teinture d'iode, la plaque de trichophytie pilaire, vous n'obtiendrez plus rien, à moins que les applications ne déterminent une vive phlegmasie et une expulsion mécanique d'une partie plus ou moins grande du trichophyton.

Si vous ajoutez dans le matras au liquide de culture un *cinq millième* de sublimé; un *deux millième* d'acide phénique, de nitrate d'argent, de sulfate de cuivre; un *quatre millième* de borate de soude, voilà encore la germination du trichophyton enrayée *dans le matras*. Appliquez toutes ces substances à ces doses et à toutes doses non destructives des tissus vivants sur le cuir chevelu de l'homme, et vous n'obtiendrez rien..... Faites, si vous voulez, des frictions mercurielles sur le cuir chevelu tout entier jusqu'à salivation, ce qui montrera bien que le mercure a traversé le tégument, et cependant la teigne ne sera pas guérie.

Pratiquez l'épilation de tous les poils non encore fragilisés; ruginez la surface des plaques trichophytiques à fond, comme l'a pratiqué Quinquaud, opération qui laisse largement béants, débarrassés de leur cuticule, tous les *infundibula* pilaires. Appliquez sur ces surfaces ouvertes, béantes, les antiseptiques les plus puissants du laboratoire, aux doses les plus élevées que peuvent supporter, *sans se détruire,* la cellule vivante et le follicule; renouvelez incessamment ces ruginations et ces applications « parasiticides », couvrez en permanence cette surface d'une couche d'onguent hydrargyrique, et il faudra encore *plusieurs mois* avant d'avoir « arrêté le développement « de ce même parasite que sidère l'addition, au liquide du matras, d'un cinq millième de sublimé » [1].

Donc tous les parasiticides, tous les antiseptiques sont inutiles, illusoires dans le traitement de la trichophytie du cuir chevelu. M. Er. Besnier a enseigné cela avant nous, à l'hôpital Saint-Louis; mais certaines illusions sont plus résistantes que d'autres; et le lecteur en trouvera ci-dessous des preuves.

Si l'on fait suppurer le derme au niveau des plaques de tondante, et si on traite ensuite la suppuration par les moyens convenables, on guérit la trichophytie en quelques jours. Il faut se garder de le faire. Le résultat est une aire d'alopécie cicatricielle, indélébile, alors que la maladie abandonnée à elle-même aurait guéri sans laisser de traces. L'épilation ne remplit pas son but sur les surfaces malades, parce que les cheveux cassent sous la pince. Pratiquée autour des parties malades, sur une largeur de quelques centimètres, elle réalise une zone de protection. En principe cela est excellent, mais en fait les sujets épilés ne guérissent pas plus vite que les autres.

On a proposé de raser les plaques, leur pourtour et même tout le cuir chevelu. D'autres auteurs condamnent cette pratique; le rasoir, disent-ils, multiplie les inoculations. Cela dépend de la manière de s'en servir; on peut raser la tête d'un enfant sans lui entamer la peau. Mais le seul avantage du rasoir est de faciliter les soins de propreté, et on atteint le même but en coupant les cheveux ras.

La rugination des surfaces malades a été préconisée par M. Quinquaud. Après l'avoir essayée, nous y avons renoncé. Elle est douloureuse; les enfants crient, se débattent quand on la pratique. Elle entame le derme et le fait saigner, ce qui, au point des inoculations, la rend plus dangereuse que le rasoir. Pour le même motif, elle expose à la suppuration, si le malade n'est pas convenablement pansé, surveillé de près. Enfin nous ne croyons pas la guérison plus rapide chez les enfants ruginés que chez ceux qui ne le sont pas.

1. Besnier et Doyon, 2ᵉ éd. franç. de Kaposi, t. II, p. 825.

L'occlusion des plaques trichophytiques est séduisante. Nous en avons poursuivi la réalisation de toutes manières, avec le collodion, avec les emplâtres, etc., sans résultats avantageux. Le collodion empêche le savonnage fréquent des surfaces qu'il recouvre, et le champignon s'accumule. Un emplâtre qui colle et ne fuse pas, quelle qu'en soit la composition, est un bon moyen de s'opposer à la dissémination des spores, mais n'abrège pas la durée du traitement. L'emplâtre doit déborder de deux ou trois centimètres les parties malades, et la surface sur laquelle on l'applique doit être préalablement rasée.

Que reste-t-il donc d'utile dans le traitement de la trichophytie du cuir chevelu? La vaseline et le savon : la vaseline pour ramollir les squames infiltrées de spores, le savon pour les enlever. Voici ce que nous conseillons :

Couper ras les cheveux de l'enfant et les maintenir tels. Savonner tous les jours le cuir chevelu et surtout les parties malades.

Enduire le cuir chevelu de vaseline après et surtout avant le savonnage, afin de ramollir les squames très adhérentes des plaques trichophytiques.

Mais un traitement aussi simple n'est pas du goût de tout le monde; il est facile de le compliquer. On peut incorporer à la vaseline :

De l'acide borique.......................... 1/10
De l'acide salicylique................. 1/50
De l'iodoforme........................... 1/20
De l'iode................................... 1/100
Etc.

On peut employer un savon médicinal quelconque.

On peut badigeonner les parties malades avec :

La teinture d'iode; la solution de nitrate d'argent 1/10; la solution d'acide lactique 1/3; la solution d'acide acétique 1/5 d'alcool; etc.

La prophylaxie consiste à éviter la contagion par les objets de toilette, les coiffures, les portemanteaux, etc.

Après avoir dit ce que nous pensons du traitement dans la trichophytie du cuir chevelu, il convient de faire connaître les médications que préconisent de savants dermatologistes.

En les expérimentant le lecteur n'oubliera pas que pour juger de la valeur d'une médication quelconque dans une maladie quelconque, il faut connaître la marche naturelle de cette maladie — il tiendra compte de la durée de la trichophytie avant le début du traitement, — et s'il obtient une guérison rapide chez un enfant atteint de tondante depuis six mois ou un an, il n'attribuera pas à telle ou telle thérapeutique ce qu'on obtient dans les mêmes conditions avec des soins de propreté.

8. *Traitement de M. E. Besnier* [1]. « I. Les cheveux doivent être coupés ras, *aux ciseaux*, *non* à la tondeuse, ni rasés pour éviter les auto-inoculations faites par le rasoir et les transmissions secondaires au patient ou aux sujets sains par la tondeuse, qui est un des agents de propagation les plus actifs de la trichophytie, de la pelade, etc. Pendant toute la durée du traitement et pendant la *période d'observation* qui doit suivre la guérison, les cheveux seront coupés ras et maintenus ras sur toute la tête.

II. On séparera sur toute la tête les parties saines des surfaces malades par une zone d'épilation, zone de protection, de surveillance, qui doit être entretenue jusqu'à guérison entière du centre malade. *Quand cette mesure a été exécutée correctement, il est tout à fait exceptionnel que les plaques malades s'agrandissent, et même qu'il s'en produise de nouvelles. Le médecin a en outre, sous sa vue, la plaque malade dans toute son étendue; et il peut lui appliquer avec sûreté et avec méthode la médication, quelle qu'elle soit, qu'il a adoptée.*

III. Cela fait, le moment est venu d'éliminer, à l'aide de la curette, d'une raclette, d'une lame désarticulée de ciseau de trousse ordinaire, etc., tous les cheveux trichophytiques du centre de la plaque, et tous les détritus de toute sorte qui peuvent y être accumulés, après avoir fait sur la plaque une onction de vaseline qui facilitera beaucoup la rugination,

---

1. 2º éd. franç. de Kaposi, t. II, p. 832.

empêchera les produits de grattage de se répandre sur les parties saines.

Le *premier temps* de cette opération doit être fait sans effusion sanguine, c'est-à-dire assez doucement. Dans un *second temps*, après avoir lavé la plaque à l'aide d'une boulette de coton stérilisé, imprégnée du liquide suivant :

> Alcool à 90°.................. 100 gram.
> Acide borique.............. 1 —
> Chloroforme................ 5 —

on procède à une seconde rugination qui doit la déblayer complètement. Cette rugination est un peu sanglante, un peu douloureuse, mais si elle est bien exécutée, son action est décisive; en l'appliquant, Quinquaud a rendu un service réel au traitement de la trichophytie du cuir chevelu. La rugination complète terminée, si l'on examine à la loupe la surface ruginée — après avoir, par quelques instants de compression faite avec du coton stérilisé, arrêté l'écoulement de sang, — on voit tous les *infundibula*, qui étaient tout à l'heure bourrés de trichophyton pilaire, devenus libres, ouverts béants, et tout à fait aptes à recevoir l'application du médicament topique quelconque que l'on croit devoir adopter.

Mais si l'on veut faire tout le nécessaire, il faut en outre avulser avec une curette ou une raclette à lupus, ou avec le sommet du ciseau de trousse, tous les poils trichophytiques *satellites* que l'examen *à la loupe* permet de reconnaîre dans la zone de surveillance de la plaque, c'est-à-dire dans la zone d'épilation qui a été faite autour de la plaque trichophytique.

IV. Cette élimination aussi complète que possible du trichophyton abordable étant terminée, la plaque entière et la zone de surveillance sont, *une seconde fois*, lavées à l'alcool boriqué chloroformé, lotionnés avec une boulette de coton stérilisé, imprégnée de liqueur de Van Swieten, acidifiée selon la formule suivante :

> Liqueur de Van Swieten...... 100 gram.
> Acide acétique cristallisant.... 1 —

et enfin elle est, en entier, exactement recouverte par une rondelle de taffetas de Vigo acétique :

Onguent de Vigo................. 100 gram.
Acide acétique................. 1 —

Ces emplâtres doivent être fins, légers ; il est temps que la pharmacie abandonne les emplâtres de Vigo, mal faits et cassants, qu'elle livre encore aujourd'hui.

V. Si le lecteur a bien voulu suivre notre exposition, il a vu que la plaque trichophytique, convenablement isolée des parties saines par la zone d'épilation, avait été nettoyée antiseptiquement, débarrassée mécaniquement de tout le microphyte abordable ; qu'elle avait été ensuite une deuxième fois nettoyée antiseptiquement, imprégnée d'une solution mercurielle acétique au millième, et enfin pansée avec un emplâtre à la fois occlusif et acéto-mercuriel.

Dans ce temps de la méthode, il y a une partie, l'épilation et la rugination, qui ne peut être faite que par le médecin ou par l'infirmier épileur, mais le lavage antiseptique, la lotion mercurielle et le pansement occlusif peuvent être faits par les parents de l'enfant.

Si ces derniers exécutent soigneusement, pendant les jours qui suivent, la prescription qui consiste à ôter chaque jour l'emplâtre, à nettoyer la surface avec l'alcool boriqué chloroformé, à faire une lotion avec la liqueur de Van Swieten acétique et à remettre une plaquette d'emplâtre neuve, la visite du médecin à l'enfant ou sa venue à la policlinique peuvent n'être qu'hebdomadaires.

L'enfant ayant la tête absolument nette et les surfaces malades étant recouvertes d'un emplâtre occlusif absolu, devient aussi peu dangereux que possible pour les autres enfants.

La propreté de la tête est entretenue fort aisément, si les cheveux sont maintenus ras sur toute sa surface, par un lavage quotidien à l'eau chaude et un savon médicamenteux boriqué, soufré, au goudron, etc.

A l'encontre de ce que l'on pourrait supposer en jugeant avec les idées d'autrefois, malgré le caractère en apparence irritant de ces pratiques diverses, les accidents de dermite, de pustulation sont plus rares que par les procédés de douceur, à la condition que la propreté aseptique existe sur les mains du panseur, dans les objets de pansement et sur la tête du patient.

VI. La répétition de la rugination et des épilations est indiquée par la reproduction des poils trichophytiques à la surface de la plaque malade ; *elle sera d'autant moins fréquente que les premières opérations auront été faites avec plus de soin ;* on arrive rapidement au point où elles n'ont plus qu'à être faites partiellement, et quand la zone de surveillance n'a plus de trichophyton, on se borne à l'épilation immédiate de la bordure.

Le progrès décisif est indiqué par la repousse des cheveux *non infiltrés,* contenant encore quelquefois du trichophyton, ce dont l'examen microscopique ou la culture rendent aisément compte. Ces cheveux de repousse doivent être épilés jusqu'à ce qu'ils aient repris le caractère du cheveu sain, et jusqu'à ce qu'ils ne contiennent plus de trichophyton.

VII. Combien faut-il de temps pour la guérison par cette méthode ? Nous pouvons affirmer que si elle est correctement et complètement exécutée, il ne faut pas plus de deux à trois mois. »

9. *Traitement de M. Hallopeau* [1]. « 1° Le matin on savonne le cuir chevelu avec du savon noir ;

2° On essuie et on frictionne avec la solution excitante suivante :

Alcool camphré...............	125 gram.
Essence de térébenthine.......	25 —
Ammoniaque liquide..........	5 —

3° Une demi-heure après, on applique sur les points malades de la vaseline iodée au centième ;

4° Dans la journée, les enfants portent sur la tête une calotte de caoutchouc ;

5° Le soir, on fait une nouvelle application de vaseline

1. *In* Brocq, *Traitem. des mal. de la peau,* 1890, p. 825.

iodée. Tous les jeudis les malades ont les cheveux coupés
courts aux ciseaux. »

10. *Traitement de M. Quinquaud* [1]. « J'emploie depuis un
an, à l'école des teigneux de l'hôpital Saint-Louis, une nouvelle méthode de traitement qui me donne des résultats très
satisfaisants. Voici en quoi elle consiste :

Dès l'entrée des enfants à l'école, on lave soigneusement
leur tête d'abord avec du savon, puis avec une solution de
sublimé à 1 p. 1000, puis on coupe les cheveux très courts
avec des ciseaux, ou bien on les rase en ayant soin de bien
nettoyer tout le cuir chevelu avec une solution parasiticide
aussitôt après la rasure. Cela fait, on pratique sur les plaques
grisâtres légèrement saillantes un grattage assez énergique
avec une sorte de curette de forme particulière que j'ai fait
fabriquer à cet effet. A l'aide de ce raclage, on met le derme à
nu, et on entraîne mécaniquement les squames superficielles,
et avec elles des cheveux brisés, malades, et une certaine
quantité de végétations trichophytiques de l'épiderme. Il faut
avoir soin, pendant le grattage, de ne pas étaler les produits
enlevés sur le reste de la tête, car on pourrait ainsi ense-
mencer du trichophyton sur différents points. Ce grave inconvénient est facilement évité avec un peu d'habitude. D'ailleurs
les opérations ultérieures rendent presque impossible une
contamination de ce genre.

Chez les enfants pusillanimes ou sensibles, il est bon
d'insensibiliser les plaques tricophytiques avant le grattage à
l'aide d'une pulvérisation de chlorure de méthyle ou simplement du stypage.

Aussitôt après le raclage, on lotionne toute la tête et plus
particulièrement les parties atteintes avec la solution suivante :

     Biiodure d'hydrargyre...   0,15 centigram.
     Bichlorure d'hydrargyre.   1   gram.

Mêler dans un mortier et ajouter pour dissoudre :

---

1. Note de Quinquaud, *in* Brocq, *Traitem. des mal. de la peau*, 1890, p. 830.

Alcool à 90°................   40 gram.
Eau distillée...............   250   —

Après cette lotion on applique sur les placards envahis par
le trichophyton les rondelles d'un emplâtre mixte ainsi
composé :

Biiodure d'hydrargyre..   0,15 centigram.
Bichlorure d'hydragyre.   1   gram.
Emplâtre simple......   250   —

A l'aide de ces emplâtres qui sont d'excellents isolants, on
empêche la dissémination du trichophyton, et on le maintient
en contact permanent avec les parasiticides.

On enveloppe alors la tête de l'enfant avec un linge de
toile et on la maintient ainsi pendant quarante-huit heures.
Au bout de ce temps on enlève l'emplâtre, on savonne la
tête et on fait une friction générale avec la lotion mixte déjà
formulée. On renouvelle l'emplâtre et l'on répète ces diverses
opérations tous les deux jours jusqu'à guérison.

Si celle-ci se fait un peu attendre, on peut pratiquer
l'épilation ou gratter encore une ou deux fois.

Le traitement ainsi employé ne provoque généralement
pas d'irritation ; il y a quelquefois un peu de rougeur, mais
celle-ci disparaît rapidement, et si dans quelques cas il se
produit de petites pustules, il suffit de diminuer le titre de la
solution et de l'emplâtre mixte pour éviter leur réapparition.

Depuis un an que ce mode de traitement est appliqué
d'une façon méthodique à l'école des teigneux de l'hôpital
Saint-Louis, le chiffre des guérisons a décuplé, et j'ai enre-
gistré cent vingt guérisons pour la dernière année, tandis
qu'on n'en comptait guère plus d'une dizaine dans le cours
des années précédentes.

Il est bien entendu qu'il s'agissait de guérisons définitives
et que j'ai revu les enfants bien guéris plusieurs mois après
leur départ de l'école.

La durée du traitement oscille entre trois et cinq mois [1].

1. Si, au lieu de considérer la durée seule du traitement, on considère la
durée totale de la maladie, dans les 102 observations dont M. Quinquaud a

Mais pour obtenir de pareils résultats, il importe que le traitement ne subisse pas d'arrêt. Il est indispensable que les soins donnés aux enfants le soient d'une manière très régulière. Si cette régularité fait défaut, on ne peut espérer des guérisons aussi rapides, et cela s'explique facilement si l'on veut bien songer que quelques jours de négligence peuvent faire perdre tout le bénéfice du traitement de un et même de deux mois, par suite de la repullation du trichophyton dont on n'avait fait qu'enrayer la marche. »

11. *Traitement de M. Unna* [1]. « 1° On coupe courts tous les cheveux;

2° On badigeonne ensuite avec de la colle de zinc une certaine étendue du front, des tempes et de la nuque, de façon à constituer tout autour du cuir chevelu une zone de protection;

3° Puis on applique sur tout le cuir chevelu une pommade de chrysarobine à 5 ou 10 p. 100, contenant ou non un peu d'acide salicylique (2 p. 100) et d'ichthyol (5 p. 100);

4° On recouvre la tête d'un tissu imperméable quelconque (toile cirée, gutta-percha, etc.); on étend de la colle sur les bords de ce tissu pour avoir une occlusion hermétique; pardessus on met une bande de tarlatane et on applique un bonnet de flanelle ou de toile cirée que l'on fixe avec des bandes;

5° Toutes les vingt-quatre heures on enlève le bonnet, on coupe l'enveloppe imperméable d'un côté, on la soulève, on essuie la tête et on applique une nouvelle couche de pommade; puis on referme le tout;

6° Le quatrième jour on essuie la pommade à la chrysarobine et on la remplace par une pommade à l'ichthyol à 5 p. 100 que l'on met une fois par jour pendant les trois derniers jours de la semaine. A la fin de cette première semaine, on enlève tout le pansement, y compris les bandes de colle de

communiqué le résumé au Congrès de dermatologie de 1889 (voir p. 195 du *C. R.*), on trouve que 62 fois sur 102 (environ 3 fois sur 5) la durée totale a atteint ou dépassé un an; que dans plusieurs cas elle a atteint deux ans, trois ans, quatre ans.

1. *Monatsh. für prakt. Derm.*, 1886, p. 543. Résumé emprunté à Brocq, *Trait. des mal. de la peau*, 1890, p. 832.

zinc, et on nettoie toute la tête avec de l'huile et du savon.

Puis on recommence une nouvelle période de traitement d'une semaine, en tout semblable à celle que nous venons de décrire, et ainsi de suite jusqu'à complète guérison. Celle-ci est obtenue dans la grande majorité des cas en quatre semaines. »

12. TRICHOPHYTIE DE LA BARBE. Gruby, le premier, en 1842, a reconnu que certaines « mentagres » sont dues à un champignon, qu'il appelle *mentagrophyte* [1]. Sa description mérite d'être reproduite.

« ... Cette maladie siège dans la partie pileuse de la face; mais plus ordinairement elle occupe le menton, la lèvre supérieure et les joues. Elle couvre toutes ces parties d'écailles blanches, grises et jaunâtres : ces écailles ont de 4 à 6 millimètres de largeur sur 3 à 8 millimètres de longueur; elles sont un peu convexes au milieu; leurs bords sont anguleux, un peu déprimés et traversés de toutes parts par les poils; elles ne sont que légèrement attachées à la peau sous-jacente; elles adhèrent fortement aux poils.

En examinant les écailles sous le microscope, on reconnaît qu'elles ne sont composées que de cellules d'épiderme; mais l'examen microscopique du poil démontre que toute sa partie dermatique est entourée de cryptogames formant une couche végétale entre la gaine du poil et le poil lui-même, de telle sorte que le poil est enfoncé dans une gaine exclusivement formée de cryptogames, comme un doigt dans un gant. Mais, chose remarquable, les cryptogames ne dépassent jamais la surface de l'épiderme cutané; ils prennent naissance dans la matrice du poil et dans les cellules dont sa gaine est composée, et ils remontent pour envelopper la partie du poil engagée dans la peau. Ils se présentent partout avec une quantité innombrable de sporules qui restent adhérents, d'une part à la surface interne de la gaine du poil, et d'autre part au poil lui-même; ils sont tellement attachés à la gaine qu'il est difficile de les en séparer sans la déchirer.

---

1. *C. R. de l'Ac. des sc.*, 1842, 2ᵉ sem., p. 512. « Sur une espèce de mentagre contagieuse résultant du développement d'un nouveau cryptogame dans la racine des poils de la barbe de l'homme. »

Du reste, à l'exception des cryptogames, on ne trouve aucun autre produit pathologique, ni globules de pus, ni globules inflammatoires... »

On remarquera que l'affection de la barbe visée par Gruby est une affection squameuse, qu'il ne s'agit pas de sycosis, dans le sens actuel du mot (périfolliculite nodulaire suppurative).

Plus tard Bazin [1] établit ces deux faits importants :

1° Le mentagrophyte et le trichophyton tonsurans sont un même champignon; en d'autres termes, la mentagre contagieuse de Gruby est la trichophytie de la barbe;

2° La trichophytie de la barbe aboutit souvent au sycosis.

En pareil cas le sycosis est dû, pour Bazin, au trichophyton lui-même. De là deux espèces de sycosis : l'un « parasitaire », c'est-à-dire trichophytique; l'autre « non parasitaire », c'est-à-dire non trichophytique.

Une telle opinion était naturelle du temps de Bazin; elle est inadmissible aujourd'hui. Comme toutes les dermatoses suppuratives, le sycosis est dû exclusivement aux microbes pyogènes de l'extérieur; quand il succède à la trichophytie, il résulte d'une inoculation secondaire, d'un second parasitisme greffé sur le premier; le trichophyton ne fait pas de pus. Nous enseignons cela depuis des années (voir ch. IV, 1 et 8).

On sait que chez l'adulte la trichophytie n'occupe *jamais* le cuir chevelu. A la barbe elle n'est pas rare. Elle y revêt deux formes, l'une circinée, l'autre non circinée. Celle-ci est la plus commune et la plus souvent méconnue. L'aspect d'ensemble est alors celui d'un eczéma sec. Sur la peau de la barbe on voit une tache rouge, irrégulière, recouverte de squames sèches, furfuracées ou finement lamelleuses; cette tache déborde quelquefois sur les parties glabres; elle est asymétrique; une seule joue par exemple est envahie, alors même que la maladie dure depuis longtemps. Les poils sont engainés à leur base par des squames furfuracées, sur une hauteur de 1 ou 2 millimètres. Quelques-uns sont cassés,

---

1. *Considérations sur la mentagre et les teignes de la face*, 1854. — *Leçons sur les affections générales de la peau*, rédigées et publiées par le Dr Baudot, 1862, p. 234.

mais rien ne rappelle l'aspect de la tondante chez les enfants.
Le prurit est plus ou moins vif. L'examen microscopique
montre le champignon (spores et mycéliums) dans les poils
et dans les squames. Souvent le diagnostic est possible avant
l'examen microscopique, même en l'absence d'anneaux
sur les régions glabres. En effet l'eczéma de la barbe est
un des plus irritables; il suinte facilement; c'est aussi un
des plus symétriques. L'asymétrie et la sécheresse de la
lésion, l'engainement des poils à leur base indiquent la trichophytie.

La forme circinée est plus facile à reconnaître. Les taches
rouges et squameuses forment alors dans la barbe des anneaux
incomplets à grand rayon, qui débordent sur les parties
glabres. Jamais l'eczéma ne produit rien de semblable.

La blancheur et la finesse des squames ont fait donner
jadis à l'affection le nom de *pityriasis alba*. Cette manière
de parler n'est plus admise; les squames d'ailleurs sont
souvent grises et lamelleuses, plutôt que blanches et furfuracées.

La lésion grandit lentement en surface. Elle peut durer un
an et plus sans se compliquer de suppuration. Que devien-
drait-elle, abandonnée à elle-même? Guérirait-elle comme la
trichophytie du cuir chevelu? Nous l'ignorons, parce que la
thérapeutique a ici une action prompte, efficace, et qu'il n'est
pas permis de s'abstenir. Le prurit est plus ou moins vif.
Le grattage et le rasoir entraînent souvent des lésions suppuratives, toujours dues à l'inoculation des organismes pyogènes de l'extérieur. Ces lésions sont de deux espèces : impétigo et sycosis. Le kérion est très rare dans la barbe. Nous
avons traité de ces complications dans un chapitre précédent
(IV). Nous avons dit que le sycosis développé sur une trichophytie ne différait pas de celui qui se développe sur un
eczéma; et nous avons expliqué pourquoi nos maîtres soute-
naient l'opinion contraire. Il n'y a pas lieu de revenir sur ces
différents points.

La trichophytie de la barbe se communique souvent chez
le coiffeur par un rasoir malpropre. Le même instrument
peut inoculer du même coup une lésion suppurative; les

deux affections, au lieu de se suivre, se développent alors simultanément.

Sur les autres régions à poils forts (pubis, aisselles, etc.), la trichophytie est beaucoup plus rare, beaucoup moins connue. Elle passe facilement inaperçue, prise pour de l'eczéma. Il convient de recourir au microscope dans tous les cas douteux.

13. *Traitement.* La ligne de conduite peut être nettement tracée.

Supposons d'abord la trichophytie simple, non compliquée de suppuration. L'épilation s'impose sur les surfaces rouges et un peu au delà. Elle est plus facile qu'au cuir chevelu, parce que les poils sont moins cassants. Après l'épilation, cataplasmes de fécule froids, ou compresses imbibées d'eau fraîche et recouvertes de taffetas gommé. Dès que l'irritation due à l'épilation est éteinte, badigeonnages à la teinture d'iode. Nous disons badigeonnages et non frictions. On les pratique une ou deux fois par jour, et bientôt tout est fini. Mais pourquoi ce traitement si promptement efficace est-il sans action sur la trichophytie du cuir chevelu? Je le répète, nous n'en savons rien.

Nous conseillons aux médecins peu exercés aux choses de la dermatologie de ne pas appliquer un tel traitement avant d'avoir un diagnostic ferme. Sur un eczéma, la teinture d'iode provoque infailliblement une violente poussée inflammatoire; et d'autre part le traitement le plus méthodique de l'eczéma est sans action sur la trichophytie.

Quand elle est compliquée d'un impétigo, il faut : 1° faire tomber les croûtes; 2° épiler; 3° éteindre la suppuration par un pansement humide, à l'eau boriquée; 4° badigeonner avec la teinture d'iode.

Pour le traitement du sycosis nous renvoyons à ce que nous avons exposé avec détail (IV, 8).

14. Trichophytie des régions glabres (anneau vermiculaire, herpès circiné de Bateman). Elle s'observe chez les enfants et chez les adultes; seule ou coïncidant avec la trichophytie de la barbe, du cuir chevelu. Nous distinguons les variétés suivantes :

A. Trichophytie en petites macules irrégulières;

B. Trichophytie en cercles;

C. Trichophytie annulaire ou circinée;

D. Trichophytie palmaire et plantaire.

A. Il s'agit de petites taches rouges et squameuses, ayant au plus les dimensions de l'ongle. Leur teinte rouge a une nuance claire; les squames sont finement lamelleuses et peuvent avoir été enlevées par les ongles ou le frottement. Le bord des taches est irrégulier, non surélevé. Leur surface est au contraire légèrement saillante au-dessus des parties voisines; et cela seul les distingue, à l'œil nu, de l'eczéma sec; enfin le microscope montre le trichophyton dans les squames. Cette variété est très commune chez les enfants atteints de tondante. Sur la face, sur le cou, etc., on voit alors quatre, cinq, six taches semblables à celles que nous venons de décrire.

Ailleurs, soit chez les enfants, soit chez les adultes, les taches se disséminent en grand nombre sur le tronc et sur les membres. L'aspect d'ensemble est celui du pityriasis rosé (I, 7). C'est l' « herpès tonsurant maculeux généralisé » de Kaposi, aussi rare à Paris que fréquent à Vienne. « L'herpès tonsurant maculeux, dit M. Kaposi [1], est extrêmement fréquent à Vienne (3 à 5 p. 100 de toutes les maladies de la peau); on l'observe au contraire très rarement localisé au cuir chevelu (à peine 0,1 p. 100). » Pourquoi cette différence entre les deux pays? Nous n'en savons rien. MM. Besnier et Doyon [2] soutiennent que l'herpès tonsurant maculeux généralisé « n'est pas une affection trichophytique » et ne se distingue pas du pityriasis rosé de Gibert. Il est sans doute facile de confondre ces deux affections, quand l'examen microscopique n'est pas pratiqué, mais on ne saurait admettre que la confusion ait été commise dans tous les cas. Le pityriasis rosé est très commun à Paris; la trichophytie maculeuse généralisée y est très rare; rien ne s'oppose à ce qu'elle soit fréquente ailleurs.

B. Sur le dos de la main, la face, le cou, etc., existent

1. 2ᵉ éd. franç. de 1891, t. II, p. 820.
2. *Ibid.*, t. II, p. 808 et 820, notes.

une, deux, trois taches grandes comme une pièce de monnaie, régulièrement circulaires, quelquefois elliptiques, d'un rouge clair ou sombre mais uniforme, et dont le bord surélevé tranche sur la peau saine, comme s'il était taillé à l'emporte-pièce. La surface de la tache est légèrement infiltrée, non desquamante, mais son bord desquame finement. Les squames succèdent à des petites vésicules éphémères ou recouvrent des papules de très petites dimensions. L'aspect d'ensemble est tout spécial, et le diagnostic se fait habituellement d'un coup d'œil.

C. La forme circinée ou annulaire de la trichophytie n'est le plus souvent qu'une transformation de la forme précédente. Tandis que la lésion grandit à la périphérie, elle s'éteint au centre ; le cercle devient alors un anneau, dont le bord intérieur se fond insensiblement avec la peau saine, et dont le bord extérieur présente les caractères ci-dessus décrits. Les anneaux sont complets ou fragmentés ; par leur intersection ils donnent lieu à des contours polycycliques. Leur diamètre dépasse rarement celui de la paume de la main.

L' « eczéma marginé » de Hebra est une trichophytie annulaire. Köbner et Pick, puis Kaposi ont reconnu dans les squames l'existence du trichophyton. Dans les faits que Hebra a en vue, les anneaux à grand rayon occupent les régions périgénitales, allant « sans interruption du scrotum sur la région inguinale, vers les faces interne et postérieure des cuisses, de là vers la région lombaire, et revenant de ce point sur l'autre membre, atteignent le pubis en passant par-dessus la face interne des cuisses » [1]. Ces anneaux sont irritables, prurigineux, quelquefois suintants, sans doute en raison de leur siège. A Paris, cette variété de trichophytie est très rare.

Il ne faut pas confondre avec l'eczéma marginé de Hebra, l'eczéma sec, en petits cercles, des régions présternale et interscapulaire, que nous avons décrit (I, 6) et dans lequel on ne trouve pas de champignon. Quelques dermatologistes lui

1. Kaposi, 2e éd. franç., t. II, p. 848.

donnent le nom d'eczéma marginé; cette dénomination prête donc à une confusion et devrait être abandonnée.

D. La trichophytie ne se rencontre pas seulement sur les régions à poils faibles, mais encore à la paume des mains et à la plante des pieds, où les follicules pilaires font défaut.

Le professeur Celso Pellizzari a signalé cette localisation dans une communication faite au Congrès médical de Pavie, en 1887 [1]. A la clinique de Pise, il a observé la trichophytie palmaire ou plantaire 7 fois sur 150 trichophytiques. « Dans presque tous les cas, la maladie se présentait sous un aspect insolite..... Quelquefois ce sont de grosses vésicules irrégulières comme celles qui proviennent de l'application de substances irritantes. Plus souvent, les lésions ressemblent à celles de la dyshidrose ou des eczémas professionnels; elles consistent en plaques irrégulières avec hyperkératose palmaire et rhagades. Mais ces altérations ont un caractère clinique d'une haute importance, c'est *leur localisation à une seule main*, tandis que les eczémas professionnels ou sudoripares envahissent symétriquement les deux mains. »

Dans une suite de communications à la Société de dermatologie [2], le Dr Djélaleddin Moukhtar (de Constantinople) a rappelé l'attention sur cette question intéressante.

Il est probable que la dermatomycose circonscrite observée par Mansouroff [3] était de nature trichophytique [4]. Peut-être en est il de même pour l' « herpès imbriqué » de Manson, au moins dans certains cas [5]. Manson soutient néanmoins que le parasite de cette dermatose exotique est différent du trichophyton [6].

La trichophytie palmaire se caractérise au début par de grosses vésicules, à progression excentrique. Aux vésicules succèdent des aires d'exfoliation arrondies, au niveau desquelles l'épiderme est mince, rouge, humide. Ces aires sont

---

1. Anal. par Siredey *in Ann. de derm.*, 1888, p. 472.
2. *Bull.*, 1892, p. 41, 137, 284, 397.
3. *Atlas intern. des mal. rares de la peau*, 5e livraison, 1891.
4. Vidal, *Bull. de la Soc. de derm.*, 1892, p. 69.
5. Besnier, *ibid.*, 1892, p. 46.
6. Pour les indications bibliographiques relatives à l'herpès imbriqué, voir Besnier et Doyon, 2e éd., t. II, p. 804.

limitées par une collerette due au décollement de la couche cornée. Cela ressemble à la syphilide palmaire. Ailleurs il existe seulement une desquamation en lamelles larges et épaisses. Nous l'avons vue limitée au bord du pied et simulant un eczéma sec, lamelleux, à tel point que sans le microscope le diagnostic eût été impossible. L'étude microscopique des squames de l'eczéma réserve encore bien des surprises.

« Dans la plupart des observations de trichophytie des régions à couche cornée épaisse, les filaments de mycélium se présentent en très grand nombre, tandis qu'il faut quelquefois chercher très longtemps pour trouver le mycélium dans les squames trichophytiques des autres régions, alors même qu'on s'adresse à la zone d'envahissement. Faut-il croire que le trichophyton pousse plus abondamment dans la couche cornée de la paume de la main ou de la plante des pieds? Nous croirions plus volontiers qu'en raison de sa résistance, la couche cornée épaisse, envahie par le champignon, ne se désagrège pas et reste adhérente à l'épiderme sain, formant la bordure épithéliale décollée dont nous avons parlé, tandis que les couches cornées minces des autres régions se détachent et se désagrègent sitôt qu'elles sont envahies, de telle sorte qu'on ne trouve que très peu de mycélium » (Berdal) [1].

Abstraction faite des exceptions signalées, la trichophytie des régions glabres occupe surtout les parties découvertes; elle est peu prurigineuse, peu irritable; elle évolue lentement, guérit quelquefois spontanément, mais peut aussi s'étendre, se multiplier, se prolonger pendant des années.

15. *Traitement*. Il est rapide, efficace. Il suffit de badigeonner pendant quelques jours à la teinture d'iode les surfaces malades et la peau saine en apparence qui les entoure. En une semaine au plus tout est fini. D'autres agents rempliraient sans doute le même but, mais il n'en est pas de plus sûr, de plus propre, de plus commode. Dans la trichophytie palmaire ou plantaire, quand les squames sont

---

1. *Bull. de la Soc. de derm.*, 1892, p. 315.

très épaisses, il convient de les ramollir avec un cataplasme
et de les détacher avant d'en venir aux applications de teinture d'iode.

Contre l' « herpès tonsurant maculeux généralisé » M. Kaposi recommande, « comme la méthode agissant le plus prompt-
tement, une friction faite deux fois chaque jour avec : savon
vert 100 grammes; naphtol 2 grammes; une friction renouvelée
deux ou trois soirs de suite suffit pour le traitement. On attend, en se bornant à l'emploi de poudres inertes, la chute complète des lambeaux épidermiques ratatinés, et ce n'est que vers
le dixième ou le quinzième jour qu'on permet un bain [1]. »

16. TRICHOPHYTIE DES ONGLES. Elle est rare à Paris, mais il
n'en est pas de même partout. Celso Pellizzari [2] l'a observée
20 fois sur 150 trichophytiques. On lira aussi avec intérêt le travail de M. Henri Fournier [3] sur le même sujet. Les ongles sont
striés, épaissis, déformés, friables, noirâtres. Cette lésion peut
exister sans autres localisations trichophytiques, et ne se distingue pas cliniquement de l'altération unguéale de l'eczéma, du
psoriasis, etc.; mais l'examen microscopique lève la difficulté.

« L'ongle, dit M. Henri Fournier, offre un excellent milieu
de culture pour les parasites végétaux, dans ses cellules
intercalées entre sa face profonde et les plis et sillons de
Henle, cellules qui occupent la place de la couche génératrice
et du corps muqueux de Malpighi, et sont envahies successivement par la kératine. Le champignon du favus et celui de
la tondante se développent dans cette couche et de là gagnent
le limbe. Ils envahissent l'ongle ordinairement un peu
au-dessous du point où son bord devient libre, presque
toujours du côté externe, ce qui tient vraisemblablement
à la position que les malades donnent à leurs doigts pendant
qu'ils opèrent le grattage de leur cuir chevelu..... Le début
de l'onycomycose trichophytique a lieu sous forme de ligne
noirâtre un peu sinueuse et atteignant assez rapidement
l'union du tiers externe avec les deux autres tiers de la
lamelle cornée. Puis cette ligne s'élargit et l'infiltration du

1. 2e éd. franç., t. II, p. 836.
2. *Ann. de derm.*, 1888, p. 474.
3. *Journ. des mal. cut.*, 1889, p. 3.

parasite se fait en nappe. Tout d'abord on ne constate qu'un changement de coloration ; les couches profondes de l'ongle prennent une teinte d'un noir sale tirant sur le vert très foncé. Mais au bout de quelque temps, des déformations se produisent, les couches superficielles sont soulevées et s'exfolient en petites lamelles. Dans d'autres cas, elles tombent en masse et laissent à leur place des cavités anfractueuses à bords irréguliers et écailleux, tapissées par une substance molle et s'effritant au contact léger d'un instrument. Cette substance qui siège sur un lit unguéal rouge et saignant facilement, est constituée presque uniquement par des spores agglomérées sans ordre. C'est dans les portions de l'ongle restées dures, et n'ayant pas subi de désagrégation complète, qu'il faut étudier l'agencement général du parasite que j'ai signalé plus haut. »

17. *Traitement.* Limer les ongles malades. Les ramollir avec un cataplasme. Badigeonner ensuite avec :

> Sublimé...................... 1 gramme.
> Alcool........................ 100 —

Dans les intervalles, emplâtre de Vigo.

18. Trichophytie du derme. Le professeur R. Campana (de Gênes) [1] a publié un fait unique en son genre, sur lequel on regrette de ne pas avoir plus de détails et qui ne peut être accepté qu'avec réserve. Une femme atteinte de trichophytie cutanée et unguéale portait une tumeur grosse comme un œuf de poule, plus dure que les parties voisines ; à ce niveau la peau était saine et présentait seulement çà et là des squames fines. Or, dans cette tumeur formée en grande partie de tissu conjonctif, Campana a vu du trichophyton en abondance, avec des caractères un peu spéciaux. Il rappelle que le professeur Maiocchi en a constaté dans le tissu de granulation du chorion. Enfin Celso Pellizzari (travail cité) a nettement observé dans la trichophytie des ongles l'envahissement du derme sous-unguéal par le trichophyton.

---

1. *Riforma medica*, 28 avril 1888, anal. par Siredey, *in Ann. de derm.*, 1888, p 477. — Le même travail a été publié en allemand, *in Archiv. für Derm. und syph.*, Wien, 1889, p. 51.

CHAPITRE XXII

FAVUS

1. Le favus est l'ensemble des lésions cutanées produites par un champignon, l'*Achorion de Schönlein*.

2. Favus signifiait en latin rayon de miel; Celse ne lui donne pas d'autre sens — « a favi similitudine χηριον ,a Graecis nominatur » (V, XXVIII, 3).

Plus tard on a appelé *favi* (au pluriel) ce que les Grecs nommaient αχωρες; il a été question de *tinea favosa* (Guy de Chauliac), et enfin de *porrigo favosa* (Willan-Bateman); toutes choses qui ne sont pas le favus des modernes.

Celui-ci a d'abord été une espèce de teigne, puis la teigne proprement dite (Lorry), et enfin la teigne faveuse (Alibert).

On consultera avec fruit, sur l'histoire des teignes, l'excellente thèse de M. Feulard [1].

« Dans l'ouvrage de Mahon [2] apparaît pour la première fois l'idée juste que le favus ne se montre pas avec des pustules (page 6) et, plus loin, que la maladie est contagieuse [3]. »

Schönlein a découvert en 1839 le champignon du favus [4]. Gruby, qui ne connaissait pas la publication de Schönlein, a décrit le même parasite en 1841 [5]. Enfin Remak en 1845 [6] lui a donné le nom d'*Achorion de Schönlein*.

Le favus peut occuper les régions à poils forts, les régions glabres et les ongles; le cuir chevelu est son siège d'élection.

---

1. *Teignes et teigneux*, 1886.
2. *Recherche sur le siège et la nature des teignes*, Mahon jeune, 1829.
3. Hebra et Kaposi, trad. par Doyon, t. II, p. 785.
4. *Zur Pathogenie der impetigines* in Muller's *Arch.*, 1839, p. 82.
5. *C. R. de l'Ac. des sc.*, 1841, t. XIII, p. 72 et 309.
6. *Diag. und path. Untersuchungen*, Berlin, 1845, p. 193.

3. Favus du cuir chevelu. On l'observe à tout âge, mais celui qui existe chez l'adulte et chez le vieillard, remonte presque toujours à l'enfance. Nous n'avons vu qu'une seule exception à cette règle, chez une femme qui avait contracté le favus en Tunisie et l'avait communiqué à ses enfants. La plupart des favus que nous voyons à Paris, viennent de la campagne. Les enfants sont contagionnés par un autre enfant ou par un animal, chat, chien, lapin, oiseau de basse-cour. Le favus est très commun chez les rats et les souris, d'où il passe aux chats [1].

Le favus est rare en Allemagne et en Autriche. Il est commun en France, mais tend à diminuer. Les exemptions du service militaire pour cause de « teigne », c'est-à-dire de favus, en fournissent la preuve. Nous empruntons les chiffres suivants à M. Feulard [2] :

De 1876 à 1880. . . . .   1541 exemptions
De 1881 à 1885.   1399   —
De 1887 à 1891   964   —

4. Le favus a une lésion pathognomonique, le *godet favique*. Ses dimensions sont d'abord celles d'une graine de millet, puis d'une lentille . Rarement il atteint les dimensions d'une pièce de 50 centimes. Il est régulièrement circulaire et excavé; sa forme est exactement celle d'un godet. Sa couleur est jaune de soufre. Il fait saillie au-dessus des parties voisines, et il est centré par un poil. La matière qui constitue le godet est située non à la surface de l'épiderme, mais entre deux lamelles cornées, l'une superficielle, l'autre profonde. En entamant la première, on peut enlever le godet tout d'une pièce. A la place qu'il occupait, on voit alors une petite cupule, à fond rouge, humide, due à la compression de l'épiderme par la matière favique. Celle-ci a la consistance du mastic de vitrier ; elle est formée presque entièrement de champignons (spores et mycéliums). « Les spores sont de

1. Pour la bibliographie du favus chez les animaux, voir Feulard, *Teigne et teigneux*, 1886, p. 100.
2. Thèse citée, p. 189. — Et Comm. au Congrès intern. de derm. de 1892, in *Ann. de derm.*, 1892, p. 1118.

forme et de volume variables. Elles ne sont pas régulièrement sphériques, mais le plus souvent ovoïdes, quelquefois
triangulaires et même quadrilatères ; elles sont parfois
comme étranglées en biscuit par le milieu. Leur volume est
variable; les plus petites ont 3 µ, les autres ont jusqu'à 7 et
11 µ. Qu'elles soient groupées ou ramifiées, ces spores sont
toujours facilement isolables. Le mycélium est très abondant, très irrégulier de forme... [1]. »

L'achorion occupe donc au début un infundibulum pilaire.
De là il s'étend :

A. A l'extérieur ;

B. Dans le follicule et le cheveu ;

C. Dans le derme.

A. Quand la lamelle cornée qui recouvre la matière
favique a été rompue par la prolifération du champignon,
par le grattage, etc., elle s'étale à l'extérieur, prend une couleur blanchâtre ou grisâtre et forme bientôt à la surface du
cuir chevelu des pseudo-croûtes épaisses, irrégulières, sèches,
de dimensions variables. Autour d'elles, dans la zone d'envahissement, on peut voir quelques godets faviques. Plus
tard le cuir chevelu est recouvert tout entier d'une sorte de
cuirasse favique, épaisse et dure, de laquelle émergent des
touffes de cheveux altérés. La figure et les dimensions des
masses faviques sont quelconques et ne peuvent caractériser les formes différentes de la maladie. Bazin distinguait
le *favus urcéolaire* [2] ou en godets, le *favus scutiforme* [3] ou en
écus et le favus *squarreux* [4] ou montagneux; ces distinctions
sont justement tombées en désuétude.

Les masses faviques sont généralement sèches. Elles ont
une odeur spéciale qui n'existe dans aucune autre affection
du cuir chevelu; dans les cas ordinaires, le diagnostic pourrait être fait avec l'odorat, les yeux fermés. On a comparé
cette odeur à celle de la souris. M. Verujski [5] l'a constatée

1. Leloir et Vidal, *Trait. descr. des mal. de la peau*, 4ᵉ livrais., p. 363.
2. De *urceus, i* (m.), tasse.
3. De *scutum, i* (n.), bouclier.
4. De *squarrosus*, couvert de boutons.
5. *Ann. de l'inst. Pasteur*, 1887, p. 369.

dans les cultures pures de l'achorion. Parfois la matière favique est moins sèche, moins épaisse; elle repose sur des surfaces rouges, humides, l'odeur favique est moins franche; et il est facile de croire à un eczéma impétigineux. Mais l'examen microscopique des croûtes lève la difficulté dans tous les cas.

Le prurit est toujours modéré, à moins que le favus ne soit compliqué de phtiriase, d'impétigo, d'eczéma.

B. Les cheveux envahis par l'achorion sont ternes, grisâtres, beaucoup moins cassants que les cheveux trichophytiques. Ils s'arrachent facilement; on voit alors la racine enveloppée d'un manchon blanc, que l'on a comparé à de l'amidon cuit, et qui est dû au gonflement des gaines du poil.

Ce manchon n'est pas propre au favus; on l'observe dans l'eczéma, dans la pseudo-pelade de Brocq, etc.

Les cheveux faviques ont souvent le bulbe en crosse; cela aussi est sans valeur diagnostique. Ils ne sont pas bosselés comme les cheveux trichophytiques, et l'épidermicule reste à peu près continu. Ils présentent à l'intérieur de grandes lacunes longitudinales de plusieurs millimètres, que l'air vient remplir [1]. La présence du champignon dans la gaine et dans le poil est admise par tout le monde; mais comment l'achorion parti de l'infundibulum arrive-t-il dans le poil? Sur ce point les auteurs sont divisés.

Selon M. Kaposi, le parasite prolifère entre les cellules de la gaine de la racine jusqu'à la base du follicule; de là il pénètre dans le bulbe et remonte enfin dans le poil lui-même. Le poil peut aussi être envahi latéralement [2].

M. Unna combat ce qu'il appelle « la théorie du détour » et soutient que le bulbe pilaire n'est jamais envahi. L'achorion, dit-il, évite partout les cellules molles, succulentes et préfère les cellules kératinisées. De l'épiderme corné de l'infundibulum pilaire, il passe à la gaine interne kératinisée, de là à la cuticule et à la tige. Il s'arrête court devant la

---

1. Aubert (de Lyon), *Ann. de derm.*, 1881, p. 34.
2. Kaposi, 2ᵉ éd. franç., t. II, p. 763.

couche épineuse de l'épiderme, devant la gaine externe de la racine et devant le bulbe, comme devant un mur [1].

M. Balzer [2] admet les deux modes d'envahissement du cheveu.

C. La pénétration de l'achorion dans le derme n'est pas constante, mais elle est certaine. « Le mycélium pénètre perpendiculairement dans le derme en s'y ramifiant. Cette pénétration n'est point due à un simple refoulement des tissus, mais à un véritable envahissement (Malassez) ; on voit en effet sur les coupes les tubes du mycélium partir du fond du godet et s'insinuer en droite ligne dans le tissu conjonctif, entre les faisceaux et ce dernier, à la façon des racines pivotantes. Le derme réagit peu devant cette invasion ; il se produit cependant au niveau des godets faviques un suintement continuel ou même de la suppuration. Dans tous les cas, le tissu conjonctif envahi par le thallus de l'*Achorion Schönleinii* se résorbe peu à peu, et c'est probablement à cette résorption que sont dues les cicatrices parfois profondes qui se montrent au-dessous des godets faviques, après la guérison du favus [3]. »

5. Quand le cuir chevelu a été débarrassé des croûtes faviques qui le recouvrent, et convenablement nettoyé, on trouve sa surface lisse, rouge en certaines places, blanche en certaines autres. Les parties rouges sont les parties malades, envahies par l'achorion. Leurs contours sont irréguliers, leurs dimensions quelconques.

Si on épile les surfaces malades et si on les abandonne à elles-mêmes, on peut suivre la reproduction des godets faviques et assister à leurs premières phases. « Dès la fin de la première semaine ou de la seconde, les premiers godets apparaissent à la place de la tache érythémateuse péripilaire, sous la forme d'une petite masse jaunâtre, punctiforme, sous-épidermique et centrée par un poil. En examinant à la loupe, on voit se produire d'abord une petite *tache blanc jaunâtre* à la base d'un poil, tout à fait semblable

1. Unna, *Vierteljahr. für Derm. und Syph.*, 1880, n°* 2 et 3.
2. *Arch. gén. de méd.*, 1881, p. 385.
3. Cornil et Ranvier, *Man. d'hist. path.*, 2ᵉ éd., 1884, t. II, p. 873.

aux petits lacs purulents épidermiques qui suivent les épilations par exemple. Ces points piqués avec une aiguille laissent échapper en plus ou moins grande quantité une matière puriforme qui a rendu longtemps bien plausible l'opinion qui plaçait le favus dans l'*ordre* des pustules.

Les pièces 548 (la *table* du Catalogue indique par erreur 543) et 584 du Musée de Saint-Louis, moulées sur nature par Baretta, ont été déposées par nous, dans le but de fixer pour l'étude cette évolution dont on peut suivre à la loupe les moindres détails [1]. »

Les parties du cuir chevelu qui ne contiennent plus de champignon, reprennent quelquefois l'apparence normale; ailleurs la peau est légèrement déprimée, tendue, cicatricielle. Les cheveux clairsemés qui en émergent, ressemblent à des cheveux de nègre ou à des crins. Dans les favus anciens, non traités, cette alopécie cicatricielle occupe presque la totalité du cuir chevelu; mais dans tous les cas il reste sur la lisière une zone large de deux ou trois centimètres où les cheveux ont conservé leur aspect normal, que l'achorion n'envahit jamais. Nous avons vérifié bien des fois l'exactitude de ce fait signalé par M. Er. Besnier. Pourquoi cette immunité de la lisière du cuir chevelu? Nous n'en savons rien.

6. L'évolution spontanée du favus du cuir chevelu est différente de celle de la trichophytie.

Chez certains sujets non traités, le favus guérit au bout de quelques années, laissant une plaque d'alopécie cicatrielle plus ou moins étendue, de laquelle émergent des cheveux épars semblables à des crins. Il est une pseudo-pelade qui présente exactement le même aspect; mais si on apprend que la surface alopécique a été autrefois couverte de croûtes, on peut être certain qu'il s'agit d'un ancien favus.

D'autres fois le favus abandonné à lui-même se prolonge indéfiniment, jusqu'à l'extrême vieillesse, avec des temps d'arrêt suivis de poussées nouvelles. Nous avons vu à notre policlinique une vieille femme qui avait été soignée par Biett

---

1. E. Besnier et Doyon, 2e éd., t. II, p. 758.

et après lui par bien d'autres médecins de l'hôpital Saint-Louis, pour un favus qui durait toujours.

7. Sur les autres régions à poils forts, barbe, pubis, etc., le favus est rare. Il peut être suivi de sycosis. Mais le sycosis favique n'est pas plus engendré par l'achorion que le sycosis trichophytique par le trichophyton. Toutes les lésions suppuratives, sycosis, impétigo, etc., qui peuvent compliquer le favus, sont toujours dues à un parasitisme secondaire, à l'inoculation des organismes pyogènes de l'extérieur.

8. *Traitement.* Un bon nombre de médecins se font encore sur la portée de la thérapeutique dans le favus, de grandes illusions. Ils croient qu'on tue l'achorion avec une solution de sublimé ou une pommade au turbith.

Le traitement du favus est très utile, parce qu'il limite le mal; mais il ne fait rien de plus. Cela dit, entrons dans les détails.

La plupart de nos faviques viennent de la campagne. La maladie date de plusieurs années et n'a pas été traitée ou ne l'a pas été sérieusement; on l'a prise pour de la gourme, contre laquelle on s'est bien gardé de rien faire; plus tard on a fait prendre aux enfants des « dépuratifs »; on leur a appliqué diverses pommades *par-dessus* les croûtes...; et quand au bout de dix ans et plus, on les amène à la consultation de l'hôpital Saint-Louis, la plus grande partie de leur chevelure est perdue.

Il importe donc de traiter le favus le plus tôt, le plus vite possible. Voici comment nous procédons :

a. Couper les cheveux au ras des croûtes. Chez les femmes, dont il faut respecter la chevelure autant que possible, il suffit de couper les cheveux autour des surfaces malades, si elles ne sont pas trop étendues.

b. Détacher la matière favique qui forme une calotte épaisse et adhérente. En tombant elle entraînera les mèches de cheveux malades qu'elle enserre, et l'alopécie semblera plus grande qu'avant; les malades ou leurs parents doivent en être prévenus.

Pour détacher les croûtes faviques, il faut les ramollir. Le moyen le plus rapide consiste à les imprégner de vaseline et à les recouvrir d'un cataplasme de farine de lin. On les soulève ensuite avec une spatule ou un instrument analogue. Chez les malades de nos salles, cela demande quarante-huit heures au plus, mais il n'en est pas de même chez les malades de l'extérieur; et on a souvent beaucoup de peine à obtenir des parents du malade un décapage parfait, sans lequel la suite du traitement ne peut être entreprise.

c. Après le décapage, l'épilation. Tout ce qu'on fait dans l'intervalle, est du temps perdu. On peut cependant la retarder d'un ou deux jours si le cuir chevelu est très sensible, très irritable; pendant ce temps on le recouvre de compresses d'eau fraîche.

L'épilation s'impose dans tous les cas, sur les surfaces malades, et *autour d'elles* sur une largeur de 2 ou 3 centimètres. Au delà il suffit de couper les cheveux ras pour faciliter les soins de propreté. Nous avons dit que nous croyions peu à l'utilité de l'épilation dans la trichophytie; mais dans le favus elle est indispensable pour limiter les surfaces malades et les nettoyer convenablement. Elle est d'ailleurs bien plus facile que dans la tondante, les cheveux faviques s'enlevant aisément et ne cassant pas sous la pince. On épile donc toutes les *surfaces rouges* ainsi que leur pourtour; et on renouvelle l'épilation quand les cheveux ont repoussé, tant que le favus n'est pas guéri, c'est-à-dire tant qu'il y a de la rougeur.

L'épilation est toujours plus ou moins excitante; elle provoque souvent l'éclosion de petites pustules au niveau des infundibula pilaires. Il faut donc se garder de la faire suivre d'une friction parasiticide. On recouvrira le cuir chevelu d'un cataplasme de fécule froid ou de compresses d'eau fraîche, pendant quelques heures.

d. Après cela, si on abandonne les surfaces malades à elles-mêmes, elles deviennent sèches et desquament en lamelles minces, craquelées; puis deux ou trois semaines plus tard, de nouveaux godets apparaissent. On entretiendra la souplesse, le décapage, la propreté du cuir chevelu avec la vaseline et le savon : un savonnage à l'eau tiède tous les jours, onctions avec la vaseline plusieurs fois par jour.

A cela se réduit, pour nous, la partie *utile* du traitement dans le favus du cuir chevelu. On peut y joindre l'emploi des pommades et des lotions parasiticides les plus variées; mais cela n'abrège pas la durée de la maladie. *Au cuir chevelu*, les parasiticides sont impuissants, avons-nous dit, contre le trichophyton; ils ne le sont pas moins contre l'achorion.

« A aucun titre, il n'existe pour le favus de parasiticide *spécifique* : un grand nombre de substances absolument différentes peuvent être utilisées et utiles à l'un des titres que nous venons d'indiquer, souvent à plusieurs d'entre eux en même temps; les principales sont toujours les mêmes dans la série entière : le *mercure* sous toutes ses formes, le soufre, l'iode, le sulfate de cuivre, les acides phénique, borique, etc.; ce sont également celles qui sont indiquées par Viruyski comme *favicides*, détruisant l'achorion *dans les tubes à culture : essence de térébenthine, chloroforme, acide acétique, ammoniaque, teinture d'iode, essence de Wintergreen, sublimé, acide phénique, azotate d'argent, sulfate de cuivre, borax, etc., etc.*

Mais alors que ces substances, à des doses infinitésimales, triomphent du favus des *cultures*, elles perdent leur action sur la tête humaine où le favus végète dans des conditions non pas seulement, comme on l'a dit, de réclusion profonde, mais bien *d'habitat humain* et d'aliment spécial, déjà très différentes de celles qui appartiennent aux *animaux*, et qui ne sont plus, en aucune façon, celles du tube à expérience. Chez l'homme, aucune de ces substances *employée seule à une dose compatible avec la vie des tissus et la survivance de l'appareil pilaire* n'est capable de guérir le favus, quels que soient le mode d'application et la forme physique adoptés; aucune d'elles n'agit qu'à des doses capables de *modifier les tissus* sur lesquels on les applique [1]. »

e. En appliquant ce traitement ou un autre, au bout de combien de temps se produit la guérison? Nous n'en savons rien à l'avance. Dans la trichophytie du cuir chevelu, le médecin peut poser un pronostic ferme et promettre la guérison dans un temps déterminé, à quelques mois près. Mais

---

1. E. Besnier et A. Doyon, 2ᵉ éd., t. II, p. 792.

il n'en est pas de même dans le favus; certains favus guérissent en six mois, d'autres traités de la même manière se prolongent indéfiniment; nous n'avons à cet égard aucun élément de pronostic. Tel est du moins ce que l'expérience nous a appris; et nous croyons être utile à nos confrères en le disant explicitement.

9. « A. Paré dit quelque part que si la teigne existe en un point circonscrit, il faut se servir de la *pincette*, et par ce mot il désigne sans doute la pince dont nous nous servons, ou du moins un instrument analogue. En Angleterre, Samuel Plumbe parle aussi du traitement de la teigne par la pince. En Italie, ce procédé a été employé de tout temps [1]. »

« Quoi qu'il en soit c'est incontestablement Bazin qui a introduit dans le traitement du favus l'épilation dont l'utilité est aujourd'hui reconnue par tout le monde. Mais cet éminent dermatologiste s'est exagéré singulièrement les effets de la médication qu'il préconisait : « Le pronostic est bien différent de celui d'autrefois. On pouvait dire encore en 1851 (il n'y a par conséquent que six ans) que la teigne faveuse était une maladie grave qui, résistant opiniâtrément à tous les traitements connus, avait une durée indéfinie.... Aujourd'hui au contraire nous disons que la teigne faveuse est une affection légère et même de toutes les teignes la plus facile à guérir [2]. »

Sa médication se composait avant tout de l'épilation répétée deux ou trois fois à un mois environ d'intervalle, de lotions avec une solution de sublimé et d'onctions avec une pommade au turbith au 1/30.

MM. Besnier et Doyon préconisent une médication plus compliquée. Après le décapage et l'épilation à laquelle ils attachent une grande importance, les substances parasiticides peuvent avoir, disent-ils, une action utile; « les unes en combattant l'irritation dermo-épidermique causée par la germination favique; les autres en favorisant la mue épithéliale, la *desquamation intra-folliculaire*;... les autres, et

1. Bazin, *Leçons sur les aff. cutan. paras.*, 2ᵉ éd., 1862, p. 76.
2. *Ibid.*, p. 147 et 148.

c'est là où est, croyons-nous, la vérité, en rendant le terrain impropre à la germination favique, *en le stérilisant....*
Tous les soirs *la tête entière* est frictionnée avec une pommade qui contient, au gré du médecin, l'une des substances
théoriquement antifaviques, employées aux doses *tolérées,*
c'est-à-dire à celles qui n'amènent pas d'irritation phlegmatique. La friction avec les graisses est le meilleur mode pratique de faire pénétrer dans le follicule une substance médicamenteuse incorporée; voici l'une des formules :

Baume du Pérou ou huile de cade ou
   de bouleau blanc.................. 2 à 5 grammes.
Acide salicylique, résorcine...... ãã 1 à 5   —
Soufre précipité.................... 5 à 15   —
Lanoline, vaseline, axonge....... ãã   30   —

« Tous les matins, la tête entière est lavée à l'eau *chaude,*
avec un savon de goudron, de naphtol, d'ichtyol, etc., et
quand elle a été bien essuyée, on fait sur toutes les surfaces
faviques, circonscrites par les zones épilées, une friction à
l'aide d'une boulette de coton imprégnée d'un liniment antiparasitaire, tel que :

Alcool à 90°....................   100 grammes.
Acide acétique cristallisant...... 0,25 à 1   —
Acide borique..................   2   —
Chloroforme..................   5   —

« Enfin le pansement du matin, pansement quotidien, est
complété en appliquant sur toutes les surfaces faviques un
morceau d'emplâtre de Vigo fin, de la dimension exacte des
surfaces faviques cerclées par les zones d'épilation.

« Cela dit, nous répétons, bien que nous l'ayons déjà dit à
satiété, que vingt autres formules peuvent arriver au même
but par des substances différentes... [1]. »

Le même but est atteint aussi avec la vaseline et le savon.
Une médication aussi simple n'est pas toujours possible, j'en

---

1. E. Besnier et A. Doyon, *loc. cit.*, t. II, p. 792 et 793.

..conviens, mais en compliquant ses formules le médecin ne
.doit pas se faire d'illusions sur leur valeur.

.. 10. Favus des régions glabres. Il peut se développer à tout
âge, coïncider ou non avec un favus du cuir chevelu. Il se
présente sous deux formes, l'une superficielle, l'autre profonde et les traitements diffèrent beaucoup.

.. A. *Forme superficielle.* Elle se caractérise par des petites
taches congestives, rouge clair, tantôt irrégulières, tantôt
régulièrement circulaires, quelquefois circinées. Ces taches
sont légèrement infiltrées; leur bord surélevé, finement
squameux rappelle celui des taches trichophytiques. S'il
n'existe pas en même temps un favus du cuir chevelu et si
on ne fait pas l'examen microscopique des squames, le diagnostic reste indécis; mais bientôt sur ces taches apparaissent des petits godets caractéristiques. Ils s'enlèvent facilement sur les régions glabres et peuvent rester inaperçus
pendant longtemps, surtout si le malade prend des soins de
propreté. Ailleurs les godets se multiplient, s'élargissent, se
confondent; des surfaces étendues sont alors recouvertes de
matière favique sèche, blanchâtre, épaisse, irrégulière. Ces
pseudo-croûtes plâtreuses ont quelquefois un contour polycyclique, vestige des godets primitifs.

Sur les régions glabres, les godets faviques peuvent se
rencontrer partout; on en a même vu sur le gland; ce qui
prouve que le poil n'est pas indispensable à leur développement. Les coudes, les genoux et la face externe des membres
sont les lieux d'élection.

B. *Forme profonde.* L'achorion pénètre dans le derme et
l'hypoderme à une profondeur de plusieurs millimètres. Quand
il n'existe pas de godets, quand la matière favique a été détachée par le malade, le diagnostic est impossible au premier
examen. On constate une tache rouge foncé, de siège, de
grandeur, de figure quelconque, au niveau de laquelle existe
une infiltration profonde comparable à celle du lupus tuberculeux. Il faut alors interdire le grattage, le nettoyage des
surfaces malades, et bientôt on voit naître un ou plusieurs
godets. La lésion laisse après elle une cicatrice entourée
d'une zone pigmentaire.

Traitement. Dans la forme superficielle, la teinture d'iode donne les mêmes résultats que dans la trichophytie, c'est-à-dire la guérison en quelques jours. On détache d'abord les godets et les masses faviques, on nettoie et on badigeonne deux fois par jour à la teinture d'iode les surfaces malades et leur pourtour.

Dans la forme profonde, les parasiticides sont insuffisants; et les livres de dermatologie ne donnent aucune indication sur la conduite à suivre. Les cas de ce genre sont d'ailleurs très rares aujourd'hui. Nous avons eu l'occasion d'en traiter un dans notre service par la grosse curette tranchante. Elle pénètre facilement et transforme d'emblée la lésion en une plaie simple. Il importe de manier la curette vigoureusement, de racler soigneusement le fond et les bords, sans crainte de trop enlever, et de badigeonner la surface de la plaie avec la teinture d'iode.

11. Le favus n'a jamais été observé sur les muqueuses accessibles à l'examen clinique.

Le professeur Kaposi a communiqué à la Société de médecine de Vienne [1] un cas de favus généralisé à presque toute la surface cutanée. Le malade, qui était alcoolique, ayant succombé à un phlegmon, le professeur Kundrat a exposé à la Société les résultats de l'autopsie. Sur toute l'étendue de l'intestin : érosions, infiltrats, exsudats. Dans les exsudats de l'estomac, mycéliums regardés comme identiques à ceux de la peau. L'auteur conclue à une gastro-entérite faveuse. Ce fait unique en son genre est insuffisant pour établir l'existence d'un favus de l'estomac.

12. FAVUS DES ONGLES. Il est rare, mais peut survivre longtemps au favus du cuir chevelu. Le docteur Henri Fournier [2] a donné des soins à une famille dont « les enfants, au nombre de cinq, âgés de huit à seize ans, étaient *tous* atteints d'onychomycose favique, démontrée par le microscope, le favus ayant depuis longtemps complètement disparu du cuir chevelu par un traitement approprié ».

---

1. 17 octobre 1884, Compt. rend., in *Wiener medizinische Presse*, 26 oct. 1884, Anal. in *Ann. de derm.*, 1885, p. 104.
2. *Journ. des mal. cut. et syph.*, 1889, p. 6, note.

Aux ongles des orteils, le favus est plus rare encore qu'à ceux des doigts. M. Fabry en cite un cas [1], et M. Vidal en a observé un autre [2]. Ce sont les seules observations connues.

« La lésion débute généralement sur la face latérale de l'ongle ou près de son bord libre, ou dans le sillon unguéal.... La prolifération parasitaire se fait d'abord entre la couche cornée et le derme sous-unguéal, et tend à soulever l'ongle. Elle se reconnaît d'abord par une coloration d'un gris brunâtre, occupant un point limité, qui bientôt s'étend, prend une teinte jaunâtre ou d'un blanc jaunâtre qu'on voit par transparence sous la lame cornée unguéale épaissie et qui est caractéristique. Bientôt l'ongle jaunit, devient terne, piqueté dans une partie de son étendue. Il est épaissi, comme feuilleté à son bord libre; des stries longitudinales se forment, deviennent de plus en plus apparentes et parfois s'exfolient. A une époque plus avancée, on voit des renflements, des soufflures indiquant l'amincissement et la destruction progressive sous l'action de la végétation parasitaire qui, à la longue, finit par perforer la lame cornée [3]. »

Le diagnostic devra toujours être confirmé par le microscope.

Traitement. Limer l'ongle pour mettre à nu le champignon. Enlever avec la petite curette toutes les parties ramollies. Badigeonner ensuite avec la solution de sublimé à 1/300. Dans les intervalles, emplâtre de Vigo.

Ce traitement demande beaucoup de temps et de patience de la part du malade et du médecin.

L'ablation de l'ongle conduit plus rapidement au but. Grâce à l'anesthésie locale cette petite opération peut être pratiquée sans douleur. On badigeonne ensuite avec la teinture d'iode.

---

1. *Arch. für Derm. und syph.*, 1880, p. 21.
2. Leloir et Vidal, *loc. cit.*, 4e livrais., p. 356.
3. Leloir et Vidal, *ibid.* p. 356.

CHAPITRE XXIII

RECHERCHE DES PARASITES DANS LES TEIGNES

PAR

M. BERDAL

« Le diagnostic des dermatomycoses, presque toujours facile à faire par l'examen clinique, ne devient définitif, dans les cas douteux et difficiles, qu'après examen microscopique portant sur les parties altérées (poils, squames, etc.).

1° **Choix du matériel à examiner.** Pour être fructueux cet examen doit être préparé par une sélection judicieuse des produits pathologiques et, dans les cas négatifs, il doit être recommencé à plusieurs reprises et porter sur un nombre quelquefois considérable de poils ou de squames. On s'exposerait fatalement à méconnaître une dermatomycose si on limitait l'observation à un ou à deux examens.

a. Dermatomycoses du cuir chevelu. Quand on soupçonne une *trichophytie*, on peut chercher à la loupe les poils cassés et engainés de la périphérie de la plaque et les arracher avec la pince à épiler; mais il vaut mieux, surtout quand on n'est pas très expérimenté, racler la peau avec une petite curette à bords tranchants [1]. On entraîne ainsi des squames épidermiques et des fragments de poils malades qui restent adhérents à la curette si on a eu soin de la mouiller avec un peu d'alcool. La curette fait une sorte de sélection entre les

---

1. La curette de M. le docteur Vidal convient très bien pour ce genre de recherches.

poils sains et les poils malades, ces derniers étant seuls entraînés [1].

Le *favus* présente à étudier deux éléments : le *godet* et les *poils*. Un fragment quelconque de godet peut servir pour l'examen microscopique; mais si on ne dispose pas d'un godet et si on a affaire à une de ces formes de favus où les croûtes et les squames sont mélangées abondamment à la matière favique il faut employer l'artifice suivant. On place un petit fragment, enlevé à la curette, dans une petite quantité d'alcool où on le laisse séjourner quelques heures. On l'examine ensuite dans un verre de montre rempli d'alcool et on constate que certains points présentent une coloration jaune assez marquée, tandis que le reste est blanc ou à peine teinté en jaune. La consistance de ces deux parties est d'ailleurs très différente : la matière blanchâtre ou diversement colorée est assez résistante; la matière franchement jaune est friable et facile à dissocier. Ce sont les parties jaunes qu'il faut choisir pour l'examen microscopique, car elles sont presque entièrement formées par les éléments de l'achorion; tandis que les parties blanches sont constituées par des cellules épidermiques et par un nombre restreint de tubes mycéliens pour la plupart vides et desséchés.

Quand les godets ont été enlevés ou qu'il n'en existe pas, comme dans les formes atypiques de favus sans favi, il faut recourir à l'examen des *cheveux*. On arrachera les cheveux avec la pince et on choisira ceux qui, ayant perdu leur brillant, ne présentent plus de résistance et qui entament une gaine vitreuse considérablement augmentée de volume. Dans les favus en voie de traitement, on trouvera ces cheveux dans les parties rouges du cuir chevelu. Il ne faudra jamais négliger d'examiner les poils au niveau desquels se forment de petites pustules, car ces dernières forment souvent l'embryon d'un godet.

b. Dermatomycoses des régions glabres. C'est quand on est en présence d'une dermatomycose des régions glabres, qu'il

---

1. Le raclage doit être modéré. Il faut se garder de faire saigner la plaque bien que cet accident n'offre aucune suite fâcheuse.

faut multiplier les examens et apporter un grand soin dans le choix du matériel.

Les godets faviques de la peau étant identiques aux godets du cuir chevelu, nous n'avons pas à revenir sur ce que nous avons dit plus haut; les lésions faviques érythémato-squameuses seront traitées comme les formes correspondantes de la trichophytie. Si l'on est en présence d'une lésion érythémato-squameuse de la peau dans les régions où l'épiderme est mince, il faut prendre des squames à la *périphérie* de la plaque au moyen d'une petite curette tranchante et en recueillir un assez grand nombre, car il est possible que plusieurs préparations ne fournissent que des résultats négatifs. Au centre de la plaque, les squames ne renferment pas ou ne renferment que très peu de champignon.

Dans les régions à épiderme corné épais (paume de la main et plante du pied), on prendra des fragments de l'épiderme corné qui se montre à la périphérie de la plaque sous forme d'une lamelle assez épaisse et décollée.

Enfin, si on a la bonne fortune de rencontrer une forme de trichophytie à grosses vésicules ou à grosses pustules, on trouvera là un matériel de choix pour l'étude de la trichophytie des régions glabres. Il faut prendre non pas le liquide de la vésicule, comme on est tenté de le faire, mais la mince couche épidermique qui forme la vésicule. On la détachera avec des ciseaux fins et on la portera dans l'eau pour la débarrasser des globules du pus ou des globules rouges et pour l'étaler sur une lame.

2° **Préparation du matériel**. Il existe un grand nombre de méthodes pour la préparation des squames et des cheveux, nous indiquerons celles que nous avons l'habitude d'employer.

a. Préparations rapides extemporanées. Il est utile que le médecin soit en possession d'une méthode qui lui permette de faire le diagnostic immédiat d'une dermatomycose. Voici deux procédés simples et rapides :

Examen dans la potasse à 40 p. 100. On place l'objet à examiner (squame ou poil) sur une lame porte-objet et on ajoute une certaine quantité d'éther de façon à dissoudre la graisse qu'il peut contenir. Tandis qu'on retient l'objet sur la lame à l'aide d'une aiguille à dissocier, on fait écouler l'éther qu'on remplace par quelques gouttes d'alcool à 90°. On ajoute alors (sans faire écouler l'alcool) une goutte de la solution suivante [1] :

Eau distillée.	60
Potasse caustique.	40

Si le liquide ne couvre pas suffisamment l'objet, on ajoute une goutte d'alcool à 90° et une goutte de potasse, puis on attend une minute et on couvre d'une lamelle. Il faut examiner cette préparation avec l'objectif 4 et l'oculaire I· de Verick sans condensateur. Pour voir les détails on peut remplacer l'objectif 4 par l'objectif 6, mais la première combinaison est plus commode pour faire le diagnostic.

Il faut faire quelques remarques concernant l'emploi de ce procédé.

Si la squame est épaisse comme celle de la paume de la main et de la plante du pied, il est possible qu'elle ne soit pas suffisamment éclaircie par le traitement précédent. On voit alors le champ de la préparation obscurci par des granulations, par des boules arrondies de dimensions inégales qu'il faut bien se garder de prendre pour des spores. On reconnaît qu'une squame est bien éclaircie quand les cellules apparaissent absolument transparentes, comme si elles étaient vides et ne laissent plus voir que leur contour. Si donc la squame est un peu épaisse il faut modifier le procédé comme il suit : on prend trois verres de montre et on verse dans le premier de l'alcool à 90° ; dans le second, de l'éther ; dans le troisième, de la potasse à 40 p. 100. On fait baigner la squame dans l'éther pendant une ou deux minutes, on la place ensuite dans l'alcool pendant un temps à peu près égal, puis on la porte dans la potasse où elle reste cinq minutes environ. On la monte alors sur une lame, comme il a été dit plus haut, après avoir ajouté comme liquide additionnel une goutte de

---

1. Cette solution doit être conservée dans un flacon fermé avec un bouchon de caoutchouc.

potasse et une goutte d'alcool, à 90°. Il peut arriver que la squame ne soit pas encore suffisamment éclaircie : on la reporte alors dans l'alcool puis dans l'éther, puis de nouveau dans l'alcool et enfin dans la potasse. On pratique un nouvel examen et si, ce qui est rare, il y a encore des granulations et des boules masquant les détails microscopiques, on recommence le traitement indiqué plus haut. On peut faciliter l'examen en appuyant sur la lamelle avec l'aiguille de façon à écraser la squame.

La deuxième remarque porte sur l'examen de la couche épidermique qui recouvre les grosses vésicules de certaines formes de trichophyties. Avant de placer cette pellicule dans l'éther, il faut la déshydrater et pour cela la faire séjourner pendant cinq ou six minutes dans l'alcool à 90°, ou mieux dans l'alcool absolu. Pour le reste le traitement est le même.

S'il s'agit de l'examen d'un godet favique, rien de plus simple : on place un fragment de ce godet sur une lame et on ajoute une goutte d'ammoniaque. A l'aide du plat de la lame d'un scalpel, on donne de petits coups sur le fragment de façon à le réduire en une sorte de bouillie, on ajoute encore un peu de potasse avant de couvrir de la lamelle et on examine. Si l'on désire colorer le champignon, on ajoute, avant de mettre la lamelle, une goutte d'une solution aqueuse d'éosine que l'on mélange soigneusement à l'aide d'une aiguille avec le produit de la dissociation.

La troisième remarque concernant l'emploi du procédé à la potasse porte sur l'examen des ongles. Pour bien éclaircir et dissocier les fragments d'ongles malades, il faut les placer dans un verre de montre contenant une certaine quantité de potasse et chauffer légèrement au-dessus de la flamme d'une lampe à alcool [1].

Procédé à l'acide formique. Un excellent moyen d'éclaircir les squames et les poils consiste à les placer dans de l'acide formique pur marquant 16° Baumé [2]. Tous les histologistes,

---

1. Ce procédé « à chaud » peut être employé pour les cheveux et les squames, mais nous préférons le procédé à froid.

2. Tenneson et Berdal, *Communication à la Société française de dermatologie,* juin 1892.

qui ont employé cet acide dans l'étude des terminaisons nerveuses par les procédés de Löwit et de Ranvier, savent avec quelle puissance cet acide éclaircit et dissocie les tissus. Il est incomparablement supérieur, à ce point de vue, à l'acide acétique et fournit des préparations dont la beauté n'a d'égale que la facilité avec laquelle on les obtient. Les poils ou les squames étant placés sur une lame porte-objet[1], on ajoute une ou deux gouttes d'acide formique et on attend que la préparation soit bien éclaircie (ce qui arrive au bout d'une ou deux minutes); on place la lamelle et on examine comme il a été dit pour la potasse.

b. Préparations lentes et permanentes. Les méthodes précédentes suffisent pour l'examen clinique, mais il peut être utile de conserver ou de colorer les préparations que nous venons d'indiquer. Voici trois procédés que nous ne saurions trop recommander :

1. *Procédé lent à la potasse.* Les produits dégraissés par l'alcool et l'éther sont placés sur une lame porte-objet dans une goutte de la solution pure de potasse à 40 p. 100. On abandonne le tout (sans lamelle) dans la chambre humide pendant 18 à 24 heures. Au bout de ce temps le tissu est devenu absolument clair et friable, aussi ce procédé convient-il spécialement pour l'étude des ongles à la place du procédé « à chaud » dont nous avons parlé plus haut. On enlève alors la potasse en lavant l'objet avec de l'ammoniaque, on fait égoutter ce réactif, on neutralise avec de l'acide acétique, on remplace ce dernier par une goutte de glycérine ou mieux d'eau phéniquée à 1 p. 100. On place la lamelle et on la fixe par les procédés utilisés en technique microscopique.

2. *Procédé à l'acide formique.* La simplicité du procédé à l'acide formique se montre encore dans la confection des préparations permanentes. Il suffit de remplacer l'acide par une goutte de glycérine additionnée de 1 p. 100 d'acide formique pour rendre la préparation durable.

3. *Coloration des champignons*[2]. Il est possible de colorer

---

1. Il n'est même pas besoin de les dégraisser.
2. On pourrait employer un grand nombre de méthodes de coloration parmi lesquelles il faut citer, en première ligne, celle de Weigert.

les champignons dans les squames, voici comment nous conseillons de procéder.

a. On dégraisse la squame[1] dans l'éther et l'alcool, puis on la retire de l'alcool pour la placer sur une lame porte-objet.

b. On ajoute quelques gouttes de la solution suivante :

> Eau distillée.................... 100
> Borax......................... 2
> Bleu de méthylène............. 1 gr. 50;

on chauffe légèrement jusqu'à émission de vapeurs et on laisse la coloration se faire pendant 4 ou 5 minutes. Il faut empêcher la préparation de sécher et pour cela ajouter de temps en temps quelques gouttes de la solution de bleu.

c. On plonge ensuite la lame dans un cristallisoire plein d'eau additionnée d'acide acétique dans les proportions de 1 à 2 p. 100. En plaçant le vase sur un papier blanc, il est très facile de retrouver la squame qui nage au milieu du liquide teinté en bleu. On l'examine de temps en temps pour surveiller la décoloration et quand cette dernière est suffisante, c'est-à-dire quand les éléments du champignon apparaissent en bleu plus ou moins foncé tandis que les cellules sont devenues bleu pâle, on porte la squame dans un grand vase plein d'eau[2].

d. On fixe alors le bleu en plaçant la squame dans un verre de montre contenant une petite quantité d'une solution au 10e de tannin dans l'eau[3].

e. Après une minute de séjour dans ce bain, on retire la squame pour la placer dans un verre de montre contenant une certaine quantité d'alcool absolu. Après quatre ou cinq minutes, on la transporte dans un verre de montre dans lequel on a versé de la benzine ou du xylol, puis, quand elle

---

1. La coloration des poils est identique à celle des squames.

2. Il est facile de transporter la squame d'un vase dans un autre : il suffit pour cela de la soulever avec une aiguille à dissocier à laquelle elle reste adhérente.

3. La fixation du bleu de méthylène a été indiquée par notre collègue et ami Nicolle pour la coloration des bactéries dans les coupes. *Annales de l'Institut Pasteur.*

est bien éclaircie, on la place sur une lame, on ajoute une goutte de baume du Canada et on couvre d'une lamelle. Il faut attendre une ou deux heures avant de faire l'examen, afin de permettre au baume d'infiltrer complètement la squame.

3° **Éléments du champignon dans le poil ou dans les squames.** On observe dans les préparations précédentes deux sortes d'éléments : des *spores* et des *tubes* ou *filaments mycéliens*.

a. Spores. Les spores présentent de légères différences suivant que l'on considère l'achorion ou le trichophyton.

Les *spores trichophytiques* sont régulièrement arrondies ou un peu ovales, à contours nets, à contenu homogène et très réfringent. Leur volume est en général de 4 µ., mais dans certains cas il atteint 8 µ.; de là deux grandes variétés de trichophyties : les trichophyties à petites spores et les trichophyties à grosses spores. Les spores forment des *amas irréguliers* ou sont placées bout à bout en forme de *chaînettes*.

Les *spores de l'achorion* se font remarquer par une extrême variabilité dans leur forme et dans leur volume. Elles sont habituellement allongées, ovoïdes, isolées ou groupées en chaînette de deux ou trois. Leur volume est supérieur à celui des spores du trichophyton.

b. Filaments mycéliens. Il existe également des différences dans les filaments mycéliens de l'achorion et du trichophyton.

Les *filaments du trichophyton* sont des tubes très allongés, peu ramifiés et ramifiés à des intervalles très éloignés les uns des autres [1]. Ils sont réguliers, peu flexueux et sont constitués par des articles allongés placés bout à bout.

Les *filaments de l'achorion* sont très irréguliers, flexueux, ramifiés en fourche à de très courts intervalles.

Ces éléments sont distribués diversement suivant que l'on considère les squames, les poils ou le godet favique.

Le *poil trichophytique* renferme surtout des spores soit en amas irréguliers, soit en chaînettes. Il contient très peu de mycélium.

---

1. Cela est vrai le plus souvent, mais on peut observer des cas très rares où les ramifications sont très rapprochées.

Le *poil favique* renferme peu de spores libres, mais une très grande abondance de tubes mycéliens soit vides, soit sporigènes, qui sillonnent le cheveu comme le feraient des canaux.

Le *godet favique* renferme des spores, des tubes sporigènes et des tubes vides. En général, les filaments sont plus abondants que les spores.

Les *squames* des régions glabres contiennent surtout des filaments mycéliens. Dans certains cas, on trouve de nombreuses spores en chaînettes, mais le plus souvent, il n'existe que peu ou pas de spores isolées ou en amas irréguliers [1].

1. Les quelques signes que nous venons d'indiquer pourront guider le médecin dans le diagnostic des dermatomycoses. Mais il est des cas où le diagnostic n'est possible que par la méthode des cultures, méthode qui n'est pas utilisable pour la grande majorité des médecins. En étudiant la recherche des parasites dans les teignes nous nous sommes confinés dans les éléments de la question, évitant à dessein toutes les questions se rapportant à l'histoire naturelle, à la culture, à la provenance des champignons, etc. Nous n'avons eu qu'une seule prétention : celle de montrer à un tout jeune débutant comment il faut examiner un poil ou une squame.

CHAPITRE XXIV

PELADE. — PSEUDO-PELADES

1. La pelade est aussi manifestement contagieuse que la rougeole et les oreillons; donc elle est d'origine parasitaire. Mais le parasite qui la produit est encore inconnu.

2. *Historique.* La pelade a été improprement appelée *area Celsi.* Cependant les auteurs qui ont employé cette dénomination ne sont pas aussi coupables qu'on le dit. Celse [1] nomme *areæ* les aires dépouillées de cheveux ou de poils (alopéciques) ; et rien ne permet de croire qu'il en ait exclu celles qui nous occupent. Les *areæ* sont donc un genre dont la pelade est une espèce; elle n'est pas l'*area Celsi*, mais elle est une *area Celsi.* Et il importe peu que le mot *area* ne se trouve pas au singulier dans les quelques lignes consacrées par Celse aux aires alopéciques.

« C'est dans la description d'ailleurs très écourtée de J. Jonston que l'on trouve pour la première fois le terme d'*area* et la description reconnaissable sûrement de notre pelade. Voy. Joh. Jonstoni, *Idea universæ medicinæ pratiquæ. Libris* XII. *Absoluta. Lugduni.* 1665, in-8. Bibliothèque nationale. T. d. 30-100. *Titulus* III. *De capillorum vitiis; caput* I, *De capillorum casu.*

« Sauvages décrit très exactement la pelade commune, et il la dénomme « *area* de Jonston » ou *alopecia areata*; c'est à lui qu'appartient donc la dénomination d'alopécie en aires,

---

1. *De re medica*, VI-IV.

qui est encore aujourd'hui en usage dans le monde entier, la France exceptée. » (E. Besnier [1]).

Le *porrigo decalvans* de Willan-Bateman répond évidemment à notre pelade; la description courte mais précise de Bateman mérite d'être reproduite :

« Cette singulière maladie est caractérisée par des taches plus ou moins circulaires qui rendent chauve la partie sur laquelle elles ont leur siège, et sur lesquelles on ne remarque aucun cheveu, tandis qu'elles sont environnées d'un aussi grand nombre de cheveux que dans l'état naturel. La surface du cuir chevelu est, au centre des taches, unie, brillante et d'une blancheur remarquable.... Les aires des taches s'agrandissent progressivement; elles deviennent quelquefois confluentes, produisent un état chauve sur une grande partie du cuir chevelu.... Les cheveux qui commencent à croître, ont une contexture plus fine et une couleur moins prononcée que les autres [2]. »

Mais pourquoi cette affection est-elle classée dans le genre *porrigo* ? Cela réclame quelques éclaircissements.

On lit dans Celse (VI-ii) : « Porrigo autem est, ubi inter pilos quædam quasi squamulæ surgunt, eæque a cute resolvuntur, et interdum madunt;... fereque id in capitis pilo fit; rarius in barba, aliquando etiam in supercilio. » Le mot appartenait à la langue commune, et Celse ne dit pas quel terme grec il a traduit ainsi. Mais dans les lignes qui précèdent, il est facile de reconnaître la séborrhée sèche qui se transforme quelquefois en eczéma suintant. Mercuriali (C-viii) dit que Celse et les Latins appelaient porrigo ce que les Grecs appelaient pityriasis, et les barbares furfuration — « barbari vero furfurationem ». — Lorry écrit à son tour : « πιτυριασιν dixere Græci, *porriginem*, furfura Latini, ubi inter pilos quædam squammulæ nascuntur furfuraceæ quæ a cute resolvuntur; interdum siccæ sunt, interdum ulceratæ. » (*Introd.*, p. 95.) — Et ailleurs : « Porrigo Græcis πιτυριασις morbus est capitis cuti proprius » (p. 458). Donc,

<hr>

1. Sur la pelade, *Acad. de méd.*, 31 juillet 1888.
2. Bateman, *Abrégé prat. des mal. de la peau*, trad. par Bertrand, 1820, p. 220.

pas de doute sur ce point, le porrigo des anciens, c'est le pityriasis, la séborrhée sèche, l'eczéma séborrhéique des régions pilaires, qui se transforme souvent en eczéma suintant.

Nous avont dit (Introd., II) que Willan avait été conduit à détourner de leur sens traditionnel un grand nombre de termes dermatologiques. Il a nommé *porrigo* une affection *pustuleuse* comprenant plusieurs espèces. L'une d'elles est le *porrigo decalvans*, et celui-ci est la pelade des modernes. Mais comment Willan et Bateman ont-ils pu voir des pustules dans la pelade? Ils n'en ont pas vu. Voici ce que dit Bateman : « Il peut exister, quoique le fait ne soit pas prouvé, une éruption de petites pustules autour des racines des cheveux. Ces pustules ne subsistent que peu de temps, elles se manifestent dès le commencement et ne donnent issue à aucun fluide [1]. » Dans la classification de Willan, il n'y avait pas de place pour la pelade. Il fallait cependant la mettre quelque part. On l'a mise dans l'ordre des pustules et dans le genre porrigo. Elle n'eût pas été mieux placée ailleurs.

C'est Bazin qui a donné le nom de pelade au porrigo decalvans de Bateman. Il en a reconnu la contagion, et a eu le mérite d'en affirmer l'origine parasitaire. Malheureusement il a décrit le parasite. Nous avons indiqué (XXI, 4) l'origine de cette méprise. Gruby étudiant la teigne tondante y découvre un champignon qu'il appelle *microsporon Audouini*[2]. Mais il se figure que ce qu'il a sous les yeux est le porrigo decalvans de Bateman. Bazin ne s'aperçoit pas de l'erreur de Gruby et attribue au porrigo decalvans, c'est-à-dire à la pelade, le champignon que Gruby avait vu dans la tondante. On a longtemps cherché, discuté le champignon de la pelade; aujourd'hui tous les dermatologistes sont d'accord : il n'existe pas.

3. La pelade appartient à toutes les constitutions, à toutes

---

1. Bateman, *loc. cit.*, p. 224.

2. *Recherches sur la nature, le siège et le développement du Porrigo decalvans ou Phyto-alopécie. In : C. R. de l'Ac. des sc.*, 1883, 2ᵉ sem., p. 301. — Je le répète, il suffit de lire la note de Gruby pour se convaincre qu'il avait en vue la tondante.

les conditions hygiéniques et sociales, à tous les âges (à
l'exception cependant des âges extrèmes). Elle est surtout
commune chez les enfants et les jeunes gens, dans les collèges et les casernes. Depuis vingt-cinq ans, sa fréquence a
augmenté à Paris dans une proportion surprenante, excessive. Pour un cas de pelade que nous voyions alors à l'hôpital Saint-Louis, nous en voyons aujourd'hui vingt, trente et
plus. Dans les régiments, dans les pensions, elle se présente
de temps à autre sous forme épidémique. Mais pourquoi cet
énorme accroissement de la pelade à Paris et ailleurs?
Nous n'en savons rien[1].

Les coiffures, les objets de toilette, les instruments du
coiffeur et surtout la tondeuse sont les véhicules ordinaires
de la contagion.

La pelade peut avoir pour origine une plaie légère, une
écorchure du cuir chevelu. Elle lui succède, et l'aire alopécique est centrée par la cicatrice. Ce fait n'a pas encore été
signalé; nous l'avons observé plusieurs fois. Il est probable
que la plaie sert de porte d'entrée au parasite inconnu[2].

« Chez les animaux domestiques, cheval, chien, chat, etc.,
la pelade n'est pas rare; et sa transmission à l'homme est au
moins vraisemblable; plusieurs fois je crois l'avoir observée », dit M. Er. Besnier[3]. Hillairet[4] a rapporté le fait suivant : « Six employés, travaillant dans un même bureau du
chemin de fer de l'Est, sont venus réclamer mes soins au
pavillon Gabrielle, l'un après l'autre; tous étaient atteints de
pelade. Ces employés avaient dans leur bureau un chat
malade, qui perdait tous ses poils et qui était sans cesse blotti
dans leurs casquettes. Bien que je n'aie pas étudié spécialement l'affection dont ce chat était atteint, il est bien présu-

---

1. *Sur l'accroissement de la pelade dans l'armée,* voir : Longuet, *Statist. méd.
de l'armée.* — Feulard, *Ann. de derm.,* 1892, p. 1130.

2. Sur un de mes fils, j'ai suivi de près cette évolution. Plaie contuse légère
du cuir chevelu, faite en jouant dans la cour du collège, où existaient quelques
cas de pelade. Pas de pansement pendant plusieurs jours. Cicatrisation rapide.
Environ quinze jours plus tard, plaque de pelade typique, grande comme une
pièce de deux francs et centrée par la cicatrice. Guérison en trois mois.

3. *Acad. de méd.,* 31 juillet 1888. — Et tirage à part, p. 37.

4. *Bull. de la Soc. de méd. des hôp.,* 1874, p. 129.

mable qu'il avait la pelade, et que cette pelade s'est transmise à ces employés par leur coiffure. »

A cela se réduisent nos connaissances sur l'étiologie de la pelade. Nous verrons que l'analyse des symptômes autorise quelques inductions sur le siège du parasite et son mode d'action.

4. La pelade peut occuper toutes les régions pilaires. Elle est surtout fréquente au cuir chevelu, où elle se caractérise par une ou plusieurs aires complètement dépourvues de cheveux. La forme, les dimensions de l'aire peladique sont quelconques. A ce niveau, la peau a sa couleur normale ou est blanche comme du lait; les orifices folliculaires sont alors moins apparents; on dirait une surface d'ivoire. *Jamais de rougeur* à moins d'irritation artificielle, *jamais d'infiltration, ni de squames. Pas de prurit.* Autour de l'aire dénudée, les cheveux s'enlèvent à la moindre traction. Cela indique que la pelade tend à s'étendre. La résistance des cheveux annonce au contraire la guérison.

Dans les pelades bénignes, les cheveux retrouvent leurs caractères normaux à quelques centimètres au delà de l'aire alopécique; mais il n'en est pas toujours ainsi. Alors les cheveux tombent irrégulièrement sur toute la surface du cuir chevelu. Il ne s'agit pas de nouvelles plaques dénudées, ni même d'une alopécie en clairières; il s'agit d'une simple raréfaction de la chevelure, raréfaction généralisée, *contemporaine de l'aire alopécique*, et qui indique un trouble de nutrition plus étendu en surface qu'on ne le croit généralement. Nous appelons l'attention des dermatologistes sur ce fait qui n'a pas encore été signalé et que nous avons constaté bien des fois.

Les cheveux peladiques sur la zone d'envahissement sont atrophiés.

« Outre les caractères extérieurs du cheveu : décoloration, gracilité, facilité avec laquelle on l'extrait, sécheresse, courbure en crosse de la racine, les lésions anatomiques se peuvent résumer d'un mot, c'est une atrophie de tous les éléments du cheveu. Le cheveu va en se rétrécissant jusqu'à prendre l'apparence d'un fil, à mesure qu'on approche de la

racine, la gaine externe étant *rarement* extraite à la pince.
L'extrémité libre est brisée en pinceau. Entre les deux extrémités existent une série de renflements au niveau desquels
le cheveu est assez souvent brisé. Quant aux points noirs
qui existent à l'intérieur du cheveu, et que quelques auteurs
ont pris pour des spores, ce sont des fragments de la moelle
du cheveu écrasée lors des manipulations histologiques; leur
réfringence, la sélection avec laquelle ils fixent l'acide
osmique le prouvent.

Enfin, il y a lieu de signaler expressément, quoique je n'aie
trouvé relatée, dans aucun auteur, cette lésion, la disparition
plus ou moins totale de la moelle du cheveu, et la présence
de bulles d'air. Ce dernier fait appartient à Behrend (Soc.
méd. de Berlin, 1886). Cette absence de moelle dans le canal
médullaire du poil, me paraît être très importante; la fréquence de cette lésion est considérable; *de règle* sur les
cheveux peladiques *anciens*, elle se montre dès le début de la
maladie; cette affirmation est basée sur l'examen de plusieurs
centaines, presque un millier de pelades.

Au résumé : atrophie énorme de la racine du poil; disparition de la moelle, apparition de bulles d'air dans le canal
médullaire, fragmentation de ladite moelle, éclatement et
brisures nombreuses de l'extrémité libre du cheveu, telles
sont les altérations anatomiques du poil peladique.

La disparition de la moelle du cheveu explique-t-elle la
chute du poil, sa sécheresse, son défaut de vitalité, bref toutes
les phases de l'atrophie progressive qui atteint le cheveu? Je
le pense, bien que ce ne soit qu'une induction [1]. »

Quand les cheveux repoussent sur une aire peladique en
voie de guérison, ils repoussent blancs, grêles, puis grisâtres,
et reprennent graduellement leurs caractères normaux.

Souvent la guérison est parfaite; rien ne distingue les
nouveaux cheveux des anciens. Ailleurs la chevelure est
moins fournie qu'avant, au niveau des parties malades; en
pareil cas, il faut craindre une rechute.

---

1. Juhel-Rénoy, *in* Besnier, *loc. cit.*, p. 16 du tirage à part.

5. *Formes*. Aucune maladie n'a une évolution aussi variable, un pronostic aussi ambigu que la pelade.

A. La forme bénigne est très commune chez les enfants, dans les collèges. Il existe sur le cuir chevelu une ou deux aires alopéciques, grandes comme une pièce de monnaie, régulièrement circulaires. Au bout de trois mois (chiffre rond), la guérison se produit, avec ou sans traitement. Nous observons par douzaines les faits de ce genre et appelons sur eux, tous les ans, avec insistance, l'attention de nos élèves. Il faut connaître cette évolution naturelle de la pelade bénigne pour ne pas se faire d'illusions sur la valeur des traitements qu'on lui applique.

B. Les aires alopéciques semblables aux précédentes se multiplient et se succèdent. Quand une guérit, une autre commence; la durée est beaucoup plus longue.

C. Une surface peladique de grandes dimensions, de figure irrégulière, se développe sur une partie quelconque du cuir chevelu. Autour, les cheveux s'enlèvent à la moindre traction. Et plus loin existent des aires dénudées plus petites. Alors plus de pronostic; quelques malades guérissent en un an; d'autres, au bout de dix ans, ne sont pas guéris.

Nous avons dit que l'aire peladique pouvait avoir une figure quelconque. Quelquefois elle débute par l'occiput et s'étend en bordure jusqu'aux oreilles et au delà, des deux côtés, symétriquement. Cette variété de pelade mérite une mention spéciale, parce que Celse nous apprend que les Grecs l'appelaient ὀφίασις. « Id (genus arearum) vero quod a serpentis similitudine ὀφίασις appellatur, incipit ab occipitio; duorum digitorum latitudinem non excedit; ad aures duobus capitibus serpit, quibusdam etiam ad frontem, donec se duo capita in priorem partem committant[1]. » Ce petit tableau semble pris sur le vif; et on s'étonne en le lisant que de savants dermatologistes aient pu dire que la pelade ne rentrait pas dans les *areæ Celsi*.

D. Le cuir chevelu est dénudé en totalité. Çà et là quelques mèches demeurent; on ne sait pourquoi. L'alopécie envahit

____

1. *De re medica*, VI-IV.

la barbe, les sourcils, les cils, les aisselles, le pubis; et finalement le malade n'a plus un cheveu sur la tête, ni un poil sur le corps. Au bout de quelques années, les cheveux et les poils repoussent en partie; ils sont plus rares qu'avant la maladie; il reste quelques aires alopéciques. Les rechutes sont fréquentes.

E. La barbe est souvent atteinte indépendamment du cuir chevelu. Elle présente une, deux, trois aires alopéciques nummulaires. Malgré sa circonscription, cette forme est souvent rebelle. La maladie peut gagner le cuir chevelu, et le malade doit être averti.

6. Les *symptômes généraux* sont habituellement nuls. Cependant les formes étendues, plus ou moins généralisées, s'accompagnent d'une anémie qui a souvent frappé notre attention. Cette anémie est contemporaine de la pelade et ne s'explique par aucune condition pathologique ou physiologique antérieure.

7. *Pathogénie.* La contagion fréquente de la pelade par les coiffures, la tondeuse, etc., indique que le parasite est superficiel. D'autre part, l'atrophie des cheveux, la décoloration des aires alopéciques sont des troubles de nutrition que le parasite ne peut produire que s'il siège aussi dans les parties qui président à la nutrition des poils et de l'épiderme.

La raréfaction générale de la chevelure contemporaine de la pelade, raréfaction que nous avons signalée ci-dessus (4) et observée maintes fois, prouve que le parasite étend son action au delà de l'aire alopécique, sur toute la surface du cuir chevelu.

La généralisation rapide de la pelade à tout le système pilaire (5-D) suppose l'intervention du système nerveux central. Il est inadmissible que *tous* les follicules pilaires soient envahis un à un, de proche en proche, de dehors en dedans, par l'agent pathogène répandu à la surface de la peau. Enfin l'anémie contemporaine de la pelade et indépendante de toute condition antérieure (6) indique que le parasite ou ses toxines agissent sur les organes hémato-poiétiques.

Il semble donc qu'un microbe seul puisse satisfaire à toutes

ces conditions. Il semble que la pelade soit une maladie
infectieuse dont l'agent pathogène comme celui du charbon,
de la diphtérie, etc., tantôt localise ses effets au point
d'inoculation et tantôt les généralise. Mais ce ne sont encore
là que des inductions physiologiques, des hypothèses; nous
les donnons pour ce qu'elles valent.

8. *Diagnostic*. Presque toujours facile, il donne lieu cependant à de fréquentes erreurs de la part des médecins étrangers à la dermatologie.

A. *Alopécie cicatricielle*. Elle succède à un traumatisme, à
un impétigo. Dans le premier cas, la plaque alopécique est
allongée; dans le second, elle a été précédée de croûtes, de
suppuration. Dans tous les cas, elle est légèrement déprimée
au-dessous des parties voisines.

B. *Lupus érythémateux du cuir chevelu*. Les surfaces
malades sont rouges et souvent recouvertes de squames
minces, lamelleuses, adhérentes. Après guérison, les surfaces
sont pâles et non squameuses, mais déprimées, cicatricielles.

C. *Favus épilé*. Les surfaces malades sont rouges, et antérieurement elles étaient couvertes de croûtes. Après guérison, elles sont pâles, cicatricielles. Çà et là des cheveux qui
ressemblent à des crins. Rien de semblable dans la pelade.
Mais entre le favus guéri et une pseudo-pelade, dont il sera
question plus bas, la ressemblance est parfaite. Les renseignements fournis sur l'état antérieur du cuir chevelu (présence ou absence de croûtes) permettent seuls de poser le
diagnostic.

D. *Trichophytie*. Une plaque de tondante et une plaque de
pelade ne peuvent être confondues que par une personne
étrangère à la dermatologie; mais une tondante *en voie de
guérison* ressemble à une pelade *en voie de guérison*, à tel
point que le diagnostic est impossible d'après les seuls caractères cliniques de la lésion. Il faut avoir recours au microscope et aux anamnestiques.

En cas de trichophytie, la surface malade présentait antérieurement des cheveux cassés et un enduit séborrhéique; en
cas de pelade, la surface était blanche et nue comme de
l'ivoire.

E. *Pseudo-pelades*. Voir ci-dessous.

9. *Traitement*. Au point de vue thérapeutique, nous partageons les pelades en deux groupes : celles qui guérissent en trois mois (chiffre rond), sans traitement, et celles qui se prolongent pendant un temps indéterminé, sans être modifiées par le traitement, quel qu'il soit. *Les premières sont nombreuses ; de là bien des illusions thérapeutiques.*

« La thérapeutique, dit M. Kaposi, manque, à l'égard de cette maladie, de toute base positive, et en tant que empirique, de toute certitude ; elle ne peut ni en abréger la durée, ni empêcher qu'elle éclate sur un nouveau point [1]. » Cela posé, voici ce que nous conseillons :

Chez les enfants et chez les hommes, les cheveux doivent être coupés ras et maintenus tels ; les soins de propreté sont alors plus faciles. Chez les femmes, le sacrifice de la chevelure est inutile et barbare.

Le cuir chevelu doit être savonné deux ou trois fois par semaine, à l'eau chaude. On peut employer du savon de toilette, du savon vert ou un savon médicinal (à l'acide borique, au borax, au goudron, au soufre, à l'ichtyol, au naphtol, à la résorcine, à la créoline, au sublimé, à l'acide salicylique, etc.). Cela est indifférent.

Une ou deux fois par jour on frictionnera les parties malades avec un liquide excitant quelconque, en ayant soin de ne pas enflammer, de ne pas faire suppurer le cuir chevelu. Les frictions excitantes sont traditionnelles dans le traitement de la pelade et exercent une action toujours favorable sur le moral du malade. On les pratiquera avec de l'alcool camphré auquel on peut ajouter :

> Sublimé corrosif...................... 1/500
> Acide salicylique..................... 1/100

ou si le malade ne craint pas les odeurs :

> Acide acétique........................ 1/100
> Acide phénique........................   —

1. 2ᵉ éd. franç., 1891, t. II, p. 194.

```
Acide thymique.........................   1/100
Créosote.............................      —
Ammoniaque...........................      —
```

La « lotion excitante » de l'hôpital Saint-Louis est ainsi
composée :

```
Ammoniaque...........................      40
Essence de térébenthine...............   123
Alcool camphré.......................    837
                                         ————
                                         1000
```

Elle est trop concentrée et doit être étendue de deux
parties d'eau.

On peut employer dans le même but le baume de Fioraventi, l'esprit volatil de Sylvius, etc.; en un mot toutes les
teintures et tous les alcoolats simples et composés, inscrits
au Codex. En les mélangeant en proportions quelconques,
on compose des formules aussi variées, aussi compliquées
que l'on veut. Toutes se valent, et il importe de ne prêter à
aucune d'elles des vertus particulières.

Bazin conseillait l'épilation et les parasiticides. Sur l'aire
alopécique, l'épilation n'est possible que quand les cheveux
repoussent, c'est-à-dire quand la pelade guérit. « On n'épile
pas l'ivoire. » Autour de l'aire dénudée, quelques auteurs la
préconisent encore. Elle n'est d'ailleurs ni douloureuse, ni
difficile; la pince est même inutile; les cheveux viennent
tout seuls, plusieurs ensemble. Mais à quoi bon les enlever,
aujourd'hui qu'on ne les croit plus farcis de champignons?

Les scarifications méritent aussi une mention, parce que
Celse nous apprend qu'on les pratiquait de son temps sur
les aires alopéciques : « Quidam hæc genera arearum scal-
pello exasperant » (VI-iv). Nous les avons expérimentées,
comme tant d'autres choses, sans aucun succès. Quand la
pelade s'accompagne d'anémie, un traitement général s'impose : fer, bains sulfureux, hydrothérapie, quelquefois changement d'air.

Notre traitement de la pelade est donc bien simple. En
voici de plus compliqués.

10. *Traitement de M. Vidal*. Nous l'empruntons à M. Brocq [1]. « Pour le cuir chevelu, M. le Dr E. Vidal fait appliquer sur les plaques malades de petits vésicatoires bien camphrés qui en débordent les limites de quelques millimètres; on les enlève dès qu'ils commencent à prendre, c'est-à-dire dès qu'on voit que l'épiderme se plisse et est soulevé par un peu de sérosité; s'il se forme une phlyctène, on la crève et on laisse sécher en pansant avec de la poudre d'amidon. Après beaucoup d'essais pour obtenir une substance liquide vésicante, facile à manier, M. le Dr E. Vidal a fait fabriquer par un de ses anciens internes en pharmacie, M. Bidet, un vésicatoire liquide, dont il suffit de passer une seule couche avec un pinceau sur les surfaces malades, pour obtenir le degré d'irritation nécessaire. Si le cuir chevelu est trop sensible, et si une seule couche du vésicatoire produit une phlyctène trop accentuée et une réaction trop vive, on ajoute du chloroforme au liquide vésicant; si au contraire une seule couche du vésicatoire ne produit pas l'effet utile, on en met deux couches. Il est tout à fait exceptionnel que l'on soit obligé de passer trois fois de suite le pinceau sur la même place pour obtenir un commencement de vésication.

Quand les plaques de pelade sont trop nombreuses, on ne les couvre de vésicatoires que successivement, afin de ne pas agir sur de trop grandes surfaces et d'éviter tout accident du côté de la vessie. Lorsque les traces du premier vésicatoire ont disparu, on en pose un second, et ainsi de suite. Il est bon de raser les plaques après chaque vésicatoire.

Il est de plus nécessaire de faire matin et soir des frictions énergiques sur tout le cuir chevelu avec le mélange irritant suivant :

Ammoniaque liquide... 1 à 3 cuillerées à café.
Rhum.................. 1 à 3   —   à soupe.
Eau de feuilles de noyer 1   verre.

On peut encore employer de la même façon l'eau sédative de Raspail. Si les cheveux rougissent sous l'influence de

1. *Trait. des mal. de la peau*, 1890, p. 592. Voir aussi Vidal, *Bull. de la Soc. de thérap.*, 1883.

l'ammoniaque on la remplace dans cette formule par de l'alcool camphré. Il est bon d'exciter le cuir chevelu en le brossant plusieurs fois par jour avec une brosse rude.

Dans la pelade du visage, M. le Dr E. Vidal se sert aussi parfois de vésicatoires, mais il se contente le plus souvent de faire raser le malade chaque jour et de lui prescrire des frictions avec de la teinture de cantharide pure ou mélangée avec de la teinture de romarin en proportions convenables (de un cinquième à moitié), suivant l'irritabilité de la peau.

On peut formuler ces frictions pour la barbe et les sourcils de la manière suivante : tous les matins après s'être rasé, faire sur les points malades, en en dépassant les bords, une friction énergique avec un des liquides suivants :

Teinture de cantharides. . . . .   30 grammes.
—   de romarin . . . . de 10 gr. à 30   —

ou bien :

Teinture de cantharides. . . . .   30 grammes.
—   de benjoin. . . . . de 5 gr. à 30   —

Immédiatement après, faire sur toute la région velue une friction avec le mélange suivant :

Alcoolat de Fioraventi. . . . . }
Alcool camphré. . . . . } āā 100 grammes.
Teinture de cantharides. . . . . }
—   romarin . . . . } āā 10 à 30 grammes.

Ce mélange, qui est excellent, peut être employé pour le cuir chevelu; je le fais alterner d'ordinaire avec le mélange d'ammoniaque, rhum, eau de feuilles de noyer, prescrit par M. le Dr E. Vidal. » (Brocq.)

11. *Traitement de M. Er. Besnier*[1]. « A. *Il n'y a sur toute la tête qu'une plaque de pelade.* Si le malade est un homme ou un enfant, il faut tenir les cheveux coupés ras, et maintenus ras, aux ciseaux.... Si les cheveux ne peuvent pas être coupés, nous considérons comme fort important d'éta-

---

1. 2ᵉ éd. franç. de Kaposi, 1891, t. II, p. 177.

blir *alentour* de la plaque chauve, dans les cheveux sains, une zone tonsurée aux ciseaux, que nous faisons entretenir jusqu'à réparation entière de la plaque.... Si, ce qui est la règle, dans l'étendue de un ou deux centimètres, au tour de la partie dénudée, il y a des cheveux peladiques cassés, cassants, venant à la moindre traction, nous prescrivons expressément de faire l'*épilation de cette zone périphérique, zone de protection*, jusqu'à ce que la pince de l'épileur rencontre des cheveux solides, résistant à la traction....

B. *Tout topique irritant capable de déterminer une congestion légère du derme et une épidermite du type de la rubéfaction eczématique ou au plus de la vésication simple peut être employé indifféremment....* Mais... nous proscrivons, pour avoir trop souvent constaté les résultats fâcheux que leur emploi fait contre notre avis avait amenés, tous les topiques capables de produire la folliculite pustuleuse, et notamment l'huile de croton, la pommade au tartre stibié, etc.

Dans les cas où le malade fait lui-même son traitement, nous prescrivons habituellement de faire chaque matin sur les plaques chauves et sur la zone tonsurée alentour une friction légère avec une boulette de coton imprégnée de quelques gouttes du liniment suivant :

Hydrate de chloral......................	5 gr.
Ether officinal........................	25 gr.
Acide acétique cristallisant, de..........	1 gr. à 5 gr.

C'est quand il faut agir énergiquement et au début du traitement, que nous préconisons particulièrement les badigeonnages des parties alopéciques avec l'acide acétique, qui employé pur constitue un moyen d'action *douloureux*, mais *très énergique. Jamais nous ne mettons cet agent entre les mains des malades;* nous réservons son emploi pour les cas *rebelles*, nous l'appliquons alors *pur*, à l'aide d'une boulette de coton ou d'un pinceau de charpie bien étanché, en évitant le *coulage* sur les parties voisines. La surface badigeonnée prend alors rapidement une teinte blanc d'argent, en même temps que la périphérie se congestionne vivement; la douleur très variable suivant les sujets est toujours vive et se prolonge

quelquefois dans la journée.... L'acide acétique peut être
étendu.... Avec un peu d'habitude, on réalise facilement des
agents irritatifs, *gradués*, selon chaque cas particulier.

Mais dans tous les cas,.... c'est à l'acide acétique que nous
donnons la préférence, après avoir, nous le répétons, longtemps expérimenté, parce que c'est l'agent dont l'action sur
le follicule pileux et sur la fonction pigmentaire est la plus
certaine... Quand les cheveux ont été coupés ras, *chaque matin*,
nous faisons laver la tête à l'eau chaude à l'aide d'un savon
de goudron, d'ichtyol, de naphtol, etc., et faire ensuite une
friction rapide générale avec une petite quantité d'un liniment alcoolique faible, tel que :

Alcool de lavande.............. 125 gr.
Salol ou acide salicylique....... 0 gr. 05 à 0 gr. 50

Cette friction, chez les sujets qui ont à la suite des précédentes le cuir chevelu squamulaire et les cheveux secs, est
suivie d'une friction huileuse légère, selon le type des formules
de Lassar :

Huile de ricin, de pied de bœuf, etc... 100 gr.
Salol ou acide salicylique de......... 0 gr. 25 à 1 gr.
Teinture de benjoin, baume du Pérou, etc., q. s. p. aromatiser.

Dans les cas les plus ordinaires, nous faisons frictionner
la peau de la tête, *tous les soirs*, avec une petite quantité
de la pommade suivante :

Baume du Pérou........................)
Acide salicylique...................... } āā 1 gr.
Résorcine.............................)
Soufre précipité...................... 10 gr.
Lanoline.............................)
Vaseline........ :................... } āā 50 gr.

Chez les sujets hyperidrosiques, hyperstéotosiques, pendant la saison chaude, au lieu de l'onction précédente, nous
prescrivons une friction avec la poudre d'amidon simple ou
additionnée de 1 à 5 p. 100 de soufre précipité, d'aristol, de
salol, de salicylate de bismuth, etc.

C. *La pelade occupe la région velue de la face ou s'y est étendue....* Le visage entier doit être lavé, matin et soir, à l'eau chaude additionnée, pour une demi-cuvette, d'une cuillerée à café d'un alcoolat à volonté, additionné d'une substance légèrement excitante et aromatique, et même théoriquement antiparasitaire, telle que la suivante :

```
Salicylate de mercure....   0 gr. 05 à   0 gr. 25
Salol...............    1        à   5 gr.
Alcoolat aromatique.....         250 gr.
```

Les plaques alopéciques limitées par une bordure d'épilation, que la barbe alentour ait été rasée ou qu'elle soit conservée, sont frictionnées tous les matins avec une boulette de coton imprégnée légèrement d'un liniment faible, tel que le suivant :

```
Hydrate de chloral....................... 1 gr. à 4 gr.
Ether officinal......................      25 gr.
Acide acétique cristallisant, de........  0 gr. 50 à 2 gr.
```

D. *La pelade est étendue aux membres et au tronc.* Les bains excitants, sulfureux, sulfoalcalins, les bains électriques, les frictions excitantes faites avec le gant de crin arrosé d'un liquide approprié :

```
Alcoolat de Fioraventi.................. }
    —        lavande..................... } āā  250 gr.
Salol.................................      5 gr.
```

ou selon toute autre formule analogue, constituent la base du traitement. » (Er. Besnier et A. Doyon.)

Les malades soumis à ces traitements compliqués guérissent-ils plus rapidement que les autres? Assurément non. Que nos éminents collègues veuillent bien abandonner, comme nous l'avons fait, quelques douzaines de pelades à leur évolution naturelle (rien de plus facile à l'hôpital Saint-Louis), et ils comprendront notre scepticisme.

12. *Prophylaxie.* Si les coiffeurs étaient aseptiques, s'ils se lavaient les mains et passaient leurs instruments à l'eau

bouillante, après chaque client, ils transmettraient moins souvent la pelade.

Les malades doivent être avertis qu'ils sont contagieux par les coiffures, par les objets de toilette, par l'oreiller. On surveillera les enfants à tous ces points de vue; on prendra soin qu'ils aient les cheveux courts et la tête propre. Est-il possible de faire plus? Je ne le crois pas. Mieux vaut renvoyer un enfant à sa famille que de l'isoler comme un paria, en classe, en étude et en cour, que de lui imposer une perruque ou un bonnet qui le rendront ridicule. D'autre part si l'on renvoie de l'école primaire un enfant pauvre, qu'en feront ses parents, tout le jour, pendant qu'ils travaillent? Errant, abandonné à lui-même, il contagionnera tout le voisinage. Et si l'on renvoie du collège pour six mois, un an, deux ans... un enfant plus âgé, que deviendront ses études, ses examens? Je n'insiste pas. Propreté et surveillance valent mieux que des mesures violentes, vexatoires, qui jamais d'ailleurs ne seront sérieusement appliquées.

PSEUDO-PELADES.

13. *Aires trophonévrotiques.* Des dermatologistes éminents qui ont observé la pelade sur un terrain où elle est moins commune qu'à Paris, ont mis en doute sa contagiosité, son origine parasitaire, et l'ont considérée comme une trophonévrose cutanée. Si cette théorie ne convient pas à la pelade, elle peut convenir à d'autres faits. Toutes les aires alopéciques ou alopécies en aire ne sont pas des pelades.

Max. Joseph [1] en sectionnant le deuxième nerf cervical au niveau de la portion périphérique du ganglion intervertébral, chez des chats et des lapins, a produit sur les oreilles des aires symétriques, privées de poils.

Il est aussi quelques observations cliniques dans lesquelles des aires alopéciques ont pu être rapportées à des lésions nerveuses [2].

---

1. *Virchow's Arch.*, Bd 107, s. 130. — *Centralbl.*, 1886, n° 2.
2. Les indications bibliographiques suivantes sont empruntées à Besnier et Doyon (*loc. cit.*, t. II, p. 193) : Ponttoppidan, *Monatsh. f. prakt. Derm.*, 1889,

14. *Aire congénitale (area congenita).* La lésion dont il s'agit, n'a pas été décrite. J'en ai observé deux cas. Le premier m'a été adressé en 1892, de Tremblay (Seine-et-Oise), par le Dr Decourt. Un enfant de cinq ans portait sur le cuir chevelu, *depuis sa naissance*, une aire dépourvue de cheveux, grande comme une pièce de un franc, régulièrement arrondie. Autour, les cheveux tenaient solidement. Quelques poils follets sur la surface alopécique. La lésion était immobile et occupait le tourbillon. Une telle affection doit être rapprochée des nævi; mais on ne pourrait la distinguer de la pelade sans les antécédents.

15. *Alopécie congénitale avec aplasie moniliforme des cheveux.* (Voir : XV, 7 et 9.)

16. *Pseudo-pelade à cheveux fragiles.* L'affection que nous avons en vue, est connue de tous les dermatologistes; il serait néanmoins difficile d'en avoir une idée précise, à la lecture des auteurs qui en ont parlé. L'aspect d'ensemble est celui d'un favus guéri avec alopécie cicatricielle; et la ressemblance est telle, que le diagnostic est impossible dans certains cas, d'après les seuls symptômes objectifs. Un sujet jeune ou adulte a le cuir chevelu dénudé sur une grande surface; la peau est pâle, sèche, tendue, d'apparence cicatricielle; çà et là des cheveux espacés, semblables à des crins, cassés à quelques millimètres ou quelques centimètres de leur base; ils s'enlèvent quelquefois à la moindre traction. Pas de rougeur, pas de desquamation, pas de prurit. Dans tous les cas que nous avons vus, l'affection remontait à des années; elle n'évolue pas, ne rétrocède pas; aucun traitement ne la modifie.

Jamais la contagion n'a été observée. Les cheveux ne contiennent pas de champignons. La cause de la maladie est inconnue; et nous ne pouvons pas même dire comment elle débute, nos malades n'ayant jamais donné à cet égard des renseignements précis. Le diagnostic repose sur les considérations suivantes :

t. VIII, n° 2; Senator, *Charité Annal.*, 1889, p. 341; Rosenthal, *Berliner klin. Wochensch.*, 1889, n° 34; Schütz, *Münchener mediz. Wochensch.*, n° 19; Arnozan, *Journ. de méd. de Bordeaux*, 1888, p. 508.

Dans le favus guéri, les surfaces alopéciques ont été couvertes antérieurement de croûtes épaisses, adhérentes; ici au contraire, jamais de croûtes. Le favus respecte toujours les cheveux de la lisière sur une largeur de deux ou trois centimètres. Cette bordure de cheveux sains manque dans la pseudo-pelade; elle atteint souvent la limite du cuir chevelu.

Nous appelons provisoirement cette affection *pseudo-pelade à cheveux fragiles*, pour éviter un terme nouveau; mais la séparons complètement de la pelade, dont elle n'est pas une forme, une variété. Elle s'en distingue par les symptômes, par l'évolution, par la cause. Rien ne prouve qu'elle soit parasitaire.

17. *Pseudo-pelade de Brocq*. Cette affection a été signalée pour la première fois par M. Brocq [1], et nettement distinguée par lui de la pelade. Depuis lors, nous en avons observé plusieurs cas. L'alopécie se fait en traînées, en bandes irrégulières, sur toute la surface du cuir chevelu. Les cheveux s'enlèvent à la moindre traction; leur base est entourée d'un manchon blanc, translucide, visible à l'œil nu, comparable à de l'amidon cuit, comme dans le favus et dans l'eczéma. Les surfaces malades sont congestives, rouge clair, parfaitement lisses, *sans squames, sans papules, sans pustules, sans croûtes*. Nos malades accusaient du prurit, mais n'avaient pas de lésions de grattage. Plus tard les surfaces rouges deviennent pâles, légèrement déprimées, comme cicatricielles; l'alopécie est définitive. Il résulte de la marche lente du processus que des parties rouges et des parties pâles existent simultanément, sans limites précises. L'affection n'atteint pas seulement le cuir chevelu; nous avons constaté que les poils du pubis se détachaient comme les cheveux, à la moindre traction. L'état général n'est pas influencé. Nos malades étaient des hommes jeunes et vigoureux.

La cause est inconnue; la durée illimitée; la thérapeutique nulle. Nous n'avons obtenu aucune amélioration par les traitements que nous avons essayés. La rougeur du cuir chevelu, le prurit, la tuméfaction des gaines des cheveux

1. *Bull. de la Soc. de méd. des hôp.*, 1888, p. 400.

indiquent un processus irritatif. Cela sépare nettement de la pelade la pseudo-pelade de Brocq. L'évolution est aussi bien différente dans les deux cas ; et rien ne prouve que la pseudo-pelade soit contagieuse.

Elle est non moins distincte de la *folliculite épilante ou décalvante* de Quinquaud [1], *acné décalvante* de Lailler [2], dans laquelle des pustules miliaires existent à la base des cheveux. Il n'y a jamais de pustules dans la pseudo-pelade. M. Brocq [3] dit que l'étude de cette affection doit être reprise « au point de vue de l'intervention de la kératose pilaire » dans sa pathogénie. Nous ne sommes pas de cet avis. L'alopécie de la kératose pilaire (XV, 7 et 9) est différente de celle qui nous occupe ; et jamais dans la pseudo-pelade, on ne voit d'élevure cornée à la base des poils.

1. *Bull. de la Soc. de méd. des hôp.*, 1888, p. 395. — *Ann. de derm.*, 1889, p. 99.
2. *Ann. de derm.*, 1889, p. 100.
3. *Traitem. des mal. de la peau*, 1890, p. 313.

CHAPITRE XXV

VERRUES. — VÉGÉTATIONS
BALANO-POSTHITE ÉROSIVE CIRCINÉE

VERRUES

1. Les verrues sont des papillomes cornés contagieux et par conséquent parasitaires. Les papillomes ne sont pas des *tumeurs*, dans le sens restreint que Cornil et Ranvier ont donné à ce mot; ils contiennent des nerfs; ce sont des hypertrophies papillaires. Dans les papillomes cornés, il y a en même temps hypertrophie du tissu corné.

Il faut séparer des verrues : les nævi verruqueux, le lupus verruqueux, l'angiokératome de Mibelli, affections qui en diffèrent à tous égards; dans la troisième, il n'y a même pas d'hypertrophie des papilles.

2. « Sur les coupes des verrues colorées avec les substances tirées de l'aniline, on constate l'existence de bactéries. Majocci, cité par Thomasi Crudeli (*Anatomia pathologica*, t. I, 1882), y a découvert un très petit bacille allongé qu'il a appelé *Bacterium porri*. Dans une petite verrue que l'un de nous avait enlevée et mise immédiatement dans l'alcool à 90°, Babes a vu dans le tissu des papilles, un grand nombre de microbes qui se coloraient par les couleurs d'aniline; ces micrococci de μ0,4 à μ0,5 étaient accolés deux à deux en forme de diplococci ou en forme de sarcine, ou de chapelets de trois, quatre ou cinq microbes, ou de petits amas carrés ou arrondis [1]. »

1. Cornil et Ranvier, *Manuel d'hist. path.*, 2e éd., 1884, t. II, p. 837.

M. Kühnemann [1] a étudié plus complètement le bacille des verrues. Il l'a cultivé et inoculé avec succès. Les parasites se trouvent surtout dans et entre les cellules de la couche épineuse, plus rarement dans la couche cornée et dans les papilles. Dans les verrues anciennes, ils sont moins abondants.

3. Au point de vue clinique, nous distingnons trois espèces de verrues :

Les verrues vulgaires;

Les verrues plates séborrhéiques;

Les verrues planes juvéniles.

4. Les VERRUES VULGAIRES sont fréquentes chez les enfants et les jeunes gens; la face dorsale des mains et des doigts est leur siège d'élection; mais elles peuvent se rencontrer à tout âge et sur toutes les régions. Leur contagion et leur auto-inoculation spontanée ne sont pas douteuses. M. Vidal a signalé l'existence d'une « verrue mère » autour de laquelle se développent des « verrues filles ». C'est aux verrues vulgaires que se rapportent les travaux bactériologiques dont il a été question ci-dessus.

Leur durée est illimitée. Souvent elles disparaissent sans intervention thérapeutique, sans cause appréciable. Elles se présentent sous forme d'élevures cornées, larges comme une lentille ou plus petites, de forme variable; les unes sont plates et peu saillantes, les autres poussent en hauteur et se segmentent à leur extrémité, en prenant l'aspect papillomateux. Le tissu corné des verrues a souvent une couleur foncée, noirâtre qui tranche sur les parties voisines. Pas d'aréole congestive; pas de douleurs spontanées; mais la pression éveille quelquefois une sensibilité assez vive, et certains exercices professionnels ou autres peuvent ainsi devenir pénibles ou même impossibles. Les lésions qui simulent les verrues vulgaires sont :

Les durillons;

Les cors;

L'acné sébacée concrète (VII, 1, 4e esp.).

---

1. *Monatsh. f. prat. Derm.*, 1889, t. IX, p. 17; et *Congrès de Heidelberg*, 1889.

Le *durillon* est une simple hypertrophie de la couche cornée due à des pressions. Il occupe dans la paume de la main les points qui ont supporté les pressions maxima. Des durillons se développent rapidement chez les personnes qui font de la gymnastique ou du canotage par exemple, sans en avoir l'habitude; puis ils disparaissent spontanément si on interrompt l'exercice qui les a provoqués. Les durillons professionnels ont un siège variable avec les occupations du sujet, et à ce point de vue un certain intérêt médico-légal.

Les *cors* sont des durillons qui ont sur leur face profonde un prolongement conique. Ce cône corné pénètre dans la couche papillaire et provoque des douleurs quelquefois très vives. Le pied est leur siège d'élection; de même que les durillons, ils ne se développent que sur les points qui ont supporté un maximum de pression.

Traitement. Aucun traitement interne n'a d'influence sur les verrues, pas plus la *magnésie* que la teinture de *thuya occidentalis*. Mais si on oublie que les verrues disparaissent quelquefois spontanément, il est facile de se méprendre sur la valeur du médicament que l'on a prescrit. Une jeune fille portant sur les mains des verrues vulgaires en grand nombre se présente un jour à notre consultation, à l'hôpital Saint-Louis. Nous prescrivons la magnésie calcinée (trois cuillerées à café pour les vingt-quatre heures), en prévenant nos élèves que le résultat sera nul, et nous nous abstenons de tout traitement local. Quinze jours plus tard, la malade vint nous remercier; toutes ses verrues avaient disparu. Depuis lors, nous avons prescrit bien des fois la magnésie, mais toujours sans succès. Le seul traitement des verrues consiste à les détruire. Les caustiques superficiels : nitrate d'argent, ammoniaque, teinture d'iode, etc., sont illusoires. Voici le procédé le plus rapide. Enlever d'un seul coup, avec la grosse curette tranchante, tout ce qu'on peut enlever (il importe que la curette soit grosse et tranchante), puis détruire en profondeur ce qui reste de la verrue, avec le galvano-cautère. A défaut de galvano-cautère, on peut employer le thermo-cautère ou la pâte de Vienne. Après l'opération, pansement et repos de la main jusqu'à cicatrisation.

Pour supprimer la douleur de l'opération, les badigeonnages à la cocaïne et le stypage au chlorure de méthyle sont inefficaces. Les injections sous-cutanées de cocaïne sont excellentes ; mais il en faut une pour chaque verrue.

On peut aussi guérir une verrue en la touchant tous les jours ou tous les deux jours avec de l'acide azotique ou de l'acide sulfurique. Avant chaque cautérisation, il faut enlever l'eschare superficielle due à la cautérisation précédente. Plusieurs semaines sont nécessaires pour arriver au but.

5. Les VERRUES PLATES SÉBORRHÉIQUES occupent à peu près exclusivement le tronc, surtout le dos ; on les rencontre principalement chez les vieillards. C'est à tort néanmoins qu'on les a appelées verrues séniles, parce qu'elles peuvent se développer sur des sujets encore jeunes et ne sont pas une marque de sénilité. Elles sont larges comme une pièce de cinquante centimes, arrondies, très peu saillantes, plates et couvertes d'une séborrhée grasse, jaunâtre ou grisâtre.

Sont-elles contagieuses, comme les précédentes? Sont-elles dues au même organisme pathogène? Nous ne pouvons que poser la question. Le siège de ces verrues et l'âge auquel elles se développent, font que les malades ne s'en occupent pas ; on les découvre par hasard en examinant la peau à un autre point de vue. On pourrait d'ailleurs les traiter comme les verrues vulgaires.

6. Les VERRUES PLANES JUVÉNILES ont été décrites pour la première fois par M. Er. Besnier, et ainsi nommées par lui. Il s'agit d'une forme dermatologique cliniquement distincte des verrues vulgaires, alors même que celles-ci sont plates et appartiennent à un jeune sujet.

Les verrues planes juvéniles occupent exclusivement le dos des mains et la face, ces trois régions pouvant être envahies simultanément ou séparément.

Elles sont presque toutes de mêmes dimensions, larges au plus comme une lentille, parfaitement lisses et plates, sans hyperkératose appréciable, même à la loupe, sans squames, sans ombilic central. Leur forme est circulaire ou quadrilatère, mais peu géométrique ; leurs bords ne sont pas nets, taillés à pic; elles se fondent en pente douce avec la peau voisine. Si on ne vérifie pas ces deux derniers caractères sur tous les éléments éruptifs, on les constate du moins sur le plus grand nombre.

La couleur des élevures est rose pâle, ou jaune pâle, ou de même couleur que la peau saine. Cela dépend des sujets et du moment de l'examen. Le prurit est nul. Les élevures sont toujours en grand nombre, mais distinctes les unes des autres. Leur durée est illimitée; cependant on ne les observe jamais au delà de la jeunesse. Elles disparaissent donc spontanément au bout de quelques années.

Trois dermatoses peuvent simuler les verrues planes juvéniles : l'érythème papuleux à petites papules (IX, 3, iii), le lichen plan (III, 3) et la syphilide papuleuse. Dans le premier cas, les papules sont d'un rouge plus vif; l'éruption s'est développée en vingt-quatre ou quarante-huit heures; et en quinze jours au plus tout est fini. Cet érythème est d'ailleurs extrêmement rare.

Les papules du lichen plan ont souvent des caractères qui ne permettent pas de les confondre avec les verrues planes juvéniles, mais souvent aussi elles leur ressemblent en tous points; et si on se bornait à l'examen d'une seule région, du dos de la main par exemple, une erreur de diagnostic serait inévitable. Au contraire, si on explore toute la surface cutanée, il n'y a plus de confusion possible. Le lichen plan n'est jamais localisé à la face et au dos des mains; et quand il s'y rencontre, il prédomine toujours ailleurs, à la face antérieure des avant-bras et à la ceinture.

La syphilide papuleuse est rouge foncé; elle desquame souvent et n'a jamais les localisations étroites des verrues planes juvéniles.

Leur histologie a été étudiée par M. Darier [1]. Il cite une observation antérieure de G. Thin [2], avec examen histologique.

Les verrues planes juvéniles sont fréquentes chez les

<hr>

1. *Ann. de derm.*, 1888, p. 617.
2. *Medico-chirurg. trans.*, 28 avril 1881, vol. LXIV.

enfants et les jeunes gens. Elles sont manifestement contagieuses. Mais l'observation de M. Gémy [1] ne peut être citée à l'appui de leur auto-inoculabilité. Ce fait, d'ailleurs intéressant, se rapporte aux verrues, vulgaires. « Les deux membres inférieurs, dit M. Gémy (*loc. cit.*), sont littéralement criblés, de la racine des orteils à la partie moyenne des jambes, de verrues de grosseur variable. Les plus petites sont de la dimension d'une petite lentille, les plus grosses de celle d'une pièce de 1 franc. Comme hauteur elles parcourent l'échelle de 1 demi-millimètre à 5 millimètres; leur aspect, leur coloration, leur consistance rappellent exactement les verrues ordinaires. »

L'organisme pathogène des verrues planes juvéniles est-il le même que celui des verrues vulgaires? On l'ignore. Plusieurs fois nous avons vu dans la même famille, des verrues planes juvéniles sur un enfant, et des verrues vulgaires sur un autre. Nous avons même observé la coexistence des deux espèces de verrues sur le même sujet. Mais ces faits sont encore trop rares pour qu'il soit permis d'en rien conclure. Les rapports étiologiques des verrues planes juvéniles et des verrues plates séborrhéiques (dites séniles) ne sont pas mieux établis.

Traitement. Il est nul quant à présent. Sous un emplâtre salicylé ou autre, elles disparaissent quelquefois; mais il ne faut pas oublier qu'elles disparaissent aussi spontanément; et le plus souvent les emplâtres restent sans action.

Nous n'avons jamais appliqué et ne conseillons pas contre les verrues planes juvéniles le traitement chirurgical des verrues vulgaires. Elles sont peu apparentes, ne sont jamais gênantes; et les cicatrices que laisserait le traitement, seraient pires que le mal. Si donc le malade désire se traiter, on lui prescrira un emplâtre quelconque. Quand il sera las d'avoir la figure et les mains couvertes de sparadrap, on lui conseillera de ne plus rien faire. Il guérira avec le temps, puisque l'affection ne se voit plus à partir de l'âge moyen.

---

1. *Ann. de derm.*, 1889, p. 92.

VÉGÉTATIONS

7. Les végétations sont des papillomes parasitaires de la muqueuse génito-anale.

Le microbe qui les produit est encore inconnu, mais leur origine parasitaire est démontrée par l'auto-inoculation. Celle-ci est un fait clinique vulgaire, indéniable. Soit un malade portant quelques végétations sur le gland : si on les détruit, tout est fini; si on les conserve, elles envahissent bientôt toute la muqueuse, se multipliant de proche en proche comme les mauvaises herbes dans un champ. A ce fait d'observation journalière, on oppose des expériences négatives. « Melchior Robert fit des expériences sur lui-même. Dix fois il plaça des morceaux de végétations sur son prépuce soit sain, soit préalablement dépouillé de son épithélium avec du nitrate d'argent. Aucune de ces tentatives d'inoculation ne fut suivie de succès. Il plaça également entre le prépuce et lé gland, et l'y maintint soigneusement, du liquide sécrété par des végétations en chou-fleur, et l'insuccès fut le même. Il n'en advint pas davantage avec le pus pris sur les plaies suppurantes consécutives à l'excision des papillomes.

« Récemment Kranz, assistant du professeur Liudwurm, s'est occupé de cette question..... Dans ses expériences, il a procédé de la façon suivante : il raclait avec un bistouri quelques points de la muqueuse saine, y déposait un morceau de végétation excisée et le maintenait en place quarante heures et même plus. Parmi les nombreuses inoculations ainsi pratiquées, 5 seulement donnèrent un résultat positif.....

« Un des syphiligraphes les plus distingués de l'Italie, le professeur Tommaso de Amicis (de Naples), a pratiqué dans son service de nombreuses inoculations de papillomes d'après le procédé du docteur Kranz, et les résultats n'ont pas différé de ceux qu'avaient obtenus Melchior Robert, c'est-à-dire qu'ils ont tous été négatifs.

« Parmi les auteurs qui se sont déclarés contre la contagiosité des végétations, il faut citer aussi le professeur Peter, qui a répété en 1875 les expériences qu'il avait faites sur ce sujet en 1866. Les dernières n'ont fait que confirmer et corroborer les conclusions auxquelles il était arrivé à la suite de ses premières tentatives [1]. »

Que prouvent ces expériences négatives? Qu'il ne suffit pas de semer pour récolter, que le terrain a autant d'importance que la graine. On le sait depuis longtemps.

Dans les expériences de M. Mauriac, le résultat négatif ne peut être attribué au terrain. « J'ai essayé, dit-il, d'inoculer des végétations à l'individu qui en était porteur. Celles dont je me suis servi étaient exubérantes, molles, très humides et dans un état d'irritation inflammatoire qui semblait de nature à accroître leur contagiosité, si elle avait existé. Les expériences furent répétées plusieurs fois. J'eus recours à tous les modes d'inoculation : la sérosité sanieuse et purulente sécrétée en grande abondance par ces produits morbides fut déposée sur la muqueuse balano-préputiale intacte, puis sur la même muqueuse dépouillée de son épithélium par le raclage..... Tout fut inutile [2]. »

Les mêmes difficultés d'auto-inoculation artificielle existent pour les dermatoses dont l'auto-inoculation naturelle est le mieux démontrée, pour l'impétigo, l'ecthyma, le furoncle, l'acné varioliforme (molluscum contagiosum), les verrues, etc. Dans la production des maladies comme dans leur guérison, l'art est inférieur à la nature.

Kranz a d'ailleurs réussi cinq fois dans ses inoculations. Et pour qu'une maladie soit reconnue inoculable, il n'est pas nécessaire qu'elle ait été inoculée avec succès, tant de fois sur cent, comme quelques auteurs paraissent le croire, il suffit qu'elle ait été inoculée avec succès.

Les végétations ne sont jamais le produit de la syphilis, du chancre simple, de la blennorrhagie, et ne les produisent jamais; on ne discute plus sur ce point. La blennorrhagie y

---

1. Mauriac, art. *Végétations,* in *Nouv. Dict. de méd. et de chir. prat.,* 1885, p. 577.

2. *Ibid.,* p. 579.

prédispose puissamment, leur prépare un terrain favorable;
d'où la coïncidence fréquente des deux affections.

C'est dans les rapports sexuels que se contractent presque
toujours les végétations. Souvent la personne qui les communique, n'en est pas atteinte elle-même; il suffit que les
sécrétions balano-préputiales ou vulvo-vaginales de cette personne contiennent l'agent pathogène. Stérile sur un terrain,
il devient fécond sur un autre.

Les végétations sont fréquentes chez les femmes enceintes.
La grossesse y prédispose autant que la blennorrhagie. Après
l'accouchement elles tendent à disparaître, parce que le
terrain a changé. Rien d'ailleurs ne distingue les végétations
des femmes enceintes des autres végétations.

Quand on en observe sur la vulve d'une jeune fille vierge,
sur l'anus d'un jeune enfant, ce qui est très rare, il faut en
conclure qu'un linge, une éponge, etc., ont servi de véhicule
au contage.

Nous avons vu plusieurs fois se développer des verrues
vulgaires sur les mains de malades atteints de végétations.
M. Diday a remarqué « que les gens affectés de verrues
étaient plus sujets que d'autres à avoir des végétations. Sur
55 malades atteints de végétations, il en a trouvé 47 qui
avaient eu des verrues; 8 seulement en reportant leurs sou-
venirs jusqu'à la première enfance, ne se souvenaient pas
d'en avoir eu [1]. » Les deux lésions sont-elles dues au même
parasite? On ne peut aujourd'hui que poser la question.

On a observé des papillomes sur les séreuses et les syno-
viales articulaires, sur la muqueuse de la vessie, de l'urètre,
de l'intestin, du larynx, etc. Rien ne prouve qu'ils soient de
même nature. Les végétations sont des papillomes, mais
tous les papillomes ne sont pas des végétations.

8. Elles occupent à peu près exclusivement la muqueuse
balano-préputiale chez l'homme, la muqueuse vulvo-vaginale
chez la femme, la marge de l'anus dans les deux sexes. Très
exceptionnellement elles s'étendent à la peau des régions
périgénitales, quand elle a été longtemps baignée de pus.

---

1. Mauriac, *loc. cit.*, p. 576.

Au début les végétations sont des petites élevures hémisphériques, grosses comme un grain de millet, de même couleur que la muqueuse voisine. En grandissant, elles poussent
surtout en hauteur et se segmentent à leur extrémité supérieure ; on les compare alors à des crêtes de coq, à des choux-
fleurs. Elles se multiplient lentement ou rapidement ; cela
dépend du terrain et des soins de propreté. Chez un bon
nombre de sujets, elles acquièrent une abondance et un
volume extraordinaires. Le gland et la face interne du prépuce, la vulve et le vagin, la marge de l'anus sont alors
presque entièrement couverts de végétations de toutes dimensions ; par leur réunion elles forment en certains points des
tumeurs grosses comme une noix, comme un œuf.

Ces tumeurs sont rouges, humides, en forme de choux-
fleurs ; elles saignent et suppurent facilement ; la marche
devient pénible, et l'on s'étonne que les malades soient restés
ainsi pendant des semaines sans consulter un médecin. En
dehors de ces cas extrêmes, les végétations ne sont ni prurigineuses, ni douloureuses, et ne retentissent en aucune façon
sur l'état général.

Le diagnostic ne présente pas de difficulté. Cependant chez
un malade de notre service, on avait pensé à un épithélioma
végétant de la verge et à l'amputation de l'organe. Les végétations avaient perforé en boutonnière la face supérieure du
prépuce. Dans cette ouverture était engagé le pédicule d'une
tumeur végétante plus grosse qu'un œuf. Une autre masse
de même volume émergeait de l'ouverture naturelle du prépuce. Le malade étant chloroformisé, nous avons incisé le
prépuce entre la boutonnière et l'extrémité, et raclé toute la
surface balano-préputiale couverte de végétations. En quelques jours la guérison fut complète.

9. *Traitement.* Quand les végétations sont en petit nombre,
on peut les exciser avec les ciseaux courbes. Si elles sont de
petit volume et non pédiculisées, l'aiguille du galvano-cautère
vaut mieux que les ciseaux. Mais la curette tranchante est le
moyen de traitement le plus rapide, le plus commode ; c'est
le seul que nous employions aujourd'hui, et le seul applicable quand elles sont nombreuses. On se sert suivant les

cas de la grosse curette ou de la petite; les deux sont souvent nécessaires pour le même malade. On aura soin de tendre la muqueuse sur laquelle agit l'instrument; sans cela il faut s'y reprendre à plusieurs fois et la douleur est plus vive. On racle d'abord les parties inférieures, afin de ne pas être gêné par le sang. Un aide est indispensable pour tendre la muqueuse, éponger le sang, nettoyer la curette à mesure qu'elle se remplit.

Dans les cas où il faut agir sur des surfaces étendues, surtout chez la femme, quand la vulve tout entière est envahie, le chloroforme est nécessaire.

L'hémorragie s'arrête facilement par la compression. On lave et on saupoudre avec le talc ou le sous-nitrate de bismuth. Le malade doit garder le repos pendant quelques jours.

Une deuxième séance de raclage est souvent nécessaire pour enlever les quelques végétations qui ont échappé à la vue dans la première, et qui grandissent les jours suivants. Il est inutile de cautériser après l'emploi de la curette, quand elle a été bien maniée.

C'est un préjugé populaire que les végétations disparaissent souvent spontanément quand on en a enlevé une. Nous ne parlerions pas de ce préjugé, s'il n'était encore partagé par quelques médecins. En fait, il est très rare que les végétations disparaissent spontanément; et quand cela a lieu, ce n'est pas parce qu'on en a enlevé une.

10. Les poudres et les lotions astringentes, antiseptiques font perdre du temps. La poudre de Swédiaur :

Alun calciné............................ ⎫
Poudre de sabine........................ ⎭ āā

ne vaut pas mieux que les autres.

Avec les caustiques, on met des semaines à obtenir le résultat que la curette donne en quelques minutes. Ils sont destinés à disparaître du traitement des végétations. Quoi qu'il en soit, nous devons mentionner :

a. L'acide acétique cristallisable, que préconise M. Mauriac. « Il a la propriété de dissoudre l'épiderme; aussi l'étui épidermique des papillomes vasculaires est-il détruit par son application, comme il le serait à la suite d'une longue macération dans l'eau. Les végétations s'affaissent et se flétrissent peu à peu; on dirait qu'elles s'épuisent à reproduire l'épiderme incessamment dissous par l'acide, qui agit tout à la fois comme caustique et comme dissolvant. Il a l'avantage de ne causer aucune douleur et de n'exposer à aucune intoxication. Voici comment il faut l'employer : on lavera préalablement et on frottera les végétations sessiles, isolées ou en plaques, puis on imbibera toute leur surface avec de l'acide acétique qu'on prendra dans le flacon avec un morceau de bois effilé. De cette façon on évitera les grosses gouttes qui pourraient se répandre autour des petites tumeurs et attaquer les tissus sains. On renouvellera cette application tous les jours une fois, en ayant soin de frotter les surfaces pour en enlever les détritus épidermiques et mettre à nu les parties vives [1]. »

b. L'acide phénique déliquescent ou dissous dans quelques gouttes d'alcool, préconisé par M. Tommaso de Amicis.

c. L'acide azotique.

d. Le chlorure de zinc en deliquium. Il ne peut être employé sur de grandes surfaces, parce qu'il est toxique.

e. Le nitrate acide de mercure (azotate mercurique liquide). Egalement toxique; expose à la stomatite mercurielle, etc.

f. L'acide chromique cristallisé, dissous dans son poids d'eau distillée, préconisé par Marchal de Calvi. Encore plus dangereux que les précédents, il a provoqué des cas de mort. Très douloureux. Les pinceaux de charpie ou de coton imbibés d'acide chromique peuvent prendre feu.

11. La grossesse est-elle une contre-indication au traitement des végétations? La question a été débattue parmi les accoucheurs et les chirurgiens; ils pensent généralement qu'il faut s'abstenir. Si la grossesse est avancée, et si les végétations sont nombreuses, il y a avantage à attendre. Dans les conditions opposées, il faut se hâter d'intervenir,

---

1. Mauriac, *loc. cit.*, p. 604.

enlever soigneusement tous les néoplasmes avec la curette, et ne pas craindre les conséquences d'une petite opération qui dans ces conditions, et faite avec les précautions convenables, est toujours inoffensive.

La blennorrhagie ne doit pas retarder le traitement des végétations. Si elle est compliquée de balano-posthite, il faut d'abord guérir celle-ci; c'est affaire de trois ou quatre jours. Puis on enlève les végétations avec la curette; après quoi la blennorrhagie suit son cours ordinaire.

S'il existe une vaginite aiguë, purulente en même temps que les végétations, on tamponnera le vagin pendant quelques jours, avant de les détruire. Le repos et de grands soins de propreté s'imposent ensuite.

BALANO-POSTHITE ÉROSIVE CIRCINÉE

11. Ainsi nommée par MM. Berdal et Bataille, elle n'est bien connue que depuis leur travail [1]. Antérieurement on ignorait la spécificité et l'évolution naturelle de cette affection. Il résulte des observations cliniques et des expériences de MM. Berdal et Bataille :

1° Que la « balano-posthite érosive circinée » est inoculable;

2° Qu'elle est inoculable seulement sur la muqueuse balano-préputiale ;

3° Que le pus d'aucune autre lésion n'est capable de la produire;

4° Que réciproquement le pus de la b. p. é. c. ne produit jamais par inoculation une maladie différente.

« Nous avons pris du pus provenant de différentes sources et l'avons inoculé sur le prépuce.

« a. Le pus du chancre induré inoculé à la lancette sur la muqueuse préputiale d'un syphilitique reste stérile; le pus de ce chancre, mélangé à celui d'une balanite circinée, reproduit une balanite identique.

---

1. *Méd. mod.*, 1890; et *tirage à part.* Ce travail est le résumé de 120 cas observés à l'hôpital du Midi.

b. Le pus du chancre mou, inoculé à la lancette sur le prépuce, y fait naître un chancre mou ; le pus de ce chancre, mélangé à celui d'une balanite circinée, ne donne aussi par piqûre qu'un chancre mou. Mais si, en même temps qu'on pique l'épiderme, on prend soin de semer du pus autour de la piqûre, il se fait une double inoculation : 1° au point piqué apparaît bientôt la vésico-pustule caractéristique de la chancrelle ; 2° autour de la vésicule et sur les confins de son auréole rouge se dessine une colerette festonnée, avec le bourrelet blanc, typique de la balanite circinée.

c. Le pus de blennorrhagie inséré par piqûre ou semé au pinceau reste inactif sur le prépuce ; ce pus mélangé à celui d'une balanite circinée, y développe une balanite semblable. Par contre, du pus de balanite circinée, introduit dans l'urètre, ne provoque absolument rien, comme Welander l'avait déjà montré. Ces expériences prouvent une fois de plus les différences capitales qui séparent la blennorrhagie de la balano-posthite dans leur nature aussi bien que dans leurs conséquences.

d. Le pus d'une balano-posthite banale, diffuse, érythémateuse, produite par un agent irritant quelconque (saleté, smegma, règles, pansement, injections), inoculé à la lancette sur le prépuce ne donne rien ou produit une très petite pustule qui disparaît rapidement d'elle-même.

Lorsqu'on dispose, en grande quantité, sur le prépuce, et qu'on y laisse en contact prolongé un pus quelconque, de chancre induré, de chancre mou, de blennorrhagie, de balanite banale, on obtient une simple irritation de la muqueuse, un érythème diffus, quelquefois même des exulcérations, mais jamais *d'érosions circinées à développement extensif*.

En revanche, sur une balano-posthite banale, diffuse, sème-t-on du pus de balanite circinée, on voit les contours de l'érythème ou des excoriations revêtir l'aspect nettement ourlé, avec bourrelet blanc, caractéristique de cette sorte de balanite [1]. »

1. Berdal et Bataille, *loc. cit.*, p. 13.

Il s'agit donc évidemment d'une maladie parasitaire, due à un microbe spécifique.

Pour ce qui concerne le côté bactériologique de la question, nous renvoyons au travail de MM. Berdal et Bataille.

12. La balano-posthite érosive circinée se traduit par des érosions superficielles, épidermiques, régulièrement circinées, à développement centrifuge. En se confondant, les érosions ont des contours polycycliques et « macrocycliques » (les rayons des arcs de cercle sont beaucoup plus grands que dans l'herpès). Ces contours sont nets et marqués par un liséré mince, blanchâtre, friable, renversé en dehors. La suppuration est abondante. Il peut y avoir de l'œdème préputial.

« Dans son développement extensif, la balanite circinée suit une marche assez régulière. Née en un point quelconque de la rainure glando-préputiale, l'érosion primitive, unique ou multiple, l'envahit de proche en proche, en contournant la couronne sans y mordre, pour arriver à droite et à gauche jusqu'au filet. Avant que le sillon soit entièrement dépouillé de son épithélium, il faut environ de 10 à 12 jours.... De la rainure, l'érosion gagne peu à peu la face interne du prépuce en même temps qu'elle monte sur le gland, tantôt de chaque côté du frein, tantôt par plusieurs points à la fois. Sur ces points la couronne est entamée par autant d'*érosions secondaires* qui décrivent des circinations incomplètes en forme d'anneaux, d'anses de panier, dont la concavité regarde le sommet du gland.... De toute la muqueuse glando-préputiale il ne reste plus qu'une mince collerette épithéliale qui entoure le méat. Vers la fin de cette période, qui correspond au vingtième ou vingt-cinquième jour, les symptômes fonctionnels, qui sont d'ailleurs les mêmes dans toutes les balanites, phimosis, œdèmes, douleurs, cuissons, etc., sont portés à leur maximum.

Une fois arrivée au méat, l'érosion s'arrête, faute d'aliments pour ainsi dire ; jamais elle ne pénètre dans l'urètre, pas plus qu'une blennorrhagie ne peut se propager de la muqueuse du canal à celle du gland, ce que l'expérimentation nous a démontré. Mais concurremment à sa marche extensive vers le méat, le processus érosif se répare de lui-même sur ses derrières et se cicatrise au niveau des points qui ont été les premiers touchés.... Cette *guérison spontanée* se fait très rapidement en quatre ou cinq jours.... Ce qui fait une durée totale oscillant entre vingt-deux et vingt-huit jours dans les cas types [1]. »

13. La balano-posthite érosive circinée est fréquente et sujette à récidive. Elle existe isolément ou accompagne une autre affection vénérienne. Son intensité est d'autant plus grande que le sujet est plus jeune. Elle ne se développe que chez les hommes qui ont le gland couvert; « jamais les érosions ne s'étendent sur les parties découvertes; elles restent toujours sous-préputiales ». — « C'est la femme, et la femme seulement qui donne la balanite circinée; le coït est l'acte intermédiaire nécessaire [2]. » Mais l'affection revêt-elle les mêmes caractères chez la femme que chez l'homme? On l'ignore.

14. *Traitement.* La guérison s'obtient en trois ou quatre jours, par des badigeonnages avec la solution de nitrate d'argent 1/20. Le sel argentique fait de plus ressortir en blanc les érosions et devient ainsi au besoin un élément de diagnostic.

Nous n'employons jamais d'autre traitement contre les balanites, quelles qu'elles soient; il n'en est pas de plus sûr de plus rapide, de plus commode.

MM. Berdal et Bataille ont constaté que le sublimé et l'acide phénique en solution concentrée pouvaient aussi enrayer la b. p. é. c.; que le chloral, l'acide borique, la résorcine et les poudres étaient sans action.

---

1. Berdal et Bataille, *loc. cit.*, p. 41.
2. Berdal et Bataille, *loc. cit.*, p. 44 et 24.

CHAPITRE XXVI

CHANCRE SIMPLE

Synonymes : chancre mou, chancrelle.

1. Le chancre simple est distinct du chancre syphilitique, non parce qu'il a une base molle, tandis que le second a une base dure, mais parce qu'il est dû à un autre parasite, parce que c'est une autre maladie. La différence de nature des deux chancres a été soutenue pour la première fois par Bassereau, en 1852. Cependant des auteurs spécialement versés dans la matière attribuent à Ricord cette distinction fondamentale; quelques développements sur ce point d'histoire ne seront donc pas superflus.

Les anciens syphiligraphes, Jean de Vigo, Gabriel Fallope, Léonard de Botal, etc., connaissaient la valeur pronostique de la « callosité » ou induration des ulcères vénériens. Et « Nicolas Blegny dit que l'on désigne les chancres calleux, indurés, sous le nom de *chancres véroliques*, pour montrer qu'ils sont bientôt suivis des accidents qui constituent la vérole [1] ». Ricord distinguait deux variétés de chancres : les uns mous, non suivis d'accidents généraux; les autres indurés et suivis d'infection; mais il était loin de les rattacher à deux maladies différentes, à deux virus distincts. Voici comment il s'exprime en 1856, quatre ans après la publication du livre de Bassereau :

« Vous voulez une formule doctrinale, une théorie..., et vos esprits inquiets agitent déjà la question brûlante de la dualité du virus syphilitique.

1. Bassereau, p. 208.

« Eh bien! messieurs, cette conclusion que vous me demandez, je ne puis, et personne, je crois, ne pourrait vous la donner aujourd'hui; car la lumière se prépare seulement sur ce grave sujet.... Il faut donc retarder la solution; il faut attendre....

« La dualité du virus chancreux n'est encore qu'une hypothèse que l'avenir jugera [1].... »

En 1860, Ricord a fait un pas; il estime « que les observations réunies dans ces dernières années sont venues prêter appui à la doctrine de la dualité [2] ».

Enfin, en 1867, il est convaincu que « les deux chancres sont le produit de deux virus différents..., sont deux maladies différentes », et autorise M. Fournier à le dire en son nom [3].

Voici maintenant ce que Bassereau a écrit en 1852 [4] : « Il est démontré par l'observation que parmi les chancres traités sans mercure et cicatrisés sous l'influence des moyens les plus vulgaires, les uns, comme des plaies simples, semblent borner toute leur action à la partie ulcérée et tout au plus aux ganglions les plus voisins, tandis que les autres engendrent une disposition pathogénique en vertu de laquelle se développent dans l'économie, quelquefois durant toute la vie, les symptômes les plus variés, auxquels on a donné le nom de syphilis constitutionnelle.

« La véritable cause d'une telle différence d'action sur l'organisme, c'est que tous les chancres ne sont pas de la même nature, les uns étant de simples ulcères contagieux, connus depuis l'antiquité, les autres appartenant à une maladie qui semble n'avoir paru en Europe, au rapport des médecins les plus dignes de foi, que vers la fin du xve siècle, maladie dont l'ulcère des organes génitaux n'est que le premier stade ou, comme on dit, le *symptôme primitif*.

« La première preuve de la différence de nature de ces

---

1. *Leçons sur le chancre*, rédigées et publiées par Alfred Fournier, 2e édit., 1860, p. 320.
2. *Ibid.*, p. 321, note.
3. Art. *Chancre simple*, p. 66. In *Nouv. Dict. de méd. et de chir. prat.*
4. *Traité des aff. de la peau sympt. de la syphilis*, p. 250.

chancres repose sur des observations qui montrent que l'une des espèces ne peut engendrer l'autre; en d'autres termes, qu'un sujet atteint d'un chancre qui ne sera suivi d'aucun accident constitutionnel, ne communique jamais à un autre individu un chancre suivi des symptômes secondaires de la syphilis, et *vice versa*.

« La seconde preuve est historique. En effet, lorsqu'on étudie tout ce que les anciens et les modernes ont écrit sur les maladies des organes génitaux, on voit que la blennorrhagie, les chancres, les bubons, les végétations se trouvent mentionnés jusque dans les dernières années du xve siècle, comme des maladies qui n'exigent que des remèdes locaux; il n'est pas question une seule fois jusque-là d'accidents consécutifs aux affections des parties génitales.

« La fin du xve siècle est marquée par l'apparition d'une maladie nouvelle, disent les auteurs contemporains. Cette maladie commence par des ulcères *indurés* des organes génitaux, et ces ulcères sont rapidement suivis d'éruptions pustuleuses [1] sur tout le corps et de douleurs affreuses dans la tête et dans les membres.

« Les médecins témoins de l'apparition de la maladie nouvelle ne confondent point d'abord les ulcères calleux par lesquels elle commence, avec les ulcères des organes générateurs, connus depuis l'antiquité. Aussi ces deux espèces d'ulcères contagieux occupent-elles, dans leurs écrits, des chapitres et même des livres séparés. Mais vingt à trente ans après l'apparition de la syphilis en Europe, un grand nombre de médecins ne sachant pas, comme ceux qui avaient été témoins de ses premiers ravages, distinguer les accidents par lesquels débutait la maladie nouvelle de ceux qui n'avaient aucun rapport avec elle, prirent peu à peu l'habitude de soumettre au traitement mercuriel tous les malades atteints de blennorrhagie, de chancre, de bubons, sans aucune distinction. Car l'usage était déjà établi d'administrer le mercure non seulement comme modificateur des symptômes syphilitiques existants, mais encore comme pro-

---

1. A cette époque, *pustule* voulait dire *bouton*.

phylactique des accidents à venir, dès que les premiers signes
de la contagion commençaient à paraître. La confusion qui
régnait dans la pratique s'introduisait en même temps dans
les livres; les syphilographes du milieu du XVIᵉ siècle englo-
bèrent successivement dans la syphilis tous les symptômes
vénériens connus depuis l'antiquité et que les médecins qui
exerçaient déjà leur art dans les dernières années du XVᵉ siècle
avaient pris soin de ne point rapprocher de la maladie nouvelle.

« La plupart des syphilographes qui écrivirent après la fusion
de tous les symptômes vénériens en une seule maladie,
s'aperçurent qu'il n'y avait pas concordance entre les premières descriptions de la syphilis et un grand nombre de
celles qui furent données depuis. Mais au lieu de voir dans
ce défaut de concordance le fait d'une simple annexion à la
maladie nouvelle des symptômes qu'on avait autrefois l'habitude de séparer, ils crurent que les nouveaux symptômes
contenus dans les dernières descriptions tenaient à des variations de forme survenues dans la syphilis. C'est pourquoi le
nom de *Protée pathologique* lui fut donné par Fallope, qui
avait admis, sur la foi de son maître Brassavole, qu'elle
pouvait se montrer tantôt sous la forme d'un écoulement
urétral, tantôt sous celle d'un ulcère ou bubon, ou bornant
à l'une de ces manifestations son action sur l'économie, et
que d'autres fois elle débutait par l'un de ces symptômes et
envahissait ensuite tout l'organisme. Cette doctrine de l'unité
de nature de toutes les maladies vénériennes, qui commença
à régner vers le milieu du XVIᵉ siècle, a produit deux résultats également fâcheux : le premier c'est d'avoir fait considérer comme identiques des affections qui en nosologie doivent rester séparées; le second d'avoir exposé depuis trois
siècles, sans la moindre opportunité, une multitude de
malades à tous les inconvénients du traitement mercuriel. »
(Bassereau.)

2. Les inoculations (dont on a beaucoup abusé[1]) ont

---

1. Chez quelques personnes, l'inoculation est devenue une sorte de mono-
manie. Le Dʳ Lindmann s'est fait à lui-même et toujours avec succès plus de

démontré ce que Bassereau avait si lumineusement déduit de la clinique et de l'histoire. Inoculable et auto-inoculable indéfiniment, le chancre simple ne produit jamais qu'une lésion semblable à lui-même et provient toujours d'une telle lésion. Étranger à la syphilis, il portait le nom de chancre longtemps avant qu'elle soit connue [1]. On devrait donc réserver ce nom pour lui seul, et le nommer chancre tout court; il n'en résulterait pas d'embarras pour désigner l'ulcération primitive de la syphilis.

3. Les inoculations ont aussi permis de suivre de près l'évolution du chancre simple. Il n'a pas d'incubation; fait important pour le diagnostic. Le lendemain de l'inoculation, au point même où elle a été pratiquée, on voit une petite élevure entourée d'une aréole congestive. Le troisième jour, l'élevure est une pustule miliaire, qui se rompt bientôt et laisse à nu une petite ulcération, laquelle grandit pendant quelques jours, puis reste stationnaire pendant plusieurs semaines, après quoi elle guérit spontanément. La durée moyenne du chancre simple est de six semaines.

Il retentit quelquefois sur le ganglion le plus voisin physiologiquement, jamais au delà. C'est donc toujours une maladie locale. Nous en étudierons successivement la forme typique, les formes atypiques et les complications.

4. *Forme typique.* Quand il n'est pas le résultat d'une inoculation par la lancette ou par les ongles, le chancre simple occupe exclusivement les organes génitaux. Nous verrons que les chancres syphilitiques extra-génitaux sont au contraire communs.

Le chancre simple est une ulcération arrondie, grande comme une lentille, ou plus petite, ou beaucoup plus grande, dont le fond grisâtre, pultacé fournit un pus relativement abondant; ce fond est plus bas que la peau circonvoisine et ne se continue pas en pente douce avec elle; le bord est taillé à pic, décollé sur une largeur de un millimètre environ

---

2200 inoculations. « Depuis que j'ai atteint ce chiffre (2200), je n'ai plus compté, dit-il; mais j'ai de beaucoup dépassé ce chiffre, de plusieurs centaines au moins,.... et je m'en fais encore journellement..... »

1. Celse, *De re medica*, VI-XVIII.

et entouré d'un liséré congestif. Les tissus sur lesquels repose l'ulcère sont souples ou présentent seulement un empâtement diffus. Rarement le chancre est solitaire; rarement il en existe un grand nombre, si le malade prend des soins de propreté. Pour ce motif les ulcérations à contour polycyclique sont plus rares que dans l'herpès.

Cet ensemble de caractères auquel il faut joindre l'absence d'incubation, est pathognomonique. Le chancre simple se reconnaît souvent d'un coup d'œil, mais souvent aussi les médecins les plus exercés sont obligés de suspendre leur jugement; un diagnostic ferme est impossible au premier examen; il faut savoir attendre. Cela d'ailleurs est sans inconvénient pour le malade; nous reviendrons sur ce point.

5. *Chancres atypiques. a.* Les caractères de l'ulcération peuvent être masqués accidentellement par une croûte; il suffit de la faire tomber.

b. Il est des chancres nains ; leur fond est presque de niveau avec la peau saine, leur bord n'est pas décollé. C'est alors qu'on pense à l'herpès (voir X, 5). Le diagnostic est quelquefois ambigu; la conduite à tenir ne l'est jamais. Se décider pour l'une ou l'autre affection d'après des signes de probabilité, c'est une imprudence qui peut avoir des conséquences graves. Il faut donc interdire au malade les rapports sexuels, lui prescrire le repos, des soins de propreté, une poudre minérale non excitante. Au bout de peu de jours il est guéri, s'il s'agit d'herpès; et s'il s'agit de chancres, cette thérapeutique est encore la meilleure.

c. Il est des chancres géants; leurs bords sont irréguliers, leur figure est quelconque. Le pus chancreux peut avoir été déposé sur une plaie ou sur une ulcération d'autre nature. Le diagnostic est alors impossible sans le secours de l'inoculation.

Un chancre, si vaste qu'il soit, n'est pas pour cela phagédénique. Avant de le traiter comme tel, il faut donc maintenir le malade au repos, écarter les choses nuisibles et observer la marche de l'ulcération pendant quelques jours.

d. Les chancres simples du gland et du prépuce présentent

quelquefois une induration qui simule, à s'y méprendre, celle du chancre syphilitique. Cela se rencontre surtout quand le chancre a été irrité par l'urine ou par des cautérisations superficielles toujours intempestives. La chronologie de la lésion, l'état des ganglions, l'existence d'une syphilis antérieure permettent quelquefois le diagnostic. S'il y a doute, il faut attendre; cela est sans aucun inconvénient pour le malade.

L'induration possible des chancres simples est admise aujourd'hui par tout le monde. Il convient donc de renoncer à la dénomination de chancre mou.

e. Le *chancre mixte* dont l'existence a été démontrée par M. Rollet (de Lyon) est un chancre simple greffé sur un chancre syphilitique, ou un chancre syphilitique greffé sur un chancre simple. Il participe des deux par ses caractères objectifs et explique certains faits qui embarrassaient beaucoup nos devanciers. L'ambiguïté du diagnostic ne peut en général être levée que par l'inoculation, mais n'entraîne pas d'incertitude dans le traitement.

f. Chancre folliculaire. Chez des femmes ayant des chancres simples de la vulve, on peut voir se développer sur la face externe des grandes lèvres et même sur les régions circonvoisines, des élevures qui paraissent avoir pour siège les follicules pilo-sébacés. Ces élevures sont coniques, dures, plus ou moins congestives, larges de 2 ou 3 millimètres à leur base, distinctes les unes des autres. Leur nombre n'est jamais considérable; on en compte 5, 10, 20 par exemple. Elles suivent, sur la même malade, deux évolutions différentes.

Les unes ne s'ulcèrent pas, ne suppurent pas et se terminent par résolution en quelques jours ou quelques semaines. Les autres s'ulcèrent au sommet et se transforment en chancres simples, dont la base est ainsi pendant plusieurs jours surélevée au-dessus des parties voisines. Ces chancres sont dus évidemment à une auto-inoculation. Ils méritent le nom de chancres folliculaires, puisqu'ils se développent sur une folliculite préexistante; mais celle-ci, avant l'inoculation du pus chancreux, était une folliculite vulgaire; ce n'était pas une « folliculite chancreuse ». Les élevures voisines qui ne s'ulcèrent pas en sont la preuve. On ne saurait admettre avec MM. Gougenheim et Bruneau [1] qu'une lésion chancreuse (due au virus chancreux) puisse se terminer par résolution.

On ne peut admettre non plus que le chancre folliculaire inoculé ait une incubation « de huit à vingt jours ». Folliculaire ou non, le chancre simple n'a jamais d'incubation.

La folliculite vulgaire (non chancreuse) des grandes lèvres, soit résolutive, soit suppurative, n'est pas rare ; quand elle coïncide avec des chancres simples, elle ne présente rien de particulier ; mais les élevures folliculaires sont naturellement plus exposées que les parties voisines à l'auto-inoculation du pus chancreux.

g. Le *chancre phagédénique* (de φαγέδαινα, ης, ulcère rongeur) est celui qui s'étend à de grandes surfaces et grandit d'un côté pendant qu'il guérit de l'autre. Il peut aussi creuser et produire des mutilations énormes. Abandonné à lui-même ou mal traité, sa durée est sans limite.

Une marche aussi différente de l'évolution habituelle du chancre simple, tient-elle au terrain, à la virulence du parasite, ou à une infection secondaire? On ne peut encore que poser ces questions. Quoi qu'il en soit, au point de vue clinique, il faut distinguer trois ordres de faits :

1° La marche envahissante du chancre semble due à ce qu'il est irrité par la marche, le travail, la malpropreté, des pansements intempestifs, des cautérisations superficielles. Il suffit en effet d'écarter les choses nuisibles pour que tout rentre dans l'ordre.

2° Le phagédénisme paraît sous la dépendance de l'état général du malade : alcoolisme, privations, surmenage, cachexie de cause quelconque.

3° Rien n'explique le phagédénisme, soit dans l'état local, soit dans l'état général. Nous verrons que même dans ce cas la thérapeutique est efficace.

La tendance destructive, envahissante, n'appartient pas

---

1. *Soc. méd. des hôp.*, 9 avril 1880.

exclusivement au chancre simple. Elle peut appartenir aussi, quoique beaucoup plus rarement, aux syphilides ulcéreuses et au chancre syphilitique. Le phagédénisme est-il dû dans tous ces cas à une même cause, à une même infection secondaire, ou à des causes différentes? Nous n'en savons rien.

6. *Bubon* (de βουϐων, ωνος (ο), aine, tumeur de l'aine). Le bubon est une adénite inguinale. Sa fréquence chez les malades atteints de chancre simple dépend de l'hygiène qu'ils suivent et du traitement employé. Les statistiques publiées donnent 1 bubon sur 3, sur 2 malades atteints de chancres simples. Nous verrons qu'on peut abaisser notablement cette proportion.

Le bubon du chancre simple est superficiel, unique et habituellement direct; quelquefois cependant il est croisé, par suite de l'entrecroisement des lymphatiques de la région. Il peut se terminer par résolution, si le malade garde le repos dès le début, mais le plus souvent il suppure. Alors tantôt il s'agit de pus vulgaire et tantôt de pus chancreux. Dans le premier cas les organismes pyogènes vulgaires ont envahi seuls les voies lymphatiques. Dans le second cas, le parasite du chancre simple a remonté jusqu'au ganglion; le pus de l'abcès ganglionnaire produit des chancres simples par inoculation, et cet abcès lui-même, quand il est ouvert, est un vaste chancre.

On croyait le bubon chancreux beaucoup plus commun que le non chancreux, M. Straus a démontré le contraire [1]. Il a reconnu que si on prend les précautions convenables pour empêcher le bubon ouvert d'être inoculé secondairement et de dehors en dedans par le pus chancreux que déposent sur lui les doigts du malade, etc., alors le bubon chancreux devient tellement rare, qu'on a pu croire un instant qu'il n'existait pas. Nous empruntons les chiffres suivants à M. Du Castel [2]. Avant le travail de Straus, sur 100 bubons, on trouve :

1. *Soc. de biol.*, 22 novembre 1884.
2. *Leçons clin. sur les aff. ulc. des org. gén.*, 1891, p. 142 et 146.

75 bubons chancreux....... (Debauge).
70   —   —   .... (Rollet).
50   —   —   ..... . (Ricord).
35   —   —   .... (Martin, Belhomme, Julien).

Après le travail de Straus, le pus des bubons inoculé avec les précautions aseptiques qu'ignoraient nos devanciers, donne :

7 résultats négatifs sur 7...... (Mauriac).
5   —   —   5...... (Robin).
10   —   —   10...... (Spillmann).
4   —   —   5...... (Fournier).
39   —   —   43...... (Humbert).
105   —   —   111...... (Crivelli) [1].

Le parasite du chancre simple peut donc envahir le ganglion le plus voisin physiologiquement, mais cela arrive rarement; et le bubon chancreux est presque toujours un abcès ganglionnaire vulgaire, sur lequel les doigts du malade, etc., ont déposé le pus du chancre.

Les vaisseaux lymphatiques peuvent s'enflammer entre le chancre et le bubon, formant alors des traînées roses, des cordons durs. Cette lymphangite se termine par résolution ou suppuration. Elle est rare et presque toujours due à l'irritation artificielle du chancre, par la marche, le frottement, des linges malpropres, etc.

7. *Étiologie.* A moins d'inoculation expérimentale, le chancre simple se rencontre à peu près exclusivement sur les organes génitaux, les régions périgénitales et l'anus. Mais le chancre inoculé se développe partout. Les anciennes discussions sur le chancre céphalique sont aujourd'hui sans intérêt.

La fréquence du chancre simple à Paris, depuis cinquante ans, a subi des variations remarquables. Nous empruntons à M. Mauriac [2] les chiffres suivants :

---

1. Inoculations pratiquées dans le service de M. Du Castel. — Voir Crivelli, *Arch. gén. de méd.*, 1886, t. XVII, p. 410.
2. *Leçons sur les malad. vénér.*, 1883, p. 131 et 180.

En 1837-1838, d'après une statistique de Bassereau, prise à la consultation hospitalière de Ricord, le nombre des chancres mous était à celui des chancres indurés comme 30 est à 1. (A cette époque, chancre mou ne voulait pas dire chancre simple; on rangeait parmi les chancres mous tous les chancres syphilitiques non indurés. La proportion de 30 p. 1 est donc trop forte; mais c'est arbitrairement que M. Mauriac la réduit à 15 p. 1.)

De 1864 à 1868, on ne voit plus à l'hôpital du Midi que trois chancres simples pour un chancre syphilitique; et en 1870, avant la guerre, un chancre simple pour deux chancres syphilitiques. Mais la guerre de 1870-1871 amène un accroissement subit et considérable des chancres simples. Ils redeviennent trois fois plus nombreux que les chancres syphilitiques et représentent environ la moitié du nombre total des maladies vénériennes.

A partir de 1871, nouvelle décroissance du chancre simple; en 1875, on n'en voit plus que 1 pour 10 chancres syphilitiques, et ils représentent seulement le 1/20 du nombre total des maladies vénériennes.

Les chancres simples augmentent ensuite. L'Exposition universelle de 1878 accentue cette progression. En 1880, le nombre des chancres simples est à celui des chancres syphilitiques comme 1,5 est à 1 et en cinq ans le nombre total des maladies vénériennes a plus que doublé. Il est à souhaiter que notre savant collègue poursuive une statistique pleine d'enseignements.

Aujourd'hui, à l'hôpital Saint-Louis, le nombre des chancres simples est à peu près égal à celui des chancres syphilitiques; et les maladies vénériennes de toutes sortes y affluent dans une proportion excessive, toujours croissante.... Les causes du mal sont en dehors de notre sujet.

8. *Traitement*. Avec les caustiques on peut détruire en quelques minutes un chancre simple, le transformer en plaie non virulente. Ce traitement abortif est séduisant au premier abord. Nous l'avons appliqué et ne l'appliquons plus; nous dirons pourquoi. Mais de savants dermatologistes le préconisent encore; il convient donc d'en faire connaître la technique.

Les caustiques superficiels, tels que le crayon de nitrate d'argent, sont ici formellement contre-indiqués. Incapables de détruire la virulence de l'ulcération, ils ne font que l'irriter, et provoquent fréquemment des bubons.

Ricord vantait le caustique carbo-sulfurique :

> Acide sulfurique
> Charbon végétal..... q. s.

pour faire une pâte demi-solide.

Cette pâte adhère aux tissus et ne tombe qu'avec l'eschare, au bout d'une semaine environ.

M. Diday préfère la pâte de Canquoin. On la maintient avec du diachylon, et on la laisse environ deux heures en place.

Nous ne connaissons rien de plus commode que la pâte de Vienne, pour le traitement abortif du chancre simple. Voici comment il faut procéder.

Si le chancre est irrité artificiellement par la marche, etc. : repos au lit, grand bain, cataplasme de fécule froid ou compresses d'eau fraîche, pendant deux ou trois jours. Le caustique imbibé d'alcool est appliqué avec une spatule et laissé environ dix minutes en place. On l'enlève ensuite et on lave. Repos au lit. Quand l'eschare tombe, il n'y a plus qu'une plaie simple.

Le caustique, quel qu'il soit, est inapplicable pour les chancres du méat, de l'anus, de certaines parties de la vulve ; inapplicable aussi pour les chancres de grandes dimensions, quel que soit leur siège. La cautérisation est quelquefois suivie d'une adénite suppurée, malgré les précautions prises contre elle. Et cette adénite est inévitable si le malade reprend ses occupations et les rapports sexuels. Il doit donc observer les mêmes précautions que s'il avait encore un chancre. Mais alors qu'a-t-il gagné à une cautérisation douloureuse? Quelques jours, si elle a été faite au début; et si elle a été pratiquée tardivement, la guérison est retardée.

Voici notre ligne de conduite. Les malades atteints de chancres simples récents doivent être avertis que le traitement demandera un mois ou six semaines, et renoncer pendant tout ce temps à la marche, aux exercices physiques, aux rapports sexuels. Quelques-uns réclament une intervention prompte, énergique qui leur permette de continuer des relations conjugales ou autres que, disent-ils, ils ne peuvent interrompre. Il faut leur répondre que cela serait dangereux pour eux-mêmes, dangereux pour la femme, et refuser l'intervention qu'ils demandent. La suite ne nous regarde pas.

La poudre d'iodoforme est le meilleur topique du chancre simple. Mais elle a de l'odeur, ce qui est dans certains cas un obstacle à son emploi. On peut la remplacer par la poudre d'aristol, de salol, de sous-carbonate de fer, de sous-nitrate de bismuth, etc., par la vaseline dans laquelle on incorpore une base antiseptique quelconque. Nous ne proscrivons que les mercuriaux et les caustiques superficiels. Les premiers retardent la guérison et semblent favoriser le phagédénisme; les seconds provoquent l'adénite. Le pansement sera renouvelé plusieurs fois par jour. Les surfaces malades doivent être recouvertes d'un petit tampon d'ouate hydrophile; on le mouille pour le détacher; et s'il adhère, on attend quelques instants. Lotions avec de l'eau ou de l'eau boriquée. La solution de tartrate ferrico-potassique — 1/20 — vantée par Ricord comme un spécifique, peut être employée en lotion et en pansement. Il est d'ailleurs facile de varier et de compliquer à l'infini la composition des topiques; cela est sans utilité. Le régime alimentaire ne doit être ni excitant ni débilitant. Les grands bains de propreté ne seront ni trop longs ni trop fréquents.

Avec ce traitement simple les bubons sont beaucoup plus rares qu'avec toute autre médication, et la guérison est aussi prompte que possible.

9. Chez les malades atteints de phimosis, les chancres du gland et de la face interne du prépuce s'accompagnent de balano-posthite. Les pansements sont alors impossibles; et les irrigations faites entre le gland et le prépuce ne donnent que des résultats très imparfaits. D'autre part, si on incise le prépuce, la plaie est presque fatalement inoculée par le

pus du chancre. Que faire donc? Prescrire d'abord le repos
et des injections fréquentes avec :

La solution de tartrate ferrico-potassique.   1/20
    —   d'acide borique...   1/50
    —   d'acide phénique..   1/100
    —   de nitrate d'argent.   1/500

Si les symptômes inflammatoires s'atténuent, on peut attendre ;
la guérison sera seulement plus lente que dans les conditions
ordinaires ; et le malade doit en être prévenu.

Si au contraire, malgré le repos et les irrigations, on voit
augmenter la suppuration, la tuméfaction, la douleur, il faut
inciser le prépuce sur la face dorsale et sur la ligne médiane.
Le gland étant alors découvert, on pansera le chancre suivant
les règles, et l'on combattra, s'il y a lieu, le phagédénisme.
On s'efforcera de protéger la plaie opératoire contre le pus
virulent, mais il ne faut pas compter y parvenir. Presque
toujours elle deviendra chancreuse. Entre deux maux, il
faut choisir le moindre.

Après la guérison des chancres, on régularisera le prépuce
par une opération convenable.

10. Dès qu'un ganglion devient douloureux, repos au lit,
grands bains, cataplasmes. L'action abortive de la teinture
d'iode, de l'onguent napolitain, des injections interstitielles
est illusoire ; et ces moyens empêchent l'emploi des émollients qui seuls sont utiles. Si l'adénite suppure, les émollients sont encore indiqués pour en accélérer la maturité. Dès
qu'il y a fluctuation, on incise et on panse suivant les règles,
en prenant les précautions convenables contre l'inoculation
de la plaie par le pus du chancre.

11. Tous les chancres qui s'étendent, ne sont pas phagé-
déniques. Leur tendance envahissante est souvent due à une
mauvaise hygiène, à la marche, à des irritations extérieures.
Il suffit alors du repos, d'un grand bain, d'un cataplasme de
fécule pour que tout rentre dans l'ordre.

Contre le phagédénisme proprement dit, le meilleur agent
est le chlorure de zinc en deliquium, préconisé par M. Lailler,

et dont nous avons expérimenté les bons effets. Il faut l'appliquer avec un pinceau, sur toute la surface, dans tous les recoins de l'ulcère. La douleur est assez vive, mais ne se prolonge guère au delà d'une demi-heure. Après la cautérisation, compresses d'eau fraîche; puis poudre d'iodoforme, comme sur un chancre ordinaire.

CHAPITRE XXVII

RHINOSCLÉROME. — ACTINOMYCOSE. — LADRERIE FILARIOSE

1. Le rhinosclérome a été décrit pour la première fois, en 1870, par Hebra et Kaposi. Frisch en a découvert l'organisme pathogène [1]. Cette affection appartient à l'âge adulte; elle est inconnue en France; les quelques cas qui ont été vus à l'hôpital Saint-Louis, venaient tous de l'étranger, de l'Autriche, de la Russie, de l'Amérique centrale.

Le nez (cloison et ailes) est le lieu d'élection et presque toujours le premier envahi. De là le processus gagne la lèvre supérieure et les gencives en avant; les fosses nasales et le voile du palais en arrière; enfin l'épiglotte et le larynx.

Le néoplasme forme des masses qui, à la palpation, semblent dures comme l'ivoire, mais dans lesquelles le bistouri pénètre facilement. Ces masses infiltrent la peau, ne se déplacent qu'avec elle et sont nettement limitées. « On peut avec le doigt, dit M. Kaposi, glisser sous le bord des plaques, et les détacher en quelque sorte des parties sous-jacentes. »

Les tumeurs du rhinosclérome forment des plaques larges et saillantes à surface plane ou arrondie, à bords nets. Ces tumeurs sont grises ou rouges, douloureuses à la pression. Au nez elles produisent un élargissement transversal de l'organe, presque caractéristique. Elles peuvent rétrécir l'orifice

---

1. *Wien. med. Woch.*, 1882. — Sur la bactériologie du rhinosclérome, voir : Jacquet et Darier. *Bull. de la Soc. de derm.*, 1891, p. 327.

buccal. Sur les parties exposées au grattage et aux inoculations secondaires, elles se recouvrent de croûtes. Au voile du palais on observe des ulcérations et des perforations dues vraisemblablement au ramollissement du néoplasme; ailleurs il reste dur.

La maladie progresse lentement mais fatalement, sans retentir en aucune manière sur l'état général; sa durée est illimitée.

L'obstruction progressive des voies aériennes peut réclamer la trachéotomie. Les ablations ont toujours été suivies de récidive; la médication antisyphilitique n'a jamais donné de résultat; en somme, traitement nul jusqu'à présent [1].

ACTINOMYCOSE

2. L'actinomycose [de ἀκτίς, ῖνος (ἡ), rayon; — μύκης, ητος (ὁ), champignon] est l'ensemble des lésions dues à un champignon que Hartz a nommé *actinomyces bovis*. Lebert l'a figuré le premier en 1857; on lui doit aussi la première observation [2]. Mais c'est le travail de Bollinger qui a appelé l'attention sur cette maladie [3]. Pour les indications bibliographiques, voir Firket [4] et Alb. Mathieu [5].

Le pus et les bourgeons des tumeurs actinomycosiques contiennent des grains jaunâtres, mûriformes, formés de champignons en étoile.

« Ces étoiles sont formées au centre par un amas de mycélium, tandis qu'à la périphérie se voient de nombreux hyphes articulés et composés chacun d'un tube et d'un renflement en massue, ou piriforme, ou en forme de crosse, contenant des spores.

Les organes en massue qui sont considérés par Hartz et

---

1. Le Musée de l'hôpital Saint-Louis contient deux moulages de rhinosclérome: n°s 1178 et 1615.

2. *Atlas d'anat. path.*, t. I, pl. 2, fig. 16; *Traité d'anat. path. génér.*, t. 1, p. 57.

3. *Centralblatt*, 1877, n° 27, p. 481.

4. *Rev. de méd.*, 1884, p. 305.

5. *Rev. des scien. méd.*, 1886, vol. XXVIII, p. 735.

par presque tous les auteurs comme des gonidies, ont une longueur moyenne de 20 à 30 μ, une largeur de 10 à 20 μ, pouvant du reste avoir des dimensions beaucoup plus petites ou plus considérables. Ils paraissent disposés en rosaces autour du centre auquel ils adhèrent par leur petite extré-mité, l'extrémité renflée étant libre [1]. »

Rare en France (où peut-être elle est quelquefois méconnue), l'actinomycose est commune en Allemagne, en Italie. Elle atteint surtout les bovidés, mais aussi l'homme. L'origine du champignon et le mode d'infection sont encore controversés. Une carie dentaire est souvent la porte d'entrée. Les tumeurs occupent les organes les plus divers : maxillaires, pharynx, intestin, appareil respiratoire, etc. A la peau elles forment des nodules gros comme un pois, comme une noisette, etc., rouge foncé, et semblables à des gommes. Ces tumeurs sont dures au début, puis se ramollissent et s'abcèdent. Dans le pus on trouve les grains jaunes caractéristiques. L'examen microscopique est cependant nécessaire pour le diagnostic.

Contre les nodules actinomycosiques de la peau, le bistouri et la grosse curette sont les seuls moyens sur lesquels on puisse compter.

Les tumeurs des maxillaires qui envahissent les joues, ressortissent à la chirurgie.

LADRERIE [2]

3. La ladrerie est l'ensemble des lésions dues au *cysti-cercus cellulosæ*, larve du *tænia solium*.

Les relations du cysticerque avec le tænia sont démontrées. « En 1853, van Beneden fait avaler à un cochon des œufs de tænia solium, et l'animal devient ladre; en 1853, Haubner et Küchenmeister donnent des anneaux de ce même tænia à trois cochons de lait, et constatent chez eux,

---

1. Leloir et Vidal, 1re livrais., p. 45.
2. *Ladre* vient de *lazarus* et voulait dire *lépreux*, au moyen âge. Saint Lazare était invoqué contre la lèpre; il est encore appelé saint Ladre « dans tous les pays situés au nord de la Loire ». (BRACHET.)

quelques semaines après, l'existence de nombreux cysticerques..... En 1877, Redon ingéra quatre de ces parasites
recueillis sur un cadavre; au bout de trois mois et deux
jours, il expulsait des anneaux de tænia solium et bientôt
après un ver complet.

Le cysticerque est constitué par une vésicule de 6 à 10
millimètres de diamètre, percée sur un de ses côtés d'un
petit pertuis par lequel peut sortir, en se retournant comme
un doigt de gant, un appendice de 6 à 10 millimètres de
longueur, dont l'extrémité renflée représente exactement la
tête du tænia solium [1]. » Elle porte une double rangée de
crochets.

Lorsque les œufs du tænia solium parviennent dans l'estomac, les embryons se développent, traversent la paroi de
l'intestin et vont se fixer dans un organe quelconque, où ils
s'enkystent.

Ils arrivent dans l'estomac avec l'eau et les végétaux crus;
mais ce mode d'infection n'est pas le seul. Sur 80 cas de
cysticerque oculaire, de Græfe a observé cinq fois la coïncidence d'un tænia solium. Leudet [2], Broca [3], Féréol [4], Ra-
thery [5], Troisier [6], Millard [7], ont observé la coïncidence de la
ladrerie et du tænia. Il faut donc admettre que les cucurbi-
tains ou proglottis remontent quelquefois dans l'estomac,
où ils sont attaqués par le suc gastrique. Les œufs sont alors
mis en liberté; et la ladrerie est le résultat d'une auto-in-
fection. On sait que le tænia ne pond pas dans l'intestin;
sans cela tous les malades atteints de tænia seraient atteints
de cysticerques.

La ladrerie est très commune chez le porc, où elle est
aussi très grave. Vingt-deux livres allemandes de porc ladre
contenaient 80 000 cysticerques, selon Küchenmeister. La
mort de l'animal survient en deux ans au maximum (Da-

1. Hallopeau, *Traité élém. de path. gén.*, 4ᵉ éd., 1893, p. 131.
2. *Gaz. méd. de Paris*, 1853.
3. *Soc. de chir.*, 1876.
4. *Soc. méd. des hôp.*, 1879, *Bull.*, p. 151.
5. *Ibid.*, 1880, p. 62.
6. *Ibid.*, 1882, p. 206, et 1885, p. 119.
7. *Ibid.*, 1888, p. 261.

vaine). Il est vraisemblable cependant que beaucoup de cas légers passent inaperçus.

Chez l'homme, la ladrerie est rare ; et les cysticerques sont beaucoup moins nombreux. Le tissu cellulaire, le cerveau et l'œil sont les organes les plus souvent envahis. Les « vésicules sublinguales », qui chez le porc se rencontrent 19 fois sur 20, sont exceptionnelles dans l'espèce humaine.

e Dr Boyron a réuni dans sa thèse (1876) tous les faits antérieurs, et ne cite que deux cas de cysticerques sublinguaux, observés par Lancereaux et par Delore.

Dans le tissu cellulaire sous-cutané, les cysticerques forment des petites tumeurs arrondies, toujours plus profondes qu'elles ne paraissent l'être au premier abord; les unes élastiques, les autres dures; tumeurs indolores, sans changement de couleur à la peau, grosses comme un pois ou comme une noisette.

Elles sont formées d'une membrane conjonctive, d'un liquide semblable au liquide hydatique, aqueux, transparent, non albumineux, et d'un cysticerque qui flotte dans le liquide.

Ces kystes se développent successivement. On en compte 20, 30, par exemple. Ils prédominent dans la partie sus-diaphragmatique du corps. Ils subissent la dégénérescence calcaire et disparaissent quelquefois spontanément. Selon Cobbold [1], la mort du cysticerque se produirait régulièrement, au bout de huit mois en moyenne.

Le traitement consiste à inciser les kystes, d'où on extrait facilement le cysticerque. Quand ils ne sont ni gênants ni disgracieux, on peut attendre avant d'intervenir, que le temps assigné par le Dr Cobbold à la vie du parasite soit écoulé.

4. Le tænia solium est devenu à Paris une rareté pathologique, tandis que le tænia inerme est commun. L'usage et l'abus de la viande de bœuf crue ou insuffisamment cuite expliquent la fréquence du second; mais l'extrême rareté du

____

1. *Gaz. hebd.*, 1877, p. 18.

premier se comprend moins, une foule de gens mangeant du porc cru.

Malgré la fréquence du tænia inerme, le cysticerque qui en dérive est inconnu chez l'homme. Il a été constaté chez les animaux, en France, en Algérie, en Abyssinie[1].

FILARIOSE

5. La filariose — maladie exotique — est l'ensemble des lésions dues à un ver nématoïde, la *filaria sanguinis hominis* de Lewis[2].

L'embryon (millim. 0,125 environ) a été vu d'abord par Wucherer (Bahia, Brésil), en 1866, dans l'urine chyleuse; ensuite par Lewis (Calcutta), dans le sang de malades atteints de chylurie et d'éléphantiasis. Lewis annonça que ces deux affections étaient dues à un hématozoaire, qui vraisemblablement entravait la circulation dans les capillaires sanguins et les lymphatiques.

La filaire adulte (8 à 10 centim.) a été vue d'abord par Bancroft (Australie), en 1877, dans un abcès du bras; ensuite par Lewis, dans un caillot, chez un homme atteint d'éléphantiasis variqueux; par Manson (Amoy, Chine) dans un vaisseau lymphatique, au milieu d'un éléphantiasis du scrotum.

Ses caractères anatomiques ont été étudiés par Lewis et par Cobbold, sur les spécimens qui lui avaient été envoyés par Bancroft. Manson a suivi les migrations du parasite et vérifié le rôle des moustiques, que Bancroft avait soupçonné.

« C'est exclusivement chez les moustiques femelles que l'on trouve le parasite; le moustique mâle en effet ne se nourrit pas de sang humain; la conformation de son appareil buccal ne lui permet pas de piquer la peau…. Mais la femelle est d'une voracité extrême…. Avec les globules sanguins elle avale également la filaire…. Pour démontrer ce fait…. Manson s'est servi d'un moyen fort simple : il a fait coucher

---

1. Laboulbène, *Bull. de la Soc. méd. des hôp.*, 1885, p. 120.
2. Voir Bourel-Roucière, *Arch. de méd. navale*, 1878. — Barth, *Ann. de derm.*, 1881, p. 546, 677. — Nous leur empruntons l'historique de la question.

un Chinois atteint de filaria sanguinis dans une chambre
ouverte et éclairée artificiellement. Au bout d'une demi-heure,
les fenêtres ont été fermées, tous les orifices soigneusement
bouchés, et le lendemain les murs étaient couverts de moustiques gorgés de sang ; plusieurs de ces insectes renfermaient
un nombre considérable d'embryons de filaire (jusqu'à 120
chez un même individu). Des préparations faites à divers
moments permirent de suivre les phases de la métamor-
phose.

Quand le moustique a achevé son repas, il est alourdi
par le poids de son abdomen distendu, et incapable de
voler longtemps, il se fixe à quelque objet, autant que possible près de la surface d'une eau stagnante... [1]. » Au bout
de quelques jours le moustique s'abat sur l'eau, y dépose ses
œufs et meurt. Les filaires, qui ont subi des métamorphoses
décrites par Manson deviennent libres et rentrent plus tard
dans le corps humain, avec l'eau des boissons. Manson a
constaté enfin que les filaires embryonnaires ne se trouvent
dans le sang que pendant la nuit.

6. Les filaires produisent une série de lésions différentes
et dont plusieurs ne ressortissent pas à la dermatologie.
L'obstruction des voies lymphatiques par les parasites paraît
en être le mode pathogénique commun. Nous nous bornerons
à les énumérer :

A. *Éléphantiasis.* Cette affection dont il sera question dans
un autre chapitre, n'a pas toujours pour cause la *filaria sanguinis* ; mais un grand nombre d'éléphantiasis nés dans les
pays chauds sont d'origine filarienne. En pareil cas la lésion
occupe surtout le scrotum ; elle s'accompagne de varices
lymphatiques et de lymphorrhagie.

B. *Varices lymphatiques.*

C. *Craw-craw.* MM. O'Neill et Silva Araujo ont trouvé la
filaire dans les papules et les vésicules d'une dermatose que
les Africains appellent *craw-craw*, que M. Silva Araujo a proposé de nommer *filariose dermathemica*, et que nous ne connaissons pas.

---

1. Barth, *loc. cit.*

Le fait communiqué par M. Mielly à l'Académie de médecine [1] et observé à Brest sur un jeune berger qui n'avait
pas quitté la France, paraît dû à un ver voisin mais différent
de la filaire.

D. *Chylurie et hématurie.*

E. *Hydrocèle graisseuse.* M. Le Dentu en a communiqué
une observation à la Société de chirurgie [2]; le liquide contenait des filaires.

1. *Bull. de l'Ac.*, 1882, p. 395.
2. *Bull. de la Soc. de chir.*, 1884.

CHAPITRE XXVIII

CHARBON. — MORVE

1. On donnait jadis le nom de *charbon* à des lésions gangreneuses de nature différente. Aujourd'hui ce nom désigne exclusivement l'ensemble des phénomènes produits par la *bactéridie* de Davaine.

L'histoire du charbon ainsi compris commence avec les travaux de Chabert[1], 1780; Enaux et Chaussier[2], 1785.

La bactéridie charbonneuse a été observée pour la première fois par Rayer et Davaine en France, Pollender en Allemagne. Rayer[3] signale dans le sang charbonneux « des petits corps filiformes, ayant environ le double de longueur d'un globule sanguin. Ces petits corps n'offraient pas de mouvements spontanés. »

« Sans doute, Rayer ne se prononce pas sur la nature de ces corps filiformes ni sur leur rôle dans la maladie, mais il les décrit avec une exactitude irréprochable; en même temps il signale l'état *agglutinatif* des globules rouges, si frappant et presque caractéristique du sang charbonneux.... Pollender[4] dans son mémoire ne mentionne pas la note de Rayer, et il faut en conclure qu'elle n'est pas arrivée à sa connaissance. D'autre part, quoique son travail n'eût paru

1. *Traité du charbon ou anthrax dans les animaux*, Paris, 1780. En 10 ans ce livre eut sept éditions.
2. *Méthode de traiter les morsures des animaux enragés et de la vipère*, suivie d'un *Précis de la pustule maligne*, Dijon, 1785.
3. *Comp. rend. de la Soc. de biol.*, 1850, p. 141.
4. *Casper's Viertelj.*, 1885, p. 102.

qu'en 1855, les autopsies de vaches charbonneuses qu'il y relate et qui servirent à ses recherches, remontent à 1849. Les constatations des savants français et celles de Pollender peuvent donc être considérées comme ayant été faites parallèlement et indépendamment les unes des autres, et l'honneur de la découverte doit être partagé entre eux. Mais il importe de savoir que la publication du mémoire de Pollender est postérieure de cinq années à celle de la note de Rayer [1]. »

Davaine a donné le nom de bactéridie aux bâtonnets du sang charbonneux, et les a présentés comme la cause de la maladie, comme le virus charbonneux lui-même. Koch a découvert la spore. Ses travaux et ceux de Pasteur ont fait du charbon une maladie modèle. M. Straus [2] en donne, au point de vue bactériologique, un exposé méthodique et complet.

2. Toutes les espèces animales n'ont pas la même réceptivité pour le charbon. Elle est très grande chez les moutons et les bovidés, très faible chez le chien et le chat. L'homme occupe sous ce rapport une situation intermédiaire.

La bactéridie ou la spore charbonneuse pénètre par trois voies dans l'organisme : par la peau (inoculation), par l'intestin (ingestion d'aliments contenant des spores), par les poumons (inhalation des spores). Les deux derniers modes d'infection sont les plus communs chez les animaux; ils sont rares chez l'homme, bien que dûment constatés.

MM. Straus et Chamberland ont démontré que le charbon est transmissible de la mère au fœtus, que « chez le cobaye, la barrière placentaire est souvent franchie, que le sang fœtal peut contenir des bactéridies et être virulent ».

Chez l'homme le charbon résulte presque toujours d'une inoculation accidentelle. Alors au point inoculé, se développe une lésion dite *pustule maligne*. Cette lésion est une gangrène, une eschare; la pustule initiale, toujours éphémère, passe souvent inaperçue; mais il n'y a pas lieu de changer une

---

1. Straus, *Le charbon des animaux et de l'homme*, 1887, p. 25, 29.
2. *Le charbon des animaux et de l'homme*, Paris, 1887. (Leçons faites à la Faculté de médecine.)

dénomination sur laquelle tous les médecins s'entendent, qui ne prête pas à l'équivoque.

On observe la pustule maligne chez les gens qui par leur profession sont en rapport avec les animaux ou avec les produits industriels tirés des animaux, chez les bergers, les bouchers, les équarisseurs, les tanneurs, les mégissiers, les selliers, les gantiers, etc. Les spores de la bactéridie présentent une telle résistance que la peau d'un animal charbonneux peut communiquer le charbon, même après avoir subi toutes les opérations du tannage. Les crins, les poils imprégnés de spores, les mouches qui se sont reposées sur un animal charbonneux sont aussi des agents de transmission. Il existe des faits de charbon communiqué de l'homme à l'homme, pendant un pansement, une autopsie.

Le charbon intestinal et le charbon pulmonaire ne ressortissent pas à la dermatologie.

Le « charbon symptomatique » de Chabert, « charbon bactérien » de MM. Arloing, Cornevin et Thomas, est dû à un microbe différent de la bactéridie charbonneuse; ce n'est donc pas du charbon, dans le sens actuel du mot. Cette affection est d'ailleurs étrangère à la pathologie humaine.

3. *Charbon expérimental*. Sous la peau d'un rongeur (souris, cobaye, lapin), on injecte quelques gouttes d'un sang charbonneux frais ou d'une culture de bactéridies. Au bout de douze heures environ, empâtement œdémateux au point d'inoculation; élévation thermique d'un ou de deux degrés; mort trente-six à soixante heures après l'inoculation; hypothermie avant la mort. A l'autopsie, pas trace de la piqûre d'inoculation; mais à ce niveau, œdème gélatineux, transparent, contenant peu de leucocytes et des bactéridies en nombre relativement faible; donc « le microbe du charbon, tout en étant phlogogène, ne possède point de propriétés pyogènes »[1]. Les ganglions correspondant à la région inoculée sont farcis de bactéridies. Les capillaires sanguins de tous les organes en contiennent un grand nombre; à moins de rupture vasculaire,

---

1. Straus, *loc. cit.*, p. 119

les parenchymes n'en contiennent pas. On en trouve dans les sécrétions, urine, bile, lait.

Quel est le mécanisme de la mort? Pasteur et Bollinger ont pensé que la bactéridie étant aérobie enlevait l'oxygène aux globules rouges et tuait par asphyxie. Toussaint attribue les accidents à l'obstruction des capillaires par les parasites eux-mêmes. Une toxine fabriquée par les bactéridies semble seule pouvoir rendre compte des phénomènes observés. « Mais jusqu'ici, dit M. Straus, toutes les tentatives faites pour découvrir dans le sang d'un animal charbonneux ou dans les cultures pures de la bactéridie, la présence d'une ptomaïne ou d'un ferment soluble, sont demeurées sans résultat. »

4. *Pustule maligne.* Au point d'inoculation se développe une vésicule, quelquefois une bulle entourée d'une aréole congestive. En deux ou trois jours, la vésicule est remplacée par une eschare. Celle-ci est de dimensions variables, grande p. e. comme une pièce de 50 centimes, entourée d'une zone congestive d'un rouge sombre, livide. Au-dessous de l'eschare et autour d'elle, existe une tuméfaction œdémateuse, dure. Autour de l'eschare on observe quelquefois des vésicules disposées régulièrement sur une circonférence de cercle. Elles signalent l'extension centrifuge du processus gangreneux et ont une grande valeur diagnostique, mais font souvent défaut. De leur absence on ne doit rien conclure.

La douleur est à peu près nulle. Parfois des traînées rouges de lymphangites aboutissent à des ganglions tuméfiés et douloureux. La fièvre se déclare seulement au bout de deux, trois ou quatre jours; elle est modérée, sans proportion avec la gravité de la maladie. Puis apparaissent les symptômes d'une infection grave; dépression des forces, vertiges, diarrhée fétide, etc. La mort précédée d'hypothermie arrive une semaine environ après le début. Mais cette marche funeste est loin d'être constante. Le malade peut guérir après avoir présenté un ensemble symptomatique inquiétant; ailleurs les symptômes généraux sont légers ou nuls. Le pronostic est donc moins sévère chez l'homme que chez les espèces animales qui ont pour le charbon une réceptivité plus grande; et il convient de ne pas attribuer à certaines médications illusoires ce qui est le fait de l'évolution naturelle de la maladie.

La pustule maligne est généralement unique; elle occupe surtout les parties découvertes. La face est son siège d'élection. Une première atteinte de la maladie ne met pas à l'abri d'une seconde et ne la rend pas moins grave.

La pustule maligne a une forme atypique que Bourgeois a signalée sous le nom d'*œdème malin des paupières*. On peut l'observer sur d'autres régions. Pendant plusieurs jours on ne voit au point d'inoculation qu'une tuméfaction œdémateuse, pâle et indolore. Des vésicules et des eschares se développent ultérieurement.

Sur l'histoire clinique de la pustule maligne, on lira avec intérêt les livres de Raimbert [1] et de Bourgeois (d'Étampes) [2].

5. *Traitement*. Nos devanciers appliquaient à la pustule maligne un traitement chirurgical énergique — excision ou incision suivie de cautérisation profonde, — qu'on emploie de moins en moins. Une telle intervention est inutile quand il existe des symptômes d'infection générale; inutile aussi quand il est impossible d'enlever ou de détruire toutes les bactéridies autour de l'eschare. Si la lésion date de quatre ou cinq jours et s'il n'existe pas de symptômes généraux, il y a lieu de croire qu'ils ne se développeront pas. Dans tous ces cas, il convient de l'abstenir.

Les pustules malignes récentes, avec tuméfaction limitée et absence de phénomènes d'infection, sont donc seules justiciables du traitement abortif. Il faut alors inciser en croix et cautériser profondément avec le thermo-cautère ou la pâte de Vienne.

Les injections interstitielles ne peuvent détruire qu'un petit nombre de bactéridies, si tant est qu'elles les détruisent. Les antiseptiques internes sont illusoires. Et les succès obtenus par cette méthode, comme ceux qu'on attribuait jadis à l'infusion de feuilles de noyer, prouvent que la pustule

---

1. *Traité des mal. charbon.*, Paris, 1857.
2. *Traité prat. de la pust. mal. et de l'œdème malin*, Paris, 1861.

maligne, chez l'homme, guérit souvent toute seule. On se bornera donc dans la plupart des cas à recouvrir les parties malades de compresses inbibées d'une solution

D'acide borique...................... 1/50
D'acide phénique..................... 1/100
De sublimé.......................... 1/1000

Le malade doit garder le repos. Si la pustule maligne occupe un membre, il faut l'immobiliser.

Quand il existe des phénomènes d'infection générale, le traitement est celui de toutes les maladies fébriles à tendance adynamique : alimentation, alcool, café, caféine, quinquina.

MORVE

6. Synonymes : farcin, équinia.

Morve vient de *morbus, i*. Farcin vient de *farcinum, i*. Ces deux mots ont été souvent appliqués à des localisations différentes de la même maladie. Cette manière de parler n'est plus admise.

La morve est une maladie infectieuse dont l'organisme pathogène a été isolé, cultivé, inoculé pour la première fois par Bouchard, Capitan et Charrin [1] en France, par Lœffler et Schütz [2] en Allemagne. Ce bacille, cause unique de la maladie, pénètre dans l'organisme par inoculation de la peau ou des muqueuses voisines, par inhalation, par ingestion. L'infection générale est rapide ; on a dit qu'une heure après l'inoculation, la cautérisation était déjà inefficace. La réceptivité pour la maladie existe au plus haut degré chez l'âne, puis chez le cheval. Les bovidés semblent réfractaires. M. Straus [3] a observé que chez le cobaye mâle, il se développait, quarante-huit heures après l'inoculation du péritoine, une vaginalite suppurée. Cet animal est ainsi devenu une sorte de réactif clinique pour le diagostic de la morve.

1. *Bull. Ac. de méd.*, 1882 et 1883.
2. *Deutsche med. Wochens.*, 1882.
3. *Arch. de méd. exp.*, 1889.

Chez l'homme, la morve est très rare, à Paris du moins. Peut-être passe-t-elle quelquefois inaperçue. On la rencontre surtout chez les personnes qui sont en contact avec des chevaux, chez les palefreniers, les cochers, les équarisseurs, les vétérinaires, etc.

7. La maladie peut avoir une marche aiguë; elle tue alors en quelques jours ou quelques semaines. Ailleurs, elle évolue lentement pendant des années. Des accidents aigus, promptement mortels, peuvent se développer dans le cours de la morve chronique. La réciproque, dit-on, n'est pas vraie; en d'autres termes, la forme chronique ne succéderait pas à la forme aiguë.

Autour du point d'inoculation, se produisent les phénomènes d'une lymphangite intense, suppurative ou gangreneuse. Aux abcès et aux eschares succèdent des ulcérations anfractueuses et profondes.

Dans la forme aiguë, les abcès se multiplient à distance; sur la peau se développe une éruption pustuleuse, qui réclame de nouvelles observations. La muqueuse des fosses nasales rouge, tuméfiée, ulcérée, fournit un pus sanieux, sanguinolent, abondant (jetage). En même temps, fièvre, prostration, diarrhée, congestion pulmonaire, arthrites. La mort survient alors à bref délai.

La forme chronique est plus intéressante pour le dermatologiste. Elle donne lieu à des ulcères mutilants de la face qui simulent le lupus, la syphilis, l'épithélioma, la lèpre. Les observations communiquées à la Société de dermatologie par MM. Hallopeau et Jeanselme [1], Er. Besnier et Quinquand [2] sont à ce point de vue très instructives. Voir au Musée les pièces 1573, 1511 et les photochromies 1571 *bis*, 1 et 2.

Chez le malade de M. Hallopeau, la maladie a duré six ans. Après une série d'abcès sous-cutanés et profonds, des ulcérations se sont produites sur les muqueuses pituitaire et buccale, et sur les lèvres. « Elles se différencient des ulcérations syphilitiques par leurs bords irréguliers et déchiquetés,

1. Avril 1891, *Bull.*, p. 163.
2. *Ibid.*, p. 184, 193.

fouillés et renversés, leur fond anfractueux d'où émergent des mamelons jaunâtres, leurs vastes décollements, la vive coloration rouge violet des parties qui les entourent, l'aspect huileux du liquide qu'elles sécrètent, et leur résistance au traitement spécifique. Leur puissance destructive est si considérable qu'elles peuvent aboutir en peu de jours à la disparition complète de la partie atteinte, telle que la lèvre supérieure, et amener une déformation étrange et hideuse [1]. »

Chez le malade de M. Er. Besnier, « il était impossible de ne pas, à l'examen des lésions, penser à l'existence d'une syphilis mutilante. A la vérité, les altérations de la lèvre supérieure étaient bien extraordinaires par l'irrégularité de leur contour et le mamelonnement de leur fond, mais les lésions du nez, formées d'ulcérations polycycliques à fond étagé jaunâtre, à bords nettement figurés — pièce 1531 — avaient un aspect incontestablement syphilitique [2]. » La suppuration abondante et fluide de ces ulcérations était bien différente de la sécrétion concrescible des surfaces lupiques ; l'indolence des lésions, leur mollesse, leur suppuration abondante éloignaient le diagnostic d'épithélioma.

L'examen bactériologique et l'inoculation d'un cobaye lèveront dans tous les cas la difficulté. Cet animal, nous l'avons déjà dit, est un véritable réactif clinique de la morve. Lorsque deux ou trois jours après l'inoculation du péritoine par le pus suspect, on voit les testicules tuméfiés faire saillie à l'anneau, on est en droit de conclure à la morve [3].

8. *Traitement.* Ouvrir les abcès et panser à l'iodoforme.

Contre les lymphangites, compresses imbibées d'acide borique ou de sublimé. Contre les ulcérations, le fer rouge est le seul traitement efficace. (Hallopeau.)

Le traitement général est celui de tous les états infectieux à tendance adynamique.

Pendant les pansements et l'examen des malades, certaines précautions s'imposent. En cas d'inoculation, laver de suite, inciser et cautériser au thermo-cautère.

1. Hallopeau et Jeanselme, *loc. cit.*
2. Er. Besnier, *loc. cit.*
3. Straus, *Arch. de méd. exp.*, 1889.

CHAPITRE XXIX

TUBERCULIDES

1. Nous appelons tuberculides toutes les affections tuberculeuses de la peau :

A. Le lupus vulgaire.

B. Le lupus verruqueux.

C. Le lupus érythémateux.

D. Le lupus pernio.

E. Les gommes tuberculeuses.

F. Les lymphangites gommeuses tuberculeuses ou gommes tuberculeuses en chapelet.

G. Les ulcérations tuberculeuses non lupiques.

La plupart de ces lésions étaient considérées autrefois comme des *scrofulides*; nos anciens avaient reconnu leur unité nosologique. A ce point de vue, on lira avec fruit les livres de Lugol [1] et de Bazin [2].

Villemin, le premier, a démontré l'inoculabilité de la tuberculose et par conséquent sa nature parasitaire [3]. Robert Koch a découvert son microbe pathogène; par l'inoculation du produit de culture il a reproduit la maladie chez les animaux [4].

Dans les tuberculoses cutanées, le bacille de Koch est souvent difficile à démontrer; il existe en petit nombre ou paraît même faire défaut. Peut-être a-t-il des formes que la bactériologie n'a pas encore déterminées, peut-être les

---

1. *Rech. et obs. sur les causes des mal. scrofuleuses*, Paris, 1884.
2. *Leçons sur la scrofule*, 2ᵉ éd., 1861.
3. *Bull. de l'Ac. de méd.*, 1866.
4. *Arch. für Anat. und Phys.*, 1882, p. 190.

toxines qu'il produit entrent-elles en jeu. C'est ce que l'avenir nous apprendra. En attendant la clinique peut faire pour la tuberculose ce qu'elle a fait pour d'autres maladies : en grouper les éléments divers, avec les moyens d'investigation qui lui sont propres.

La tuberculose zoogléique de Malassez et Vignal [1] n'a pas encore été signalée dans le champ de la dermatologie.

2. A. LUPUS VULGAIRE. On lit dans Lorry [2] : « *Licet enim apud Arabas et Græco-Arabas Medicos in genere nomen lupi inditum fuerit ulceribus, quos aliàs vocabant nomadas seu proserpentes,... tamen apud plerosque receptum est, ut lupi haberentur et vocarentur pustulæ phymatodes seu suppurantes in cruribus et extremitatibus seniorum inferioribus.* »

« Willan a voulu désigner sous ce nom (lupus) une affection semblable au *noli me tangere*, qui se manifeste sur le nez et les lèvres, et à d'autres tubercules qui se développent lentement et affectent principalement la face, les joues, le front, les paupières, les lèvres et quelquefois d'autres parties du corps [3]. »

Il y a vingt-cinq ans, à l'hôpital Saint-Louis, on appelait lupus *les lésions scrofuleuses qui s'ulcèrent, ou produisent des cicatrices sans s'ulcérer.* Bazin proposa de faire du lupus un genre comprenant deux espèces, le lupus scrofuleux et le lupus syphilitique; mais les mots sont comme les rivières, qui ne remontent pas leur cours.

Nos maîtres donnaient au lupus vulgaire le nom de lupus tuberculeux. Tubercule avait alors un sens sémiologique et voulait dire nodule dermique, abstraction faite de sa nature. Le lupus tuberculeux était donc celui qui se traduit par des nodules, tandis que le lupus érythémateux n'en a pas. Mais tubercule a maintenant un sens nosologique; et s'il est vrai que tous les lupus soient des tuberculoses cutanées, on ne doit plus appeler tuberculeux un lupus particulier, pour le distinguer des autres.

---

1. *Arch. de phys.*, 1883. Voir sur le même sujet : Grancher et Ledoux-Lebard, *Arch. de méd. expér.*, 1889-90; Mocard, *Soc. de biol.*, 1889.

2. *Tractatus de morbis cutaneis*, Paris, 1777, p. 428.

3. Bateman, Trad. franç., p. 353. Il dit que le lupus est du domaine de la chirurgie et ne lui consacre que deux pages.

3. Au point de vue clinique, nous distinguons dans le lupus vulgaire les formes suivantes, dont l'aspect et le traitement diffèrent. Elles peuvent d'ailleurs coexister ou se succéder sur le même malade. Un lupus non ulcéreux, par exemple, peut devenir ulcéreux; et le traitement d'un lupus ulcéreux n'a souvent d'autre effet que de le transformer en non ulcéreux.

a. Les nodules lupiques sont distincts, séparés par des intervalles de peau saine. C'est alors qu'on peut le mieux observer leurs caractères. Ils atteignent les dimensions d'une graine de chènevis ou d'une lentille; leur couleur est rouge brun, quelquefois jaunâtre, translucide; ils tranchent nettement sur la peau saine et se groupent sur la même région. Ils émergent légèrement au-dessus des parties voisines; leur base est intradermique. Autour d'eux pas de rougeur, pas d'induration. Ils ne provoquent ni prurit, ni douleur.

b. La peau est rouge clair ou rouge brun, légèrement infiltrée, sur une grande surface; et sur ce fond uniforme les nodules lupiques tranchent par leur couleur. Ils sont rouge brun ou jaunâtres, arrondis, larges comme un grain de millet ou un peu plus larges, *non saillants* au-dessus des parties voisines. Un grand nombre échappent à la vue; mais leur consistance molle et friable les révèle à la main armée d'un scarificateur.

Les nappes lupiques peuvent se recouvrir de squames; leur indolence est parfaite; leur marche est lente; tandis qu'elles s'étendent d'un côté, de l'autre elles se transforment en cicatrice, sans ulcération. Ces cicatrices sont souples, unies, non bridées, télangiectasiques. Elles produisent l'ectropion, le rétrécissement de l'orifice buccal, le rétrécissement de l'ouverture des narines, un amincissement en masse du nez, etc.

c. Les nappes lupiques sont ulcérées et végétantes. Le néoplasme gagne en surface et en hauteur, mais ne creuse pas, du moins pendant longtemps.

d. Le lupus ulcéré creuse rapidement; le nez qui est le lieu d'élection est détruit en quelques mois. Une croûte épaisse, adhérente que le malade a respectée, peut dissimuler la perte de substance. Ces lupus mutilants ne sont pas les plus étendus. Toutes les ulcérations lupiques sont d'ailleurs remarquables par leur indolence parfaite, leur peu de suppuration, l'absence complète d'induration sur le fond et sur les bords, la longue durée. Tels sont les principaux éléments du diagnostic.

e. Le lupus de la face gagne souvent les muqueuses voisines. Celles-ci peuvent être seules atteintes pendant longtemps.

Sur la voûte palatine, le lupus forme une nappe épaisse, dure, mamelonnée. Sur les conjonctivites, sur les gencives, la muqueuse est rouge vif, saignante et criblée de petits mamelons de même couleur.

4. Le lupus vulgaire se développe surtout mais non exclusivement dans la jeunesse. La face, surtout le nez, est son siège d'élection. Souvent on ignore comment il a débuté; quelquefois il succède à un traumatisme léger, à un impétigo, à un ecthyma qui ont ouvert la porte au bacille tuberculeux. Le lupus peut être précédé ou suivi d'autres tuberculoses (ganglionnaire, osseuse, pulmonaire); mais beaucoup de malades — lupus à part — jouissent d'une santé parfaite, et arrivent ainsi à une vieillesse avancée.

5. *Traitement.* On remplirait un volume avec l'exposition des traitements internes et externes préconisés contre le lupus. La plupart n'ont d'intérêt ni pour la pratique, ni pour l'histoire des idées. Je me bornerai donc aux méthodes que je crois les plus utiles, à celles que j'applique aujourd'hui, après en avoir essayé et vu essayer bien d'autres.

Aucune médication interne n'a d'action directe sur le lupus. Mais des médications diverses, *opposées même*, peuvent le modifier favorablement en modifiant le terrain, l'état général du malade. C'est une erreur de croire que les lupiques, parce qu'ils sont scrofuleux, ont tous besoin de fer, d'iode, d'arsenic, de douches froides, de bains sulfureux, de bains de mer, d'eaux naturelles chlorurées sodiques, bromo-iodurées, etc. Suivant les cas, tous ces agents peuvent être utiles ou nuisibles au lupus. Il en est de même pour les tuberculoses osseuse, ganglionnaire, etc. Et nous supposons connus du lecteur les éléments de la thérapeutique générale.

Nous ne parlons de la trop fameuse *tuberculine* de Koch que pour en proscrire l'usage. Nous l'avons expérimentée avec nos collègues de l'hôpital Saint-Louis, sans foi et sans parti pris. Ses effets pathogénétiques sont remarquables; mais elle n'a jamais guéri un lupus; et si les médecins de l'hôpital Saint-Louis n'ont perdu aucun de leurs malades, c'est qu'ils ont arrêté à temps une expérience dont les dangers étaient évidents.

Abstraction faite de l'état général, le lupus ne soulève qu'une indication : le détruire le plus vite possible, sans perte nouvelle de substance, et sans cicatrice vicieuse. La conduite à tenir diffère suivant les formes ci-dessus décrites et désignées par a, b....

a. La limitation des lésions en permet ici la destruction rapide. La curette tranchante et le galvano-cautère ou le thermo-cautère doivent être employés d'emblée. Agir autrement serait une faute. Avec la petite curette, on enlève les nodules lupiques toujours mous et friables. Quand on arrive sur les tissus sains, la main perçoit une sensation de résistance qui ne trompe pas. Il faut racler soigneusement, énergiquement la paroi de la loge qui contenait le néoplasme. La douleur est d'autant moins vive que la curette est maniée plus franchement; l'anesthésie locale est presque toujours inutile. L'hémorragie s'arrête par une compression de quelques instants. On panse à l'iodoforme.

Là où la curette ne peut agir, parce que les nodules lupiques sont trop petits, l'aiguille du galvano-cautère ou du thermo-cautère est préférable à tout le reste.

Par leur confluence les nodules forment quelquefois des plaques grandes comme une pièce de monnaie. On peut rencontrer ces plaques dans les régions les plus inattendues. Récemment nous en avons observé une sur la plante du pied, grande comme une pièce de cinq francs, datant de plusieurs années. En une séance de curettage, nous avons enlevé tout le néoplasme; après quoi il n'y eut plus qu'une plaie simple, qui s'est rapidement cicatrisée.

b. Les nodules lupiques doivent être attaqués, comme dans

la forme précédente, avec la curette et le galvano-cautère ou le thermo-cautère. Mais que faire contre ces nappes rouges et infiltrées qui couvrent une grande partie de la face?

Les scarifications linéaires sont dues à Balmanno Squire; M. Vidal les a introduites à l'hôpital Saint-Louis, et en a perfectionné l'emploi. Elles rendent de grands services dans le traitement du lupus; mais ici leur action est trop lente. Il faut des mois, des années pour obtenir un résultat incomplet.

La galvano-caustique réglée et préconisée par M. Er. Bernier[1] est précieuse quand il s'agit de détruire des foyers limités. Dans la forme que nous avons en vue, elle ne conduit guère plus rapidement au but que les scarifications linéaires. Soit avec l'aiguille, soit avec la grille du galvano-cautère, il faut laisser un intervalle entre les points cautérisés, pour éviter une eschare en masse; et ces intervalles doivent être attaqués dans des séances ultérieures.

Les caustiques chimiques, suivant leur mode d'emploi, détruisent en masse les parties malades, ou provoquent une réaction inflammatoire éliminatrice. Dans le premier cas, ils sont inapplicables sur de grandes surfaces; la douleur est vive, prolongée, l'action n'est jamais limitée aux tissus morbides, et une cicatrice vicieuse est inévitable. Dans le second cas, la manière la plus commode d'appliquer le caustique, c'est de l'incorporer dans un emplâtre. Il n'y a pour nous que deux espèces d'emplâtre : ceux qui ferment la peau sans l'irriter, et ceux qui l'enflamment. Dans le traitement du lupus, les plus mordants sont les meilleurs.

Peu importent les substances incorporées, pourvu qu'elles fassent suppurer les surfaces malades; ces substances, quelles qu'elles soient, n'ont aucune action spécifique et, à l'intensité près, agissent toutes de la même manière. Les bons emplâtres ont cependant une action élective, en ce sens qu'ils agissent sur les tissus malades plus vite, plus énergiquement que sur les tissus sains; avec un peu d'exercice on arrive ainsi à des cicatrices excellentes. L'expérience

---

1. Voir : 2ᵉ éd. franç. de Kaposi, t. II, p. 470.

prouve que la cicatrice est souple, unie, régulière, quand les néoplasmes ont seuls été détruits, tandis qu'elle est irrégulière quand on a détruit les papilles de la peau saine. Il s'agit donc de régler l'action de l'emplâtre de telle sorte que la suppuration détruise, élimine les nodules lupiques, sans entamer le derme voisin. En enlevant l'emplâtre à propos, on voit la surface malade criblée de petites loges que les néoplasmes détruits ont laissées vides.

Voici ce que nous conseillons :

Enlever avec la curette tout ce qu'elle peut enlever. Sa manœuvre est ici plus délicate que dans la forme (a); les descriptions les plus détaillées ne peuvent remplacer une leçon de choses; il faut avoir vu faire.

Compresses d'eau boriquée pendant quelques heures.

Recouvrir toutes les parties malades avec un emplâtre mordant quelconque, découpé en bandelettes (emplâtre de Vigo, — salicylé créosoté, — salicylé pyrogallique) [1]. On le protège avec une bande, et on le laisse en place jusqu'à ce que la réaction inflammatoire se produise. Elle se produit au bout d'un temps variable suivant les emplâtres et suivant les individus. Le curettage antérieur favorise d'ailleurs l'action du topique, la rend plus énergique et plus prompte.

Quand les surfaces malades sont en pleine suppuration — pas avant, pas plus tard — enlever les bandelettes, laver soigneusement et appliquer un pansement humide.

Appliquer de nouveau l'emplâtre au bout de quelques jours. Et ainsi de suite.

Il faut s'attendre à des récidives, et en prévenir le malade. L'agent pathogène existe dans des points où ses effets sont encore insensibles; de nouveaux nodules apparaissent donc après la guérison des premiers; ils peuvent naître en pleine cicatrice. On les détruit avec l'aiguille du galvano-cautère, dès qu'on les constate.

Cette méthode de traitement dans laquelle interviennent les emplâtres, la curette et le galvano-cautère, est celle que

---

1. M. Cavaillés et M. Vigier fabriquent de bons emplâtres, qui collent et ne fusent pas.

nous employons actuellement. Nous la croyons la plus rapide ; les cicatrices ainsi obtenues sont lisses, régulières et sans brides.

c. Enlever tout le néoplasme en une séance, avec la grosse curette tranchante. Si la lésion est étendue, il convient de chloroformiser le malade. Pansement à l'iodoforme ; puis pansement humide. La cicatrisation marche rapidement, et le résultat est excellent.

d. Quand le nez ou l'oreille sont profondément intéressés, il convient de renoncer à la curette qui enlèverait trop. Les scarifications profondes, préconisées par M. Vidal, sont alors le meilleur traitement. On les pratique deux fois par semaine, et l'on hache pour ainsi dire, en tous sens, avec l'aiguille, les tissus malades. Le « crayon de zinc » de M. Er. Besnier est un adjuvant très utile des scarifications ; il peut même les remplacer dans bien des cas. On passe sur les surfaces ulcérées un crayon de nitrate d'argent et immédiatement après un crayon de zinc. Coloration noire immédiate des surfaces ; douleur assez vive, mais peu prolongée. Deux cautérisations par semaine ; emplâtre rouge dans les intervalles.

On évite ainsi une mutilation imminente. Le lupus ulcéreux a été transformé en lupus non ulcéreux, que l'on traite ensuite comme tel.

e. Contre le lupus des membranes muqueuses, l'acide lactique pur ou étendu de deux parties d'eau donne d'excellents résultats. Le galvano-cautère est quelquefois plus commode. A la voûte palatine, nous commençons volontiers par la curette ; on arrête facilement l'hémorragie par la compression ; mais on ne peut chloroformiser le malade à cause du sang qui s'écoule dans le pharynx. Cela suppose donc un sujet docile.

6. B. Lupus verruqueux. Lupus scléreux de Vidal. Tuberculose verruqueuse de Riehl et Paltauf [1]. Les extrémités en sont le siège d'élection. Il se caractérise par des plaques dures, saillantes, irrégulières, de dimensions quelconques,

---

1. *Viertelj. f. Derm. und Syph.*, 1886. Anal. par Merklen, in *Ann. de derm.* 1882, p. 175.

grandes par exemple comme une pièce de monnaie, comme
la paume de la main, etc., bordées par un liséré congestif.
La surface est rouge livide, desquamante. L'épaississement
de la couche cornée lui donne souvent un aspect verruqueux
très accentué. Indolence parfaite. Progression lente. Formation spontanée de cicatrice en certains points. Durée illimitée.

Le *tubercule anatomique* est un lupus verruqueux de petit
volume. On y a démontré la présence du bacille de Koch. A
la suite d'une piqûre anatomique, il se développe sur la main
un nodule gros comme un pois, arrondi, dur, blanchâtre ou
rouge livide, indolent, couvert de squames ou centré par une
production cornée. Le tubercule anatomique peut guérir
spontanément au bout de quelques mois; exceptionnellement
il aboutit à la tuberculose pulmonaire.

Quelle que soit l'étendue du lupus verruqueux, nous
n'employons plus contre lui qu'un seul traitement, l'ablation
avec la curette tranchante. Il faut une grosse curette, à
manche solide. On le tient à pleine main, non comme une
plume à écrire; et en quelques instants on enlève tout
le néoplasme. Il faut racler vigoureusement les parties
saines. Leur consistance les fait reconnaître, dès que la
curette les rencontre; il n'y a pas d'erreur possible. Après
cela, on n'a plus qu'une plaie simple, que l'on panse suivant
les règles. Nous préconisons ce traitement rapide depuis
plusieurs années. Avant nous, M. E. Besnier a employé la
curette tranchante contre le tubercule anatomique. Quel que
soit le traitement employé, les récidives sont fréquentes pour
le lupus verruqueux comme pour les autres lupus. Il faut
donc surveiller le malade et détruire de suite avec l'aiguille
du galvano-cautère, ce qui est trop petit pour être enlevé
à la curette.

7. C. Lupus érythémateux. Biett le premier, en 1828, l'a
distingué du lupus vulgaire, sous le nom d'*érythème centrifuge*, puis de *lupus qui détruit en surface* [1]. La dénomination de *lupus érythémateux* a été introduite par Cazenave [2]

1. Cazenave et Schedel, 2ᵉ éd., 1833, p. 399.
2. *Ann. des mal. de la peau*, 1751, t. III, p. 297.

et universellement acceptée en France. En 1845, Hebra a décrit la même affection sous le nom de *séborrhée congestive*. M. Unna [1] a proposé le nom d'*ulérythème centrifuge* (de οὐλή, cicatrice), qui est superflu.

8. Le lupus érythémateux est bien distinct du lupus vulgaire. Il reste superficiel, ne présente pas de nodules intradermiques et aboutit à la cicatrice sans jamais s'ulcérer. On n'y a pas constaté le bacille de Koch ; enfin les inoculations faites aux animaux qui servent de réactif pour la tuberculose, n'ont donné que des résultats négatifs. Mais d'autre part il coïncide souvent avec des tuberculoses ganglionnaire, osseuse, articulaire, synoviale, pulmonaire. Nos maîtres qui appelaient *scrofulides* ce que nous appelons *tuberculides*, voyaient dans le lupus érythémateux une scrofulide. M. Er. Besnier soutient depuis longtemps sa nature « scrofulo-tuberculeuse ». Elle ne fait pas de doute à nos yeux.

9. Le lupus érythémateux a quatre formes principales, que nous désignons par a, b, c, d.

a. Sous sa forme la plus commune, il est constitué par des taches d'un rouge sombre, vineux ; leur bord irrégulier tranche sur les parties voisines ; la surface est couverte de squames lamelleuses, sèches, grises ou blanches, peu épaisses, très adhérentes, qui s'arrêtent à quelques millimètres du bord. La palpation indique à peine une infiltration superficielle du derme. Les orifices des follicules pilo-sébacés sont dilatés sur la tache, et autour d'elle ; ils sont bouchés en plus ou moins grand nombre par des petites élevures cornées, et souvent masqués par la confluence de ces productions cornées, d'où résultent les squames.

Pas de prurit, pas de douleur. *Jamais d'ulcération.* Tandis que la tache grandit d'un côté, elle aboutit de l'autre à la cicatrice, ou bien la cicatrice se forme au centre de la tache, qui grandit à la périphérie. Ces cicatrices sont blanches, souples, régulières, quelquefois criblées de dépressions punctiformes qui répondent aux orifices folliculaires dilatés. Elles sont souvent télangiectasiques.

1. *Monatsh.*, 1889, p. 134.

Les taches de lupus érythémateux sont en petit nombre. Le nez, les joues, les oreilles sont leurs sièges d'élection. Elles peuvent avoir une disposition symétrique, dessinant un papillon dont le corps serait appliqué sur le nez, et les ailes sur les joues. La durée de la maladie se compte par années. Les taches évoluent presque toujours lentement, quelquefois plus vite ; ce n'est pas une raison suffisante pour leur donner des noms différents.

Le lupus érythémateux du nez se dissocie quelquefois en un semis de petites taches centrées par un orifice folliculaire dilaté, que bouche une élevure cornée. Après guérison, le nez est criblé de petites cicatrices présentant une dépression centrale punctiforme.

Au cuir chevelu, le lupus érythémateux n'est pas rare. Il se présente sous forme de taches rouges, à contour irrégulier portant quelques squames lamelleuses sèches, adhérentes. Elles laissent après elles des aires blanches, déprimées, cicatricielles, où l'alopécie est définitive. Quand l'affection est bornée au cuir chevelu, elle est souvent méconnue.

Sur les muqueuses, le lupus érythémateux est très rare. Voir au Musée les pièces 1146 et 1396 déposées par M. Vidal.

Sur la face, le tronc, les membres, le lupus érythémateux peut être confondu avec le lupus vulgaire, la syphilide papulo-squameuse circonscrite, le psoriasis. Quand le lupus vulgaire est superficiel, en nappe, sans nodules apparents, on peut hésiter, du moins pendant quelque temps. Peut-être existe-t-il une forme de transition.

La syphilide papulo-squameuse circonscrite ne simule le lupus érythémateux que si *toutes* les papules sont affaissées, que si le lupus date seulement de quelques mois.

Le psoriasis n'aboutit jamais à la cicatrice, il ne s'accompagne pas de dilatation des orifices folliculaires ; les bords des plaques sont nets, réguliers ; cependant on peut hésiter dans certains cas, pendant quelques instants.

b. La deuxième forme est plus rare. Une tache congestive, rouge sombre ou rouge vif, grande comme l'ongle, comme une pièce de monnaie, à bord net, non saillante, sans infiltration du derme, parfaitement indolente occupe le nez, la joue, la jambe, un doigt, un orteil, etc. Elle dure des mois, des années et aboutit à la cicatrice. Quand celle-ci existe sur une partie de la tache, le diagnostic s'impose; en l'absence de cicatrice, la longue durée de la lésion, sa limitation, son indolence peuvent seules en indiquer la nature.

c. La tache congestive n'a pas de bord net; elle est sillonnée de télangiectasies qui s'étendent au delà, à grande distance. A la face, cela simule la couperose à tel point que le diagnostic est souvent impossible, tant qu'il n'y a pas de cicatrice. Si la lésion est strictement unilatérale, strictement bornée à une seule joue et ancienne, on peut écarter la couperose. Les trois formes précédentes ne retentissent d'aucune manière sur l'état général. A moins de complication, les malades jouissent d'une santé parfaite. Il n'en est pas de même pour la forme suivante.

d. *Lupus érythémateux exanthématique*. M. Kaposi l'a signalé, le premier [1]. M. Er. Besnier l'a ainsi nommé et en a publié une observation remarquable [2].

Cette affection extrêmement rare atteint surtout la femme. Chez la malade de M. Besnier (voir le moulage n° 1668), des taches d'un rouge vineux, ponctuées au début, à développement excentrique, ont fini par recouvrir la plus grande partie du corps. Au niveau de ces larges taches, existait une infiltration surtout marquée près du bord. Celui-ci tranchait nettement sur la peau saine; il formait bourrelet et semblait taillé à l'emporte-pièce. « Sur toutes les surfaces envahies la couche cornée desquame finement, restant toujours adhérente et résistant au grattage; enfin partout ce grattage détermine cette douleur particulière propre à toutes les espèces d'érythémato-tuberculose de la peau [3]. »

Les érythèmes du mycosis fongoïde, dont nous nous occuperons ailleurs, peuvent seuls simuler une telle lésion. Avec cela, fièvre irrégulière, sensibilité à la pression des os et des articulations. On a signalé chez d'autres malades des arthrites avec épanchement, de la congestion pulmonaire,

---

1. 2° éd. franç., t. II, p. 254.
2. *Bull. de la Soc. de derm.*, 1892, p. 150.
3. Besnier, *loc. cit.*, p. 159.

de l'albuminurie, des symptômes typhoïdes. La maladie peut
se terminer rapidement par la mort ; elle peut se prolonger
pendant des mois, avec un état général relativement bon. Le
lupus érythémateux exanthématique a donc des formes diverses imparfaitement connues, que des observations comme
celle de M. Besnier permettront seules de distinguer et de
décrire à part. Les rapports de ces dermatoses rares et graves
avec le lupus érythémateux si commun et habituellement si
bénin appellent d'ailleurs de nouvelles recherches.

10. *Traitement*. Contre le lupus érythémateux exanthématique, nous sommes désarmés jusqu'à présent. Ce qui suit
vise uniquement les trois premières formes.

Nous avons renoncé aux scarifications linéaires et au galvano-cautère, dans le traitement du lupus érythémateux. On
arrive plus rapidement au but avec la curette et les emplâtres.
La curette n'est applicable qu'à la forme *a*. On enlève avec la
grosse curette tranchante tout ce qu'elle peut enlever, c'est-
à-dire les squames et une couche de tissu malade dont
l'épaisseur est quelquefois très petite, quelquefois plus grande
qu'on ne le croyait avant l'opération. Compresses d'eau boriquée pendant quelques heures; puis emplâtre.

Le plus mordant est le meilleur; le curettage antérieur en
favorise beaucoup l'action. On procède comme pour le lupus
vulgaire (voir ci-dessus). Les cicatrices sont souples, régulières, non bridées. Il faut presque toujours revenir plusieurs
fois à la curette, à cause des petites plaques nouvelles qui se
développent au delà de celles qu'on a traitées.

Dans les formes *b* et *c*, nous appliquons de suite l'emplâtre, sans curettage préalable.

Nous ne saurions le redire trop souvent, les emplâtres
n'agissent dans le lupus que par l'inflammation suppurative
qu'ils provoquent. Ceux qui ne mordent pas sont donc illusoires, et s'ils mordent, peu importent les substances incorporées. Les caustiques liquides agissent plus lentement, sont
moins commodes. On peut employer cependant l'acide lactique pur, la solution de potasse au 1/3, de chlorure de zinc
au 1/3, etc. Avec un pinceau trempé dans la solution, on
badigeonne les surfaces malades, que l'on recouvre ensuite

d'ouate ; quand la poussée inflammatoire est produite, compresses d'eau boriquée.

Le savon mou étendu sur un morceau de toile ou de flanelle peut aussi remplacer les emplâtres, mais réclame une plus grande surveillance ; il est moins commode pour le malade et pour le médecin. Quand la plaque de lupus érythémateux n'est pas trop étendue, tout caustique produisant eschare peut la détruire en quelques instants ; il faut se garder de le faire, sous peine de cicatrice inégale bridée, disgracieuse.

Quelques lupus érythémateux résistent au traitement le plus actif, le mieux dirigé. L'expérience nous a appris qu'il fallait alors redouter la tuberculose pulmonaire, si bon que soit en apparence l'état général du malade.

11. D. Lupus pernio. Le nez, les joues, les oreilles, la face dorsale des mains sont les lieux d'élection. La couleur de la peau est rouge sombre, violette. Il existe une infiltration tantôt molle, tantôt dure et profonde. Les limites de la lésion sont incertaines. Sur les taches et au delà, télangiectasies. Dilatation des orifices folliculaires. Au début la ressemblance avec les engelures est quelquefois très grande. La marche du lupus pernio indépendante de la température extérieure, sa longue durée, sa distribution, les cicatrices, la dilatation des orifices folliculaires sont les principaux éléments de diagnostic. Les plaques guérissent quelquefois spontanément sans cicatrice. Ailleurs il se produit des petites eschares, des érosions bourgeonnantes. Les emplâtres sont le meilleur traitement.

Nous avons présenté à la Société de dermatologie [1] un cas de lupus pernio offrant une particularité remarquable et non encore signalée. Au nez et aux joues, sur le fond rouge violacé, se détachaient nettement des tubercules lupiques, identiques à ceux du lupus vulgaire, de couleur jaune sucre d'orge, lenticulaires, distincts les uns des autres, et des petites cicatrices lisses, de mêmes dimensions, vraisemblablement consécutives à l'élimination de tubercules. Nous avons conclu

1. 10 nov. 1892, *Bull. de la Soc. de derm.*, p. 417.

en ces termes : « En résumé, voici un lupus pernio dont
le début remonte à dix ans pour la face, à trois ans pour
les mains. Or, à la face existent des tubercules lupiques
incontestables, dont la nature a été confirmée par l'examen
histologique; sur les membres au contraire, ces tubercules
font défaut. *Le lupus pernio ne peut donc être rattaché ni au
lupus érythémateux, puisque quelquefois il présente des tubercules, ni au lupus tuberculeux (vulgaire), puisque ailleurs il n'en
présente pas.* C'est un lupus distinct par l'ensemble de ses caractères cliniques; mais comme les deux autres, c'est une localisation cutanée de la tuberculose, une tuberculide. J'appelle
votre attention sur le faux érysipèle dont notre malade a été
atteinte en 1885, sur les arthrites douloureuses et fébriles qui
se sont produites à diverses reprises, et sur les déformations
des phalanges qui existent actuellement. Tout cela répond
aux érythrodermies et aux arthro-ostéopathies que M. E. Besnier a signalées dans le lupus érythémateux, et dont il a présenté à la Société un exemple remarquable au mois d'avril
dernier [1]. » Voir au Musée les moulages 1674 et 1696, pris
sur notre malade.

12. E. Gommes tuberculeuses. Sur une région quelconque,
face, tronc, membres, se développent une ou plusieurs
tumeurs grosses comme une noisette, comme une noix,
arrondies, implantées dans l'hypoderme, dures, indolentes,
de couleur rouge livide. Au bout de plusieurs semaines ou
de plusieurs mois, ces tumeurs se ramollissent et s'abcèdent.
Après avoir suppuré pendant longtemps, elles peuvent
aboutir spontanément à la cicatrice. Les gommes tuberculeuses sont en petit nombre, écartées les unes des autres.
Elles existent seules ou acccompagnent d'autres lésions
tuberculeuses. Dans le premier cas, on ne les distingue des
gommes syphilitiques que par le traitement d'épreuve (mercure et iodure de potassium). Deux semaines suffisent pour
trancher la question. Quand on est certain qu'il s'agit de
gommes tuberculeuses, la grosse curette tranchante est, pour
nous, le seul traitement. Tout le reste est du temps perdu.

1. Tenneson, *loc. cit.*, p. 418.

Si la curette est bien maniée, en quelques instants on n'a plus devant soi qu'une plaie simple.

13. F. Lʏᴍᴘʜᴀɴɢɪᴛᴇꜱ ɢᴏᴍᴍᴇᴜꜱᴇꜱ. Le cou-de-pied et la jambe, le poignet et l'avant-bras sont les lieux d'élection. Des gommes nodulaires sont reliées par des cordons durs, irréguliers, rouge livide, qui ne peuvent être que des lymphatiques. Nodules et cordons se ramollissent, s'abcèdent et donnent lieu à des trajets fistuleux. Dans l'observation de MM. Hallopeau et Goupil [1], la lésion avait pour origine une ostéite tuberculeuse. Nous avons vu ces lymphangites gommeuses aboutir à la tuberculose pulmonaire; leur nature tuberculeuse ne nous a jamais paru douteuse; et depuis longtemps nous les désignons dans notre enseignement clinique, sous le nom de gommes tuberculeuses en cordon ou en chapelet.

Chez le malade de M. Hallopeau, les recherches bactériologiques et les inoculations faites par M. Jeanselme ont vérifié la nature tuberculeuse de la lésion.

Dans l'observation de MM. Fournier et Morel-Lavallée [2], « le doigt ne pouvait suivre sous la peau le trajet d'aucun tronc lymphatique », mais les nodules gommeux disposés en séries verticales dessinaient « de véritables cordons interrompus ».

Les pièces déposées au Musée et les observations publiées portent des noms divers : lymphite valvulaire (Bazin); lymphangite tuberculo-gommeuse (Merklen); lymphangiectasie suppurative (Hallopeau et Goupil); lymphangite ampullaire (Morel-Lavallée).

Des lésions analogues s'observent dans la syphilis et dans la morve. On écartera la syphilis dans les cas où les gommes nodulaires sont reliées par des cordons irréguliers et rouge livide. L'inoculation d'un cobaye éclairera sur la morve.

Traitement. On a conseillé l'introduction de flèches de Canquoin, dans les trajets fistuleux. La grosse curette tranchante est de tous les moyens de traitement le plus rapide, le

1. *Ann. de derm.*, 1890, p. 573 et 957.
2. Morel-Lavallée, *Soc. méd. des hôp.*, 1887, et *Bull. de la Soc. de derm.*, 1891, p. 132.

plus sûr, le plus commode. On chloroformise le malade, s'il y a lieu, et on enlève en une séance tous les tissus suppurés ou friables. On n'a plus alors qu'une plaie simple, qu'on panse à l'iodoforme. Tel est le seul traitement que nous appliquions; et nous l'appliquons d'emblée. Tout ce qu'on peut faire auparavant, est du temps perdu.

14. G. ULCÉRATIONS TUBERCULEUSES NON LUPIQUES. Les tuberculides ulcéreuses qui se développent sur des malades atteints de tuberculose pulmonaire, ont des caractères différents du lupus-ulcéreux; leur évolution est rapide et elles sont souvent douloureuses.

Le voisinage des orifices naturels et la muqueuse buccale sont les lieux d'élection. Sur la muqueuse linguale, palatine, etc., autour d'une ulcération dont les caractères n'ont rien de spécial, on voit des tubercules caséeux, jaunâtres, non saillants, arrondis, ayant un ou deux millimètres de diamètre. L'ulcère tuberculeux non lupique de la peau a des caractères variables. Les bords sont décollés, flottants, irréguliers, rouge livide, télangiectasiques, d'une mollesse extrême. Le fond est également mou; on y distingue quelquefois des granulations tuberculeuses; douleurs spontanées et provoquées par le contact. Ailleurs les bords sont à pic, non décollés, polycycliques, etc.

A l'hôpital Saint-Antoine, un malade de notre service, atteint de phtisie aiguë, portait au talon un ulcère profond, cupuliforme, grand comme une pièce de cinq francs en argent, à bord régulier, non décollé, et d'une sensibilité telle que le moindre contact, le moindre déplacement du pied faisait pousser des cris au malade. Le pus de cet ulcère, examiné au laboratoire de M. Cornil, contenait des bacilles de Koch « en quantité extraordinaire ».

CHAPITRE XXX

LÉPRIDES

1. Les léprides sont les localisations cutanées de la lèpre. La lèpre est une maladie chronique, parasitaire, due au bacille de Hansen.

2. *Du mot.* Nous nous bornerons aux remarques suivantes :

1° Les Grecs appelaient λεπραι des lésions squameuses. Les plaques du psoriasis par exemple étaient pour eux des λεπραι ;

2° Les Septante ont traduit par λεπρα un terme hébreu qui désigne une maladie contagieuse, inconnue dans notre climat, mais aussi différente de la lèpre des modernes que de celle des Grecs [1] ;

3° Les livres du Nouveau Testament appellent lèpre une ou plusieurs maladies de la peau, pénibles, incurables ou rebelles [2] ;

4° Les Arabistes de l'École de Salerne (xie siècle) ont traduit par lepra un mot arabe qui, dit-on, désigne la lèpre des modernes ;

5° La lèpre de Willan est le psoriasis vulgaire, et non la forme circinée de ce psoriasis, quoi qu'en disent tous les auteurs (voir XIII, 2).

---

1. Voir *Lévitique*, XIII et XIV.
2. Cela du moins semble résulter du contexte.
Saint Luc qui, selon la tradition, était médecin, emploie le mot λεπρα dans le même sens que les autres écrivains du *Nouveau Testament;* dans le sens populaire de l'époque, non dans le sens hippocratique. Rien dans les écrits de saint Luc ne traduit l'ombre d'une préoccupation médicale. Le Dr Hobart (*The medical language of S. Luke*) est d'un avis contraire. Certaines locutions, certains passages du 3° Evangile et des Actes sont pour lui la marque de la profession de l'auteur.

3. L'*historique* de la chose est aussi embrouillé que celui du mot.

Il n'est pas question de la lèpre dans les livres hippocratiques; mais Celse nous apprend que les médecins grecs l'appelaient *éléphantiasis*.

Lucrèce est le premier auteur dans lequel on rencontre ce terme :

Est elephas morbus, qui propter flumina Nili
Gignitur Ægypto in media, neque præterea usquam [1].

Voici maintenant le passage de Celse auquel nous avons fait allusion :

« Ignotus autem pene in Italia, frequentissimus in quibusdam regionibus is morbus est, quem ελεφαντιασιν Græci vocant; isque longis annumeratur; totum corpus afficitur, ita ut ossa quoque vitiari dicantur. Summa pars corporis crebras maculas crebrosque tumores habet; rubor earum paulatim in atrum colorem convertitur. Summa cutis inæqualiter crassa, tenuis, dura mollisque, quasi squamis quibusdam exasperatur; corpus emacrescit; os, suræ, pedes intumescunt. Ubi vetus morbus est, et digiti in manibus pedibusque sub tumore conduntur, febricula oritur, quæ facile tot malis obrutum hominem consumit [2]. »

Les Arabistes, qui ont appelé lèpre l'éléphantiasis des Grecs, ont appelé éléphantiasis la lésion que les Arabes appelaient « pied d'éléphant », et qui d'ailleurs n'a rien de commun avec la lèpre. Après cela, la confusion a dépassé toute mesure....

4. L'histoire des *léproseries* au moyen âge mériterait de tenter quelque plume érudite. Virchow a rassemblé à cet égard des matériaux précieux [3]. Déjà au VIIe siècle, des léproseries existaient à Verdun, à Metz, à Maestricht. (Virchow.) « A la mort de Louis VIII (1226), on comptait 2000 léproseries en France, et 19 000 dans toute la Chrétienté; et l'on fonda un ordre spécial dont les membres s'imposaient la

---

1. *De natura rerum,* VI, 1112. Lucrèce est mort vers l'an 50 avant J.-C.
2. *De re medica,* III-XXV.
3. *Archiv.,* t. XVIII et XX.

tâche de soigner les lépreux, l'ordre de Saint-Lazare, dont le grand-maître lui-même devait être lépreux [1]. »

Mais nous ignorons à quels signes on reconnaissait la maladie, qui était chargé du diagnostic, à quelles formalités était soumis l'internement des lépreux ; les léproseries devaient donc renfermer une foule de gens qui n'avaient pas la lèpre.

5. *Étiologie.* Le bacille pathogène a été découvert par Hansen (de Bergen) [2]. Il existe en foule dans les néoplasies lépreuses de la peau ; cependant on ignore comment et par où il pénètre dans l'économie.

Toute maladie parasitaire n'est pas pour cela contagieuse (p. ex. le paludisme). La contagion de la lèpre a été niée par les uns et affirmée par les autres avec une égale conviction [3].

A l'hôpital Saint-Louis il ne s'est jamais produit un cas intérieur ; jamais les lépreux n'ont contagionné personne, ni les autres malades, dont ils ne sont pas séparés, ni les religieuses, ni les médecins qui ne prennent à leur égard aucune précaution spéciale.

Des médecins étrangers, dont je tairai le nom, ont tenté de s'inoculer la lèpre et de l'inoculer à d'autres personnes. Ces expériences criminelles n'ont donné que des résultats négatifs.

La lèpre est-elle héréditaire? On l'ignore. Dans les pays où elle est endémique, on ne l'observe pas chez les nouveau-nés ; elle est très rare dans les premières années de la vie, et son existence sur plusieurs générations de la même famille ne suffit pas pour en établir l'hérédité.

En considérant sa distribution géographique actuelle, nous sommes frappé de ce fait que tous les pays où elle est endémique, confinent à la mer [4]. Tous les lépreux que nous voyons à Paris, viennent d'un de ces pays ; mais les premiers symptômes peuvent se produire plusieurs années après que le malade a quitté le foyer d'infection.

Les communications du Dr Zambaco-Pacha à l'Académie

1. Hebra et Kaposi, t. II, p. 494.
2. *Arch. de Virchow*, t. LXXIX, 1874.
3. Voir les faits et les arguments réunis par M. Leloir, en faveur de la contagion, in *Traité de la lèpre*, 1886, p. 298 et suiv.
4. Voir la carte dressée par M. Leloir, *loc. cit.*

de médecine et à la Société de dermatologie tendent à établir que la lèpre n'est pas rare sur les côtes de Bretagne et dans le midi de la France; nous reviendrons sur ce point.

6. Les léprides ou lésions cutanées de la lèpre sont de deux ordres : les unes sont produites directement par les bacilles qui existent en grand nombre dans le derme (léprides bacillaires); les autres sont dues à des lésions des nerfs périphériques (léprides trophonévrotiques); les bacilles qui manquent alors dans la peau, ne l'influencent qu'indirectement.

Ces deux ordres de léprides coexistent chez beaucoup de sujets; ailleurs elles se succèdent à brève échéance, ou s'observent isolément pendant de longues années. De là deux formes ou variétés de lèpre, qui ont été distinguées et décrites longtemps avant la connaissance du bacille et de ses localisations.

7. *Léprides bacillaires*. Léprides néoplasiques, lépromes. Elles caractérisent la lèpre dite tuberculeuse, noueuse, systématisée tégumentaire, quand elles existent seules.

La face est leur siège d'élection; souvent elles s'étendent à la presque totalité de la surface cutanée. La peau est dure, épaisse, rugueuse, pigmentée. Des nodules gros comme un pois, comme une noisette, comme une noix, émergent en grand nombre au-dessus des parties voisines. Elles sont arrondies, quelquefois plates. La peau qui les recouvre, est rugueuse et pigmentée, rarement desquamante. Elles sont dures et implantées dans le derme ou dans l'hypoderme. L'aspect de la face est léontiasique, celui des extrémités éléphantiasique. « La localisation *sourcilière* est habituelle et tout à fait caractéristique, avec l'alopécie qui l'accompagne; elle peut cependant faire défaut, les sourcils restant libres, alors que le front et le reste de la face sont criblés de tubercules; les paupières, même au-dessous des agglomérats énormes, sauf dans les paroxysmes éruptifs où elles sont œdémateuses, restent indemnes.... L'*oreille lépreuse* est marquée non seulement par les nodosités de l'ourlet du pavillon, mais surtout par l'*infiltration massive* du lobule, lequel reste toujours libre même dans son hypertrophie la plus énorme, à l'inverse de l'oreille lupique qui est très souvent empâtée et encastrée dans la surface lupique de la région sous-auriculaire [1]. »

L'infiltration nodulaire ou diffuse peut envahir la conjonctivite, la pituitaire, les muqueuses buccale, pharyngée, laryngée.

Les nodules lépreux sont habituellement indolents. Comme ceux de la tuberculose, de la syphilis, ils sont formés par du tissu de granulation. Sur toutes les coupes, le bacille pathogène existe en très grand nombre, ce qui contraste avec le lupus. Le bacille de Hansen occupe le derme et l'hypoderme, mais respecte toujours l'épiderme et la couche superficielle du derme.

Le développement des léprides nodulaires est lent, insensible. De temps à autre, il se produit des poussées de lymphangite aiguë, fébrile ; alors les néoplasmes évoluent plus rapidement dans un sens ou dans l'autre.

Les nodules lépreux peuvent rester immobiles pendant des années ; ils peuvent se résorber spontanément ou s'ulcérer.

Ces ulcérations se cicatrisent ou persistent, quoi qu'on fasse. Les grandes mutilations qui les accompagnent quelquefois sont d'origine trophonévrotique.

Danielssen et Bœck, Bergmann redoutent beaucoup la guérison des ulcères lépreux. Elle serait suivie des accidents les plus graves. M. Leloir ne repousse pas complètement cette opinion [2]. On avait jadis les mêmes craintes à l'égard de l'impétigo, des ulcères variqueux, etc.

8. *Léprides trophonévrotiques.* Elles caractérisent la lèpre dite anesthésique, trophonévrotique, systématisée nerveuse, quand elles existent seules.

Ici pas de bacille dans la peau ; mais les nerfs sont le siège de nodules découverts par Virchow, et surtout appréciables sur le cubital, au-dessus du coude. Ils ne sont pas justiciables de l'examen biopsique, comme les nodules cutanés ; leur étude bactériologique est donc beaucoup moins avancée et appelle de nouvelles recherches.

Les léprides trophonévrotiques ont des modalités nombreuses.

---

1. E. Besnier et A. Doyon.
2. *Loc. cit.*, p. 95.

Voici les principales :

a. Taches congestives. Elles forment souvent des anneaux incomplets, rose pâle, à grand rayon, à contour indécis, qui se coupent sous des angles divers. Ailleurs les taches congestives recouvrent sans discontinuité et symétriquement une grande partie des membres et du tronc; elles peuvent affecter la disposition d'un zona intercostal double, simuler la rougeole, la roséole syphilitique, etc. Exceptionnellement elles s'accompagnent d'infiltration, desquament, sont le siège d'un léger prurit ou de sensations douloureuses. Ces taches sont fugaces ou persistantes; dans le dernier cas elles laissent après elles des macules pigmentaires.

b. Taches pigmentaires. Elles sont primitives ou consécutives aux taches hypérémiques. Quelquefois circulaires, à bord net, grandes comme une pièce de monnaie; leur couleur varie du jaune pâle au brun foncé. Ailleurs elles forment des anneaux complets ou incomplets, à grand rayon, à développement centrifuge. Les anneaux sont alors formés de bandes concentriques et diversement colorées, rouges, bleues, jaunes, etc. L'aspect d'ensemble est élégant et caractéristique.

c. Taches leucodermiques ou achromiques. Elles sont primitives ou consécutives aux autres taches; il en résulte des macules décolorées au centre, pigmentées ou congestives à la périphérie.

Elles tranchent sur la peau saine par leur couleur blanc laiteux. Les poils et les cheveux qui naissent sur ces taches sont également blancs.

d. Bulles. Elles n'ont rien de spécial; leur volume est quelconque. On leur donnait autrefois le nom de pemphigus lépreux, quand le mot pemphigus avait un sens sémiologique. Elles apparaissent par poussées, avec fièvre, ou bien se développent une à une, froidement, sans réaction. Quand elles se rompent, la couche cornée de l'épiderme se reforme aussitôt; ailleurs elles laissent à nu une ulcération ou une eschare. Ces bulles et ces eschares caractérisent la lèpre dite lazarine par certains auteurs.

9. Dans la lèpre trophonévrotique les troubles de la sen-

sibilité sont de deux ordres. Les symptômes d'excitation consistent en névralgies et hyperestésies diverses. Ils sont inconstants et habituellement fugaces. Les symptômes anesthésiques ont une plus grande valeur sémiologique. Sur des zones diversement étendues et diversement situées, *particulièrement au niveau des taches achromiques*, la sensibilité est diminuée ou abolie dans tous ses modes ou dans quelques-uns d'entre eux. Souvent il y a perte des sensations de douleur et de température avec conservation des sensations du contact. C'est là ce que certains auteurs ont appelé la « dissociation syringomyélique » de la sensibilité; mais elle n'est propre ni à la syringomyélie ni à la lèpre.

Dans le *vitiligo*, la portion décolorée des taches n'est jamais analgésique, à aucun degré. Nous venons de voir qu'il en est autrement pour les macules dyschromiques de la lèpre; et le fait de l'importance au point de vue du diagnostic.

A la lèpre trophonévrotique appartiennent aussi les atrophies musculaires et les mutilations. Plusieurs doigts, une main, un pied, etc., tombent à la suite d'ulcération ou de gangrène sèche, ou même sans ulcération et sans gangrène, par simple résorption des tissus. Mais les manifestations cutanées de la lèpre doivent seules nous occuper [1].

10. *Rapports de la lèpre avec la maladie de Morvan et la syringomyélie.* Le syndrome décrit pour la première fois par le Dr Morvan (de Lannilis — Finistère) [2], sous le nom de « parésie analgésique à panaris ou paréso-analgésie des extrémités supérieures », plus simplement appelé panaris analgésique ou maladie de Morvan, peut être résumé ainsi : névralgies, anesthésie et analgésie, parésie, atrophie musculaire, troubles vaso-moteurs et trophiques, panaris indolores, perte successive de plusieurs phalanges.

Un tel ensemble symptomatique indique nettement une lésion du système nerveux; mais on conçoit que des lésions

---

1. Voir : Danielssen et Boeck, *Traité de la Spedalsked ou Eléphantiasis des Grecs.* Traduit par Cosson, 1848. — H. Leloir, *Traité prat. et théor. de la lèpre,* Paris, 1886.

2. *Gaz. hebd.*, 1883, p. 580 et 721; 1886, p. 521; 1887, p. 549 et 665.

nerveuses de nature et de siège différents puissent le réaliser.

Sous le nom de *syringomyélie* (de σύριξ, ιγγος (η), tube, μυελος, ου (ο), moelle), Ollivier (d'Angers)[1] désignait la dilatation du canal central de la moelle, appelée maintenant *hydromyélie*.

Simon[2] a détourné le mot de son sens primitif et l'a appliqué à des cavités creusées dans la substance grise de la moelle et indépendantes du canal central. On n'est pas d'accord sur l'origine de ces cavités. Simon, Westphal, Roth, etc., les ont attribuées au ramollissement d'un gliome. M. Hallopeau, le premier, a soutenu la nature inflammatoire de la lésion primitive[3], d'où le nom de *myélite périépendymaire*. MM. Joffroy et Achard ont proposé le nom de *myélite cavitaire*[4], qui rappelle la seconde phase du processus.

La symptomatologie en est variable ; et le contraire serait étrange. « Aucun auteur, disent MM. Joffroy et Achard, ne songerait à l'heure actuelle à condenser dans un seul tableau clinique les symptômes que peuvent produire les différentes lésions de la substance grise qui enveloppe le cerveau, puisque la symptomatologie des lésions dépend surtout de leur siège.... Ce qui est vrai pour la substance grise du cerveau l'est aussi pour la substance grise de la moelle.... Il résulte, de ces données que l'affection que nous décrivons se manifestera dans certains cas par des signes nombreux et frappants, tandis que d'autres fois la lésion existera sans que rien puisse non seulement la faire soupçonner, mais même faire songer à une affection de la moelle[5]. »

Il est cependant un ensemble symptomatique qui, observé plusieurs fois dans la syringomyélie, doit en éveiller l'idée : abolition des sensations de douleur et de température, avec conservation de la sensibilité au contact[6] ; atrophie muscu-

---

1. *Traité de la moelle épinière et de ses maladies*, 1823.
2. *Arch. für Psych.*, 1875.
3. *Mém. de la Soc. de biol.*, 1869, p. 199. — *Gaz. méd. de Paris*, 1870.
4. *Arch. de phys.*, 1887, t. II, p. 435.
5. *Loc. cit.*, p. 467.
6. En cela consiste « la dissociation syringomyélique de la sensibilité »,

laire et griffe du type Aran-Duchesne; troubles trophiques divers, entre autres panaris analgésiques; scoliose.

Cela ressemble beaucoup au syndrome de Morvan. Une observation avec autopsie publiée par MM. Joffroy et Achard[1] prouve même que ce syndrome peut être complètement réalisé par la syringomyélie. Mais il peut l'être aussi par d'autres lésions du système nerveux et en particulier par des lésions des nerfs périphériques[2].

Les communications récentes du Dr Zambaco-Pacha à l'Académie de médecine et à la Société de dermatologie[3] ont fait entrer l'étude de la maladie de Morvan et des syndromes analogues dans une voie neuve et féconde. M. Zambaco, qui a acquis à Constantinople une grande expérience de la lèpre, l'a retrouvée vivante et méconnue sur les côtes de Bretagne; et dans la maladie de Morvan, il a reconnu une des formes typiques de la lèpre mutilante.

11. *Traitement.* Aucun médicament connu n'a d'action directe sur la lèpre. Il en est cependant quelques-uns auxquels de savants dermatologistes attribuent une valeur réelle. Il convient de les signaler :

L'huile de Chaulmoogra (oleum gynocardiæ odoratæ). Action locale irritante; mal tolérée par le tube digestif. On l'administre en capsules ou dans une potion alcoolisée. Il faut, dit-on, pousser la dose à 150 et 200 gouttes pour les vingt-quatre heures. Nous n'avons pu dépasser la dose de 3 grammes = 45 gouttes = 6 capsules, sans observer des symptômes d'intolérance gastrique qui doivent en faire interrompre l'emploi.

Chez les sujets dont les reins sont malades, l'huile de

---

ainsi nommée parce qu'on avait cru cette dissociation propre à la syringomyélie; ce qui est inexact.

1. *Arch. de méd. expér.*, 1890, p. 540. — *Bull. de la Soc. méd. des hôp.*, 1890, p. 640.

2. Voir, sur la maladie de Morvan ou le panaris analgésique : Monod et Reboul, *Arch. gén. de méd.*, 1888, t. II, p. 28. — Louazel, *Th. de Paris*, 1890. — Sur la syringomyélie : Mlle A. Baumler, *Inaug. Dissert.*, Zurich, 1887. Ueber Höhlenbildung im Rückenmarke. — Bruhl, *Rev. crit. in Arch. gén. de méd.*, 1889, t. II, p. 74 et 206. — Verchère, *Rev. de Hayem*, juillet 1891.

3. *Bull de l'Ac. de méd.*, 23 août 1892 et 9 mai 1893. — *Bull. de la Soc. de derm.*, 1892, p. 511, et 1893, p. 307.

Chaulmoogra est contre-indiquée. M. Er. Besnier a vu deux fois se produire en pareil cas des accidents graves.

Le baume de Gurjum : 6 à 12 grammes pour les vingt-quatre heures.

Le salol : 6 grammes.

L'ichtyol : 1 gramme (Unna).

Comme topiques, on a conseillé l'ichtyol, l'huile de Chaulmoogra, la résorcine, la chrysarobine, l'acide pyrogallique, etc. Nous ne croyons pas plus à leur action qu'à celle des médicaments internes.

La plupart des lépreux qui nous viennent des pays où la lèpre est endémique, doivent au changement de climat et à l'hygiène une amélioration qu'il ne faut pas attribuer à la thérapeutique.

La lèpre d'ailleurs a, comme toutes les maladies, des formes légères; et elle guérit peut-être quelquefois spontanément. Nous avons soigné deux jeunes filles atteintes de lèpre trophonévrotique contractée à l'île de la Réunion. L'aînée n'a plus une tache sur la peau depuis deux ans; elle s'est mariée et jouit d'une santé parfaite. Chez la seconde, traitée plus activement, la maladie est toujours en pleine évolution.

Nous ne pouvons parler de la prophylaxie de la lèpre dans les pays où elle est endémique, où nous n'avons pas pratiqué. A Paris, on n'a jamais vu un cas de contagion; il n'y a donc pas lieu de prendre, à l'égard des lépreux, des mesures spéciales. Dans aucun cas d'ailleurs (les fous mis à part), nous ne comprenons l'isolement des malades, à perpétuité.

CHAPITRE XXXI

SYPHILIDES

1. Les syphilides ou localisations cutanées de la syphilis appartiennent aux trois périodes de la maladie et comprennent :

Le chancre ou syphilide primitive ;

Les syphilides secondaires ;

Les syphilides tertiaires ;

Le mot *syphilide* a été introduit par Alibert vers 1838. La division des manifestations de la syphilis en *primitive, secondaires, tertiaires* est due à Ricord.

2. Toute syphilis acquise après la naissance débute par un *chancre*, excepté dans le cas suivant. Un homme syphilitique, n'ayant pas actuellement d'accidents contagieux, peut engendrer un enfant syphilique sans contagionner la mère. Celle-ci est ultérieurement syphilisée par les échanges qui se font dans le placenta, entre elle et le fœtus. Les accidents secondaires apparaissent alors chez cette femme, sans avoir été précédés par un chancre.

Colles a remarqué (1844) qu'une femme qui a mis au monde un enfant syphilitique, est inapte à contracter la syphilis. La « loi de Colles » n'a donc rien de mystérieux. Si la femme dont il s'agit ne peut contracter la syphilis, c'est parce qu'elle l'a.

3. Le chancre syphilitique a une longue *incubation*; de quinze à trente jours, dans la plupart des cas. Dix jours et

soixante jours sont des chiffres exceptionnels. La durée moyenne est de un mois environ d'après les statistiques de M. Fournier et de M. Mauriac, de quinze jours environ d'après celles de M. Clerc et de M. Diday.

4. Le chancre est toujours le résultat de l'inoculation d'un liquide (pus, sérum, sang) contenant le parasite inconnu de la syphilis, et se développe au lieu même de l'inoculation.

Les inoculations expérimentales [1] ont permis d'étudier le début de la lésion, ce qui est rarement possible en clinique. Elle débute par un nodule intradermique, dur, peu saillant, légèrement squameux, qui grandit pendant quelques jours et s'ulcère le 5° ou le 6°. Le chancre induré n'est donc pas *une ulcération qui s'indure*; c'est *un néoplasme qui s'ulcère*.

L'ulcération est rouge sombre, peu suppurante, peu douloureuse. Ses bords ne sont ni décollés ni taillés à pic. Son fond est plan, de niveau avec la peau saine, ou en godet, comme creusé à l'évidoir. La lésion dans son ensemble fait saillie au-dessus des parties voisines. Arrondie ou allongée, l'ulcération est formée de deux moitiés superposables; cela frappe surtout quand elle occupe un sillon, le sillon balano-préputial en particulier. Les dimensions du chancre dépassent rarement celles d'une pièce de 50 centimes.

5. L'*induration* de sa base est un de ses caractères essentiels, à tel point que dans le langage courant de la clinique, chancre induré et chancre syphilitique sont synonymes. Mais nous avons dit que les chancres simples s'indurent quelquefois, et d'autre part l'induration des chancres syphilitiques a des caractères variés. Elle se présente sous trois formes principales :

a. En pressant le chancre latéralement entre le pouce et l'index, on croit sentir, inclus dans la peau, un morceau de bois ou de cartilage, épais, arrondi, bien limité, sur lequel repose l'ulcération;

b. L'induration dite parcheminée est mince, lamelleuse et

---

1. Nous tairons les noms de ceux qui ont pratiqué ces expériences criminelles. L'intérêt de la science n'excuse jamais un abus de confiance, une mauvaise action.

demande une palpation délicate ; sinon elle passe inaperçue ;

c. L'induration n'éveille plus l'idée d'un corps étranger ; il s'agit d'un empâtement diffus, sans limites précises, au-dessous et autour de l'ulcération. Ce caractère appartient aux chancres génitaux de la femme et aux chancres extra-géni-taux dans les deux sexes.

6. Quand le chancre entre dans la période de réparation, il devient d'un rouge plus vif et suppure davantage. La durée moyenne est de six semaines à deux mois. Il peut se pro-longer trois et quatre mois, s'il est irrité artificiellement. Il peut aussi guérir dans un temps plus court et être pris par le malade pour une excoriation insignifiante, dont il ne se sou-vient plus au bout de quelques années.

L'induration qui précède l'ulcération, lui survit pendant plusieurs semaines, ou plusieurs mois, quand elle est très prononcée, puis elle disparaît à son tour.

La plupart des chancres syphilitiques laissent après eux une macule atrophique indélébile ; quelques-uns ne laissent aucune trace.

7. Souvent le malade ne porte qu'un seul chancre ; souvent aussi il en porte plusieurs qui se sont développés à plusieurs jours d'intervalle. L'auto-inoculation ne peut ici être admise comme pour le chancre simple ; celui-ci est auto-inoculable indéfiniment, tandis que le chancre syphilitique ne l'est jamais. Il faut donc admettre des inoculations multiples, à des époques rapprochées.

M. A. Fournier a remarqué que les chancres multiples étaient fréquents chez les galeux, les lésions de la gale étant des portes ouvertes à l'inoculation syphilitique.

« Mais dans les cas où les chancres deviennent exception-nellement nombreux,... quand ils se succèdent suivant des directions méthodiques et qu'on pourrait croire commandées par une disposition vasculaire ; quand ils se ressemblent tous entre eux..., quand surtout on les voit se développer succes-sivement... pendant une période de temps de dix ou quinze jours, voire même pendant tout l'espace de temps qui sépare l'apparition du chancre premier de l'apparition des accidents secondaires, la théorie des inoculations me paraît insuffisante », dit M. Du Castel [1], et il pense « qu'on a quelquefois cité comme exemples de chancres syphilitiques multiples, des lymphangites syphilitiques précoces ulcéreuses, donnant naissance à des ulcérations multiples, successives, rapprochées et pouvant prendre absolument l'aspect chancriforme » [2].

8. Nous avons dit que presque jamais le chancre simple ne siégeait loin des organes génitaux et de l'anus, à moins d'inoculation expérimentale. Les chancres syphilitiques extragénitaux sont au contraire très communs. Cela tient surtout à ce que les plaques muqueuses des lèvres et de la langue sont une cause fréquente de contagion. Après les organes génitaux, c'est à la bouche, à la mamelle, à l'anus qu'on voit le plus souvent le chancre syphilitique ; mais on l'a rencontré partout, sur les amygdales, les paupières, le nez, les orteils, etc.

Le chancre du prépuce s'accompagne de balano-posthite, de lymphangite dorsale de la verge, d'œdème dur du prépuce et de phimosis. Ce phimosis persiste plusieurs mois après la guérison du chancre, même chez les sujets qui antérieurement découvraient facilement le gland.

Le chancre de la grande lèvre est presque toujours une érosion plane, superficielle, légèrement surélevée au-dessus des parties voisines, reposant sur une induration diffuse, à limites incertaines, bien différente de l'induration cartilagineuse du prépuce et du fourreau de la verge. Cette induration occupe toute la grande lèvre, dont elle double ou triple l'épaisseur. Elle survit au chancre pendant des semaines et en permet le diagnostic rétrospectif.

Le chancre des lèvres buccales se présente sous deux formes différentes : élevure elliptique, régulière, érosion superficielle, recouverte d'une fausse membrane mince et opaline ; ou bien ulcère à fond inégal, à bords évasés, faisant une saillie considérable.

Le chancre anal est « beaucoup plus fréquent chez la femme

1. *Leçons cliniques sur les aff. ulc. des org. gén.*, 1891, p. 165.
2. *Ibid.*, p. 168.

que chez l'homme, approximativement dans la proportion de 10 à 1.... Son principal caractère, c'est l'absence à peu près complète de toute sensation douloureuse. Le fait est d'autant plus frappant, qu'il contraste avec la sensibilité excessive des fissures vulgaires, qui provoquent toujours le spasme réflexe du sphincter » (Mauriac)[1].

Le chancre du rectum a été observé par Ricord sur une femme qui se livrait à des rapports contre nature.

Le chancre de l'urètre, chez l'homme, ne dépasse guère l'entrée du canal et intéresse le méat. Cependant M. Du Castel[2] en a observé un, à deux centimètres en arrière de la fosse naviculaire.

Le chancre du col de l'utérus est rare; il a été étudié par M. Schwartz[3].

Le chancre vaccinal est large, croûteux, comme le sont en général les chancres de la peau. Grâce à la vaccine animale, il est devenu rare; mais il l'était moins quand on prenait le vaccin sur des enfants. Alors c'est « par fournées » qu'on observait de temps à autre la syphilis vaccinale, un même vaccinifère servant à vacciner un certain nombre d'individus[4].

9. *Adénopathie*. Elle constitue un des symptômes les plus caractéristiques et les plus constants du chancre syphilitique. Elle manque à peine une fois sur cent. Vers la fin du premier septenaire, après le début du chancre, les ganglions correspondants se tuméfient. Ils forment des tumeurs dures, ovoïdes, mobiles, indolentes. A moins de complication, ils ne s'échauffent pas, ne suppurent pas. Au milieu de cette pléiade, un ganglion se distingue toujours par son volume plus considérable. C'est celui qui reçoit directement les lymphatiques, issus de l'ulcération chancreuse; on le nomme *ganglion anatomique*. L'adénopathie est souvent bilatérale. Le ganglion anatomique peut même siéger du côté opposé au

---

1. *Leçons sur les mal. vénér.*, 1883, p. 348 et 349.
2. *Loc. cit.*, p. 25.
3. *Th. de Paris*, 1873.
4. Voir les *Leçons sur la syphilis vaccinale* de M. A. Fournier (1889), où la question est traitée à fond, avec pièces à l'appui.

chancre, à cause de l'entrecroisement des lymphatiques au niveau de la ligne médiane. Ces tumeurs ganglionnaires survivent au chancre pendant longtemps, puis elles diminuent et disparaissent.

Quelquefois le ganglion anatomique s'échauffe et suppure. Cela semble résulter de l'irritation artificielle du chancre et de la pénétration des organismes pyogènes de l'extérieur. Pour eux, le chancre, comme toute autre ulcération, est une porte ouverte. Ce n'est là cependant qu'une induction clinique; et si vraisemblable qu'elle soit, elle réclame le contrôle de la bactériologie.

10. *Lymphopathies.* L'œdème dur du prépuce et de la grande lèvre qui accompagne le chancre de ces organes et lui survit, est dû à une lymphangite réticulaire périchancreuse.

En outre le chancre est relié quelquefois aux ganglions correspondants par des cordons durs, noueux, indolents, sans irradiation inflammatoire. Le lymphatique dorsal de la verge est le plus souvent affecté. Ces lymphangites peuvent s'échauffer en certains points, se ramollir et s'abcéder. L'ulcération qui en résulte repose sur une base indurée et simule un chancre.

11. La *gangrène* complique très rarement le chancre syphilitique. On ne la voit guère qu'à la verge, quand il y a phimosis ou paraphimosis et que la lésion a été irritée artificiellement par des cautérisations intempestives, etc.

Le *phagédénisme* est non moins exceptionnel. Il peut exister cependant, sans qu'il s'agisse d'un chancre mixte, sans qu'un chancre simple soit venu se greffer sur l'ulcération syphilitique. Nous avons soigné un jeune homme qui avait contracté dans l'Amérique du Sud un chancre syphilitique phagédénique. Le gland était réduit à un petit moignon informe; la syphilis présentait une gravité exceptionnelle; vastes ulcérations cutanées et accidents cérébraux précoces.

SYPHILIDES SECONDAIRES

12. Entre l'apparition du chancre et celle des accidents secondaires, existe une période silencieuse dont la durée

moyenne est de six semaines à deux mois. Le chancre n'est donc pas toujours guéri quand apparaissent les syphilides secondaires. Elles sont précédées et accompagnées de symptômes généraux que nous ne faisons qu'indiquer [1] : fièvre, anémie, névralgies, myalgies, arthralgies, douleurs ostéopériostiques, troubles nerveux, lymphangites et adénopathies. Ces accidents sont plus ou moins accusés. Ils peuvent être nuls ou passer inaperçus sur des malades qu'on suit de près.

Les syphilides secondaires sont *exanthématiques*, dans le sens qu'Alibert et Bazin attachaient à ce mot, c'est-à-dire *généralisées* et *résolutives*. Elles ne s'ulcèrent pas et ne laissent après elles ni cicatrice ni macule atrophique. Elles ne sont pas *prurigineuses*, à moins d'alcoolisme ou d'auto-intoxication gastro-intestinale. Elles sont *polymorphes*, c'est-à-dire que plusieurs d'entre elles existent ensemble.

Elles appartiennent au premier semestre de la syphilis et ne récidivent pas; quelques-unes font exception et se reproduisent sous la même forme pendant des années. Les conditions hygiéniques et thérapeutiques qui les provoquent, les entretiennent, sont les mêmes pour toutes. Nous les ferons connaître, à propos du traitement.

Toute classification est arbitraire dans une certaine mesure; mais il en faut une pour les syphilides secondaires. Voici celle que nous avons adoptée dans notre enseignement clinique.

A. Roséole.

B. Syphilides papuleuses.

Quatre variétés sur toute la peau :

a. S. papuleuse lenticulaire;

b.   —   géante;

c.   —   marginée;

d.   —   miliaire.

Variétés régionales :

a'. S. granulée des ailes du nez;

b'. S. papuleuse palmaire et plantaire;

---

1. Les manifestations *cutanées* de la syphilis appartiennent seules à notre sujet.

c'. S. papuleuses des régions à peau fine, sudorale : orteils, ombilic, etc. ;

d'. Plaques muqueuses.

C. Syphilide papulo-squameuse.

Variété régionale :

S. palmaire et plantaire.

D. Syphilides vésiculeuses.

Deux variétés :

a. S. vésiculeuse miliaire.

b. — acnéiforme.

E. Syphilides suppuratives.

Elles sont toujours, pour nous, le résultat de l'inoculation des organismes pyogènes de l'extérieur, sur une syphilide préexistante. Deux variétés :

a. Impétigo ;

b. Ecthyma.

F. Syphilide pigmentaire.

G. Alopécie.

H. Onyxis et périonyxis.

13. A. *Roséole*. C'est la première en date, parmi les syphilides secondaires. Elle apparaît dans le cours de la septième semaine après le début du chancre, et manque rarement. Exceptionnellement elle retarde ; exceptionnellement elle récidive un an, deux ans plus tard ; c'est ce qu'on appelle la roséole de retour.

La roséole prédomine sur le tronc ; elle est plus discrète sur les extrémités, quand elle les atteint.

Les éléments éruptifs sont des taches congestives, grandes au plus comme une pièce de 50 centimes irrégulières, à bord incertain ; leur couleur est rose pâle au début, puis rouge terne, enfin jaune fauve. Ces taches sont quelquefois très apparentes ; ailleurs elles sont à peine visibles et passent inaperçues, si on ne les cherche pas.

La roséole n'est jamais squameuse ; elle est quelquefois légèrement papuleuse, la durée est de un mois environ. Elle coïncide souvent avec d'autres syphilides, mais disparaît toujours la première.

14. Les syphilides *papuleuse* et *papulo-squameuse* apparais-

sent deux ou trois mois après le chancre et durent trois ou quatre mois. Elles récidivent plus rarement encore que la roséole. Les auteurs disent qu'elles récidivent souvent, *mais sous forme circonscrite*. Nous parlerons plus bas des syphilides circonscrites, et avons ici exclusivement en vue les syphilides exanthématiques, c'est-à-dire généralisées et résolutives.

15. B. *a. S. papuleuse lenticulaire.* C'est la plus commune des syphilides papuleuses. Les éléments éruptifs sont des élevures régulières, arrondies, larges en moyenne comme une lentille, rouge sombre, lisses, non desquamantes, à bord net, sans aréole congestive.

16. *b. S. papuleuse géante.* Les papules sont toutes larges comme une pièce de 50 centimes ou de 1 franc. A part cela, mêmes caractères exactement que les précédentes.

17. *c. S. papuleuse marginée.* Les papules un peu plus larges et d'un rouge moins sombre que dans la forme (*a*), régulièrement arrondies, presque toutes semblables entre elles, sont déprimées au centre et renflées à la périphérie. La partie centrale est occupée par une croûtelle sanguine ou par une lamelle cornée plane et régulièrement arrondie, qui paraît enchâssée dans le bord surélevé de la papule.

18. *d. S. papuleuse miliaire.* Les papules, toutes égales entre elles, ont un volume inférieur à celui d'une graine de millet; leur couleur est jaunâtre plutôt que rouge; elles supportent quelquefois une petite vésicule éphémère ou abortive, à laquelle succède une desquamation finement lamelleuse. Cela simule parfois le lichen plan, à tel point que le diagnostic est impossible au premier examen.

On tiendra compte des deux caractères suivants : la s. p. miliaire ne prédomine pas où prédomine le lichen plan, à la ceinture et à la face antérieure des avant-bras; les éléments éruptifs de la s. p. m. forment des petits groupes irréguliers, larges de deux à quatre centimètres, disséminés sur toute la surface cutanée ; et ils envahissent la face.

19. *a'. S. granulée des ailes du nez.* « Au niveau de l'aile du nez, dans le sillon naso-jugal, les éruptions papuleuses prennent parfois une physionomie toute particulière. Indé-

pendamment de la papule (laquelle peut d'ailleurs être plus ou moins développée, plus ou moins apparente), il se produit sur le trajet même du sillon cutané une série de petites élevures grenues, comme verruqueuses ou papillaires. Ces sortes de végétations microscopiques sont sèches, grisâtres et squameuses; elles semblent constituées par une hypertrophie papillaire recouverte de lamelles épidermiques.... lésion importante, comme signification diagnostique. Car, d'une part, elle ne ressemble à aucune autre, et d'autre part elle ne se rencontre que dans la syphilis [1]. »

20. *b'. S. papuleuse palmaire et plantaire.* En raison de l'épaisseur de la couche cornée, à la paume des mains et à la plante des pieds, les papules ne sont pas saillantes; elles forment de simples taches rouges, lenticulaires, non desquamantes. (Nous parlerons plus bas de la s. palmaire papulosquameuse.) La s. papuleuse palmaire peut exister seule. Quoique circonscrite, elle appartient aux syphilides secondaires par l'époque de son apparition et parce qu'elle est résolutive.

21. *c'.* Sur les régions où la peau est fine et sudorale, chez les gens malpropres, les papules syphilitiques deviennent hypertrophiques, végétantes, ulcéreuses. Elles prennent alors le nom de *plaques muqueuses.* On les observe entre les orteils, à la vulve, à la marge de l'anus, au scrotum, à l'ombilic, dans le creux axillaire, à la partie inférieure du sein chez les femmes qui ont les seins flasques et volumineux.

22. *d'.* Sur les muqueuses, toutes les syphilides secondaires portent le nom générique de *plaques muqueuses.* Toutes sont des papules qui empruntent à la région des caractères particuliers. Sur la muqueuse vulvaire, elles sont souvent confluentes et prennent un développement énorme chez les femmes qui ont de la leucorrhée et négligent les soins de propreté. La vulve est alors couverte de grosses élevures rouges, humides, qui s'ulcèrent, suppurent, exhalent une odeur infecte.

---

1. A. Fournier, *Leçons sur la syphilis chez la femme,* 1873, p. 381.

Sur les lèvres, sur la langue, sur les amygdales, sur les piliers, les plaques muqueuses sont à peine saillantes, ou même de niveau avec les parties voisines, arrondies ou ovalaires, rouge vif quand elles sont érosives, ailleurs blanchâtres, opalines.

Au niveau des commissures buccales, sur le mamelon, etc., elles ont la forme de fissures, de crevasses dont les deux lèvres sont quelquefois papuleuses, bourgeonnantes.

Les plaques muqueuses jouent un grand rôle dans la propagation de la syphilis. Elles comptent parmi les plus communes des syphilides secondaires; il est bien rare qu'elles fassent complètement défaut. Contemporaines de la roséole, elles se reproduisent plusieurs fois pendant les deux ou trois premières années et même au delà.

22bis. C. La *syphilide papulo-squameuse* coïncide souvent avec la roséole et la syphilide papuleuse lenticulaire. Elle peut aussi exister seule.

Les éléments éruptifs sont des papules recouvertes de squames. Ces papules sont à peine saillantes au-dessus des parties voisines, leur couleur est d'un rouge terne plus ou moins foncé; leur contour est irrégulier; elles ont en moyenne un centimètre de diamètre. Les squames sont sèches, blanchâtres, lamelleuses. L'éruption est discrète ou abondante. Cela ressemble au psoriasis, au pityriasis rosé, à l'eczéma séborrhéique; et s'il n'existe pas en même temps d'autres syphilides, le diagnostic est quelquefois impossible, d'après les seuls caractères objectifs de l'éruption.

Cette syphilide est très commune; elle est aussi très résistante. Je l'ai vue se prolonger cinq mois malgré un traitement actif. On peut néanmoins porter un pronostic ferme; elle guérit toujours sans laisser de traces.

23. De même que la syphilide papuleuse, la syphilide papulo-squameuse peut être strictement localisée à la paume des mains et à la plante des pieds. Cette variété était appelée psoriasis syphilitique palmaire ou plantaire, à l'époque où le mot psoriasis avait un sens sémiologique; mais cette manière de parler n'est plus admise.

La syphilide palmaire a, comme les syphilides muqueuses,

une chronologie à part. Elle récidive au delà de la période
secondaire, pendant un temps illimité.

Les éléments éruptifs sont des papules lenticulaires,
rouges et desquamantes. En se confondant, elles forment
dans la paume de la main des aires irrégulières au niveau
desquelles la peau est dure, épaissie, recouverte de squames
lamelleuses, fendillées. Cette lésion ne ressemble pas au psoriasis palmaire, mais l'eczéma et la trichophytie la simulent
à s'y méprendre.

24. D. *Syphilides vésiculeuses*. Dans la syphilide papuleuse
miliaire (18), les papules supportent quelquefois une vésicule
éphémère; cette syphilide pourrait donc à la rigueur trouver
place ici. Les autres syphilides exanthématiques vésiculeuses
sont très rares. Leurs vésicules sont durables, constituent
l'acmé de la lésion et doivent servir à la dénommer. Elles
reposent sur une papule plus ou moins apparente [1]; ce sont
des papulo-vésicules. Elles sont envahies de bonne heure par
les organismes pyogènes de l'extérieur; alors leur liquide se
trouble, devient blanc; ce sont des pustules. Les syphilides
vésiculeuses peuvent donc aussi être appelées pustuleuses;
cela est sans importance.

25. *a. Syphilide vésiculeuse miliaire*. L'aspect d'ensemble
est celui d'une miliaire sudorale. Vésicules grosses comme
une graine de millet, contenant un liquide laiteux; mince
aréole congestive; base légèrement papuleuse. Le malade
n'a pas transpiré, il n'a pas de prurit, et l'affection se prolonge. Mais au début on peut hésiter, croire à une miliaire
sudorale ou à un eczéma vésiculeux.

26. *b. Syphilide vésiculeuse acnéiforme*. Les vésicules lai-
teuses sont plus grosses et reposent sur des papules plus
saillantes. Cela ressemble à de l'acné; cependant le malade
n'a ni comédons, ni séborrhée huileuse; la face, le dos sont
épargnés ou relativement peu atteints; les lésions prédominent sur l'abdomen, sur les membres, où l'acné est exceptionnelle; enfin l'éruption s'est développée rapidement, en
quelques jours.

---

1. Mauriac, *loc. cit.*, p. 567.

Quand elle est plus abondante, elle simule quelquefois une varioloïde, à s'y méprendre. On est alors tout surpris d'apprendre que l'éruption existe depuis un mois ou plus. Bazin a décrit une syphilide varioliforme.

27. E. *Syphilides suppuratives*. Le parasite inconnu de la syphilis n'est pas pyogène; car s'il faisait du pus sur la peau, il en ferait aussi ailleurs; ce qui n'a pas lieu. Toutes les syphilides et tous les syphilomes qui suppurent, sont donc dus à l'envahissement d'une lésion syphilitique non suppurative par les organismes pyogènes de l'extérieur. Nous enseignons cela, sous toutes les formes, depuis plusieurs années. Si on applique aux syphilides suppuratives le traitement de l'impétigo et de l'ecthyma vulgaires, on éteint la suppuration en trois ou quatre jours, et on n'a plus alors devant soi qu'une syphilide sèche, papuleuse, qui poursuivra son évolution comme telle, sans suppurer de nouveau. Ce fait, que nous montrons journellement à nos élèves, est à la fois une application et une preuve du principe énoncé.

Tous les syphilitiques n'ont pas de syphilide suppurative. Il en est de même de tous les gens qui ont des papules et se grattent. Le terrain, nous l'avons déjà dit (IV, 1), a en pareil cas autant d'importance que la graine.

28. C'est au cuir chevelu que les papules syphilitiques sont excoriées le plus souvent par les ongles, par le peigne; alors les malades ont « des croûtes dans les cheveux ». Telle est la forme la plus commune de l'*impétigo syphilitique*.

29. L'*ecthyma syphilitique* (superficiel, secondaire) ne se distingue quelquefois en rien de l'ecthyma vulgaire (IV, 4); mais souvent il emprunte aux papules syphilitiques sur lesquelles il se développe, des caractères géométriques spéciaux, qui le font reconnaître d'un coup d'œil.

Les croûtes sèches, régulièrement planes et circulaires, sont comme enchâssées au centre d'une large papule à bord net, régulier, circulaire. Ailleurs les croûtes sont coniques, saillantes, formées de couches stratifiées en écaille d'huître. Entre ces formes, on observe tous les intermédiaires.

30. F. *Syphilide pigmentaire*. Les syphilides ci-dessus décrites laissent après elles des macules pigmentaires plus

ou moins durables. La syphilide pigmentaire est autre chose. Elle est primitive et non consécutive à une lésion congestive. Elle n'est pas due à une transformation du pigment sanguin épanché; c'est une mélanodermie. Ses rapports avec la syphilis sont d'ailleurs incontestables.

Elle a été signalée pour la première fois par Monneret, puis par Hardy, qui lui a donné son nom, en 1853. Elle est très commune chez la femme et très rare chez l'homme. Elle occupe symétriquement les deux côtés du cou, formant un collier complet ou incomplet. C'est une large tache jaunâtre ou brun pâle à bords incertains. Des parties claires se mêlent aux parties sombres, sans limites précises; de là un aspect réticulé, une apparence de peau sale (A. Fournier) [1]. Les parties claires de la tache semblent achromiques, moins pigmentées que la peau saine; mais c'est une illusion due au contraste; la syphilide pigmentaire n'est donc pas un vitiligo, comme l'ont dit quelques auteurs. Elle apparaît dans le second semestre de la syphilis; le traitement spécifique ne l'influence pas; au bout de deux ou trois ans, elle s'efface. On a dit cependant qu'elle pouvait persister indéfiniment.

Les autres localisations de la syphilide pigmentaire sont exceptionnelles; elle a été signalée sur le thorax, sur l'abdomen, sur les flancs, et même sur la face. Le Dr Chauveau [2] a observé un malade qui, dans la deuxième année d'une syphilis contractée au Cambodge, avec une femme annamite, présentait une mélanodermie multi-régionale, qui aurait pu faire croire à la maladie d'Addison. Le Dr Audry (de Lyon) [3] a publié une observation du même genre, avec examen histologique des taches.

La syphilis peut-elle aussi produire des leucodermies? Nous avons présenté à nos collègues un malade à propos duquel nous avons posé la question. Voici le fait : « Le malade, âgé de vingt-sept ans, serrurier, de constitution

1. *Rev. gén. de cl. et de th.*, 1890, n° 43.
2. *Ann. de derm.*, 1889, p. 17.
3. *Ann. de derm.*, 1890, p. 134.

robuste, a contracté la syphilis en 1880.... Deux ans après
le début de la syphilis, alopécie presque totale portant
sur le cuir chevelu et les autres régions pilaires. En même
temps apparition de taches leucodermiques à la lisière du
cuir chevelu, sur le tronc, le scrotum et les membres inférieurs. Pas de zone mélanodermique autour de ces taches;
pas d'analgésie à leur niveau. Le malade fut considéré au
régiment comme atteint de pelade, et réformé. Six mois plus
tard, les cheveux et les poils ont repoussé spontanément; les
uns noirs, comme ils étaient primitivement, les autres blancs,
les autres imparfaitement pigmentés et imparfaitement développés; ces derniers surtout à la barbe, aux sourcils, au
pubis. Depuis lors, aucun changement dans la leucodermie et
la leucotrichie. Au commencement de 1888, accidents cérébraux : céphalalgie occipitale intense, affaiblissement de la
mémoire et de l'intelligence, dont le malade se rendait
compte;... hémiplégie droite incomplète;... entré dans mon
service vers la fin de janvier 1889;... traitement mercuriel
et ioduré;... amélioration rapide des accidents cérébraux [1]. »

31. G. *Alopécie.* Elle se produit habituellement dans le
premier semestre de la syphilis, quelquefois plus tard dans
le deuxième ou le troisième; puis au bout de quelques mois,
d'un an au plus, elle guérit. « Au delà de ce qu'on appelle la
période secondaire, l'alopécie syphilique n'existe plus, ne se
rencontre plus.... Jamais la vérole n'a fait de chauves [2]. »

L'alopécie syphilitique se produit en l'absence de toute
éruption du cuir chevelu. Les cheveux deviennent secs,
ternes; ils s'éclaircissent et tombent un peu partout, mais
davantage en certains points; d'où résultent des « clairières ».
L'alopécie gagne souvent les autres régions pilaires, la barbe,
la moustache, et dans les deux sexes les sourcils, le pubis,
les aisselles, plus rarement les cils. Modérée chez les uns,
elle est excessive chez les autres; on peut néanmoins dans
tous les cas rassurer les malades et poser un pronostic
ferme.

---

1. Tenneson, *C. R. des réun. clin. de l'hôp. Saint-Louis*, 1888-89, p. 94.
2. A. Fournier, *loc. cit.*, p. 452 et 460.

32. H. *Onyxis et périonyxis*. Les ongles, comme les poils, présentent un trouble de nutrition indépendant de toute autre lésion locale. Les mains et les pieds sont atteints séparément ou simultanément. L'affection se limite à quelques ongles, ou les frappe tous. Ils deviennent cassants, striés, bosselés, grisâtres, opaques. En cela consiste l'*onyxis*; il guérit comme l'alopécie, avec le temps. Les ongles se reproduisent peu à peu sous une forme régulière; d'arrière en avant.

Le *périonyxis* est une syphilide péri-unguéale, qui emprunte à la région des caractères particuliers. Il s'agit d'une papule ou d'une papulo-squame, qui végète et s'ulcère. Aux orteils, par suite de la marche, la lésion atteint quelquefois un développement considérable. Mais la guérison a lieu dans tous les cas sous l'influence d'un traitement convenable.

SYPHILIDES TERTIAIRES.

33. Au lieu d'être généralisées et résolutives comme les syphilides secondaires, les syphilides tertiaires sont circonscrites et laissent après elles soit une cicatrice, soit une macule atrophique indélébile.

On dit qu'une syphilide est circonscrite, quand les éléments éruptifs sont groupés sur une région, la face, l'épaule, le flanc, etc.; plusieurs groupes semblables pouvant d'ailleurs exister simultanément sur diverses parties du corps.

Les cicatrices et les macules atrophiques se produisent sans ulcération, ou succèdent à une syphilide ulcérée. Bazin rattachait à tort ces deux modes d'évolution à deux périodes successives de la maladie. En fait, ils coexistent ou se succèdent dans un ordre quelconque, pendant tout le cours de la syphilis tertiaire. Nous le montrons sans cesse au lit du malade, il n'y a plus de chronologie quand on est entré dans le tertiarisme; la même lésion appartient indifféremment à une vérole de trois ans et à une vérole de trente.

Mais quand commence et quand finit la période tertiaire? Elle ne finit jamais; je veux dire qu'une personne qui a contracté la syphilis, peut être atteinte d'une gomme, au bout d'un temps quelconque, après un traitement d'une durée quelconque, alors même que la maladie a sommeillé pendant trente ans. Il convient d'en prévenir les malades et de les rassurer ; les accidents tardifs sont bientôt guéris par un traitement convenable.

Le début des lésions tertiaires n'a rien de fixe. De même que la syphilide palmaire et les plaques muqueuses peuvent se reproduire chez un sujet qui a eu des gommes depuis plusieurs années, de même des gommes apparaissent souvent en pleine période secondaire. En d'autres termes, les deux périodes secondaire et tertiaire empiètent largement l'une sur l'autre. M. A. Fournier a communiqué au Congrès de dermatologie de 1889 [1], le résumé de 2395 cas de syphilis tertiaire observés par lui, en ville, et dans lesquels la date de l'invasion du tertiarisme a pu être déterminée d'une façon précise. Il conclut :

« 1° Que la fréquence relative des manifestations du tertiarisme subit une ascension considérable de la première à la troisième année ;

« 2° Qu'elle atteint son apogée à la troisième année ;

« 3° Que de la quatrième à la onzième elle décroît d'une façon continue, assez rapide et presque régulière, tout en se tenant encore dans une moyenne assez élevée ;

« 4° Que dans les dix années suivantes, elle continue encore à décroître, mais d'une façon bien plus lente....

« Une opinion très accréditée, dit plus loin M. Fournier, fait de la syphilis tertiaire une syphilis essentiellement *tardive*, voire presque exclusivement tardive. Eh bien ; c'est là une erreur contre laquelle protestent énergiquement les chiffres que je viens de produire. Sans doute la syphilis tertiaire est fréquemment tardive, et tardive même quelquefois au sens extrême du mot, tardive jusqu'à atteindre des échéances de quarante, cinquante, cinquante-cinq ans au delà du début de l'infection. Mais ce qui n'est pas moins vrai d'autre part, c'est :

« 1° Qu'elle peut être *précoce*, voire singulièrement et éton-

1. *C. R. du Congrès*, p. 302.

namment précoce, jusqu'à prendre place dans les premiers
mois de la maladie;

« 2° Que le *maximum* numérique de ces manifestations,
contrairement aux croyances en faveur, correspond aux *pre-*
mières années de la diathèse.

« De cela voici la preuve :

« Ma statistique ne relève pas moins de 129 affections
tertiaires (réparties sur 106 malades) pour la première année
de la syphilis; affections tertiaires toutes des mieux accentuées, des plus caractéristiques, ayant consisté comme exemple en ceci : syphilides ulcératives ou gommeuses, sarcocèle,
gommes, lésions gommeuses du voile palatin, du pharynx
ou de la langue, lésions osseuses, accidents de syphilis cérébrale ou de syphilis médullaire, etc., etc. [1]. »

Notons enfin que dans la statistique de M. Fournier, sur
3429 cas de lésions tertiaires, celles de la peau et de l'hypoderme sont au nombre de 1215.

34. Nous appelons *syphilides de transition*, celles qui participent des secondaires en ce qu'elles sont résolutives, et des
tertiaires en ce qu'elles sont circonscrites. Quand les syphilides papuleuses, papulo-squameuses et vésiculeuses, ci-dessus
décrites, récidivent dans le cours de la 1re, de la 2e ou de la
3e année, c'est sous forme circonscrite. Chez quelques
malades elles apparaissent d'emblée sous cette forme; les
syphilides exanthématiques ont fait défaut; la syphilis est
fruste. Cela peut avoir lieu en l'absence de tout traitement.

35. Nous divisons les syphilides tertiaires ainsi qu'il suit :

$$
\text{A. Papuleuses}
\begin{cases}
\text{sèches} & \begin{cases} a.\ \text{papuleuses} \\ b.\ \text{papulo-squameuses} \end{cases} \\
\text{suppuratives} & \begin{cases} a'.\ \text{impétigineuses} \\ b'.\ \text{ulcéreuses.} \end{cases}
\end{cases}
$$

B. Gommeuses ou nodulaires.

Les papuleuses n'envahissent que la couche superficielle
du derme; les gommeuses ou nodulaires (tuberculeuses des

____

1. A. Fournier, *loc. cit.*, p. 304.

anciens auteurs) sont des néoplasmes dermiques et hypodermiques.

36. Les syphilides *papuleuses* tertiaires sont des élevures larges comme une lentille ou comme une pièce de 20 centimes aplaties, rouge sombre, groupées sur un ou plusieurs arcs de cercle. Leur surface est lisse ou couverte de squames blanchâtres, lamelleuses.

La lésion est d'une indolence parfaite. Sa marche est lente et centrifuge ; tandis que les papules anciennes sont remplacées par des macules atrophiques, de nouvelles papules se développent à côté d'elles, sur un arc de plus grand rayon. Considérées individuellement, les papules évaluent en quelques mois ; mais des groupes de papules peuvent se succéder sur la même région ou sur des régions différentes pendant un nombre d'années illimité.

37. La variété suivante mérite d'être signalée. Papule unique, géante ; bord incertain, se continuant insensiblement avec les parties voisines ; forme sphéroïdale ; largeur d'une noix ; couleur moins sombre que celle des papules tertiaires ; occupe la partie sous-nasale de la lèvre supérieure, empiète sur la ligne médiane, mais prédomine toujours d'un côté ou de l'autre ; commune en ce point ; nous ne l'avons pas vue ailleurs.

38. Les papules tertiaires peuvent devenir *impétigineuses*, par suite de l'inoculation des organismes pyogènes de l'extérieur. Alors elles se couvrent de croûtes ; mais la suppuration est superficielle, épidermique. En traitant cet impétigo comme un impétigo vulgaire, on le guérit en trois ou quatre jours ; et il reste une syphilide papuleuse sèche, qui poursuit comme telle son évolution.

39. Les syphilides *ulcéreuses* (quand l'ulcération n'est pas de cause extérieure, n'est pas produite artificiellement) succèdent toujours à une papule ou à un nodule, c'est-à-dire à un néoplasme superficiel ou profond qui a subi des métamorphoses régressives.

L'ulcération et la croûte n'ont quelquefois rien de spécial ; et il faut attendre le résultat du traitement pour poser un diagnostic ferme. Mais souvent la lésion a des caractères qui la fait reconnaître, d'un coup d'œil, pour syphilitique : bord régulier, circulaire, taillé à pic; suppuration rare et visqueuse ; croûte épaisse, brune ou verdâtre, vernissée, en écaille d'huître.

Les syphilides ulcéreuses ont reçu les dénominations les plus diverses; celles d'ecthyma profond et de rupia doivent être abandonnées. Nous avons dit pourquoi (IV, 4 et 5).

Quand les syphilides ulcéreuses se développent de bonne heure et en grand nombre sur toutes les parties du corps, elles portent quelquefois le nom de syphilides *malignes précoces* [1].

L'alcoolisme, le surmenage, les privations, la dépression morale favorisent cette évolution anormale, dont ailleurs la cause nous échappe. Il ne faut pas croire que les syphilides ulcéreuses, quand elles sont précoces et généralisées, impliquent toujours un pronostic grave; elles guérissent souvent avec rapidité sous l'action d'une hygiène et d'une thérapeutique convenables.

40. Les syphilides *gommeuses* ou *nodulaires* portaient le nom de tuberculeuses, quand le mot tubercule avait un sens sémiologique. Elles occupent le derme ou l'hypoderme ou les deux ensemble. Entre la papule, néoplasme superficiel, et le nodule, néoplasme profond, on observe d'ailleurs tous les intermédiaires; les types extrêmes sont distincts, mais on ne doit pas poser entre eux une barrière, une discontinuité qui n'existe pas dans la nature.

Les gommes de la peau sont grosses par exemple comme une noisette, arrondies, dures, indolentes, peu sensibles à la pression. Au bout d'un certain temps, la peau rougit, le néoplasme devient douloureux, se ramollit, suppure, s'ouvre et s'ulcère ; tout cela lentement, froidement, sans réaction.

L'ulcération consécutive est régulièrement arrondie; ses bords sont taillés à pic; elle suppure peu, fait peu souffrir. Plusieurs ulcérations semblables, en se confondant, dessinent un contour polycyclique. Ailleurs l'ulcération n'a rien de spé-

____

1. Voir Dubuc, *Th. de Paris*, 1864. — Bazin, *Leçons sur la syphilis et les syphilides*, rédigées par le D\u1d63 Dubuc, 2ᵉ éd., 1866, p. 366 et suiv. — Beaudoin, *Th. de Paris*, 1889.

cial, et le traitement seul en assure le diagnostic. Aux membres inférieurs, chez les sujets variqueux, les gommes ulcérées simulent, à s'y méprendre, un ulcère variqueux. Là, comme partout, comme toujours, il faut donc penser à la syphilis et agir en conséquence.

Les gommes ulcérées de la verge ressemblent parfois à un chancre induré à tel point qu'une erreur de diagnostic serait inévitable, si on s'en tenait aux caractères objectifs de la lésion.

M. Mauriac a décrit des gommes précoces et résolutives qui simulent un érythème noueux. Nous avons dit (IX, 7) ce que nous en pensons.

Entre l'ulcération consécutive à une papule et l'ulcération consécutive à une gomme sous-cutanée, on observe tous les intermédiaires en profondeur ; et il ne faut pas se creuser la tête pour trouver la dénomination qui leur convient.

41. *Macules atrophiques.* Les syphilides tertiaires laissent après elles, avons-nous dit, des cicatrices ou des macules atrophiques. Les cicatrices succèdent à des ulcérations qui ont détruit le derme dans toute ou presque toute son épaisseur, et ne présentent rien qui les distingue des autres cicatrices, rien qui autorise un diagnostic rétrospectif.

Il n'en est pas de même des macules atrophiques, consécutives aux syphilides sèches ou superficiellement ulcérées.

Nos maîtres connaissaient leurs relations avec la syphilis ; mais ils prenaient ces macules pour des cicatrices auxquelles la syphilis imprime des caractères spéciaux.|Erasmus Wilson d'une part, Hebra et Kaposi d'autre part, ont parlé, les premiers, de macules atrophiques consécutives à des syphilides. M. Balzer les considère comme des « vergetures arrondies » [1]. Il admet que leur structure est identique à celle que MM. Troisier et Ménétrier [2] ont constatée dans les vergetures linéaires (rupture des fibres élastiques ; étirement des fibres conjonctives du derme en faisceaux parallèles entre eux et perpen-

<hr>

1. Balzer, *Bull. de la Soc. méd. des hôp.*, 1887, p. 404. — Balzer et Reblaud, *Ann. de derm.*, 1889, p. 617.

2. *Bull. de la Soc. méd. des hôp.*, 1887, p. 400. — *C. R. de la Soc. de biol.*, 1887, p. 593. — *Arch. de méd. expér.*, 1889, p. 131.

diculaires au grand axe de la vergeture; grands espaces vides entre ces faisceaux).

Nous nous demandons cependant si M. Kaposi et M. Balzer ont eu en vue les macules qui nous occupent. Car d'une part, M. Kaposi dit qu'elles « disparaissent avec le temps d'une manière complète » [1] et d'autre part M. Balzer dit que la lésion qu'il va décrire, « est rare dans la syphilis » [2].

Quoi qu'il en soit, les macules indélébiles qui succèdent journellement aux syphilides tertiaires, ont les caractères suivants : amincissement de la peau et dépression au-dessous des parties voisines; surface parfaitement lisse, souple, unie; pas la moindre bride, la moindre induration; forme régulièrement circulaire, parfois elliptique; bord net; couleur uniforme, d'un blanc de lait; aréole pigmentaire dont la teinte et la largeur diminuent avec le temps, et qui finit par disparaître.

Évidemment ces macules ne sont pas des cicatrices; nous les appelons atrophiques, sans rien préjuger sur leur histologie. Leur fréquence et leur persistance indéfinie en font un des meilleurs signes rétrospectifs de la syphilis; mais non pas un signe absolu. On peut, quoique rarement, les rencontrer ailleurs. Le lichen plan laisse quelquefois après lui des macules atrophiques qui simulent, à s'y méprendre, celles de la syphilis (voir III, 3); de même quelques tuberculides, quelques léprides. Nous faisons des réserves en ce qui concerne l'érythème polymorphe; et l'observation, d'ailleurs si intéressante, de MM. Balzer et Reblaud [3] ne nous a pas convaincu.

TRAITEMENT

42. Le traitement des syphilides comprend trois parties : t. externe, t. interne, t. hygiénique.

43. *Traitement externe du chancre.* Quand le chancre appa-

---

1. 2ᵉ éd. franç., 1891, t. II, p. 249.
2. *Bull. de la Soc. méd. des hôp.*, 1887, p. 404.
3. *Ann. de derm.*, 1889, p. 617.

raît, le malade a déjà la vérole; tout traitement abortif est donc illusoire. L'excision ne vaut pas mieux que la cautérisation, dont on ne parle plus depuis longtemps. « Dans les hôpitaux de Paris, *on a toujours échoué*, dans toutes les conditions possibles, dit M. Fournier, et vous ne trouverez pas un seul de mes collègues disposé à plaider, par expérience, la cause de l'excision.

« Peu encourageantes même sont les conclusions des partisans de l'excision, alors que nous voyons l'un d'eux, celui qui a fait sur la matière le travail le plus complet, Ehlers de Copenhague, aboutir à dire, après avoir cité 137 prétendus succès, que « la méthode n'est capable d'empêcher l'infection générale que dans certains cas bien rares », et recommander, même en cas de succès, le traitement mercuriel (!) tant est médiocre sa confiance dans ces soi-disant succès [1]. »

On a dit que si l'excision du chancre n'empêchait pas la syphilis, elle l'atténuait.... Cela sans doute s'adresse aux malades que l'on désire consoler d'une opération inutile.

Les topiques aseptiques et peu excitants sont les meilleurs contre le chancre syphilitique. Pansement humide à l'eau boriquée, quand le malade est couché. Pour le jour, poudre de sous-nitrate de bismuth, de sous-carbonate de fer, de salol, etc. L'iodoforme, si précieux contre le chancre simple, a de l'odeur et est ici trop excitant. La poudre de bismuth, bien supportée par les muqueuses les plus irritables (dans la leucoplasie buccale par exemple), est celle que nous préférons. Au lieu d'une poudre, on peut employer la vaseline boriquée 1/20, la pommade au précipité blanc 1/50.

Un linge fin doit être interposé entre le gland et le prépuce.

Lotions avec de l'eau pure ou de l'eau boriquée.

Un ou deux bains simples par semaine. Enfin dire et redire aux malades que leur chancre guérira d'autant plus vite qu'il sera moins échauffé par la marche, le régime alimentaire et les pansements.

Contre la balano-posthite, injections entre le gland et le

____

1. A. Fournier, *Traitem. de la syphilis*, 1893, p. 85.

prépuce, avec la solution de nitrate d'argent au 1/50, puis avec l'eau boriquée. Contre l'œdème dur du prépuce et le phimosis consécutif, rien à faire; cela guérit avec le temps.

L'incision dorsale du prépuce ne doit être pratiquée que dans des cas très rares, s'il y a menace de phagédénisme. Contre l'induration qui survit au chancre et contre l'adénopathie primitive, rien à faire non plus, parce que rien n'y fait et que cela disparaît toujours.

44. *Traitement externe des syphilides secondaires.* Les bains de sublimé sont illusoires si la peau est fermée par sa couche cornée intacte; ils sont dangereux si la peau est ouverte.

Les fumigations sont plus dangereuses encore, même quand on prend les précautions voulues pour que le malade ne respire pas les vapeurs mercurielles. S'il les respire, la fumigation devient inhalation; or les inhalations mercurielles doivent être formellement proscrites; elles ont tué jadis un bon nombre de malades. Les fumigations ont de plus un inconvénient, qui leur est commun avec tous les bains de vapeur, c'est de pousser à la peau.

En recouvrant les syphilides d'emplâtre de Vigo ou d'emplâtre rouge découpé en bandelettes, on les fait pâlir et on abrège leur durée; mais ce traitement est impossible si le malade ne garde pas la chambre; il préfère généralement garder sa syphilide quinze jours de plus.

Contre la syphilide palmaire papulo-squameuse, l'emplâtre s'impose et donne d'excellents résultats.

Contre les plaques muqueuses de la vulve : crayon de nitrate d'argent, ou solution de nitrate d'argent au 1/20; lotions et injections avec la liqueur de Labarraque étendue de quatre parties d'eau; entre les grandes lèvres, tampon d'ouate hydrophile imbibé d'émulsion de coaltar étendue d'eau; grands bains; repos. L'effet thérapeutique est rapide, parfois surprenant.

Contre les plaques muqueuses de la bouche, le nitrate d'argent doit être manié avec précaution; il noircit les dents. Les solutions de sublimé 1/500, de chlorure de zinc 1/100, d'acide lactique 1/10 n'ont pas le même inconvénient. Sou-

vent les malades entretiennent leurs plaques par des cautérisations trop fréquentes, trop énergiques. Le gargarisme au
chlorate de potasse concourt à ce résultat; on l'emploie trop
concentré. Il faut alors prescrire des bains de bouche, avec
un liquide émollient : décoction d'orge ou de racine de guimauve, infusion de graines de lin, ou simplement lait tiède,
eau tiède. Le malade doit s'abstenir de fumer et avoir la
bouche propre. Le dentiste est pour nous un auxiliaire indispensable dans le traitement de la syphilis.

45. *Traitement externe des syphilides tertiaires.* Il a une
importance de premier ordre et donne des résultats remarquables, avant que le traitement interne ait eu le temps d'agir.

Faire tomber les squames ou les croûtes, s'il y en a; puis
emplâtre de Vigo ou emplâtre rouge, en bandelettes imbriquées. Pour bien agir, l'emplâtre ne doit pas trop exciter.
L'emplâtre rouge est moins excitant que l'emplâtre de Vigo.
Au besoin pansement humide, pendant quelques jours. Et
surtout *repos de la partie malade.* Si l'ulcération occupe le
membre inférieur, et si le malade marche, il ne guérit pas,
quel que soit le traitement. Beaucoup de médecins mécon-
naissent ce précepte fondamental.

46. *Traitement interne.* Deux médicaments qui ne sont pas
des succédanés l'un de l'autre, ont des effets puissants contre
la vérole : le mercure et l'iodure de potassium. Leur mode
d'action est encore inconnu. Leur histoire réclamerait un
volume. Nous dirons seulement quand et comment il faut
les administrer aux syphilitiques.

47. Quand faut-il commencer l'administration du mercure? Dès que le diagnostic de chancre syphilitique est posé,
disent des syphiligraphes éminents, qui attribuent au mercure
une action *préventive.* Nous ne sommes pas convaincu de
cette action. Pour trancher le problème dans un sens ou
dans l'autre, il faudrait apporter les observations résumées
de 500 syphilitiques ayant suivi le traitement préventif et de
500 autres ne l'ayant pas suivi. On pourrait dire alors : sur
les 500 du premier groupe, il en est tant qui ont eu une
syphilis secondaire légère, et tant une syphilis secondaire
intense. De même pour les 500 malades du second groupe.

Or une telle statistique n'a encore été apportée par personne.

Dans un ouvrage récent, M. A. Fournier donne une « statistique basée sur 1703 cas d'accidents tertiaires de tout ordre, la plupart graves, et même mortels pour un certain nombre ». Sur ces 1703 cas, on en trouve :

« *Cinquante-neuf* s'étant produits à la suite et en dépit de traitements sérieux, de traitements qu'on aurait pu croire suffisants (durée supérieure à deux ans);

« Et *seize cent quarante-quatre* ayant succédé soit à des traitements écourtés, d'insuffisance notoire, soit à l'expectation pure et simple.

« Devant de tels chiffres, dit notre éminent collègue, tout commentaire serait superflu [1]. »

Nous ne sommes pas de cet avis. Le nombre des syphilitiques ayant suivi un traitement de durée égale ou inférieure à deux ans, est au nombre des syphilitiques ayant suivi un traitement de durée supérieure à deux ans, toujours sensiblement dans la même proportion :

$$\frac{1644}{59} = \frac{100}{3,5}$$

soit qu'ils aient eu, soit qu'ils n'aient pas eu d'accidents tertiaires. Parmi ces derniers, le nombre de ceux qui ont suivi un traitement court, est donc très supérieur au nombre de ceux qui ont suivi un traitement long. Nous n'en concluons pas qu'un traitement court est une garantie contre les accidents tertiaires; mais l'action préventive du mercure reste à nos yeux problématique.

Quand nous avons reconnu un chancre syphilitique, nous prescrivons un traitement local, une hygiène sévère, et nous attendons, parce que le traitement interne est sans action sur le chancre; parce que maintes fois nous avons vu les accidents secondaires se réduire presque à rien en l'absence du traitement interne; et parce que maintes fois aussi nous avons vu les accidents secondaires les plus intenses, les plus

---

1. A. Fournier, *Traitem. de la syphilis*, 1893, p. 173.

pénibles se développer malgré un traitement préventif énergique et bien conduit. La situation du médecin est alors
difficile. Que peut-il faire? Elever un peu la dose, changer la
formule....; et si la stomatite se montre en même temps, il
est paralysé.

Un mot encore. Quand on admet un principe, il faut en
accepter toutes les conséquences; si donc le mercure prévient
ou atténue les accidents futurs, je ne vois pas quand il faut en
cesser l'administration. Pourquoi deux ans, trois ans de traitement, plutôt que quatre, six, huit...? Quel que soit le
nombre adopté, il est arbitraire.

Nous commençons donc le traitement mercuriel quand
commencent les accidents secondaires, et nous l'interrompons
quand ils ont disparu, pour le reprendre à la poussée nouvelle.

48. Le mercure doit toujours être administré par la bouche,
à moins que l'intolérance des voies digestives n'oblige à faire
autrement. Dès que cette intolérance se traduit sous une
forme quelconque (gastralgie, nausées, vomissements, diarrhée), il faut suspendre complètement le médicament, pour
le reprendre quelques jours plus tard, à dose plus faible. Sinon, il perd ses effets utiles et les troubles digestifs augmentent.

Toutes les préparations insolubles, pour être absorbées,
doivent se transformer dans l'intestin en un sel soluble,
lequel paraît être le bichlorure (sublimé corrosif). Il n'y a
donc pas lieu d'en prescrire un autre, quand il est toléré. On
le donne en solution ou en pilules.

La liqueur de Van Swieten *officinale* est ainsi composée :

> Bichlorure de mercure.................   1
> Alcool à 80°......................... 100
> Eau distillée........................ 900

c'est une solution au 1/1000; la cuiller à soupe (15 grammes) contient 0 gr. 015 de sublimé.

L'alcool est inutile. Nous formulons :

> Sublimé......................   10 centigr.
> Eau.......................... 150 gr.

La cuiller à soupe contient un centigramme de sublimé. Les pilules de Dupuytren *officinales* sont ainsi composées :

Chlorure mercurique porphyrisé..... 0 gr. 10
Extrait d'opium.................... 0 gr. 20
Extrait de gaïac.................. 0 gr. 40
Pour dix pilules.

Le gaïac est illusoire; et il est nuisible de faire prendre deux centigrammes d'extrait d'opium, à chaque repas, pendant des semaines ou des mois. Nous formulons :

Sublimé .... 1 centigr.
Excipient inerte................. Q. s.
Pour une pilule.

Nous commençons par deux centigrammes pour les vingt-quatre heures et poussons la dose jusqu'à quatre centigrammes pour les vingt-quatre heures, si cela est possible.

Le médicament doit être pris aux repas; la solution, dans du lait. Celle-ci est préférable aux pilules, qui traversent quelquefois l'intestin comme des corps étrangers; mais elle a un goût désagréable, nauséeux. Le sublimé, sous toutes les formes pharmaceutiques, est irritant pour la muqueuse gastrique; surtout chez les femmes. Il y a à cet égard entre les deux sexes une différence frappante, que M. Fournier a signalée depuis longtemps.

Le protoiodure de mercure introduit en thérapeutique par Biett, vulgarisé par Ricord, est insoluble et mieux toléré par l'estomac que le bichlorure. Beaucoup de médecins n'emploient pas d'autre préparation mercurielle; cependant le sublimé est plus sûr, plus actif et doit être préféré quand il est possible.

Les pilules de Ricord sont ainsi composées :

Protoiodure de mercure............ 3 gram.
Extrait d'opium................... 1 —
Thridace......................... 3 —
Conserve de roses................. 6 —
Pour 60 pilules.

Chaque pilule contient cinq centigrammes de protoiodure et seize milligrammes d'extrait d'opium.

La thridace est inutile. Pour l'opium, même remarque que ci-dessus. Nous formulons :

Protoiodure de mercure........ cinq centigr.
Excipient inerte.............. Q. s.
Pour une pilule.

Nous commençons par une pilule et augmentons la dose jusqu'à quatre pilules par jour, s'il n'y a ni gastralgie, ni diarrhée; comme le sublimé, le protoiodure doit être pris aux repas.

Chez les nouveau-nés, les pilules sont impossibles. Nous donnons le sublimé. Une cuillerée à café de notre solution, dans du lait, en deux fois pour les vingt-quatre heures, est parfaitement supportée, si l'enfant est bien nourri. A six mois, nous doublons la dose.

49. Quand on ne peut obtenir la tolérance des voies digestives pour le mercure, on a recours aux frictions ou aux injections sous-cutanées.

Les frictions sont malpropres, désagréables; elles exposent à des dermatites artificielles et à des stomatites intenses; on ne sait jamais la quantité de mercure que le malade absorbe. Nous comprenons la préférence des anciens pour les frictions : ils recherchaient la salivation; mais nous ne comprenons pas qu'on les emploie aujourd'hui, quand on peut faire autrement.

Voici la technique : une friction de cinq à dix minutes, tous les soirs avec cinq grammes d'onguent napolitain. Nous avons souvent poussé la dose jusqu'à dix grammes. Laisser la pommade en place pendant la nuit. Laver le lendemain matin. Ne pas frictionner deux jours de suite la même région.

Pour les nouveau-nés : deux grammes d'onguent. Ils ne salivent pas, parce qu'ils n'ont pas de dents; mais leur peau s'enflamme vite. Nous préférons leur donner par la bouche la solution de sublimé qu'ils supportent bien. (Voir ci-dessus.)

Les injections sous-cutanées sont précieuses en thérapeutique dans les cas où il faut agir vite, où l'absorption par la muqueuse gastro-intestinale est incertaine. Mais vouloir traiter les maladies chroniques, la syphilis en particulier, par des injections que le médecin doit pratiquer lui-même, quotidiennement, pendant des semaines ou des mois, cela suppose de la part du malade et du médecin lui-même une patience extraordinaire. Quoi qu'il en soit, depuis la publication de Lewin (1867), le traitement de la syphilis par les injections mercurielles sous-cutanées a provoqué de nombreux travaux et trouvé beaucoup de partisans. Je ne parle ni des cas de mort, ni des abcès (on les évite par une aseptie convenable), ni des nodosités douloureuses. Les injections mercurielles n'en sont pas moins utiles, comme méthode d'exception, quand les voies digestives ne supportent pas le mercure, quand la peau ne supporte pas les frictions, et quand des accidents graves, des symptômes cérébraux par exemple, ne permettent pas de temporiser.

On emploie la solution de « peptone mercurique ammonique » de Delpech. Elle contient un centigramme de sublimé, pour une seringue de Pravaz.

Ou la solution suivante :

Biiodure de mercure............ 4 centigr.
Huile stérilisée................. 10 gram.

Elle contient quatre milligrammes de biiodure, pour une seringue de Pravaz.

Avec les deux solutions, on commence par une demi-seringue, pour les vingt-quatre heures, et on augmente graduellement la dose. Les uns pratiquent l'injection dans le tissu cellulaire sous-cutané (jamais dans le derme); les autres profondément dans les muscles.

Les injections dites insolubles (calomel, huile grise, etc.) doivent être proscrites, parce qu'on n'est pas maître avec elles de ce que le malade absorbe. M. A. Vogeler [1] a relevé

1. *Berlin. klin. Wochensch.*, 1890, p. 940.

une dizaine de cas de mort [1], il vante néanmoins la méthode qui est propre, dit-il, bon marché, commode et non dangereuse.....

Le sparadrap au calomel que notre savant collègue et ami, M. Quinquaud, préconise [2] comme traitement de la syphilis, et qu'il applique sur la région splénique [3], est un excellent moyen d'expectation [4].

50. Les inconvénients communs à tous les modes d'administration du mercure sont :

La stomatite;

L'érythème desquamatif.

L'érythème desquamatif est extrêmement rare; mais quand il se produit, le malade doit renoncer au mercure pour toujours. Nous avons étudié précédemment cette forme dermatologique intéressante (XVII, 12, 13, 14).

La stomatite mercurielle est certaine, dans les huit jours, si le malade a la bouche malpropre, du tartre autour des dents. Il faut alors l'envoyer chez le dentiste, avant tout traitement mercuriel. La propreté de la bouche doit ensuite être entretenue avec une brosse, une poudre et une lotion. Quelques gouttes d'alcool camphré dans de l'eau constituent une eau dentifrice excellente.

Dès que la stomatite commence, il faut cesser complètement l'usage du mercure et enlever les emplâtres qui en contiennent.

Il est d'usage de prescrire le chlorate de potasse. La solution saturée (5 pour 100) est irritante, douloureuse. Nous formulons :

Chlorate de potasse..............	3 gram.
Eau.............................	250 —
Sirop de mûres.................	50 —

Pour bains de bouche.

---

1. Il y en a eu d'autres.
2. *Bull. de la Soc. de derm.*, 1890, p. 63.
3. Pourquoi sur la région splénique?
4. L'absorption du mercure est incontestable, puisque M. Quinquaud en a constaté la présence dans l'urine de ses malades; mais les doses absorbées sont insuffisantes.

Quelle que soit la dose, l'action du chlorate de potasse est lente, incertaine. Mais nous possédons contre les ulcérations de la muqueuse buccale, un agent de premier ordre, l'acide lactique. Avec la solution au 1/3, on badigeonne trois fois par jour les parties malades. L'effet est rapide, surprenant; nous n'employons plus autre chose.

Tous les médecins évitent aujourd'hui la stomatite mercurielle autant que possible. Nos anciens la recherchaient au contraire, croyant avec la salivation éliminer le virus syphilitique.

> « ....Liquefacta mali excrementa videbis
> Assidue sputo immundo fluitare per ora
> Et largum ante pedes tabi mirabere flumen. »
>
> (FRACASTOR [1].)

Largum flumen n'est pas une hyperbole. « Quelques-uns, une fois la salivation produite, se déclaraient satisfaits et ne poussaient pas les choses plus loin. Mais d'autres s'efforçaient d'entretenir cette salivation, et cela pour un certain temps, voire jusqu'à *trente et quarante* jours! Une « bonne salivation », pour eux, était celle qui donnait en vingt-quatre heures quatre, cinq, six à sept livres d'une salive visqueuse, gluante, pituiteuse. A peine se suffisaient-ils de trois livres; au-dessous de ce chiffre, on ne pouvait répondre de rien. Boerhaave — c'est à n'y pas croire — voulait que la salivation « séparât du corps, dans l'espace de trente jours, environ cent livres de salive! » Si bien que les malades passaient leurs jours et leurs nuits à baver dans une écuelle [2] ...»

51. L'iodure de potassium, que Wallace (de Dublin) a introduit, en 1836, dans le traitement de la syphilis, n'agit pas également contre toutes ses manifestations. L'action de l'iodure est prompte, efficace contre les néoplasies tertiaires et contre les phénomènes douloureux de la période secondaire; mais elle est nulle ou à peu près contre les syphilides exanthématiques et contre les plaques muqueuses. Là

---

1. *La Syphilis*, liv. II.
2. A. Fournier, *loc. cit.*, p. 192.

où l'iodure de potassium agit, il peut agir seul, sans que le malade prenne en même temps du mercure, sans qu'il en ait jamais pris. Il convient néanmoins d'adjoindre le mercure à l'iodure dans tous les cas, parce que le mercure est efficace contre toutes les manifestations de la syphilis, et plus efficace peut-être contre les accidents tertiaires que contre les accidents secondaires. Quand un organe important est intéressé (voûte palatine, nez, etc.), cette association médicamenteuse s'impose; c'est ce qu'on appelle le traitement mixte.

Nous avons dit que l'action préventive du mercure était, pour nous, problématique. Celle de l'iodure de potassium est certainement nulle; et si on prolonge l'administration de ce médicament chez des malades qui n'ont plus de manifestation syphilitique, il devient nuisible en réveillant une foule de dispositions morbides. Lorsqu'un organe est prédisposé aux fluxions sanguines par un état pathologique antérieur quelconque, l'iodure de potassium provoque ces fluxions, les entretient, les exaspère. De là des hémoptysies, des métrorrhagies, etc.; et chez les sujets atteints de couperose, d'acné, d'eczéma, des effets qui sautent aux yeux. Il faut donc, chez les syphilitiques, cesser l'emploi de l'iodure dès que sont effacées les lésions contre lesquelles on l'a prescrit.

L'iodure de potassium est très soluble dans l'eau; on le donne en solution. Il est commode de la formuler ainsi :

Iodure de potassium.............. 20 gram.
Eau............................. 300 —

La cuiller à soupe (15 gr.) contient 1 gramme d'iodure.

Cette solution doit être prise aux repas, dans du lait ou dans de l'eau rougie. Elle a une saveur désagréable et une action légèrement irritante sur l'estomac.

Nous prescrivons d'emblée 2 grammes d'iodure de potassium pour les vingt-quatre heures; nous élevons rarement la dose et ne dépassons pas 4 grammes. Ces doses de 2 à 4 grammes sont généralement adoptées aujourd'hui. M. A.

Fournier les recommande dans son dernier ouvrage. Ce sont celles que nous prescrivons depuis vingt-cinq ans.

On peut dans la même solution associer le mercure et l'iodure de potassium. Le sirop de Gibert est ainsi composé :

Biiodure de mercure............	1	gram.
Iodure de potassium............	50	—
Eau...........................	50	—
Sirop de sucre.................	2400	—

25 grammes de ce sirop (environ une cuillerée à soupe) contiennent donc

1 centigr. de biiodure de mercure;
Et 50 centigr. d'iodure de potassium.

Il serait difficile d'imaginer un dosage plus maladroit. Avec une telle préparation, si le malade prend une dose convenable du premier sel (1 ou 2 centigr.), il prend une dose insignifiante du second (50 centigr. ou 1 gr.); et s'il prend une dose suffisante du second (2 à 4 gr.), il prend une dose toxique du premier (4 à 8 centigr.). Nous répétons cela depuis longtemps. Notre *sirop mixte* contient :

Biiodure de mercure..............		10 centigr.
Iodure de potassium.............	10 ou	20 gram.
Sirop de sucre ou de framboise.....		200 —

Une cuiller à soupe (20 grammes) de ce sirop contient :

1 centigr. de biiodure de mercure;
1 ou 2 gr. d'iodure de potassium.

Il doit être pris aux repas, dans du lait. Beaucoup d'estomacs ne peuvent le supporter; le biiodure de mercure est plus irritant que le sublimé.

Mais rien n'oblige à associer dans la même préparation le mercure et l'iodure de potassium; et le plus souvent il est préférable de les donner, comme le conseille M. A. Fournier, séparément, c'est-à-dire sous des formes pharmaceutiques distinctes. On prescrit la solution d'iodure de potassium et des pilules mercurielles, que le malade prend au même repas ou à des repas différents.

52. Les accidents habituels dus à l'iodure de potassium sont l'acné et la « grippe »[1] iodiques. Ils obligent à suspendre pour quelques jours l'administration du médicament. La tolérance s'établit ensuite chez la plupart des malades ; quelquefois cependant on ne l'obtient pas, et il faut renoncer à l'iodure. Quand un sujet est prédisposé à l'iodisme, les doses faibles en provoquent les accidents aussi bien que les doses fortes ; mais il n'est pas exact que celles-ci soient mieux tolérées que les premières.

L'étude des accidents rares de l'iodisme ne serait pas ici à sa place ; ils supposent chez le malade une idiosyncrasie corrélative, et témoignent de l'action pathogénétique puissante de ce précieux agent thérapeutique.

53. *Traitement hygiénique.* La plupart des syphilitiques se figurent que pour guérir il leur suffit de prendre pendant un temps déterminé une dose déterminée de mercure et d'iodure de potassium. C'est une erreur contre laquelle le médecin doit les mettre en garde. Un sujet atteint de syphilis est en état d'imminence morbide pour toutes les manifestations de la maladie ; et les modificateurs hygiéniques sont alors aussi puissants en bien ou en mal que dans la goutte ou la tuberculose.

Jadis on associait au traitement mercuriel une médication antiphlogistique non moins funeste que ridicule : saignées, purgatifs, lavements sans nombre[2], privation de viande et de vin, privation d'air[3].

De nos jours on s'est jeté dans l'extrême contraire, et beaucoup de médecins prescrivent aux syphilitiques les toniques et les excitants généraux, sous toutes les formes : alimentation substantielle, alcool, fer, quinquina, douches froides, bains sulfureux... Sans doute les malades guérissent quand

---

1. Cette dénomination très heureuse appartient à M. A. Fournier.
2. Boerhaave en prescrivait un toutes les quatre heures, tous les jours.
3. Le malade restait pendant toute la cure, à la chambre, fenêtres closes. Renouveler l'air, c'eût été l'exposer à un refroidissement et par suite aux accidents les plus graves.

même avec le temps. Mais on n'agirait pas autrement si on voulait pousser à la peau, réveiller, entretenir, exaspérer les syphilides [1].

Les syphilitiques, tout en vivant de la vie commune, doivent :

1° Manger modérément, moins que les gens en bonne santé ;

2° S'abstenir des épices et de toutes les boissons excitantes, vin pur, café, etc. ;

3° Éviter les fatigues de toutes sortes, musculaire, cérébrale, génitale ;

4° S'ils ont des syphilides ulcéreuses, maintenir au repos complet la partie malade (nous l'avons déjà dit à propos du traitement local) ;

5° S'abstenir des bains froids, des bains de vapeur et de tous les bains minéraux.

Jadis avant de donner à un syphilitique l'autorisation de se marier, on l'envoyait à Aix ou à Luchon, par exemple, afin de savoir s'il était sous le coup d'une poussée, que les eaux ne manqueraient pas de faire sortir. Et quand après trois semaines de douches et de bains, il ne se portait pas plus mal, on se croyait en droit de le rassurer. Plus tard, je ne sais comment, l'usage s'est répandu d'envoyer aux eaux les plus excitantes les syphilis en pleine floraison ; alors tel malade qui part avec une syphilide papuleuse, revient parfois avec une hémiplégie. Mais si les eaux sulfureuses sont dangereuses pour les syphilitiques, elle sont une propriété inattendue ; c'est de leur faire supporter des doses de mercure extraordinaires. Les savants confrères qui pratiquent dans les stations hydro-minérales ont recueilli à cet égard des observations démonstratives.

---

1. On pousse aussi par là au système nerveux, à la syphilis cérébrale. J'en ai vu des exemples.

CHAPITRE XXXII

MYCOSIS FONGÖIDE

1. Le mot [1] et la première mention de la chose appartiennent à Alibert (1835).

Bazin a décrit le mycosis fongoïde et l'a fait entrer dans le cadre dermatologique.

Les premiers examens histologiques pratiqués en France conduisirent à regarder les tumeurs mycosiques comme du tissu adénoïde, et la maladie elle-même comme une lymphadénie cutanée [2]. Ce point de vue est encore celui de MM. Cornil et Ranvier en 1884 [3].

Aujourd'hui la plupart des histologistes tendent à considérer les néoplasmes du mycosis fongoïde comme du tissu de granulation; ce qui rapproche cette dermatose des maladies infectieuses, avec lesquelles elle a d'autres analogies.

Les recherches bactériologiques entreprises dans cette direction n'ont pas encore donné de résultat décisif.

Quoi qu'il en soit, le mycosis fongoïde est une affection cliniquement définie et bien distincte des sarcomatoses cutanées dont nous nous occuperons dans un autre chapitre.

2. Le mycosis fongoïde est rare. Il débute dans l'âge adulte, sans cause appréciable. Il procède par poussées successives, et pendant des années ne porte aucune atteinte à l'état général.

---

1. Mycosis, de μυκης, ητος (o), champignon, excroissance; — fongoïde, de *fongus, i*, champignon, excroissance, et de ειδος, ους, forme. — Dénomination mal construite, mais qu'il faut bien se garder de changer.

2. Gillot, *Th. de Paris*, 1869; — examen histologique par Ranvier. — Demange, *Th. de Paris*, 1874.

3. *Man. hist. path.*, 2e éd., t. II, p. 862.

A chaque poussée se développent un grand nombre de *taches eczématoïdes*. Elles simulent l'eczéma sec à tel point que le diagnostic est impossible, si le malade ne porte pas des lésions mycosiques plus avancées. Ce sont des taches grandes comme l'ongle, comme une pièce de monnaie, etc.; contour irrégulier, peu accusé; surface de niveau avec les parties voisines; couleur rouge terne; desquamation sèche, furfuracée ou finement lamelleuse; prurit vif et lésions de grattage. Nos maîtres qui donnaient au mot eczéma un sens sémiologique, regardaient ces taches comme de l'eczéma; mais elles n'en ont que l'apparence et sont en réalité la première phase de la lésion mycosique.

Au bout de quelques jours, une palpation délicate indique déjà au niveau de plusieurs taches une infiltration du derme, qui augmente, se dessine en hauteur et les transforme en larges papules que nos maîtres appelaient lichénoïdes ou prenaient même pour du lichen. Quant aux autres taches, beaucoup plus nombreuses, elles pâlissent et disparaissent en quelques mois, sans que rien au début les ait distinguées des précédentes.

Les papules qui représentent la deuxième phase de la lésion mycosique, sont des élevures grandes comme une pièce de monnaie, hautes de deux ou trois millim.; surface plane, peu desquamante; bord non festonné, mais peu géométrique; couleur variable, jaunâtre, rouge-brique, rouge sombre; la même pour tous les éléments, sur le même malade.

La couleur rouge sombre rappelle celle des papules syphilitiques; elle n'est que transitoire. Quelques élevures ont une surface bombée.

De même que les taches, les papules mycosiques évoluent dans deux sens différents. Les unes s'affaissent et disparaissent spontanément en quelques mois, sans laisser de trace; les autres, toujours en petit nombre, grandissent, perdent leur forme de plaque et deviennent des tumeurs.

Les tumeurs mycosiques, que l'on a comparées à des tomates, sont grosses comme une noix, comme le poing, etc., irrégulièrement sphéroïdales, bosselées, rouges, humides et semblables à d'énormes bourgeons charnus. Accidentellement, elles peuvent suppurer, s'ulcérer ou se transformer en eschares. Elles sont peu douloureuses, peu sensibles à la pression. Sous un pansement qui les protège contre les traumatismes et les inoculations, elles évoluent comme les papules et comme les taches, qui n'en sont que les premières phases; les unes grandissent par poussées irrégulières, les autres diminuent et disparaissent. Rien de plus frappant qu'un tel processus. En quelques semaines une tumeur grosse comme le poing, s'évanouit sans ulcération, alors que sous le même pansement, les tumeurs voisines restent immobiles. La tumeur disparue laisse après elle une cicatrice blanche, unie, régulière, bordée sur une partie de sa circonférence par un gros bourrelet néoplasique, qui recule en quelque sorte devant elle. M. Hallopeau [1] a signalé le même bourrelet autour des ulcérations. Cette régression spontanée et habituelle des néoplasmes du mycosis fongoïde les éloigne des tumeurs proprement dites, et fournit un argument en faveur de l'origine infectieuse de la maladie.

Elle procède par poussées successives, que séparent des intervalles quelconques; en sorte que des taches eczématoïdes se développent plusieurs fois chez des malades qui depuis longtemps portent des tumeurs. Taches, papules et tumeurs ne répondent donc pas à trois périodes du mycosis fongoïde; ce sont trois périodes de la lésion, qui évolue de la même manière à tous les âges de la maladie. Nous avons insisté sur ce point en présentant à la Société de dermatologie un cas typique de mycosis [2]. MM. Besnier et Doyon ont fait avant nous la même remarque [3].

3. *Variétés*. — *a*. Les taches eczématoïdes font défaut ou passent inaperçues. La maladie paraît débuter par des papules. Elles occupent d'abord le tronc, en petit nombre; elles sont plates, arrondies, rouge pâle ou jaunâtre, avec un reflet brillant. Le prurit peut être nul. Nous avons vu sur un hono-

---

1. Hallopeau et Phulpin, *Bull. de la Soc. de derm.*, 1892, p. 489, et 1893, p. 154.

2. Tenneson, *Bull. de la Soc. de derm.*, 1892, p. 6.

3. 2ᵉ éd. franç. de Kaposi, 1891, t. II, p. 630.

rable confrère un exemple de cette forme très rare. Elle a été
signalée par M. Kaposi en 1887 [1].

b. Les taches et les papules font défaut ou passent inaperçues. Le mycosis débute par une ou plusieurs tumeurs. Cette
variété signalée incidemment par Bazin a été décrite par
MM. Vidal et Brocq [2].

c. La néoplasie infiltre la peau profondément et sur de
grandes surfaces. L'aspect du malade est éléphantiasique.
La peau épaisse, dure, inégale, est quelquefois d'un rouge
sombre, bleuâtre. Marche rapide. La « lymphodermie pernicieuse » de M. Kaposi [3] se confond-elle avec cette forme
grave du mycosis fongoïde? C'est un point qui réclame de
nouvelles recherches. Mais si elles tranchent la question par
l'affirmative, il faudra revenir à la théorie soutenue par
MM. Gillot et Demange (thèses citées) et voir dans le mycosis
fongoïde une lymphadénie cutanée.

Sur un malade de M. Hallopeau, la néoplasie mycosique
infiltrait le voile du palais, la base de la langue et le larynx [4].
Ce fait est, à notre connaissance, le seul du même genre qui
ait été publié.

d. Notre savant collègue et ami auquel on doit plusieurs
contributions importantes à l'étude du mycosis fongoïde, a
signalé au début des poussées, des *érythrodermies*, qui en
l'absence de lésions plus avancées peuvent offrir de grandes
difficultés pour le diagnostic. Il s'agit de taches d'un rouge
clair ou d'un rouge sombre, qui recouvrent de grandes surfaces sur la face, le tronc, les membres, et s'accompagnent
d'infiltration du derme [5]. Nous ne pensons pas que ces érythrodermies puissent caractériser une forme particulière de
la maladie. En effet dans un cas typique de mycosis fongoïde,
nous avons vu se produire sur toute l'étendue de la face une
érythrodermie d'un rouge noirâtre qui a persisté plusieurs

1. 2e éd. franç., t. II, p. 631.
2. *France méd.*, 1885, et tirage à part.
3. 2e éd. franç., t. II, p. 640.
4. Hallopeau et Jeanselme, *Bull. de la Soc. de derm.*, 1892, p. 496, et 1893,
p. 142.
5. Hallopeau, *Bull. de la Soc. de derm.*, 1891, p. 365. — Hallopeau et Jeanselme, *ibid.*, p. 436.

semaines; après quoi l'affection a repris son cours habituel.

4. Dans les cas ordinaires, l'état général reste bon pendant longtemps. Les malades se plaignent de malaises divers et mal définis; mais ils mangent, digèrent, se promènent, conservent leur embonpoint et leurs forces. La rate et le foie ne sont pas tuméfiés; il n'y a pas de leucocythémie; et si quelques ganglions sont augmentés de volume, les lésions de la peau suffisent peut-être à en rendre compte.

Enfin au bout d'un nombre d'années très variable, les malades se cachectisent et meurent. Les lésions viscérales qui précèdent ou amènent la mort réclament de nouvelles recherches. Elles auront une grande importance pour déterminer la nature de la maladie.

On n'a encore cité qu'un seul cas de guérison; il est dû à Bazin. H...., tailleur à Abbeville, âgé de soixante-deux ans, présenta pendant trois ans des lésions mycosiques. A la suite d'un érysipèle (?), elles disparurent. Dix ans plus tard, elles ne s'étaient pas reproduites.

5. Le *traitement* est nul jusqu'à présent. Mais dans le mycosis fongoïde plus qu'ailleurs, il est facile d'attribuer à un agent thérapeutique, ce qui est dû à la marche naturelle de la maladie.

L'*arsenic* préconisé par Köbner, en injections hypodermiques, est impuissant, quel que soit le mode d'administration.

Le *naphtol camphré*, à l'intérieur, ne vaut pas mieux. Capsules de une goutte. De 1 à 5 par jour.

« Les *pulvérisations phéniquées*, matin et soir, et dans les intervalles des applications de *poudre composée de sous-nitrate de bismuth 90, pour 10 de salol*, constituent la médication externe que nous considérons comme préférable; le poudrage se fait par insufflation, et le pansement est complété par un enveloppement de gaze aseptique, recouverte d'une couche épaisse de coton hydrophile, maintenue par un bandage approprié [1]. »

M. Brocq recommande le naphtol camphré comme topique

1. Besnier et Doyon, t. II, p. 629.

et en « petites injections interstitielles dans les tumeurs ».
Nous ne l'avons employé que sous la première forme. Le
naphtol et le camphre sont tous deux solides; mélangés, ils
donnent un liquide que l'on étend avec un pinceau sur les
parties malades. On applique ensuite une légère couche
d'ouate. La douleur est modérée. C'est un pansement propre,
qui resserre et tanne en quelque sorte les tumeurs. On peut
aussi incorporer le naphtol camphré à la vaseline 1/5, 1/20.
Un pansement humide à l'eau boriquée est quelquefois ce
que les malades préfèrent.

Les tumeurs gênantes par leur volume ou leur siège peuvent être enlevées, sans inconvénient. « Dans deux opérations
de ce genre exécutées à notre demande par Terrier, les
suites opératoires ont été des plus simples; la réunion par
première intention parfaite, et il ne s'est pas produit de récidive sur place [1]. » Le fait a de l'intérêt; mais il va sans dire
que ce n'est là qu'une opération palliative, et qu'après elle
la maladie poursuit son cours.

1. Besnier et Doyon, t. II, p. 628.

CHAPITRE XXXIII

NÆVI

LYMPHANGIOME CIRCONSCRIT. — ANGIOKÉRATOME DE MIBELLI. — MOLLUSCUM FIBREUX. — XERODERMA PIGMENTOSUM DE KAPOSI.

1. On appelle *nævi* certaines lésions congénitales de la peau — congénitales dans le vrai sens du mot, c'est-à-dire avec lesquelles on est engendré (*cum genitus*) —. Une lésion existante au moment de la naissance n'est pas congénitale, si elle a été contractée dans l'utérus; et beaucoup de nævi apparaissent à un âge plus ou moins avancé. Cette conception des nævi, justifiée par les travaux de Cohnheim, Pollitzer, Hallopeau, élargit le champ de leur étude, et jette une vive lumière sur des faits qui sans elle étaient inintelligibles.

Mais en quoi les nævi se distinguent-ils des autres lésions congénitales de la peau? Ils ne s'en distinguent ni parce qu'ils sont circonscrits, car plusieurs sont généralisés; ni parce qu'ils sont bénins, car plusieurs ne le sont pas. C'est affaire de convention. Il faut donc parler comme tout le monde, et ne pas se créer des difficultés où il n'y en a pas.

Les nævi sont très communs. « M. Hutinel, qui a bien voulu examiner à ce point de vue une série d'enfants pris au hasard dans son service, à l'hospice des Enfants-Assistés, a constaté que 28 d'entre eux sur 90 présentaient de ces altérations cutanées; chez nos adultes, la proportion est encore plus grande : dans notre salle de femmes, 24 malades sur 27;

dans notre salle d'hommes, 30 malades sur 62, en sont atteints [1]. »

Les nævi ne sont pas immobiles, cristallisés en quelque sorte sous une forme invariable; ils se transforment comme tout ce qui vit, et bien que la plupart restent des lésions bénignes, nous verrons que quelques-uns deviennent des épithéliomes ou des sarcomes qui se généralisent. Ils peuvent aussi disparaître spontanément. Le fait est commun pour certaines taches vasculaires.

Les nævi sont quelquefois systématiquement localisés à la sphère de distribution d'un cordon nerveux. Le musée de l'hôpital Saint-Louis contient plusieurs moulages démonstratifs à cet égard. L'influence du système nerveux sur le développement de l'organisme se trouve ainsi mise en évidence; mais il est impossible quant à présent de rien dire à cet égard de plus précis.

Rarement on rencontre sur un individu un seul nævus et une seule espèce de nævi. Les taches vasculaires, taches pigmentaires, nævi verruqueux, molluscums, etc., vont presque toujours ensemble. Ici encore nous ferons remarquer l'analogie entre les malformations de la peau et celles du système nerveux. Ce que nous venons de dire sur la coexistence des nævi, est vrai pour les tics, les anomalies congénitales du caractère et de l'intelligence, etc. Souvent nous avons observé la coexistence des deux ordres de malformations dans la même famille; il semble que ce soient des équivalents pathologiques, qui se remplacent dans certaines catégories d'êtres organisés.

Les nævi forment des taches ou des élevures; ils sont tous constitués par l'hyperplasie d'un seul tissu ou de plusieurs, circonscrits ou généralisés. On leur rattache aujourd'hui des dermatoses qui en étaient séparées il y a peu de temps, et le champ de leur étude est sans doute destiné à grandir encore.

2. Nævi pigmentaires. Ils ont reçu autrefois une foule de

---

1. Hallopeau, *Les nævi. Progrès méd.*, 1891, et tirage à part.

dénominations tombées en désuétude. Les principales variétés sont les suivantes :

a. Taches lenticulaires, de couleur café au lait plus ou moins foncé ; en petit nombre chez les uns, en très grand nombre chez les autres, surtout chez les personnes qui ont les cheveux roux. Apparaissent quelques années après la naissance, s'accentuent au printemps et disparaissent quelquefois à un certain âge. Vulgairement appelées taches de rousseur. En latin *lentigines* (pluriel de *lentigo*).

b. Larges taches de forme et de dimensions quelconques. Dites nigritie partielle, mélanodermie congénitale, etc.

c. Taches dépourvues de pigment. Dites leucodermie, achromie, leucopathie, albinisme partiel.

d. Décoloration des cheveux ou des poils sur une surface limitée. Dite canitie ou leucotrichie congénitale.

3. NÆVI VERRUQUEUX. Leur constitution est complexe. L'hypertrophie des papilles donne à la petite tumeur une surface granulée, mûriforme. Elle est anormalement pigmentée et porte un bouquet de poils.

Les *verrues plates séborrhéiques* (voir XXV, I, S), appelées quelquefois séniles parce qu'elles apparaissent à un âge avancé, sont pour Pollitzer des *lymphangio-fibromes* d'origine embryonnaire, c'est-à-dire des nævi.

4. NÆVI LIPOMATODES, mollusciformes ou hypertrophiques. Ce sont des fibro-lipomes intradermiques congénitaux. Ils forment des tumeurs volumineuses, grosses comme le poing par exemple. Leur surface peut être verruqueuse et couverte de poils.

5. NÆVI VASCULAIRES. Les principales variétés sont les suivantes :

a. Petites taches d'un rouge vif, légèrement saillantes, larges comme une graine de millet ou de chènevis. Histologiquement ce sont des angiomes. Quelquefois de la tache « émergent en rayonnant des télangiectasies qui se ramifient plus ou moins loin ». C'est le nævus stellaire de Besnier.

b. Larges taches violacées ou rouge-framboise ; occupent principalement la face et le cou ; vulgairement appelées taches de vin.

c. Larges taches congestives d'un rouge clair, avec ou sans télangiectasies; siègent surtout à la face. On les confondrait facilement avec la couperose, si elles n'étaient pas unilatérales.

d. Les nævi vasculaires formant tumeurs (angiomes, tumeurs érectiles) ressortissent à la chirurgie.

Les nævi vasculaires de petites dimensions sont facilement détruits avec l'aiguille du galvano-cautère. Leur destruction s'impose quand ils grandissent ou deviennent douloureux. Les angiomes caverneux et les anévrysmes cirsoïdes ont pour origine un nævus qui a pu garder pendant longtemps de très petites dimensions [1].

6. LYMPHANGIOMES. La question des lymphangiomes est une des plus neuves et des plus embrouillées de la dermatologie.

Lymphangiome tubéreux multiple de Kaposi. « Je désignerai sous ce nom, dit M. Kaposi, une production toute spéciale et que je n'ai observée qu'une seule fois. Elle était formée de plusieurs centaines de petites nodosités à surface lisse, de la grosseur d'une lentille ou plus petites, les unes arrondies, d'autres allongées, ne déterminant aucune démangeaison, brun rougeâtre, assez denses, siégeant dans la peau elle-même, et que l'on ne pouvait déplacer qu'avec elle. Elles occupaient le tronc et la région du cou chez une femme de trente-deux ans qui les portait depuis son enfance, mais ne les avait vues se développer que dans les dernières années.... Une de ces petites nodosités que j'ai excisée pour l'examiner au microscope, présentait à la coupe un grand nombre de perforations rondes ou ovales, et de fentes allongées, nettement limitées; à un plus fort grossissement, on les reconnaissait pour de fins vaisseaux lymphatiques, considérablement dilatés, à parois épaisses et tapissées d'endothélium.... Posphelow a décrit quelques années plus tard (1879) un deuxième fait tout à fait identique au nôtre [2]. »

Dans l'observation de M. Posphelow [3], les tumeurs étaient translucides et réductibles.

---

1. Voir « *Sur les transformations et dégénérescences des nævi* » Reboul, *Arch. gén. de méd.*, 1893.

2. Traduction par MM. Besnier et Doyon, 2e éd. franç., 1891, t. II, p. 365.

3. *Ann. de derm.*, 1880, p. 331.

Selon M. E. Besnier, « il ne peut subsister de doutes » sur l'identité du *lymphangiome tubéreux multiple* avec les tumeurs nommées par lui *hidradénomes éruptifs*, puis *cystadénomes bénins* (voir VI, 5, 6).

Lymphangiome circonscrit. Il semble que la plupart des tumeurs décrites sous ce nom doivent rentrer dans les *hématangiomes*.

a. Dans un cas observé par M. E. Besnier l'examen biopsique pratiqué par M. Jacquet a montré « des vaisseaux sanguins dilatés et de grandes lacunes irrégulières remplies de sang.... Dans quelques points.... le contenu sanguin des kystes est en voie de transformation séreuse, laquelle, quand elle est effectuée, constitue les parties claires, translucides, colloïdes des éléments éruptifs, celles qui histologiquement ont été considérées par la plupart des observateurs, comme des lymphangiectasies [1]. »

b. MM. Finch Noyes et Török [2] rapportent dix observations de lymphangiome circonscrit, dues à différents auteurs et qui, selon M. E. Besnier, doivent être rattachées aux hématangiomes.

c. « Dans un fait récent.... observé par E. de Smet et Bock [3], les auteurs se basant sur l'examen histologique expliquent ainsi la marche des lésions : développement de petites dilatations anévrysmales microscopiques sur les capillaires du derme ; production de kystes sanguins ; résorption des éléments du sang et formation de kystes séreux par suite d'une exsudation séreuse consécutive. »

d. M. Thibierge (auquel nous empruntons les lignes précédentes) a fait à la Société de dermatologie [4] une présentation intéressante, au point de vue qui nous occupe (voir le moulage n° 1634).

« L'aspect si particulier des lésions de la paroi axillaire,

---

1. Besnier et Doyon, t. II, p. 374.

2. *Monatsh. f. prak. Derm.*, 1890, t. II, p. 51 et 105. Parmi les dix observations que relatent les auteurs, se trouve le cas de « lymphangiome tubéreux multiple » de M. Kaposi.

3. *Contrib. à l'étude du lymhang. circ.* (angiome kystique), *Journ. de méd. et de chir.*, de Bruxelles, 1891, p. 495.

4. Novembre 1891, *Bullet.*, p. 401.

qui rappelle à la fois celui des verrues et celui des vésicules d'herpès, leur disposition en groupe nettement limité, leur longue durée sont les traits essentiels que l'on rencontre dans les différentes observations publiées en Angleterre sous le nom de lymphangiome circonscrit..... L'évolution des lésions.... n'est guère en faveur de cette hypothèse. Au lieu d'être incolores à leur début, les saillies en question sont au contraire initialement rouges ou noirâtres, et c'est ultérieurement par des transformations successives de leur contenu qu'elles prennent une couleur de plus en plus pâle et qu'elles finissent par avoir la transparence des vésicules d'herpès. En outre dans le liquide incolore qu'elles contiennent, on ne rencontre aucun élément figuré, ce qui l'éloigne de la lymphe dans laquelle on constate toujours la présence des cellules lymphatiques. Enfin lorsqu'on pique ces saillies, il s'en écoule une très faible quantité de liquide, et cet écoulement s'arrête dès que la paroi est revenue sur elle-même ; il n'en serait pas ainsi si ces saillies étaient en relation directe avec le système lymphatique, si elles étaient produites par la dilatation d'une capillaire lymphatique, dont la rupture donnerait lieu à un écoulement abondant et persistant de lymphe.

« Pour toutes ces raisons, l'étude clinique de ce fait vient contredire l'hypothèse d'une lésion méritant le nom de lymphangiome [1]. » Selon M. Thibierge, il s'agit d'un « hématangiome dermo-papillaire et hypodermique ».

e. M. E. Besnier admet l'existence d'un lymphangiome caverneux ou circonscrit dans un cas observé par lui et par M. Vidal (moulages 1466 et 1532). Toutefois il ajoute : « Prise tout à fait à l'origine, l'altération ne *paraît* pas présenter les caractères d'une maladie lymphatique, elle *semble* être un *hématangiome* [2]. »

f. M. Malcolm Morris [3] donne des chromographies relatives à un cas de « lymphangiome circonscrit », dont l'examen histologique n'a pu être pratiqué.

---

1. Thibierge, *Bull. de la Soc. de derm.*, 1891, p. 403.
2. 2ᵉ éd. franç. de Kaposi, t. II, p. 38.
3. *Atlas intern. des mal. rares de la peau*, 1889, nᵒ 1.

Nous avons mis sous les yeux du lecteur les pièces du procès. Il s'agit de savoir si les tumeurs dites lymphangiomes sont ou ne sont pas des hématangiomes. Les vaisseaux lymphatiques ont vraisemblablement leurs malformations, comme les vaisseaux sanguins. Mais que sont-elles, à quoi répondent-elles en clinique? C'est ce que des recherches histologiques précises pourront seules nous apprendre.

7. ANGIOKÉRATOME. Cette affection a été signalée et décrite pour la première fois par le Dr Mibelli (de Sienne) [1]. Depuis lors j'en ai observé trois cas. Voir au musée le moulage de l'un d'eux (n° 1528).

L'angiokératome a été rencontré presque exclusivement sur des jeunes filles. Nos trois malades étaient scrofuleuses; peut-être y a-t-il là plus qu'une coïncidence. Les lésions occupent symétriquement les deux mains; elles débutent dans l'enfance, grandissent insensiblement, sont influencées par les variations de température; elles s'accentuent pendant l'hiver, puis s'atténuent pendant l'été. L'ensemble symptomatique est tout spécial; il est impossible de méconnaître cette affection quand on l'a vue une fois.

Les deux mains sont cyanosées et légèrement tuméfiées; au premier abord cela ressemble à des engelures. La rougeur cyanique augmente d'ailleurs sous l'influence du froid. Sur ce fond rouge violacé uniforme se détachent des petites élevures cornées qui ressemblent à des verrues. Elles occupent en grand nombre la face dorsale des doigts; on en trouve aussi quelques-unes sur leur face palmaire et sur la face dorsale du métacarpe. Elles sont grises ou noirâtres, irrégulières, grosses comme une graine de millet, de chènevis; un petit nombre atteignent le volume d'un pois. Elles sont adhérentes et on ne peut les arracher sans provoquer de la douleur. Elles reposent sur des petites tâches d'un rouge-framboise vif, qui tranchent sur la rougeur violacée de l'ensemble, et que l'on reconnaît immédiatement pour des angiomes.

En certains points les taches télangiectasiques sont mas-

---

1. *Atlas internat. des mal. rares de la peau*, 1889, II. — *C. R. du Congrès intern. de derm.* de 1889, p. 899.

quées par les productions cornées ; ailleurs elles sont à nu et ne se distinguent pas d'un nævus vasculaire. La plupart sont larges comme un grain de millet ; une loupe est utile pour observer les plus fines.

Les malades n'accusent ni prurit, ni douleur ; tout se passe à froid. Nous avons pu suivre une de nos malades pendant deux ans ; elle était améliorée ; mais on ne sait pas encore si l'angiokératome guérit avec l'âge.

L'examen histologique de la lésion pratiqué par M. Mibelli, lui a montré ce qui suit :

« ..... Dans le derme papillaire il ne reste plus aucune trace du tissu conjonctif et des autres éléments réguliers de la papille ; mais on voit à leur place de larges espaces remplis d'éléments figurés du sang. Ces espaces, dont quelques-uns sont simples, les autres divisés par une ou plusieurs cloisons..... ont dans leur ensemble l'aspect d'un tissu caverneux.... Il existe dans les parties profondes de semblables lacunes vasculaires quelquefois isolées, d'autres fois en connexion avec les premières, ayant leur siège dans le derme proprement dit, et par conséquent uniquement limitées par le tissu conjonctif. Il existe aussi des cavités remplies de globules rouges dans l'épaisseur du corps de Malpighi, complètement renfermés et limités par le seul épithélium, et l'on voit également de semblables espaces dans la couche cornée, limités uniquement par les éléments de celle-ci [1]..... » En résumé chaque tumeur comprend « d'un côté un tissu vasculaire caverneux (*angiome*), et d'un autre côté une hypertrophie épidermique en forme de vrai *kératome*. » La dénomination d'*angiokératome* adoptée par M. Mibelli est donc juste. On ne peut considérer cette lésion comme une verrue télangiectasique ou angiomateuse, parce que toute verrue suppose une hypertrophie des papilles et que dans le cas actuel elles sont détruites.

Traitement. Après avoir ramolli les élevures cornées au moyen de vaseline et de cataplasmes de farine de lin, on en détache un grand nombre avec la spatule. On complète le

___

1. Mibelli, *loc. cit.*, p. 904.

décapage par des applications de savon mou (voir la technique, V, 7). Si les malades portent ensuite des gants de caoutchouc, ils se maintiennent dans un état relativement bon. On peut aussi couvrir les mains d'emplâtre à l'huile de cade. Nous avons essayé de détruire les petits angiomes, un à un, avec l'aiguille du galvano-cautère ; il faut pour cela beaucoup de patience.

Nous conseillons le traitement général de la scrofule.

8. NÆVI KÉRATIQUES. *a.* Les *ichtyoses partielles* sont des nævi kératiques (voir XVI, 5).

b. « L'apparition dans les premiers temps de la vie de certaines *kératodermies palmaires et plantaires* nous porte à les considérer comme des nævi », dit avec raison M. Hallopeau [1]. La forme héréditaire et familiale de cette affection a été signalée par M. Unna (voir I, 10).

c. M. Hallopeau a fait connaître un *nævus corné sudoripare* (moulage n° 1584). « Les lésions occupent la main et le pied droit ; ce sont des traînées de plaques dures, cornées, arrondies, entourées souvent d'une zone légèrement érythémateuse et creusées d'une ou de plusieurs cavités cratériformes que remplissent des concrétions cornées, jaunâtres, irrégulières, très dures ; on voit dans leur voisinage des dilatations d'orifices qui appartiennent aux glandes sudoripares ; on trouve tous les intermédiaires entre ces petites dilatations et les cratères signalés au centre des plaques kératodermiques ; il est de toute évidence que les plus volumineuses de ces plaques sont constituées par la confluence de plusieurs de ces dilatations sudoripares. Le processus qui a donné lieu à la production de ces lésions paraît être partout le même : dilatation des orifices sudoripares, hyperplasie et kératinisation de l'épiderme qui les tapisse et les entoure, accumulation de substance cornée dans la cavité qu'ils circonscrivent [2]. »

9. NÆVI ÉPITHÉLIAUX. On peut considérer comme tels les *épithéliomes éruptifs bénins*, dont nous nous sommes occupés

---

1. Hallopeau, *loc. cit.*, p. 8 du tirage à part.
2. *Loc. cit.*, p. 14.

longuement (VI, 5, 6), et qui répondent aux *adénomes sébacés* de MM. Balzer et Ménétrier, aux *hidradénomes éruptifs* ou *cystadénomes épithéliaux bénins* de M. E. Besnier, etc.

10. MOLLUSCUM FIBREUX. Le molluscum n'est pas un genre comprenant deux espèces : le molluscum contagiosum et le molluscum fibreux. Ces deux lésions n'ont aucun caractère commun que le terme générique évoque. La première est un épithéliome bénin, contagieux et par conséquent parasitaire ; la seconde est un fibrome à évolution spéciale, qui rentre sans conteste dans les malformations de la peau, dans les nævi, quel que soit d'ailleurs l'âge auquel il apparaisse. Et puisque le « molluscum contagiosum de Bateman » n'a jamais été décrit ni même entrevu par cet auteur (voir VI, 2), puisqu'il n'est autre que l'acné varioliforme de Bazin, il conviendrait de réserver le nom de molluscum au molluscum fibreux et de l'appeler molluscum tout court.

Le molluscum est très commun. Les tumeurs se développent successivement, à un âge quelconque ; plutôt dans l'âge adulte que dans l'enfance, car on les trouve plus souvent sur les vieillards que sur les enfants. Cela ne contredit pas leur origine congénitale. « Beaucoup de lésions de la peau, alors même qu'elles ne se *démasquent* que plus ou moins longtemps après la naissance, sont en réalité des *nævi* au sens propre du mot, c'est-à-dire des lésions *innées*, *originelles*, et pour nous le molluscum vrai est toujours dans ce cas [1]. »

Presque tous les sujets qui portent des molluscums, ont en même temps d'autres nævi, nævi pigmentaires, vasculaires, verruqueux, et aussi des verrues plates séborrhéiques ; ce qui tend à justifier l'opinion de Pollitzer (voir ci-dessus, 3). Il nous a paru que le molluscum était plus commun chez l'homme que chez la femme.

Les tumeurs sont habituellement en petit nombre. Quelques malades en sont couverts, de la tête aux pieds.

Au début, le molluscum fait une saillie globuleuse qui dépasse à peine le niveau des parties voisines. Sa base est régulièrement circulaire ; 1/2 à 2 centimètres de diamètre.

1. Besnier et Doyon, t. II, p. 313.

La tumeur a un reflet bleu très pâle, comme translucide ; elle est dépressible, il semble que le doigt qui la presse, pénètre dans le derme. En grandissant elle perd son reflet et prend la couleur de la peau voisine ; c'est alors une tumeur hémisphérique, de consistance lipomateuse et de volume quelconque, grosse comme un pois, comme une noix, comme une pomme, etc. Plus tard elle se pédiculise et se plisse à la surface ; enfin elle a l'apparence d'un petit sac vide qui ne tient plus à la peau que par un fil. C'est ce qu'on appelle le *molluscum pendulum*. Indolence parfaite ; la pression sur les tumeurs n'éveille aucune sensibilité.

L'histologie du molluscum est encore controversée. On admet généralement que c'est un fibrome mou du derme ; mais la clinique montre que ce fibrome a une évolution toute spéciale ; et les métamorphoses régressives qu'il subit spontanément, régulièrement, rendent peu probable l'existence dans la tumeur de tissu conjonctif fasciculé.

Un coup de ciseaux suffit pour faire tomber le molluscum pendulum ; cependant il est rare que les malades réclament cette intervention ; ils la refusent même quand on la leur propose. Les tumeurs gênantes par leur volume ou leur siège peuvent être enlevées facilement et sans danger.

11. XERODERMA PIGMENTOSUM. Cette dermatose a été décrite pour la première fois par M. Kaposi en 1870, et ainsi nommée par lui en 1882 [1].

Les cinq premières observations et le premier travail publiés en France sont dus à M. Vidal [2]. Il a proposé la dénomination de *dermatose de Kaposi*. M. Pick [3] a préféré le nom de *mélanose lenticulaire progressive* ; et M. Radcliffe Crocker [4], celui d'*atrophoderma pigmentosum*.

La thèse de M. Paul Archambault [5] résume les travaux antérieurs et sera lue avec intérêt.

---

1. *Wiener mediz. Jahrb.*, 1882. Trad. par Doumic, in *Ann. de derm.*, 1883, p. 30.
2. *Ann. de derm.*, 1883, p. 621.
3. *Viertelj. f. Derm.*, 1884.
4. *Med. chir. trans.*, 1884.
5. *Th. de Bordeaux*, 1890.

Le xeroderma pigmentosum est rare; il en existe cependant une soixantaine d'observations. L'affection porte habituellement sur plusieurs enfants de la même famille; quand les filles sont atteintes, les garçons sont quelquefois épargnés et réciproquement. Elle se démasque presque toujours dans les deux premières années de la vie, très rarement à l'âge adulte.

Les parties exposées à l'air, face, cou, dos et mains, sont les premières atteintes; puis le tronc et les bras sont envahis; rarement les jambes, à moins qu'elles ne soient découvertes. L'affection débute par des taches congestives de figure et de dimensions variables, auxquelles succèdent des taches pigmentaires, qui ailleurs se développent d'emblée. L'ensemble symptomatique est le suivant :

Taches pigmentaires larges comme une tête d'épingle, comme une lentille, rapprochées les unes des autres et très nombreuses. Elles tranchent sur un fond qui peut être lui-même plus pigmenté qu'à l'état normal. Taches télangiectasiques, radiées, irrégulières.

Atrophie et rétraction de la peau, sur de grandes surfaces. Elle est mince, sèche, tendue; on ne peut plus la plisser entre les doigts; de là ectropion, rétrécissement de l'orifice buccal et des narines. La peau amincie desquame en fines lamelles et se fendille. Sur ces crevasses peuvent se développer des lésions suppuratives, dues comme toujours aux organismes pyogènes de l'extérieur.

Taches blanches cicatricielles, formant de larges plaques. Toutes ces lésions réunies donnent à la peau un aspect bariolé caractéristique.

Pendant plusieurs années, l'état général n'est pas atteint; les enfants se développent comme ceux du même âge. « Puis on voit surgir, le plus habituellement sur une ou plusieurs des taches pigmentées, et de préférence sur les plus larges et les plus foncées en couleur, de petites saillies verruqueuses. Ces excroissances papillaires se coiffent d'un revêtement épithélial corné.... En arrachant cette corne, on met à nu une surface papillomateuse saignante; ce sont les premières manifestations de l'épithélioma.... Quelques-unes de ces tumeurs

peuvent tomber spontanément en laissant une ulcération qui
se cicatrice.... D'autres s'ulcèrent, envahissent les tissus
sous-jacents, détruisent les cartilages, altèrent les os, en produisant des destructions considérables en surface et en profondeur; les malades finissent par succomber, épuisés par la
multiplicité de ces cancroïdes en suppuration, ou bien, ce
qui est plus rare, par la généralisation de l'épithélioma. Sur
le même sujet, nous avons compté 18 tumeurs cancroïdales;
sur le petit malade de notre 4e observation, toute la face était
envahie et horriblement mutilée [1]. »

La durée moyenne de la vie est de dix à douze ans; cependant un malade est mort à vingt-cinq ans, un autre à quarante, et Riehl [2] cite une femme de soixante et un ans,
atteinte de xeroderma pigmentosum depuis son enfance.

Au lieu d'aboutir à des épithéliomes, ce qui est le cas habituel, les lésions cutanées peuvent se transformer en sarcomes
mélaniques ou non mélaniques. Tels sont les faits de Pick [3]
et de Elsenberg [4]. La généralisation a été observée trois fois,
une fois pour le sarcome, deux fois pour l'épithéliome.

Il n'y a pas de traitement du xeroderma pigmentosum.
Dans un important mémoire basé sur les 40 observations
alors connues, Tawlor [5] recommande d'attaquer vigoureusement les épithéliomes avec la curette, dès qu'ils se manifestent.

1. Vidal, *loc. cit.*, p. 636.
2. *Wiener med. Wochens.*, 1888.
3. *Arch. f. Derm.*, 1889.
4. *Arch. f. Derm.*, 1890, p. 49.
5. *The med. Record.*, 10 mars 1888.

CHAPITRE XXXIV

TUMEURS

1. Le mot tumeur a suivi rapidement de nos jours l'évolution des mots de la pathologie : en un demi-siècle, il a reçu trois significations de plus en plus restreintes. Pour nos maîtres, il désignait tout ce qui fait saillie. Les histologistes en ont limité l'extension aux néoplasmes non inflammatoires; et depuis l'avènement de la bactériologie, il s'applique seulement aux néoplasmes non infectieux.

Les gommes syphilitiques, les tubercules lupiques, les nodules de la lèpre, de la morve, etc., ne sont donc plus des tumeurs.

Il est des lésions que ne produit aucun parasite, aucun poison, aucune cause externe, aucune lésion antérieure de l'organisme. Elles poussent un jour, comme les dents et beaucoup d'autres choses. Telles sont les tumeurs.

Une idée profonde de Cohnheim a jeté une vive lumière sur leur pathogénie. Il les rattache à une perturbation du développement embryonnaire : des cellules embryonnaires persistent comme telles, arrêtées dans leur évolution, incluses au milieu des tissus différentiés, jusqu'au jour où un choc les réveille; alors naît un tissu parasite et soustrait à l'influence régulatrice du système nerveux.

« Un germe inclus, un nid de cellules caché au sein de l'organisme, dit M. Cristiani [1], trouvera à l'état normal une

1. Cité par Reboul, *Arch. gén. de méd.*, 1893, p. 397.

barrière infranchissable dans la résistance des tissus normaux. On pourra naître, vivre et mourir en portant dans son corps un ou plusieurs germes de néoplasmes qui, n'ayant pas trouvé un terrain favorable, n'ont pas pu se développer. Un tel individu aura été toute sa vie en puissance d'un néoplasme, mais la force de ses tissus a eu le dessus. Mais qu'une cause quelconque rende faibles les tissus porteurs de germes, ces derniers ne trouveront plus la résistance assez grande; ils pourront les vaincre, se développer, grandir; si la faiblesse du tissu ou des tissus est très grande ou générale, le néoplasme prendra des caractères envahissants et se généralisera; nous aurons des néoplasmes malins. »

L'observation clinique a démontré que beaucoup de tumeurs se développent sur des nævi. La théorie de Cohnheim explique ce fait jusqu'alors incompréhensible. « De petits nævi qui sont restés pendant vingt et trente ans avec leur volume normal peuvent, à un moment donné, s'accroître et atteindre des dimensions considérables; plus encore, ces tumeurs qui étaient on ne peut plus bénignes, peuvent prendre les caractères les plus marqués de malignité et produire des métastases et la mort. Le nævus a été dans ce cas le germe qui a pu sommeiller, tout en gardant ses caractères, pendant de longues années, pour changer de coutume à un moment donné sous l'influence d'une cause parfois inconnue, mais parfois bien connue, un traumatisme par exemple. Or un nævus n'est souvent visible que grâce au pigment que contiennent ses cellules; parfois ce pigment ne se trouve qu'en quantité minime; s'il manque, voilà tout à coup une tumeur se manifestant sur une partie saine en apparence jusque-là, sous l'influence d'une cause quelconque, comme par exemple un traumatisme. Donc l'existence ou la persistance d'un germe dans l'épaisseur d'un tissu adulte est possible, et ce germe peut donner naissance à un néoplasme, après être resté pendant de longues années sans augmenter. » (Cristiani.)

« Si les os deviennent le siège d'enchondromes, dit M. Hallopeau [1], c'est parce qu'il y reste des dépôts de tissus cartila-

---

1. *Traité élém. de path. gén.*, 4º éd., 1893, p. 509.

gineux embryonnaires. Les enchondromes de la parotide proviennent de fragments de cartilage de Meckel inclus dans la glande. Les mêmes tumeurs se développent dans le testicule parce que, pendant la période embryonnaire, des cellules cartilagineuses des vertèbres primitives se sont trouvées englobées dans cet organe situé au-devant du rachis. Les adénomes de l'aisselle proviennent, selon toute vraisemblance, de glandes mammaires accessoires que l'on trouve souvent dans cette région. S'il se développe des enchondromes dans le poumon, c'est qu'il persiste dans cet organe des îlots de cartilage embryonnaire. M. Malassez [1] explique la naissance au sein des maxillaires, loin de tout épithélium connu, de tumeurs franchement épithéliales, par la présence chez l'homme adulte et à l'état normal, autour de la racine des dents, de petites masses cellulaires qui doivent être considérées comme des débris épithéliaux de dentition ; enfin M. Tillaux [2] a émis l'opinion que le dermoïde de l'œil se développe aux dépens d'un débris du feuillet cutané de l'embryon, qui persiste après la formation du cristallin et du corps vitré et se trouve emprisonné dans l'épaisseur des membranes de l'œil. »

En traitant (VI, 6) des *épithéliomes éruptifs bénins* (hidradénomes éruptifs, cystadénomes épithéliaux bénins) nous avons dit que ces petites tumeurs épithéliales siégeaient dans le derme, sans connexion avec l'épiderme et avec les glandes. M. Török [3] leur attribue pour origine des bourgeons épithéliaux détachés des glandes sudoripares de l'embryon, bourgeons qui ont perdu leurs connexions avec l'ectoderme et sont restés inclus dans le derme.

En résumé la théorie de Cohnheim conduit à regarder comme des nævi, toutes les tumeurs (dans le sens nouveau, restreint et ci-dessus défini du mot). L'importance de cette théorie au point de vue dermatologique justifie les développements qui précèdent.

---

1. *Sur le rôle des débris épithéliaux paradentaires*, *Arch. de phys.*, 1885, p. 129 et 379.
2. *Sur la pathogénie des dermoïdes de l'œil* (*Un. méd.*, 1885).
3. *Monatsh.*, 1889.

2. Il n'est question dans ce chapitre ni de *cancer*, ni de *carcinome*. Le mot cancer n'a plus qu'une signification clinique; il désigne une tumeur maligne, quel qu'en soit le tissu. Et le carcinome de Virchow, longtemps regardé comme un fibrome alvéolaire, est aujourd'hui, pour tous les histologistes, un épithéliome alvéolaire.

ÉPITHÉLIOMES

3. Les épithéliomes ou épithéliomas sont des tumeurs formées de tissu épithélial typique ou atypique.

Le mot épithéliome est dû à Hannover (1852). Pendant longtemps il a éveillé l'idée de tumeur maligne, de cancroïde. Ce point de vue n'est plus admissible. Il est des épithéliomes qui s'ulcèrent et se généralisent; il en est d'inoffensifs; et une tumeur qui a été bénigne pendant vingt ans, peut prendre tout à coup la marche la plus funeste; donc pour les cliniciens comme pour les histologistes, le mot ne doit plus avoir qu'un sens histologique. Nous avons traité dans d'autres chapitres des épithéliomes bénins de la peau. Il nous reste à étudier ceux qui réclament une intervention décisive, et sont du ressort de la dermatologie.

La maladie de Paget — faux eczéma du mamelon et de l'aréole, qui aboutit à un épithéliome vulgaire de la mamelle — a été décrite (VII, 5).

4. Les histologistes distinguent des épithéliomes lobulés, tubulés, etc. Rien dans les caractères cliniques de la tumeur ne peut indiquer à quelle variété histologique elle appartient; rien non plus ne distingue cliniquement les épithéliomes qui naissent dans telle ou telle partie de l'épiderme, prolongements interpapillaires du corps muqueux, glandes sébacées, glandes sudoripares [1]. Cette remarque est d'autant plus importante que le contraire était admis, il y a vingt ans.

La tumeur se développe tantôt sur une lésion préexistante, tantôt sur la peau saine en apparence. Les verrues, l'acné sébacée concrète et la leucoplasie buccale sont des terrains

---

1. Voir Darier, *Arch. de méd. expér.*, 1889.

d'élection pour l'épithéliome. Très exceptionnellement, il naît sur une plaque de psoriasis, sur un lupus, etc.

On l'observe surtout après cinquante ans, et à la face, sur les faces latérales du nez, les joues, les paupières, etc.

La marche est habituellement lente; pendant dix ans et plus, il peut rester superficiel et limité; puis tout à coup il prend des allures rapides, s'étend en surface et en profondeur, s'ulcère, produit des mutilations énormes.

5. L'épithéliome superficiel de la face est une érosion large de un centimètre environ, irrégulière, saignant facilement et recouverte d'une croûte. Cette ulcération aboutit spontanément à la cicatrice d'un côté, tandis qu'elle s'étend de l'autre. Sur ses bords on voit à l'œil nu, et mieux à la loupe, de fines granulations, ayant au plus les dimensions d'une tête d'épingle, arrondies, pâles, translucides.

Les unes restent distinctes, les autres en se confondant forment un bourrelet mince, linéaire, également pâle et translucide. Ces granulations, dites globes épidermiques, perles épithéliales, etc., sont caractéristiques de l'épithéliome à toutes ses périodes. Elles peuvent en être le seul symptôme, précéder de longtemps l'ulcération; et on les retrouve sur le bord des ulcères anciens.

L'épithéliome qui naît sur une verrue, ou un nævus, etc., a d'autres caractères, tant qu'il n'a pas envahi la peau voisine. Toute ulcération de la lésion primitive doit donc être tenue pour suspecte et traitée en conséquence.

L'épithéliome perlé, superficiel, que nous venons de décrire, peut exister pendant des années sans induration du fond et des bords. Mais tôt ou tard elle se produit; et dès qu'elle est notable, la lésion entre dans le domaine de la chirurgie.

A un degré plus avancé, l'épithéliome a les caractères suivants : ulcération de dimensions quelconques en surface et en profondeur, saignant facilement; fond induré, bords indurés et renversés. L'infiltration des bords par le néoplasme forme autour de l'ulcère un bourrelet dur, saillant, large de deux ou trois centimètres et presque pathognomonique.

L'épithéliome superficiel, quelle que soit sa durée, ne

retentit ni sur les ganglions, ni sur l'état général ; et il peut
en être ainsi pendant longtemps, alors même que l'ulcération
a détruit la moitié de la face.

6. L'épithéliome profond se présente sous forme d'une
tumeur grosse comme un pois, comme une noisette, comme
une noix, dure, bien limitée, peu saillante ; elle semble hypodermique, mais fait corps avec la peau, qui ne se déplace
qu'avec elle. Au bout de quelques mois ou de quelques
années, la peau rougit et s'ulcère. J'ai vu cette lésion, à la
verge, simuler un chancre induré géant ; l'erreur, bien
entendu, ne peut durer qu'un instant.

7. *Traitement.* Nous avons dit qu'un épithéliome superficiel, limité, bénin en apparence depuis dix ans et plus pouvait prendre tout à coup, sans cause appréciable, une marche
rapide et funeste. Les topiques irritants, les caustiques superficiels, les opérations incomplètes sont souvent cause de ce
changement d'allure.

Il ne faut pas toucher à un épithéliome, ou il faut l'enlever,
le détruire complètement. Ici comme ailleurs, les demi-
mesures aggravent le mal.

L'iodure de potassium active manifestement la marche du
néoplasme. Quand le diagnostic est douteux, le traitement
d'épreuve ne doit donc pas être prolongé au delà de deux ou
trois semaines.

Un pansement convenable peut améliorer les ulcérations
épithéliomateuses, mais aucun agent ne possède à leur égard
d'action spécifique, pas plus l'aristol que le chlorate de
potasse.

Pour enlever un épithéliome superficiel, la curette est
supérieure à tout le reste. Il faut la manier vigoureusement,
sans crainte de trop enlever ; les bords surtout doivent être
raclés avec soin. Pansement à l'iodoforme, ou au salol, à
l'aristol, au sous-nitrate de bismuth, si le malade craint
l'odeur de l'iodoforme. La guérison est rapide, la cicatrice
excellente. Si le curettage a été insuffisant, on voit bientôt
quelques perles épithéliales renaître sur les bords de la cicatrice ; on les enlève facilement et presque sans douleur.
Quand la curette est bien maniée, elle transforme l'épithé-

liome en plaie simple; il est donc inutile de lui adjoindre le
galvano-cautère ou les caustiques chimiques qui ne font que
retarder la guérison et exposent à une cicatrice vicieuse.

A défaut de curette nous recommandons la pâte de Vienne.

Lorsque le fond et les bords de l'ulcération sont indurés,
la curette est insuffisante, parce qu'elle ne peut tout enlever.
L'ablation au bistouri est le seul traitement efficace; l'épithéliome ressortit à la chirurgie.

SARCOMES

8. Le sarcome est une tumeur formée de tissu conjonctif
embryonnaire. Quand ce tissu a subi dans la tumeur un
commencement d'évolution, elle n'en est pas moins un sarcome; et il en est de même quand elle contient à côté de
cellules embryonnaires, des éléments différentiés. Anatomi-
quement les sarcomes ne se distinguent pas des bourgeons
charnus, des néoplasmes infectieux, des néoplasmes du
mycosis fongoïde. Leur étude soulève des questions d'histologie et d'embryologie difficiles, controversées; et dans les
travaux récents on trouve sur ces tumeurs des opinions divergentes.

Au point de vue clinique, la sarcomatose cutanée n'est pas
une espèce; c'est un groupe complexe, dans lequel un petit
nombre de types ont été distingués.

Les sarcomes de la peau sont primitifs ou secondaires,
mélaniques ou non mélaniques.

9. *Sarcomatose non mélanique, primitive de Kaposi.* Décrite
pour la première fois par M. Kaposi, en 1872. Elle débute
par les mains et les pieds, sur les deux faces; puis elle gagne
les membres, le tronc et la face. Des tumeurs ont été observées dans la cavité buccale et dans le pharynx. Au bout de
quelques années (3 à 5), généralisation aux viscères et mort.
Les tumeurs sont grosses comme un pois, comme une noisette, rouge brun ou rouge bleuâtre; ailleurs elles forment
des nappes diffuses. Quelques tumeurs disparaissent spontanément et laissent après elles une cicatrice pigmentée. « Les

plaques, constituées par des groupes de nodosités, s'atrophient
également au centre, et forment ainsi plus tard une dépression cicatricielle, pigmentée, centrale, entourée d'un bourrelet déchiqueté, induré, rouge brun, recouvert de squames
dures et sèches. D'autres nodosités se ramollissent, mais elles
ne s'ulcèrent jamais. » (Kaposi [1].)

Elles contiennent un grand nombre de vaisseaux de nouvelle formation, qui se rompent facilement. Le sang épanché
subit les métamorphoses habituelles ; de là la pigmentation
des tumeurs, qui les a fait quelquefois confondre avec les sarcomes mélaniques. Leur implantation est intradermique ou
hypodermique.

Dans son excellente thèse sur « la sarcomatose cutanée »,
M. Perrin [2] signale deux autres formes de sarcomatose non
mélanique, primitive. Dans la première les tumeurs épar-
gnent les mains et les pieds. Dans la seconde il n'existe
qu'une seule tumeur pendant un certain temps ; puis généralisation des néoplasmes à toute la surface cutanée.

En 1879, dans le service de Vidal, que je suppléais comme
médecin du Bureau central, j'ai observé un exemple de la
première forme. Femme âgée ; bon état général ; tumeurs
nombreuses, irrégulières, grosses en moyenne comme une
noisette, de couleur jaune ; les mains et les pieds étaient
épargnés. J'ai pu seulement pratiquer une biopsie et faire
prendre une chromographie sur cette malade, qui m'a échappé
au bout de quelques jours.

10. *Sarcomatose non mélanique, secondaire.* Les tumeurs de
la peau sont dues à la généralisation d'une sarcomatose vis-
cérale. M. Perrin n'a pu en réunir que cinq observations.
J'en ai vu dans ma clientèle un cas dont voici le résumé :

Sarcome de l'utérus propagé au vagin ; pleurésie hémorragique double, due sans doute à des sarcomes de la plèvre ;
épanchements très abondants pour lesquels j'ai dû pratiquer
plusieurs fois la thoracentèse ; reproduction des épanchements ;
dans les dernières semaines de la vie, sarcomes de la paroi

1. 2ᵉ éd. franç., t. II, p. 643.
2. *Th. de Paris,* 1886.

thoracique gros comme une noisette, arrondis, sensibles à la pression, en petit nombre ; leur base semble hypodermique ; la peau qui les recouvre, leur adhère, se déplace avec eux et a conservé sa couleur normale.

Les observations analysées par M. Perrin ressemblent à la nôtre par l'âge des malades, quarante à quarante-cinq ans, ainsi que par le siège et le volume des tumeurs [1].

11. *Sarcome mélanique primitif de la peau.* Les tumeurs mélaniques ou mélano-pigmentaires sont bien distinctes des hémato-pigmentaires. Dans le second cas, la pigmentation est due à la destruction des globules sanguins épanchés et à la transformation de leur matière colorante. Dans le premier cas, la coloration est produite par des grains de mélanine, matière colorante qui, à l'état normal, se trouve dans la couche basilaire du corps muqueux, l'iris, la choroïde et la rétine. Les mélano-sarcomes primitifs siègent donc exclusivement dans la peau ou le globe de l'œil.

Le mélano-sarcome primitif de la peau est rare. M. Perrin en a réuni 16 observations. Quelques autres ont été publiées depuis lors. Cette année, à notre cours, nous en avons présenté un cas typique qui est encore dans notre service.

La tumeur est toujours unique, du moins pendant longtemps. Siège quelconque : face, tronc, extrémités. Volume d'une noix, d'une mandarine au plus ; large base d'implantation ; fait corps avec la peau et se déplace avec elle ; consistance dure, surface bosselée.

Couleur bleuâtre, sépia, absolument noire en certains points. Un peu de sensibilité à la pression ; pas de douleurs spontanées.

L'ulcération, quand elle se produit, paraît être le résultat d'irritation artificielle, d'intervention intempestive. Elle fournit un liquide noirâtre qui tient en suspension des grains de même couleur et que l'on a comparé à de la poudre détrempée.

La généralisation aux viscères est constante au bout de quelques années ; elle se fait par les lymphatiques. Des tumeurs cutanées nouvelles peuvent aussi se produire autour de la

---

1. *Thèse* citée, p. 115.

tumeur primitive. On a observé la régression spontanée de quelques-unes.

Le mélano-sarcome primitif se développe presque toujours sur un nævus. Les 16 observations analysées par M. Perrin donnent pour l'âge et le sexe : 21 à 56 ans; 10 hommes et 6 femmes. Notre malade est un homme de soixante-treize ans; il a sur la peau des nævi de différentes espèces; le mélano-sarcome qu'il porte sur la joue a débuté, il y a cinq ans, sur un nævus.

Le seul traitement possible est l'ablation de la tumeur; mais doit-elle être pratiquée? Les ablations chirurgicales les plus complètes ont toujours été suivies d'une généralisation rapide, et Busch a écrit un mémoire [1] « *Sur le danger d'extirper les tumeurs mélaniques de la peau* ». Nous n'avons pas à discuter une opération qui ressortit à la chirurgie.

12. *Sarcome mélanique secondaire*. En principe, ne peut succéder qu'à un mélano-sarcome de l'orbite. En fait, M. Perrin n'en a trouvé qu'une observation [2]. Elle est due à Wickam Legg. Et il ne s'agit même pas de tumeurs secondaires; l'auteur mentionne seulement « une pigmentation générale de la peau, plus marquée à la face et au cou, rappelant la coloration du nitrate d'argent ».

MYÔMES

13. Les myômes sont formés de fibres musculaires lisses; ce sont des *liomyômes* (de λεῖος, lisse, poli). Lebert, le premier, en 1852, les a distingués des fibromes, avec lesquels ils étaient confondus. Les myômes de la peau sont de deux ordres.

Les uns, *myômes dartoïques* de Besnier, forment des tumeurs grosses comme une noix, comme le poing, habituellement solitaires, siégeant à la région mammaire, au scrotum, à la grande lèvre.

Les autres, *dermato-myômes* ou *myômes éruptifs* de Besnier,

1. *Berliner klin. Wochens.*, 1880, n° 16.
2. *Thèse* citée, p. 288.

sont très rares. Cinq observations seulement ont été publiées.

« Le premier fait... a été montré par Verneuil à la Société anatomique en 1858 [1]. Les tumeurs avaient été recueillies sur un cadavre livré aux dissections. »

« La première observation, à la fois clinique et histologique, celle qui a servi véritablement à constituer l'espèce *dermatologique* », appartient à M. E. Besnier [2] (moulage n° 578).

« L'âge des sujets atteints de myômes cutanés généralisés a varié de vingt-sept à soixante ans et au-dessus; aucune condition causale n'a pu être relevée. Quatre malades sur cinq appartenaient au sexe féminin.

Dans tous les cas, l'évolution est lente et se fait par années. Les éléments initiaux sont représentés par une tache lenticulaire, une papule légère, « un petit bouton rouge », et dans le cas de Brigidi et Marcacci, par une petite « tache ecchymotique ». Habituellement les tumeurs sont indolentes à toutes les périodes; à peine un peu prurigineuses; elles étaient au contraire extraordinairement douloureuses *à la pression*, dans notre fait personnel, et le siège de *douleurs spontanées* à forme paroxystique dans le cas d'Arnozan et Vaillard, ainsi que dans le premier fait de Jadasshon, bien qu'à un moindre degré....

L'évolution des myômes éruptifs est lente, prolongée, successive; une fois produites, les tumeurs persistent indéfiniment, au même degré, après avoir atteint un volume toujours restreint, dont le plus considérable a été comparé à celui d'une noisette. Elles sont principalement lenticulaires ou pisiformes; rosées, rouges ou de coloration normale. Elles ne paraissent astreintes à aucune systématisation, sauf leur *alignement* partiel dans certains cas.

Leur *diagnostic* s'établit aisément par exclusion; dans les cas ambigus, l'examen biopsique pourra.... confirmer le diagnostic.

La *bénignité* de ces dermato-myômes est absolue; leur indo-

---

1. *Bull. de la Soc. anat.*, p. 373.
2. *Ann. de derm.*, 1880, p. 25, et 1885, p. 321. — « La partie histologique des deux mémoires est due à Balzer. » — 2ᵉ éd. franç. de Kaposi, t. II, p. 346.

lence habituelle en rend le *pronostic* fort bénin. Il ne faut faire réserve que pour les cas à douleurs *spontanées* paroxystiques, lesquels sont des plus pénibles; ils peuvent être extirpés ou détruits, sans aucune crainte de récidive ; ils n'ont aucune tendance ulcérative.

Il est inutile de dire que leur traitement médical n'existe pas. Nous supposons que l'on pourra soulager ou supprimer la douleur des myômes cutanés en les soumettant aux scarifications interstitielles convenablement pratiquées, ainsi qu'on le fait, à la proposition de Vidal, pour les chéloïdes hyperalgésiques. » (E. Besnier [1].)

1. 2ᵉ éd. franç. de Kaposi, t. II, p. 353.

CHAPITRE XXXV

XANTHOMA

1. Rayer (1835) a signalé cette affection aux paupières, sous le nom de *plaques jaunes folliculeuses*. Elle a été décrite par Addison et Gull (1851), sous le nom de *vitiligoïdea*; par Erasmus Wilson (1867), sous le nom de *xanthelasma*; par Frank Smith (1869) sous le nom de *xanthoma* de (ξανθος, jaune), qui a prévalu.

Addison et Gull ont distingué deux variétés anatomiques de xanthoma : le *x. planum* et le *x. tuberosum*. M. Er. Besnier admet une troisième variété : le *x. en tumeurs*.

2. Au point de vue clinique MM. Feulard et Wickham [1] distinguent un x. localisé et un x. généralisé. Il y a des formes intermédiaires.

Le x. localisé est très commun sur les paupières, chez les personnes d'un certain âge. Il est habituellement symétrique. C'est une tache jaune-paille ou jaune-chamois, allongée, à contour net mais non géométrique. La peau est souple, non épaissie (xanthoma planum). Sur les taches se développent des élevures solides de même couleur, grosses comme une tête d'épingle (xanthoma tuberosum). Il n'y a ni prurit, ni douleur, ni rougeur; cela dure toute la vie [2].

Le xanthoma circonscrit peut occuper une région quelconque et se développer à un âge quelconque. Des élevures jaunes, solides, grosses comme une lentille, sont groupées en grand nombre sur les fesses, sur les genoux, dans le sens

---

1. *Dict. encycl.*, art. *Xanthoma*.
2. C'est le Dachsauge (œil de blaireau) des Allemands.

28

de l'extension, etc. A la paume des mains, lieu d'élection, le xanthoma est plan et dessine en jaune les plis de la peau.

Nous avons vu sur le cuir chevelu d'un enfant de quelques mois, trois taches de xanthoma planum, irrégulièrement arrondies, larges comme une pièce de 50 centimes et d'un beau jaune de soufre.

Le xanthoma généralisé se développe dans l'enfance. Les lésions ont une certaine symétrie; elles siègent de préférence autour des orifices naturels, sur les fesses, sur les sommets des genoux et des coudes. Les tubérosités atteignent le volume d'une noix, d'un œuf de poule; elles sont implantées dans le derme, dans l'hypoderme, sur les tendons, sur le périoste (xanthoma en tumeurs).

Des taches avec ou sans élevures miliaires existent aussi sur les muqueuses bucco-pharyngiennes, vulvaire, vaginale. On en a même signalé, à l'autopsie, sur les bronches, les séreuses, l'endocarde, l'endartère [1].

La mort n'est jamais le résultat du xanthoma. Quels que soient l'étendue et le degré des lésions, elles ne portent aucune atteinte à l'état général. La première observation de xanthoma généralisé, en tumeurs, est due à M. Carry [2].

3. La peau des xanthomateux présente souvent une coloration jaune pâle, diffuse, qui a été confondue avec l'ictère et que M. Er. Besnier en a nettement distinguée. L'existence de cette *xanthochromie* nous paraît indiscutable. Elle prédomine à la paume des mains; elle n'est accompagnée ni de coloration des conjonctives, ni de pigment biliaire dans l'urine.

4. Xanthochromie à part, il existe entre l'ictère et le xanthoma une relation que Hilton Fagge et Murchison ont signalée les premiers. Un bon nombre de xanthomateux n'ont pas et n'ont jamais eu d'ictère; mais l'ictère se rencontre dans plus de la moitié des cas de xanthoma. Donc le lien existe. En quoi consiste-t-il? On l'ignore.

Malgré les intéressants travaux de MM. Chambard,

---

1. Comment a-t-on distingué en pareil cas le xanthoma de l'athérome? On a négligé de le dire.
2. *Ann. de derm.*, 1880, p. 75.

Balzer, etc., on ne peut encore donner au xanthoma une formule histologique précise. Les néoplasmes sont formés de tissu conjonctif, à divers degrés de développement, et de cellules graisseuses (xanthélasmiques). M. Chambard a signalé autour des plaques une endopériartérite oblitérante quelquefois très accusée, qui mériterait de fixer l'attention.

L'étiologie est inconnue.

Le traitement est nul.

5. *Xanthoma diabeticorum*. Sous ce nom on a confondu deux choses distinctes : le xanthoma vulgaire, ci-dessus décrit, développé chez un diabétique, et la dermatose que M. Malcolm Morris a fait connaître [1]. Elle est rare, à Paris du moins. Elle se développe rapidement comme une éruption aiguë, procède par poussées successives et se termine par résolution. Les éléments éruptifs sont des élevures solides miliaires ou pisiformes, rouges à la base, jaunâtres au sommet, entourées d'une aréole congestive, prurigineuses et douloureuses à la pression. L'affection est plus ou moins généralisée. Le malade est diabétique.

Est-ce là une variété de xanthoma ou une maladie différente? Les avis sont partagés. M. Er. Besnier a présenté à la réunion des médecins de l'hôpital Saint-Louis [2] un cas de xanthoma diabeticorum, et soutient l'identité de cette affection avec le xanthoma vulgaire [3].

Voir aussi l'observation de M. A. R. Robinson, et les chromographies qui s'y rattachent [4].

---

1. *Trans. of the path. Soc. of London*, 1883. Voir aussi le rapport fait à la Société pathologique de Londres par Radcliffe Crocker et Sangster, sur le mémoire de Malcolm Morris.

2. *C. R.*, 1888-89, p. 104.

3. 2e éd. franç. de Kaposi, 1893, t. II, p. 333.

4. *Atlas intern. des mal. rares de la peau*, 1890, II.

CHAPITRE XXXVI

SCLÉRODERMIE

1. Sclérodermie ne veut pas dire sclérose du derme. La sclérose soit atrophique soit hypertrophique du derme est une lésion commune à plusieurs dermatoses. La sclérodermie est indépendante de toute lésion antérieure de la peau.

Elle a été décrite pour la première fois par Alibert, en 1817[1], sous le nom de *sclérémie des adultes*. C'est M. Er. Besnier[2] qui a rendu à Alibert ce qui lui appartient. Thirial, en 1845[3], appela *sclérème des adultes* la sclérémie d'Alibert. Tous deux confondirent d'ailleurs ce qu'ils appelaient sclérème ou sclérémie chez l'adulte avec ce qu'on appelait du même nom chez le nouveau-né; la confusion a duré jusqu'à Parrot[4].

La dénomination de sclérème, imaginée par Chaussier pour désigner l'œdème des nouveau-nés, avait été étendue à l'*endurcissement du tissu cellulaire*, décrit pour la première fois par Undervood[5]. Parrot l'appelle *endurcissement athrepsique des nouveau-nés*, parce qu'on ne le rencontre jamais que dans l'athrepsie. « La peau... se tend... et sa surface devient remarquablement unie; elle perd toute souplesse et il est absolument impossible de la séparer des parties sous-jacentes avec lesquelles il semble qu'elle soit intimement unie. Cette modification commence par les membres inférieurs; la région lombaire est ensuite envahie, puis la partie

1. *Nosologie naturelle.*
2. *Ann. de derm.*, 1880, p. 82.
3. *Jour. de méd. de Trousseau*, 1845, p. 137.
4. *L'Athrepsie*, 1877, p. 123.
5. *Traité des mal. des enfants*, p. 728. Traduit par Eusèbe de Salle, sur la 7ᵉ éd. anglaise. Paris, 1823.

postérieure du tronc et finalement le corps entier, la face y comprise. Chaque jour on voit la tension et la dureté de la peau faire des progrès, et bientôt en la touchant on a la sensation que donne un cuir épais. Il semble que toutes les parties molles soient figées et que l'on ait sous les yeux un corps en bois ou de marbre; aussi le premier observateur qui vit un enfant affecté de la sorte, imagina naïvement que sa mère avait eu un regard de statue. Le tégument ne se laisse pas déprimer par la pression du doigt et sa teinte devient légèrement bleuâtre ou livide. Immobilisés par cet état rigide qui ne peut être vaincu spontanément, les membres restent dans l'extension et n'étaient certains mouvements du thorax et de la face que l'on observe encore, on pourrait croire que le corps est en rigidité cadavérique. » (Parrot[1].)

Les termes *sclérémie* et *sclérème* qui désignaient, en les confondant, trois choses aussi différentes que l'œdème des nouveau-nés, l'endurcissement athrepsique et la sclérodermie devraient donc être abandonnés.

La dénomination de *sclérodermie* appartient à Gintrac[2].

2. La sclérodermie est généralisée ou circonscrite, hypertrophique ou atrophique; elle s'accompagne ou ne s'accompagne pas de lésions pigmentaires et de mutilations. Au point de vue clinique, on en distingue trois formes ou variétés sur les noms desquelles l'accord n'est pas fait. Ces formes peuvent d'ailleurs se combiner; et il existe entre elles des intermédiaires.

3. *Sclérodermie hypertrophique diffuse.* Sclérodermie œdémateuse de Hardy. Sclérémie de Besnier[3]. Sur de grandes surfaces, la peau est épaisse, rigide, lisse et tendue. Elle ne se laisse pas plisser entre les doigts. On dirait un œdème dur; mais la pression ne laisse pas d'empreinte. A la face, cette tuméfaction rigide change l'expression de la physionomie; au cou, elle gêne les mouvements d'ascension du

1. *Loc. cit.*, p. 116.
2. *Journ. de méd. de Bordeaux*, 1847.
3. M. Er. Besnier réserve exclusivement pour cette forme particulière de sclérodermie, le nom de sclérémie qui a donné lieu à tant de confusions. Cela oblige à commenter le terme, toutes les fois qu'on l'énonce.

larynx; au thorax, elle efface les espaces intercostaux; la
poitrine est comme serrée dans une cuirasse qui entrave les
mouvements respiratoires. Les seins semblent de marbre.
« Il est fréquent, dit M. Bouttier [1], d'y voir la lésion se
limiter nettement autour de l'aréole qui reste alors indemne
et garde sa souplesse; si l'aréole est atteinte, le mamelon
peut paraître déprimé et enfoncé au milieu des tissus hyper-
trophiés. » Les membres sont surtout envahis du côté de
l'extension. La lésion porte sur la langue, sur le vagin.

L'invasion peut être rapide; en quelques jours une grande
partie de la surface cutanée est envahie, ou bien il se produit des poussées successives.

Au bout de quelques semaines ou de quelques mois, le
processus aboutit soit à la guérison, soit à l'atrophie. Ces
deux modes d'évolution coexistent sur le même individu.
L'atrophie porte à la fois sur le derme et les parties profondes. La peau lisse, amincie, rétractée, semble collée sur
les os; il est impossible de la saisir, de la plisser entre les
doigts. De là pour la face, les membres, des déformations
et des impotences fonctionnelles. L'atrophie n'est pas uniforme; il s'y joint des bandes ou brides d'apparence cicatricielle.

La langue participe à l'atrophie scléreuse.

Les lésions pigmentaires et les troubles de la fonction sudorale ne sont pas rares.

Les ulcérations se produisent facilement à la suite des
traumatismes sur une peau mince et tendue; ailleurs elles se
développent spontanément.

Au lieu de succéder à l'hypertrophie, l'atrophie peut se
montrer d'emblée. Il existe donc une *sclérodermie atrophique
diffuse*, tantôt primitive, tantôt consécutive à la forme hypertrophique.

4. *Sclérodermie en plaques*. La sclérodermie en bandes et
la morphée d'Erasmus Wilson en sont des variétés.

Habituellement peu nombreuses, les plaques ont un siège,

---

1. *De la sclérodermie*, p. 49. *Th. de Paris*, 1886. C'est le meilleur travail d'ensemble qui ait été publié sur la matière.

une forme et des dimensions quelconques. Elles donnent la sensation d'une peau congelée, d'un morceau de parchemin ou de carton enchâssé dans le derme. Cette sensation cesse brusquement au bord de la plaque, quelquefois plus élevé et plus dur que la partie centrale.

Ailleurs, sur le même malade, se développent des bandes sclérodermiques, d'apparence cicatricielle, qui peuvent aussi exister seules. Aux membres, elles occupent surtout le côté de l'extension et entraînent des attitudes vicieuses. Les troubles vaso-moteurs, pigmentaires, qui accompagnent la sclérodermie indiquent son origine trophonévrotique.

La plaque scléreuse est quelquefois précédée par une tache congestive ou pigmentaire; plus tard elle devient leucodermique, d'un blanc mat « couleur de vieille cire blanche légèrement jaunie ». Elle est bordée par un anneau pigmenté et plus en dehors par un anneau bleu ou lilas. C'est le *lilac-ring* des auteurs anglais.

Cette succession de couleurs donne à la lésion un aspect élégant et caractéristique. Telle est la *morphée* d'Erasmus Wilson[1] ou kéloïde d'Addison[2] (qu'il ne faut pas confondre avec la kéloïde actuelle). La morphée[3] est donc simplement une plaque de sclérodermie encadrée d'un anneau lilas. Mais il convient de garder un mot rapide et commode qui rappelle la description de l'illustre dermatologiste anglais.

La mélanodermie, la leucodermie et le vitiligo existent sous forme de taches irrégulières dans les intervalles des plaques. Des phénomènes hyperesthésiques précèdent quelquefois leur développement. Plus tard on ne constate à leur surface ni analgésie, ni anesthésie d'aucune sorte.

« La régression curative et la restitution *ad integrum* sont dans le plan normal de la morphée, ainsi que dans celui de la plupart des scléroses limitées à la peau (derme et hypoderme) et partielles. Mais cette régression est toujours lente à venir, et la durée se compte par années, pouvant exceptionnellement être de vingt ans et plus. Quand les plaques sont mul-

---

1. *On Diseases of the Skin.*, 1867, p. 672.
2. *Med. chir. Transact.*, 1854, p. 27.
3. μορφη, ης (η), figure, image, beauté.

tiples, elles peuvent évoluer successivement, l'une se guérissant quand l'autre progresse, exactement comme dans l'alopécie en aires. Durée moyenne de chaque élément : un à trois ans.

Quand la régression commence, l'anneau lilas pâlit et s'éteint; le bord dur persiste longtemps, mais la lame lardacée s'assouplit, se fond et il finit par ne rester qu'un peu de pigmentation, et quelques télangiectasies superficielles. Nous n'avons souvenir, dans nos propres observations, que d'un seul cas dans lequel les altérations aient persisté *sur place*, au delà de trois années [1]. »

M. Hallopeau a communiqué à la Société de dermatologie [2] une intéressante observation de morphée, dans laquelle la guérison des plaques était annoncée par une tache congestive puis pigmentaire, qui se substituait à la surface décolorée.

Toutes les plaques sclérodermiques n'évoluent pas de la même manière. Sur le même malade, à côté de celles qui s'effacent, on en voit d'autres aboutir à une atrophie indélébile.

5. *Sclérodermie mutilante.* Quand elle occupe les doigts, c'est la sclérodactylie de Ball. Les lésions sont symétriques mais non simultanées. Des troubles vaso-moteurs (asphyxie locale), des panaris, des bulles, des ulcérations et des gangrènes trophonévrotiques précèdent la sclérose ou l'accompagnent. Les doigts s'effilent, s'amincissent; la peau tendue semble collée sur les os; enfin une ou plusieurs phalanges disparaissent par atrophie ou laissent en tombant une ulcération qui se cicatrise. Les mêmes lésions ont été observées plus rarement aux membres inférieurs.

Des mutilations beaucoup plus étendues peuvent atteindre les extrémités. Elles ne diffèrent des précédentes que par le degré et ne doivent pas en être disjointes.

6. *Etiologie.* La sclérodermie, sous toutes ses formes, est assez rare. Les trois quarts à peu près des observations

---

1. E. Besnier et A. Doyon, 2e éd., t. II, p. 113.
2. *Bull.*, 1893, p. 33.

publiées se rapportent à des femmes. A partir de la troisième
année, elle se développe à tout âge; surtout de vingt à quarante ans. L'ensemble de ses caractères cliniques indique
nettement son origine trophonévrotique; mais en l'absence
de données anatomo-pathologiques, on ne peut dire si la
lésion causale siège dans les nerfs périphériques ou dans les
centres; on ne connaît pas non plus la nature de cette lésion.

Dans une thèse intéressante sur « l'anatomie pathologique
et la nature de la sclérodermie », M. Méry [1] signale l'existence d'une endopériartérite très accentuée au niveau des
plaques sclérodermiques, et conclue ainsi : « Les lésions vasculaires jouent dans la sclérose de la peau le même rôle que
dans les scléroses viscérales; elles forment la lésion primitive qui entraîne la sclérose à sa suite; elles sont le lien ana-
tomo-pathologique commun de toutes les scléroses cutanées [2]. »
Ce point de vue appelle de nouvelles recherches; mais quels
que soient leurs résultats, l'origine trophonévrotique de la
plupart des sclérodermies n'en restera pas moins certaine. La
sclérose des petites artères est peut-être, comme celle de la
peau, sous la dépendance d'une lésion du système nerveux.

Nos devanciers opposaient la sclérodermie à la lèpre. La
question se pose aujourd'hui en d'autres termes. Dans les
pays où la lèpre est endémique, elle produit plusieurs formes
de sclérodermie, surtout la forme mutilante; et d'autre part
on sait maintenant que la lèpre existe là où on ne s'en dou-
tait pas (voir XXX, 10). Il est donc possible que certaines
sclérodermies indigènes soient lépreuses, il s'agit de les distinguer de celles qui ne le sont pas. Parmi les anciens éléments de diagnostic, quelques-uns ne sont plus valables; il
s'agit d'en trouver d'autres.

7. *Traitement.* Il est nul quant à présent. On a conseillé les
douches chaudes, les courants continus, la faradisation. Ici
comme ailleurs, la connaissance de la marche naturelle de la
maladie, de ses régressions spontanées, doit mettre en garde
contre les illusions thérapeutiques.

1. Méry, *loc. cit.*, p. 95.
2. *Th. de Paris*, 1889.

CHAPITRE XXXVII

AINHUM. —
RÉTRACTION DE L'APONÉVROSE PALMAIRE. —
MAL PERFORANT. — HÉMIATROPHIE FACIALE. —
ASPHYXIE LOCALE. — ÉRYTHROMÉLALGIE.

1. Aïnhum. On dit que le mot « appartient au langage des nègres africains de la tribu des Nagos, et répond au sens de couper, de scier » [1]. L'aïnhum a été décrit pour la première fois par le D[r] Da Silva Lima (de Bahia) en 1867 [2].

A la base du 5e orteil se développe, sans cause appréciable, un sillon transversal dont le fond est occupé par une corde fibreuse. Le sillon grandit de manière à former une circonférence entière, et il creuse comme sous l'action d'une ligature dont la constriction augmente. Enfin au bout de quelques années, l'orteil tuméfié se détache, laissant après lui une cicatrice ou une ulcération qui guérit bientôt. Le 5e orteil du côté opposé est souvent atteint après son congénère; le 4e l'est plus rarement; sur les autres orteils, la lésion est exceptionnelle.

On a dit que l'aïnhum était exclusivement propre aux orteils, à l'âge adulte et à la race noire. Cela est excessif. En quoi diffère-t-il des amputations spontanées intra-utérines, dites *amputations congénitales*? Uniquement en ce que celles-ci portent sur une portion quelconque des membres et atteignent les blancs comme les noirs. M. Fontan [3] conclut de

---

1. Leloir et Vidal, p. 47.

2. Traduct. par Leroy de Méricourt, in *Arch. de méd. nav.*, 1867, p. 128 et 206.

3. La question de l'aïnhum, in *Arch. de méd. nav.*, 1882, t. XXXVII, p. 177. Ce travail est un des plus instructifs qui aient paru sur la matière.

l'analyse des faits publiés que l'aïnhum n'est pas spécial à la race nègre. M. Bouttier [1] arrive à la même conclusion et rapproche avec raison cette maladie de la sclérodermie. Pour nous, la sclérodermie mutilante est un genre dont la sclérodermie annulaire est une espèce. L'aïnhum et les amputations dites congénitales sont des sclérodermies annulaires. Leur cause est-elle identique ou différente ? On l'ignore, puisque de part et d'autre cette cause est inconnue.

Le *traitement* est nul. Le D[r] Da Silva Lima dit que sur deux malades il a enrayé le processus par l'incision transversale de la corde fibreuse, au fond du sillon.

2. Rétraction de l'aponévrose palmaire. Signalée d'abord par Alibert [2], puis décrite par Dupuytren [3], elle a depuis lors occupé surtout les chirurgiens. Une bride fibreuse longitudinale se développe dans la paume de la main et entraîne la flexion permanente du 5e doigt. La 1re phalange est fléchie sur le métacarpe; la 2e phalange sur la 1re; la 3e reste libre. Le 4e doigt est envahi après le 5e, à un moindre degré. L'affection est habituellement symétrique, mais les deux côtés ne sont pas atteints en même temps. Il suffit de palper la bride fibreuse pour constater qu'elle fait corps avec le derme et les parties sous-jacentes. C'est ce que plusieurs autopsies ont vérifié. Il ne s'agit donc pas d'une *rétraction de l'aponévrose palmaire*, et il s'agit encore moins d'une rétraction des tendons fléchisseurs. La lésion consiste, comme l'avait vu Gerdy, dans une hypertrophie fibreuse dermique et sous-cutanée, à laquelle participe l'aponévrose palmaire. En d'autres termes, c'est une sclérose hypertrophique du derme et de l'hypoderme, ou mieux encore une *sclérodermie en bride, systématisée au département du nerf cubital*. J'enseigne cela depuis longtemps; et j'appelle sur ce point de vue l'attention des dermatologistes. Les cas où l'un des trois premiers doigts est atteint, sont extrêmement rares; un autre nerf est alors en cause.

Frappé de la localisation du processus, j'ai recherché sur

1. *Thèse* citée, p. 155.
2. *Monogr. de derm.*, 1832, p. 16.
3. *Leçons de clin. chirurg.*, 1839, t. IV.

mes malades d'autres signes pouvant indiquer une affection
du cubital. Le plus souvent je n'ai rien trouvé; mais parfois
j'ai constaté des douleurs ou d'autres sensations anormales
sur le trajet du nerf. Ces phénomènes hyperesthésiques sont
d'ailleurs peu prononcés, et le malade n'en parle pas, à moins
qu'on ne l'interroge. Dans un seul cas, chez un saturnin, les
douleurs étaient assez marquées pour que le malade s'en
plaignît. Quand l'affection succède à un traumatisme dans
le département cutané du nerf cubital, l'idée d'une névrite
ascendante se présente à l'esprit; mais à cet égard les faits
précis nous manquent.

Damaschino a observé la rétraction de l'aponévrose palmaire dans le tabes. On a signalé sa coïncidence avec le
mal perforant. Tout cela tend à prouver qu'elle est une trophonévrose, une variété de sclérodermie. Il reste à déterminer
la lésion du système nerveux qui tient cette sclérodermie
sous sa dépendance. A ce propos nous ne parlons pas de
l'arthritis; ce n'est qu'un mot derrière lequel se dissimule
notre ignorance. L'hérédité a été signalée; je l'ai constatée
une fois.

Le début a lieu dans la jeunesse ou dans l'âge adulte. Les
hommes sont plus souvent atteints que les femmes. L'évolution est lente, progressive; la durée indéfinie.

Le *traitement* est exclusivement chirurgical; les malades le
réclament rarement. Ils s'accoutument à leurs doigts fléchis
et exécutent sans trop de gêne tous les travaux manuels.

Dans un cas, j'ai obtenu avec des pulvérisations répétées de
chlorure de méthyle, sur la main et l'avant-bras, une détente
manifeste de la flexion; puis le malade a quitté l'hôpital, et
je l'ai perdu de vue. De ce fait unique et incomplet, on ne
peut rien conclure.

3. MAL PERFORANT. Il a été décrit en 1852 par Nélaton [1] et
par Vésignié (d'Abbeville) [2]. La dénomination de *mal plantaire perforant* appartient à M. Vésignié.

Le mal perforant se développe de préférence sur les sur-

---

1. *Gaz. des hôp.*, 10 janvier 1852.
2. *Ibid.*, 5 février 1852.

faces qui supportent un maximum de pression; le point
correspondant à l'articulation métatarso-phalangienne du
gros orteil est son siège d'élection; mais on peut l'observer
partout, même sur le dos du pied, les pressions n'intervenant
jamais que comme cause adjuvante. M. Leplat [1] l'a signalé à
la main, et M. Péraire [2] a consacré un travail spécial au *mal
perforant palmaire*.

On constate d'abord un épaississement de la couche cornée ; plus tard une ulcération entourée par un large bourrelet de tissu corné. Ce bourrelet est quelquefois décollé
dans une certaine étendue et masque alors en partie l'ulcération. Celle-ci est arrondie, cratériforme ; elle creuse et
atteint le périoste. L'ulcération et les parties voisines sont
anesthésiques. L'abolition de la sensibilité porte sur tous ses
modes et particulièrement sur la douleur; l'analgésie est
complète. Cela seul suffirait à établir l'origine trophonévrotique du mal perforant. Eslander [3] a soutenu, le premier, cette
pathogénie; puis M. Poncet [4], MM. Duplay et Morat [5], etc.;
elle est aujourd'hui classique.

La lésion causale est habituellement une névrite. Celle-ci
reconnaît des causes variées.

MM. Ball et Thibierge [6] ont signalé le mal perforant dans
le tabes, où il est particulièrement fréquent. On le rencontre
aussi dans la paralysie générale. D'autres fois la névrite est
d'origine toxique, infectieuse, traumatique. Parmi ses causes
générales se placent en première ligne l'alcoolisme et le diabète, sur lequel M. Kirmisson [7] a appelé l'attention.

On a signalé autour du mal perforant les lésions de l'endopériartérite oblitérante [8]; mais elles sont peut-être consécutives aux lésions nerveuses, et en tout cas l'origine trophonévrotique de la maladie reste incontestable. Nous avons fait
la même remarque à propos de la sclérodermie.

1. *Th. de Paris*, 1855.
2. *Arch. gén. de méd.*, 1886, vol. II, p. 26.
3. *Deutsche Klinik*, 1871, n° 17.
4. *Gaz. hebd.*, 1872.
5. *Arch. gén. de méd.*, 1873, vol. I, p. 257, 403, 550.
6. *Arch. gén. de méd.*, 1881, vol. II, p. 369.
7. *Arch. gén. de méd.*, 1885, vol. I, p. 44.
8. Delsol, *Th. de Paris*, 1864.

Le mal perforant est beaucoup plus commun chez l'homme que chez la femme; il débute rarement dans l'enfance.

Le même malade peut en porter deux ou trois. Il coïncide quelquefois avec d'autres lésions trophonévrotiques.

Traitement. Avant tout, abrasion du bourrelet corné avec le bistouri et curettage de l'ulcère. L'analgésie facilite l'emploi de la curette. Puis pansement à l'iodoforme. Repos au lit ou sur une chaise longue, tant que la cicatrisation n'est pas complète. Il est des cas rebelles; d'autres guérissent rapidement, sous l'influence du traitement indiqué. Les récidives sont fréquentes; ce qui ne doit pas étonner, puisque la lésion nerveuse persiste. On évitera, autant que possible, les pressions sur la cicatrice, au moyen de chaussures appropriées.

4. HÉMIATROPHIE FACIALE. Elle ressortit également à la pathologie nerveuse et à la pathologie cutanée. Romberg l'a décrite le premier, en 1846, sous le nom de *trophonévrose faciale*. C'est une atrophie trophonévrotique, strictement localisée à une moitié de la face. Au début, taches congestives, taches pigmentaires, symptômes hyperesthésiques. Puis atrophie de la peau et des parties profondes, y compris les os. La disproportion entre les deux côtés de la face est alors frappante; et quand on regarde le malade de profil, successivement des deux côtés, il semble que ce soient deux personnes différentes, dont l'une paraît beaucoup plus âgée que l'autre. On peut vérifier cela sur les photographies du fameux Otto Schwahn, qui a parcouru tous les hôpitaux de l'Europe, et que nous avons examiné, comme beaucoup de nos collègues, lors de son passage à Paris.

La peau est amincie et rétractée. Les poils tombent ou blanchissent. Les os maxillaire supérieur, malaire et maxillaire inférieur diminuent notablement de volume. Les dents s'altèrent et tombent. L'œil amoindri s'enfonce dans l'orbite. La langue, la voûte palatine, le voile du palais, la luette participent à l'atrophie unilatérale. Les muscles de la face conservent leurs mouvements pendant longtemps, puis ils sont atteints à leur tour. Tantôt l'atrophie paraît limitée aux muscles innervés par le trijumeau (masséter, temporal), tantôt elle s'étend aux muscles innervés par le facial.

On ne discute plus l'origine trophonévrotique d'une telle affection, mais son anatomie pathologique n'est pas encore faite. La clinique ne peut nous apprendre si la lésion occupe le nerf trijumeau ou le bulbe; cependant quand plusieurs nerfs crâniens sont intéressés en même temps, une lésion centrale devient très probable.

Pour ce qui concerne les lésions de la peau, l'hémiatrophie faciale ne diffère pas de la sclérodermie; et d'autres formes de sclérodermie ont été observées simultanément sur d'autres régions. La sclérose atrophique de la face peut s'étendre au cou, dans le domaine du plexus cervical, du même côté. Emminghaus, Lépine, Gibney, Eulenburg ont rapporté des faits d'hémiatrophie faciale coïncidant avec la morphée, la sclérodactylie, etc.

La maladie n'exerce aucune influence sur l'état général; sa marche est lentement progressive; sa durée indéfinie.

La cause de la lésion nerveuse qui produit l'hémiatrophie faciale, est aussi inconnue que cette lésion nerveuse elle-même.

Le traitement est nul jusqu'à présent. On a conseillé l'électricité sous toutes ses formes.

5. Asphyxie locale. Elle a été décrite sous ce nom pour la première fois par Maurice Raynaud [1]. Brusquement, sans cause appréciable, un doigt devient pâle, exsangue; il est le siège de picotements pénibles et a perdu la sensibilité tactile, c'est ce qu'on appelle vulgairement « le doigt mort ». Au bout de quelques minutes, la sensibilité revient, les picotements sont remplacés par de la chaleur; puis tout est fini. Le doigt mort est une ébauche de l'asphyxie locale. Il se produit de loin en loin chez les gens bien portants. M. Dieulafoy l'a signalé dans la maladie de Bright. Quand il se répète, il doit donc appeler l'attention sur l'état des reins.

Dans l'asphyxie locale, plusieurs doigts des deux mains sont atteints simultanément ou successivement. La maladie peut porter sur les deux mains tout entières, sur les orteils, plus rarement sur les oreilles et sur le nez.

---

1. *Th. de Paris*, 1862. — Art. *Gangrène*, in *Nouv. Dict. de méd. et de chir. prat.*, 1872. — *Arch. gén. de méd.*, 1874, vol. I, pp. 5 et 189.

Les accès sont longs, rapprochés; l'asphyxie locale devient même permanente avec des rémissions irrégulières. Aux sensations de picotement, de fourmillement se joignent quelquefois des douleurs vives. La peau est tantôt pâle, exsangue, tantôt violacée, cyanique. Le premier état n'est d'ailleurs que transitoire et fait place au second quand la maladie s'accentue. Mais à quoi tient cette différence de couleur? Il est vraisemblable que dans le premier cas, le spasme porte sur les petits vaisseaux des deux ordres, artères et veines, et que dans le second cas, les petites artères seules se contractent. Alors elles ne transmettent plus ni sang ni pression; la pression résultante change de sens dans les petites veines, et il se produit dans les capillaires une fluxion rétrograde [1]. Sur les doigts se développent des petites bulles à contenu sanguin, auxquelles succèdent des eschares superficielles; chez quelques malades la face palmaire des doigts porte un grand nombre de petites cicatrices étoilées qui ont une semblable origine. Ailleurs la gangrène est plus profonde, plus étendue et entraîne la perte d'une ou de plusieurs phalanges. La « gangrène symétrique des extrémités » est, comme l'a dit Raynaud, le plus haut degré de l' « asphyxie locale ». Elle se produit tantôt vite, tantôt lentement. Nous avons observé une malade qui depuis plusieurs années avait une asphyxie locale intense et permanente des deux mains; anesthésie, absence du pouls radial; pas de gangrène. L'asphyxie locale est beaucoup plus commune chez la femme que chez l'homme, et débute habituellement dans la jeunesse; sa durée est illimitée.

Évidemment il s'agit de troubles vaso-moteurs. Mais où siège la lésion nerveuse qui les provoque, quelle est sa nature,

---

1. En d'autres termes : concevons dans une petite veine, un élément de volume compris entre deux plans parallèles et perpendiculaires à l'axe du vaisseau. La pression résultante qui détermine le mouvement est la somme de deux pressions, l'une positive $+ P$, sur la face A, qui regarde les capillaires, l'autre négative $- P'$, sur la face A', qui regarde le cœur droit; soit $P - P'$. Si $P > P'$ en valeur absolue, le petit cylindre se meut dans le sens positif, des capillaires vers le cœur droit. Si P devient nul ou très petit, $P - P'$ change de signe, et le cylindre se meut dans le sens négatif, vers les capillaires.

Virchow, le premier, a parlé de fluxion rétrograde dans ses mémorables travaux sur l'embolie. C'est ainsi qu'il comprend la production de l'infarctus.

quelles sont ses causes? On l'ignore. La coïncidence fréquente de l'asphyxie locale et de la sclérodermie signalée par
MM. Grasset et Apolinario [1] est un premier pas vers la solution du problème. « Nous croyons pouvoir conclure, disent-
ils, que l'asphyxie locale des extrémités et la sclérodermie
ne doivent pas être considérées comme deux maladies distinctes, puisqu'on les trouve fréquemment superposées sur le
même sujet; il faut les considérer simplement comme des
variétés d'une même maladie, ou pour mieux dire, comme
des syndromes cliniques pouvant être la manifestation de la
même maladie. L'assimilation que l'on établit entre la trophonévrose faciale et la sclérodermie, on peut l'établir entre
l'asphyxie locale des extrémités et la sclérodermie. »

Le *traitement* est nul. On a conseillé les courants continus.
Il ne faut pas compter sur leurs effets.

6. ÉRYTHROMÉLALGIE (de ερυθρος, rouge ; μελος, membre;
αλγος, douleur). M. Weir Mitchell [2] a décrit sous ce nom une
névrose vaso-motrice, voisine de l'asphyxie locale. Au lieu
d'un spasme, il s'agit ici d'une paralysie des petits vaisseaux.

Sans cause appréciable, une main, un pied, un doigt, un
orteil, devient rouge, chaud, tuméfié, douloureux. La rougeur est foncée, la douleur tantôt vive, tantôt légère, est augmentée ou provoquée par les mouvements. L'accès dure des
jours ou des semaines, et se reproduit à intervalles irréguliers.

L'affection peut être symétrique, occuper le nez et les
oreilles. Il s'y joint quelquefois des troubles trophiques. Je
connais un homme chez lequel l'érythromélalgie du gros
orteil s'accompagne d'une ecchymose sous-unguéale qui
forme une tache noire sous toute la surface de l'ongle; elle
persiste plusieurs mois, bien au delà de l'accès, et se reproduit avec l'accès suivant. La distinction entre l'érythromélalgie
et la goutte est quelquefois très délicate. Nous sommes convaincu que la confusion a été faite plusieurs fois, mais ne
pouvons entrer sur la goutte dans des détails qui ne seraient
pas ici à leur place.

---

1. *Montpellier médical,* 1878; et Grasset, in *Traité prat. des mal. du syst.
nerv.,* 3ᵉ édit., 1886, p. 763.
2. *Americ. Journ.,* juillet 1878.

CHAPITRE XXXVIII

KÉLOÏDE

1. Rayer nous apprend [1] que la kéloïde a été signalée pour la première fois par Retz [2] sous le nom de « dartre de graisse ».

La première description appartient à Alibert. Il rangea d'abord cette affection parmi les *cancroïdes* [3] « à cause de la ressemblance avec les pattes d'une écrevisse »; puis il la désigna sous le nom de chéloïde [4] « à cause de la ressemblance avec les pattes d'une écrevisse, et pour éviter toute confusion avec le cancer »; enfin il adopta le nom de kéloïde [5]. On peut choisir entre chéloïde et kéloïde; cela est sans importance. Nous préférons cependant la seconde forme, parce que la kéloïde a toujours l'apparence d'une tumeur tandis qu'elle ne ressemble pas toujours à une patte d'écrevisse [6].

2. Il convient d'abord de dégager la question des éléments qui l'obscurcissent. La kéloïde d'Addison est la morphée (XXXVI, 4).

Les *cicatrices hypertrophiques* ne sont pas des kéloïdes et ne devraient jamais être appelées kéloïdiennes. Histologiquement, elles sont constituées comme toutes les cicatrices : tissu

---

1. *Traité des mal. de la peau.*, 2ᵉ éd., 1835, t. III, p. 671.
2. *Des maladies de la peau et de celles de l'esprit*, Paris, 1790, p. 55.
3. De *cancer, cri* ou *eris*, crabe, écrevisse.
4. De χηλη, ης, pied fourchu, pince des écrevisses, etc.
5. De κηλη, ης, tumeur. — In *Monogr. des dermatoses*, 1835.
6. M. Besnier et Doyon, Leloir et Vidal préfèrent *chéloïde*. Le mot est excellent; mais il ne faut pas dire qu'il est seul correct, conforme à l'étymologie grecque; χηλη donne chéloïde; κηλη donne kéloïde; et les deux formes sont irréprochables à tous égards.

fibreux recouvert d'un épiderme mince; pas de papilles, ni de glandes, parce que la suppuration les a détruites. La cicatrice hypertrophique se développe en hauteur, non en surface; sur le même sujet, une autre cicatrice sera souple, unie, régulière, et jamais la peau intacte ne sera le siège d'une production analogue. C'est une lésion locale qui ne se multiplie pas, ne se généralise pas. Jamais enfin elle n'est douloureuse. Tout autre, nous allons le voir, est la kéloïde.

3. La distinction entre la kéloïde « vraie » et la kéloïde « fausse » doit être rejetée. La première naît d'emblée sur la peau saine ; la seconde autour d'une cicatrice antérieure ; mais les deux lésions sont identiques histologiquement et se développent sur le même malade, en vertu de la même cause interne. Quand une kéloïde large comme la paume de la main succède à une pustule d'acné, à un coup de lancette, il est évident que cette lésion antérieure, insignifiante pour une autre personne, n'a été qu'un appel à la cause inconnue en vertu de laquelle la peau produit des kéloïdes sur toute sa surface, à propos de tout et à propos de rien. La kéloïde n'est pas une lésion locale; c'est une dermatose éruptive. Le malade qui a une kéloïde, en aura d'autres, peut-être deux, peut-être cent. On les fait naître à volonté; et la lésion antérieure qui les provoque, est souvent si légère que plusieurs auteurs admettent l'existence de cette lésion même quand on ne la voit pas. En d'autres termes, ils nient ou mettent en doute le développement d'une kéloïde sur la peau saine. Mais pourquoi refuser à la kéloïde ce qu'on accorde à tant d'autres dermatoses? L'observation clinique peut seule trancher la question; et là où on ne voit pas de lésion antérieure de la peau, il convient de n'en point admettre [1].

4. Les kéloïdes ont un siège, une forme et des dimensions quelconques; elles existent en nombre quelconque.

---

1. La philosophie ancienne enseignait que le passage de la *puissance* à l'*acte* suppose un *principe moteur*. En d'autres termes : la diathèse pour produire une lésion locale, a besoin d'une cause locale déterminante. Mais dans l'organisme, les excitations, les forces d'échappement ne sont pas toutes extérieures. La peau reçoit en foule, par la voie des vaisseaux et des nerfs, des sollicitations tantôt physiologiques et tantôt pathogènes.

La région présternale est un lieu d'élection; elles ne sont pas rares sur l'épaule, le sein, le lobule de l'oreille, à la suite de sa perforation pour l'introduction des boucles d'oreilles. On les rencontre sur les membres, quoi qu'en aient dit certains auteurs. Elles affectent parfois une disposition symétrique.

Elles sont hémisphériques ou ellipsoïdales, grosses comme un pois, comme une noisette, etc.; ailleurs elles forment des larges plaques ou des brides épaisses, bifurquées, ressemblant, si l'on veut, à des pattes d'écrevisse.

Leur consistance est dure mais élastique; elles sont implantées profondément dans le derme et toujours mobiles avec lui. Leur couleur est rose ou blanche, avec ou sans télangiectasies. J'en ai vu de bleuâtres. Les unes sont indolores, les autres douloureuses.

A leur surface, la peau a conservé ses papilles et ses glandes. Les poils persistent, bien qu'atrophiés.

Quand le malade transpire, la sueur se produit sur la kéloïde; on peut aussi y provoquer une sudation locale avec une injection de nitrate de pilocarpine.

Il va sans dire que quand la kéloïde se développe autour d'une cicatrice, celle-ci ne présente ni papilles, ni glandes; mais au delà, la kéloïde, dans toute son étendue, a sa structure habituelle : tissu fibreux à divers degrés de développement, couche papillaire et épiderme normaux. Certaines kéloïdes persistent indéfiniment; d'autres disparaissent spontanément, laissant une macule atrophique. Nous avons constaté le fait, après d'autres observateurs; mais il faut croire qu'il est rare, puisque MM. Besnier et Doyon ne l'ont jamais observé : « Rien n'étant impossible, nous ne saurions nier la « disparition spontanée » d'une chéloïde; nous déclarons simplement que nous ne l'avons jamais observée. En tout cas, la permanence est la règle, tellement générale, qu'il n'y a pas à compter sur les exceptions dans la chéloïde commune [1]. »

5. La maladie se développe surtout dans la jeunesse et dans l'âge adulte; elle peut cependant apparaître à tout âge.

---

1. Besnier et Doyon, 2ᵉ éd., t. II, p. 299.

Vidal « a vu un enfant vacciné par quatre piqûres, sur les bras duquel la chéloïde cicatricielle avait débuté *à l'âge de trois mois*, pendant la cicatrisation des quatre pustules vaccinales. Vers la quatrième année chacune de ces chéloïdes avait à peu près le volume d'une noisette[1]. » (Moulage n° 792.)

La kéloïde est quelquefois héréditaire. Elle est, dit-on, beaucoup plus commune chez les nègres que dans la race blanche.

L'origine trophonévrotique de la kéloïde est plus que probable, mais on ignore le siège, la nature et la cause de la lésion nerveuse qui tient le néoplasme sous sa dépendance.

Nous avons signalé l'influence des lésions de la peau sur le développement des kéloïdes. A cet égard deux points peu connus méritent de fixer l'attention. La kéloïde succède « non pas, comme on l'a dit, à une cicatrice, mais à une *lésion* de nature très diverse ; dans les chéloïdes acnéiques par exemple, il est aisé de voir que le processus chéloïdien *débute* au cours même de l'évolution acnéique, et ce n'est guère que dans les cicatrices chirurgicales ou dans celles qui succèdent à l'excision de la chéloïde, qu'elle naît véritablement *après* le processus de cicatrice complètement clos[2]. » (Besnier et Doyon.)

Nous avons été frappé des relations de la syphilis et de la kéloïde et avons recueilli des observations à l'appui, qu'un de nos élèves publiera prochainement dans sa thèse de doctorat. Nous nous bornons ici aux remarques suivantes :

Les kéloïdes sont relativement fréquentes dans la syphilis. La syphilis leur fait appel, mais ne les produit pas comme elle produit des gommes, car le traitement spécifique ne lés influence à aucun degré.

Dans tous les cas que j'ai observés, les kéloïdes se sont développées sur des papules tertiaires, c'est-à-dire sur des papules qui laissent après elles des macules atrophiques. Sur le même malade, les papules syphilitiques ont alors simultanément deux modes d'évolution ; les unes aboutissent à la kéloïde, les autres à la macule atrophique.

Les kéloïdes des syphilitiques existent quelquefois en grand nombre et plusieurs disparaissent spontanément. Toutes

---

1. Leloir et Vidal, 2e livrais., p. 121.
2. *Loc. cit.*, t. II, p. 296.

ces particularités sont très apparentes sur un malade qui est actuellement dans nos salles; c'est le troisième du même genre que nous observons depuis six mois.

Puisque les kéloïdes ne sont pas des syphilomes, comment la syphilis les provoque-t-elle? Voici quant à présent ce qu'on peut avancer de plus probable : « Le principe de la syphilis, dit M. A. Fournier, s'il constitue un poison de tout l'être, constitue surtout et principalement un véritable *poison du système nerveux* [1]. » Non seulement la syphilis tertiaire se localise dans le système nerveux avec une fréquence extrême — « les affections nerveuses constituent à peu près le *tiers* de la somme totale des manifestations du tertiarisme » [2] — mais encore elle réveille les prédispositions pathologiques antérieures de ce système, provoquant ainsi des affections que M. Fournier appelle *parasyphilitiques*. Le tabes est le type du genre. Il faut y joindre, selon nous, certaines lésions pigmentaires et les kéloïdes.

6. *Traitement*. Quand on extirpe une kéloïde, elle récidive invariablement sur la cicatrice, et la nouvelle kéloïde est souvent plus grosse que la première.

Le traitement interne est nul. Nous avons dit que sur les kéloïdes des syphilitiques, le mercure et l'iodure de potassium étaient sans action.

Les scarifications linéaires profondes (comprenant toute l'épaisseur de la tumeur), préconisées par Vidal [3], ont une action prompte et efficace sur l'élément douleur; elles favorisent aussi la régression de la kéloïde elle-même.

Les emplâtres agissent dans le second sens, non pas à cause de l'action prétendue résolutive ou réductrice des substances incorporées, mais en soustrayant la kéloïde à toutes les excitations extérieures. Les sparadraps les moins excitants sont ici les meilleurs, pourvu qu'ils collent et que le malade ne les décolle pas vingt fois par jour.

Dans un cas, les douches sulfureuses chaudes semblent avoir donné à M. Quinquaud [4] un résultat remarquable.

1. *C. R. du Congr. intern. de derm.* de 1889, p. 312.
2. A. Fournier, *loc. cit.*, p. 312.
3. *France méd.*, 1881, pp. 736 et 783. — *Ann. de derm.*, 1890, p. 206.
4. *C. R. des Réun. cl. de l'hôp. Saint-Louis*, 1888, p. 28.

CHAPITRE XXXIX

DYSCHROMATOSES

Vitiligo. — Leucodermie. — Leucotrichie. — Mélanodermie.

1. Vitiligo. *Du mot* [1]. Son histoire mérite quelques développements.

Il se trouve pour la première fois dans Celse [2] : « Vitiligo quoque quamvis per se nullum periculum affert, tamen et fœda est, et ex malo corporis habitu fit. Ejus tres species sunt. Αλφος vocatur, ubi color albus est, fere subasper et non continuus, ut quædam quasi guttæ dispersæ esse videantur. Interdum etiam latius et cum quibusdam intermissionibus serpit. Μελας colore ab hoc differt, quia niger est et umbræ similis; cætera eadem sunt. Λευκη habet quiddam simile alpho, sed magis albida est, et altius descendit, in eâque albi pili sunt et lanugini similes. Omnia hæc serpunt, sed in aliis celerius, in aliis tardius. Alphos et Melas in quibusdam, variis temporibus et oriuntur et desinunt; leuce quem occupavit, non facile dimittit. Priora curationem non difficillimam recipiunt; ultimum vix unquam sanescit; ac si quid ei vitio demptum est, tamen non ex toto sanus color redditur. Utrum autem aliquod horum sanabile sit, an non sit, experimento facile colligitur; incidi enim cutis debet, aut acu pungi. Si sanguis exit, quod fere fit in duobus prioribus, remedio locus est; si humor albidus, sanari non potest; itaque ab hoc quidem abstinendum est. »

1. Féminin en latin, masculin en français, suivant la règle. Voir p. 142, note 1.
2. *De re medica,* t. XXVIII, 19.

Celse ne dit pas quel mot grec il a traduit par *vitiligo* ; mais il est probable qu'il a mal compris les médecins grecs qu'il résume[1], puisque Galien comprend autrement que lui le vitiligo.

Pour Celse, le vitiligo est un genre comprenant trois espèces : αλφος, μελας, λευκη. Pour Galien et ses commentateurs, αλφος est un genre dont λευκη est une espèce, et *vitiligo* est la traduction de λευκη.

On lit à ce propos dans Lorry [2] : « At multo majoris sunt momenti maculæ albæ, quas aliquando in cute sine ullo malo prævio videmus enasci cum glabricie singulari imo et cutis depressione.... Eæ apud Græcos nomine λευκης, apud Latinos *vitiliginis* noscuntur.... Definitur a Galeno vitiligo alba seu λευκη macula cutem albedine inficiens, et subjectam cuticulæ cutim exedens.... Nomen morbi genericum est αλφος....; omnis macula fœda in cute apparens sine manifesta asperitate, sine squammis, a verbo αλφαινειν, mutare, dicitur αλφος ; tresque ejus species distinguuntur, αλφος, αλφος λευκη, αλφος μελαινα. Αλφος, si antiquis credas, subasper est et superficiarius ; λευκη subjectam cutem leviter deprimit ; μελας colore tantum a leuce differt.... Simplex αλφος ad colorem croceum inclinat ; λευκη vero pallorem quasi marmoris albi inanimem et depressionem in cute exhibet. Antiqui αλφον simplicem pro morbo levi habebant et sanabili ; duas alias species pro morbis vere herculeis et difficile admodum vincendis admittebant. »

En résumé : toute macule unie et sans squames se nomme alphos ; on en distingue trois espèces, l'alphos simple , l'alphos blanc et l'alphos mélanique ; dans l'alphos blanc (λευκη, vitiligo), la tache est blanche comme du marbre et légèrement déprimée, par suite de l'atrophie du derme [3].

Les Arabes entendent le vitiligo comme Celse, non comme Galien, et l'appellent morphée ; ils distinguent une morphée blanche et une morphée noire.

---

1. Nous avons dit (Introd., II) que Celse n'était pas médecin et n'écrivait pas pour les médecins.

2. *Tract. de morb. cut.*, 1877, Introd., p. 91.

3. Je ne fais que traduire en langage moderne, et il est impossible de ne pas reconnaître la sclérodermie en plaques.

Lorry, qui ne peut se résoudre à trouver Celse en défaut, oublie au milieu de son livre ce qu'il a écrit au commencement; il rapporte (p. 351) le passage de Celse relatif au vitiligo (voir ci-dessus), et ne craint pas d'ajouter : « Ex hac quam a Celso mutuamur descriptione, patet vitiliginem sive αλφος genus morbi constituere, cujus μελας et λευκη duæ sunt species; si non mavis λευκην ut summum gradum mali ad maximam constituti violentiam intelligere. »

Willan a changé complètement le sens du mot vitiligo; mais cette fois il n'a été suivi par personne. On n'a jamais pu savoir ce que c'est que le vitiligo de Willan. Bateman [1] qui voit dans les deux premières espèces du vitiligo de Celse des affections squameuses (!), décrit ainsi le vitiligo de son maître : « Des tubercules blancs, lisses et luisants, qui s'élèvent sur la peau.... et sont aplatis en dix jours. » Quand l'éruption est affaissée, elle a « quelque ressemblance avec la chair de veau », et Bateman pense que Willan, dans le choix du terme vitiligo, s'est inspiré de cette ressemblance avec la viande de veau (*vitulus*) [2]. Sur la planche LX, où Willan a figuré le vitiligo, Tilbury Fox a cru reconnaître le xanthelasmoïda, c'est-à-dire l'urticaire pigmentaire. S'il en est ainsi, Bateman n'a pas plus compris le vitiligo de son maître que celui de Celse; car les élevures de l'urticaire pigmentaire ne sont pas des « tubercules blancs, lisses et luisants » et ne s'affaissent pas « en dix jours » [3].

Cazenave et Schedel [4] ont repris vitiligo dans le sens galénique de λευκη (leucodermie, tache achromique), mais ils ont confondu avec lui le porrigo decalvans de Bateman, c'est-à-dire la pelade.

Enfin Hebra et Kaposi [5] appellent vitiligo « cette maladie particulière de la peau dans laquelle des taches rondes,

---

1. Trad. franç., 2ᵉ éd., p. 329.

2. *Vitiligo*, de *vitulus*!..... Cela rappelle les étymologies des grammairiens du xviiᵉ siècle.

3. MM. Besnier et Doyon (t. II, p. 157) inclinent vers l'opinion de T. Fox, tout en convenant que « les commentaires de Bateman... altèrent un peu le type »; et ils pensent que c'est la peau tachetée du veau qui a inspiré à Willan, vitiligo.

4. 4ᵉ éd., 1847, p. 458.

5. *Traité des mal. de la peau*, trad. par le Dr Doyon, t. II, p. 169.

ovales, nettement limitées, blanches (sans pigment), ne se couvrant pas d'écailles (lisses), se produisent sur la peau et vont constamment en s'élargissant, tandis que leurs bords paraissent entourés d'un pigment foncé anormal ».

Bazin [1] définit le vitiligo exactement de la même manière. Chose rare en dermatologie, cette conception a rallié tous les suffrages ; et dès lors il importe peu que l'on range le vitiligo dans les achromies avec Hebra et Kaposi, ou dans les dyschromies avec Bazin.

2. Les taches du vitiligo sont donc blanches au centre par défaut de pigment, et brunes à la périphérie par excès de pigment. A part cela, la peau a ses caractères normaux ; elle est souple, lisse, sans saillie ni dépression, sans épaississement ni amincissement. Pas de desquamation ; pas de sensations anomales. La sensibilité est intacte, dans tous ses modes ; c'est ce que disent les auteurs, et ce que j'ai vérifié sur tous mes malades [2].

Les taches sont d'abord arrondies et de petites dimensions. Elles grandissent tantôt lentement, tantôt vite. Quand elles sont étendues, leur figure est quelconque. Le bord qui sépare, sur la tache, la partie blanche de la partie brune, est net, comme taillé au canif, et convexe. Au contraire la partie pigmentée de la macule se fond en dehors avec la peau saine, en teintes dégradées, sans limite précise. Cette zone brune est plus ou moins foncée suivant les taches. « Quel que soit le développement qu'elles atteignent, disent Hebra et Kaposi [3], leur périphérie est toujours entourée d'une manière très tranchée par une bande de pigment plus foncé. Il semble que la matière colorante de la bande soit toute passée du centre de la tache blanche vers la périphérie. »

Quand la zone pigmentaire devient inappréciable ou nulle, la lésion change de nom ; c'est de la leucodermie ; ce n'est plus du vitiligo. Il faut parler comme tout le monde. Mais nous pensons que les deux espèces de taches (leucodermie

---

1. *Leçons sur les aff. cut. artif.*, etc., rédigées par le Dr Guérard, 1862, p. 428.
2. Malgré mon désir de trouver quelquefois de l'analgésie.
3. *Loc. cit.*, p. 171.

et vitiligo) ont la même signification nosologique. Elles coexistent quelquefois sur le même malade, avec des formes de transition, je veux dire avec des macules dont la zone pigmentaire est tellement pâle qu'elle passerait facilement inaperçue.

Le vitiligo peut occuper toutes les parties de la peau; il est plus commun qu'ailleurs, sur les mains et les organes génitaux. Quand il occupe une région pilaire, les cheveux ou les poils sont habituellement décolorés; la leucotrichie accompagne la leucodermie.

3. Le vitiligo est rare chez les enfants. Il se développe dans la jeunesse ou dans l'âge adulte; il tend à s'étendre, à se généraliser, mais peut rester stationnaire pendant longtemps, ou même rétrocéder. Très vraisemblablement c'est une trophonévrose; sa cause est inconnue. La syphilis et le diabète lui font appel chez les sujets prédisposés.

Souvent, à Paris du moins, on le rencontre chez des gens bien portants en apparence. Il ne retentit à aucun degré sur l'état général. C'est une complication habituelle de la sclérodermie, en ce sens que la sclérodermie existe rarement sans lui; mais il existe souvent sans elle.

C'est aussi un symptôme fréquent de la lèpre trophonévrotique. En pareil cas les taches sont analgésiques. L'analgésie est un signe différentiel de premier ordre; cependant elle n'existe pas toujours dans la lèpre, ou s'y montre très atténuée. Le vitiligo de la lèpre a-t-il des caractères objectifs qui le distinguent de notre vitiligo indigène? Cette question appelle de nouvelles recherches et ne peut être tranchée que par les médecins qui pratiquent dans les pays où la lèpre est endémique.

Le traitement est nul jusqu'à présent.

4. Leucodermie. On nomme ainsi une tache blanche par défaut de pigment, sans zone mélanique circonférentielle. Les deux lésions peuvent coïncider sur le même sujet; elles peuvent exister séparément. Quand la leucodermie existe seule et occupe une région pilaire, elle est quelquefois confondue avec la pelade. Nous avons soigné un malade qui avait été réformé comme atteint de pelade et présentait une leuco-

dermie typique. Le diagnostic repose sur les considérations suivantes. Quand une tache leucodermique existe sur une région pilaire, on en trouve d'autres sur les régions glabres (il ne faut pas s'en rapporter au malade; il faut l'examiner de la tête aux pieds); or la pelade ne produit pas de taches blanches sur les régions glabres. Les taches leucodermiques s'accompagnent généralement de leucotrichie; les cheveux sont blancs, bien développés et adhérents. Dans la pelade au contraire, les cheveux blancs ne se montrent que lorsqu'elle guérit, et ils sont semblables à des poils follets. Il est cependant des cas difficiles; si la tache est unique et alopécique, on peut hésiter; cela est sans inconvénient pour le malade.

Une pression prolongée par la pelote d'un bandage, etc., produit quelquefois une tache leucodermique sur la région comprimée.

5. *Albinisme* ou leucodermie congénitale. C'est un nævus, une malformation de la peau. Il est partiel ou général.

L'albinisme partiel est plus fréquent, dit-on, chez les nègres que chez les blancs. Il est aussi chez eux beaucoup plus apparent (nègres pies).

« L'albinisme général représente l'atrophie pigmentaire congénitale, étendue à la totalité du corps. Chez les individus qui en sont affectés, la peau est partout d'un blanc mat, brillante, un peu rosée, fine et veloutée. Les cheveux sont d'un blanc brillant, ou d'un blanc jaune clair, ou presque blanc de neige, et soyeux. Les poils lanugineux du corps sont très fins et également privés de pigment. L'iris est d'un rose rouge, parce que, comme il ne contient pas de pigment, des vaisseaux sanguins sont apparents. La pupille aussi est rouge, parce que le pigment foncé de la choroïde fait défaut et que la lumière incidente qui devrait être absorbée dans l'intérieur de l'œil est réfléchie à l'extérieur.

« L'albinisme persiste toute la vie sans se modifier. En général les individus qui en sont atteints sont de constitution délicate.

« La cause de l'albinisme est encore inconnue. On l'observe plus souvent chez les nègres (nègres blancs) que chez les

individus de la race blanche, mais il est encore assez fréquent chez ces derniers. Il est démontré que des parents bien
constitués et chez lesquels le pigment existe d'une façon normale peuvent engendrer des albinos [1]. »

Le croisement d'un albinos (homme ou femme) avec un
individu pigmenté donne tantôt un produit normal, tantôt un
albinos, tantôt un albinos partiel.

6. LEUCOTRICHIE (de λευκος, blanc; θριξ, τριχος, cheveu, poil).
Synonymes : canitie, de *canus*, blanc; poliose, de πολιος, blanc
ou plutôt gris mêlé de blanc. Le dernier terme est tombé en
désuétude.

La leucotrichie est aux poils ce que la leucodermie est à
l'épiderme. La seconde est presque toujours accompagnée de
la première, et se rattache aux mêmes conditions pathogé-
niques.

Les cheveux et les poils blanchissent aussi par suite de l'âge;
chacun sait cela. Chez quelques personnes, ils blanchissent
prématurément et ne sont point une marque de sénilité.

On cite des exemples de canitie subite, produite en quelques
heures, sous l'influence d'une violente émotion morale :
Thomas Moore, chancelier de Henri VIII; la reine Marie-
Antoinette, etc. Il s'agit de faits mal observés; cela est physiologiquement inadmissible.

« Les cheveux ne blanchissent que par leur racine et le réseau
papillaire sous-jacent, c'est-à-dire qu'ils poussent sans pigment.

« Les cheveux ne blanchissent que dans l'espace de temps qui
est nécessaire à leur croissance physiologique. Ils ne peuvent donc blanchir que de bas en haut progressivement. Aussi
l'expérience ne nous permet pas de dire qu'un individu peut
blanchir en un court espace de temps. J'ajouterai même qu'il
faut pour cela au moins bon nombre de jours, même plusieurs
semaines; il faut un délai suffisant non seulement pour que
les cheveux aient pu pousser d'une certaine longueur, hors
de leur follicule, mais encore pour que les cheveux dans leur
renouvellement physiologique aient pu se remplacer de telle

1. Hebra et Kaposi, trad. par Doyon, t. II, p. 168.

sorte qu'à l'œil nu on puisse reconnaître dans l'aspect général des cheveux une modification survenue dans la formation du pigment [1]. »

Lorsque les conditions qui donnent lieu à la pousse d'un cheveu sans pigment, se reproduisent périodiquement, on voit des cheveux formés de segments transversaux, alternativement blancs et pigmentés.

Il existe une leucotrichie partielle congénitale. Quelques personnes ont une mèche blanche au cuir chevelu, au sourcil depuis la naissance, au pubis depuis la puberté. Cette malformation, comme toutes les autres, est quelquefois héréditaire; on la constate sur plusieurs générations.

Il est facile de teindre les cheveux blancs; mais il convient de laisser cela aux coiffeurs

7. MÉLANODERMIE. Elle consiste en taches brunes plus ou moins foncées, dues à une production exagérée de pigment normal (mélanine).

C'est une lésion beaucoup plus commune que le vitiligo et la leucodermie. Elle reconnaît aussi des causes plus variées.

Il importe de ne pas confondre la pigmentation mélanique avec la pigmentation hématique. Celle-ci succède à une infiltration sanguine; elle est due à la destruction des globules rouges épanchés et à la transformation de leur pigment.

Des taches hémato-pigmentaires persistantes sont dues aux vésicatoires volants, aux emplâtres de thapsia, aux applications de teinture d'iode, aux sinapismes, aux pulvérisations de chlorure de méthyle [2], etc. Les vésicatoires tiennent ici la première place. Beaucoup de médecins en appliquent sur le thorax, sur l'abdomen d'une jeune femme ou d'une jeune fille, sans songer que la malade gardera pendant des années, toute sa vie peut-être, la marque d'une thérapeutique barbare. Les vésicatoires sont inutiles ou à peu près; mais quand même ils pourraient calmer un symptôme pénible, abréger la durée de la maladie, il faudrait encore s'en abstenir. Et ce

1. Hebra et Kaposi, *loc. cit.*, t. II, p. 190.
2. Quand celles-ci sont bien faites (voir p. 121), elles ne pigmentent la peau à aucun degré.

n'est pas seulement sur les épaules des jeunes femmes qui se décollètent que la crainte d'une pigmentation doit arrêter le médecin; les femmes tiennent à l'intégrité de leur peau, sur toutes les régions, même quand leurs cheveux grisonnent.

La peau des brunes, plus pigmentée à l'état normal, est beaucoup plus sensible que celle des blondes, à tous les agents de pigmentation.

Des taches hémato-pigmentaires succèdent à une foule de dermatoses; la durée de ces taches varie de quelques jours à quelques mois.

La mélanodermie doit aussi être distinguée de l'ictère, de la xanthochromie et des pigmentations médicamenteuses (argyrique, arsenicale).

La mélanodermie est congénitale (nævi pigmentaires, xeroderma pigmentosum) ou acquise.

Acquise, elle fait partie des lésions de grattage (gale, phtiriase, prurigo de Hebra, dermatite herpétiforme); elle est symptomatique de la grossesse, de la maladie bronzée, de la syphilis, de la lèpre; elle complique souvent la sclérodermie; elle constitue un des éléments des tumeurs mélaniques.

Une foule de topiques ont été préconisés contre les taches pigmentaires. Nous ne croyons pas à leur action. M. Unna a proposé récemment une méthode nouvelle, dite « méthode d'écorchement », que nous n'avons pas eu le temps d'expérimenter.

CHAPITRE XL

ÉLÉPHANTIASIS. — ULCÈRE VARIQUEUX

Éléphantiasis.

1. *Du mot* [1]. Nous avons dit (XXX, 3) :

1° Qu'il désignait chez les Grecs ce que tous les médecins appellent aujourd'hui la lèpre;

2° Que les traducteurs des Arabes avaient traduit par éléphantiasis un mot arabe qui signifie, dit-on, pied d'éléphant. L'éléphantiasis « des Arabes » n'est donc que celui des arabistes.

Nous pensons avec MM. Besnier et Doyon que « le nom d'éléphantiasis, *sans qualificatif*, est le seul qui convienne aujourd'hui à la maladie décrite par les auteurs arabes sous le nom de *dal-fil*, pied d'éléphant; pour la première fois clairement au ixe siècle de notre ère par Razès ; et que les arabistes traduisirent par le terme d'éléphantiasis » [2].

2. *Pathogénie et étiologie.* L'éléphantiasis est une hypertrophie du tissu conjonctif du derme et de l'hypoderme. Ils se confondent dans une masse épaisse, uniforme, plus ou moins dure, suivant que le tissu fibreux de nouvelle formation est à un degré de développement plus ou moins avancé. Cette masse est creusée de cavités irrégulières ; ce sont les vaisseaux et les espaces lymphatiques dilatés et remplis de

---

1. Féminin en grec et en latin. Genre indécis en français, féminin suivant l'Académie, masculin suivant Littré et Robin; presque toujours masculin dans les livres et dans le langage. Quelques auteurs l'emploient indifféremment aux deux genres.

2. *Loc. cit.*, t. II, p. 121.

liquide. L'hypertrophie fibreuse a ici pour cause un obstacle au cours de la lymphe, un œdème lymphatique. Il peut être réalisé par des conditions pathologiques différentes.

Dans les pays où la filariose est endémique, l'éléphantiasis est souvent dû à la présence du parasite dans les vaisseaux lymphatiques qu'il obstrue (voir ch. XXVII, 5,6).

Mais beaucoup d'éléphantiasis des climats chauds et tous ceux qui se développent dans notre pays, ont une autre origine.

Ils débutent par des poussées de lymphangite ou d'érysipèle, qui se reproduisent à intervalles irréguliers : frissons, fièvre, rougeur du membre, sous forme de plaques ou de traînées, œdème douloureux, adénite; guérison au bout de quelques jours. Chacune de ces poussées laisse après elle le membre plus volumineux et plus dur. Or l'érysipèle et la lymphangite sont dus à un même organisme pathogène, le streptocoque [1]. Des lésions diverses (ulcère variqueux, etc.) peuvent lui servir de porte d'entrée. Et on le regarde aujourd'hui comme la cause de la plupart des éléphantiasis de notre climat. « Le résultat des recherches bactériologiques, dit M. Sabouraud, est en conformité absolue avec ce que la clinique enseignait d'une part, et de l'autre avec ce que l'anatomie pathologique nous apprend.... De ce travail il demeure constant qu'un grand nombre et peut-être la totalité des éléphantiasis nostras, idiopathiques ou symptomatiques doivent être rangés parmi les maladies jadis distinctes et aujourd'hui réunies comme un rapport d'effet à cause avec le streptocope de Fehleissen [2]. »

La porte d'entrée des streptocoques, le point de départ des lymphangites est apparent dans bien des cas; et l'ulcère variqueux, dont nous traiterons plus loin, tient ici la première place. Son rôle dans la pathogénie de l'éléphantiasis a été étudié par M. Jeanselme dans un excellent travail [3].

Mais d'autres fois l'éléphantiasis existe plus développé

1. Verneuil et Clado, *C. R. de l'Ac. des sc.*, 1889.
2. Sabouraud, *Ann. de derm.*, 1892, p. 599.
3. *Des dermites et de l'éléphantiasis consécutifs aux ulcérations et à l'eczéma des membres variqueux. Th. de Paris*, 1888.

que dans le cas précédent, la peau ne présente aucune solution de continuité, et les commémoratifs ne nous éclairent pas davantage sur l'origine de la maladie. Les faits de ce genre réclament de nouvelles recherches.

3. L'éléphantiasis est endémique sous les tropiques. Plus rare dans notre pays, il y revêt cependant les mêmes caractères. Il frappe surtout les populations pauvres, et ailleurs les gens pauvres. La malpropreté et toutes les lésions de la peau qui en résultent, sont aussi des facteurs importants dans son étiologie.

On l'observe à tout âge, chez les enfants comme chez les adultes. C'est ce que le Dr Moncorvo [1] a mis en lumière. Sur 1135 cas d'éléphantiasis rassemblés par lui, il en est 214, soit 18 p. 100, dans lesquels la maladie a débuté dans l'enfance.

4. Le Dr Moncorvo a établi en outre que l'éléphantiasis pouvait se développer chez le fœtus, pendant la vie intra-utérine.

Les données actuelles de la bactériologie autorisent à admettre le passage du streptocoque de la mère au fœtus, à travers le placenta; et M. Moncorvo pense que telle est l'origine de l'éléphantiasis fœtal [2]. « Les streptocoques, dit-il, une fois arrivés dans le sang maternel, n'importe de quelle provenance, ne trouvent guère d'obstacles à pénétrer par la voie placentaire dans la circulation fœtale où ils pourront rencontrer un milieu plus favorable à leur culture; alors ils pulluleront tout en pouvant engendrer de la sorte des altérations inflammatoires d'un tronc ou de rameaux lymphatiques, ainsi que l'a pu constater Jordan dans deux autopsies d'enfants affectés d'éléphantiasis congénital. Il en conclut ainsi judicieusement que c'est le système vasculaire et plus particulièrement le capillaire qui est le point de départ de l'hyperplasie conjonctive. Pour certains cas où la préexistence du streptocoque dans l'organisme maternel ne peut guère être décelée, on serait peut-être tenté de renoncer à

---

1. *Rev. mens. des mal. de l'enfance*, 1886. — *Ann. de derm.*, 1893, p. 233.
2. Improprement appelé congénital; il est *acquis* dans l'utérus.

cette interprétation pathogénique du mal congénital, mais il ne faut point oublier d'autre part que le germe peut bien rester à l'état latent dans l'organisme de la mère, et aller cependant retrouver dans celui du fœtus un milieu beaucoup plus convenable à sa culture, redevenant de la sorte pathogène [1]. »

5. *Symptômes.* L'éléphantiasis est presque toujours unilatéral. Le pied et la jambe en sont le siège d'élection; puis la cuisse et les organes génitaux; il est très rare aux membres supérieurs et à la face.

La jambe forme un cylindre irrégulier, énorme, pouvant atteindre 40, 50 centimètres de circonférence. Le pied déformé surtout en hauteur en est séparé par un sillon profond, au niveau de l'articulation tibio-tarsienne. L'aspect d'ensemble est bien celui d'une jambe d'éléphant. Les bourses forment une masse dure, globuleuse, qui descend jusqu'aux genoux; la verge est enfouie dans la masse; un entonnoir indique le chemin suivi par l'urine. Si la verge est atteinte, elle peut avoir l'épaisseur du bras. Chez la femme, les grandes lèvres et le clitoris prennent aussi des dimensions extraordinaires.

La consistance des parties malades est d'abord celle d'un œdème dur; elles gardent l'impression du doigt. Plus tard elles ont une dureté ligneuse, mais cependant élastique. Leur surface présente trois aspects différents : tantôt lisse, tendue, pâle ou pigmentée; tantôt rugueuse et brunâtre; tantôt enfin recouverte de productions cornées dont l'épaisseur a quelquefois deux et trois centimètres (e. lisse, e. tubéreux, e. corné).

Quelques éléphantiasis s'accompagnent de varices lymphatiques et de lymphorrhagie. A la surface de l'organe malade, on voit alors des vaisseaux sinueux, des anses, des ampoules contenant un liquide transparent. Ce sont des lymphatiques dilatés; ils se rompent de temps à autre et fournissent de la lymphe pendant plusieurs heures ou plusieurs jours. Cela appartient surtout à l'éléphantiasis du scrotum, dû aux filaires et observé dans les pays chauds.

1. *Ann. de derm.*, 1893, p. 251.

6. *Traitement*. Si le traitement ne conduit pas à la guérison, il donne du moins des résultats excellents.

Avant tout, nettoyer les surfaces malades et fermer les solutions de continuité d'où partent les poussées de lymphangite. La guérison des lésions suppuratives sur un membre éléphantiasique est parfois lente à obtenir; le repos absolu s'impose; on variera le pansement antiseptique suivant les circonstances : compresses imbibées d'eau boriquée, d'une solution de sublimé ou d'acide phénique; poudre d'iodoforme, de salol, de sous-carbonate de fer, etc.; vaseline boriquée, iodoformée, etc.

Tantôt l'ulcération a besoin d'être excitée, tantôt elle s'accommode mieux de topiques plus doux. S'il existe des productions cornées à la surface de l'éléphantiasis : grands bains, vaseline, cataplasmes pour les ramollir; on les détache ensuite avec la curette.

Contre l'éléphantiasis lui-même, la compression bien faite, avec une bande roulée, le massage et les douches chaudes, locales, en jet, sont les moyens les plus utiles.

L'électricité sous diverses formes a été préconisée par de savants praticiens; nous croyons peu à son efficacité contre l'éléphantiasis.

Quand le malade est assez amélioré pour reprendre ses occupations, il convient de maintenir sur la jambe pendant le jour, pendant la marche, une certaine compression. Les bas élastiques remplissent mal le but, parce que le volume du membre varie; alors les bas les mieux faits deviennent inutiles ou nuisibles; et les malades finissent toujours par les abandonner.

Leurs inconvénients sont les mêmes quand il s'agit de varices. Ils sont destinés à disparaître de la pratique.

Une bande faite avec *le même tissu* que les bas élastiques, et pourvue d'un étrier, les remplace avec avantage. Le malade applique lui-même cette bande chaque matin; il peut à volonté la resserrer ou la desserrer, et arrive très vite à en régler convenablement l'emploi [1].

1. Ces bandes ne se trouvent pas encore dans le commerce français; il faut les faire faire. Le marchand auquel le malade s'adresse, ne comprend

Quand il survient une poussée de lymphangite, il va sans dire que l'emploi de tous les moyens précédents doit être suspendu. Alors, repos au lit et pansement humide.

ULCÈRE VARIQUEUX

7. Les varices font appel à l'eczéma. L'eczéma variqueux est habituellement sec; couleur rouge vineux; squames lamelleuses; taches pigmentaires, quand la lésion est ancienne.

Le grattage, la marche, les frottements, etc., irritent l'eczéma et l'excorient superficiellement; ailleurs, malgré précautions prises, la peau s'amincit de plus en plus et s'ouvre. L'ulcération guérit bientôt si on la soigne convenablement; dans le cas contraire, elle s'étend et creuse. Comme elle n'est pas douloureuse, le malade continue son travail; il vient seulement de temps à autre demander un pansement à l'hôpital. Dans ces conditions, l'ulcère variqueux peut acquérir des proportions extrêmes, couvrir la moitié de la jambe en surface et creuser jusqu'au périoste. Les ulcères variqueux sont très communs parmi les malades qui composent la clientèle de l'hôpital Saint-Louis. Ils atteignent les hommes plus souvent que les femmes, et débutent au déclin de l'âge mûr; c'est une maladie de la vieillesse.

Quand l'ulcère est ancien, ses bords sont indurés (calleux) par le fait d'une dermite chronique dont M. Jeanselme [1] a fait une étude approfondie. Ces bords durs sont surélevés mais non décollés, non taillés à pic. L'induration est d'autant plus étendue en surface et en profondeur que la lésion est plus ancienne.

La guérison de l'ulcère est alors lente et difficile; placé dans les meilleures conditions, quel que soit le pansement il n'a aucune tendance à la cicatrisation; il est immobile.

pas toujours ce qu'on lui demande, et livre *une bande de caoutchouc.* Cela peut avoir des conséquences graves. Il faut aller au-devant de cette erreur.

1. *Th. de Paris*, 1888.

Cette dermite hypertrophique des bords de l'ulcère variqueux est un éléphantiasis ébauché. Elle peut avoir divers degrés de développement, mais atteint rarement les proportions des autres variétés d'éléphantiasis. Des poussées de lymphangite en sont probablement la cause.

L'ulcère variqueux, au lieu de conduire à l'hypertrophie fibreuse des tissus voisins, peut déterminer leur atrophie. Ces deux processus existent souvent l'un à côté de l'autre [1]. « Au premier degré, la peau est seulement amincie, atrophiée, principalement sur la face interne du tibia, plissée, luisante, sèche, écailleuse; mais elle est souple et glisse facilement sur les plans profonds; à un degré plus élevé, le derme est tendu sur l'arête du tibia et difficile à saisir entre deux doigts. Il est fréquent de voir, sur celui des membres qui n'est pas atteint d'hypertrophie, un bracelet occupant tout le tiers inférieur de la jambe, depuis les malléoles jusqu'à la naissance du mollet; ce bracelet, ordinairement très pigmenté, étreint la jambe, et quelquefois le défaut de niveau est assez prononcé pour figurer un coup de hache; cette peau brune, tirant sur le violet est amincie, parcheminée, immobile et non plissable, glabre et souvent squameuse... Au niveau du dos du pied et des orteils, la peau est luisante et sèche, d'un rose tendre, et s'applique intimement aux os sur lesquels elle se moule comme dans la sclérodermie [2]. »

Les ulcères variqueux et la zone indurée qui les entoure. présentent une diminution de la sensibilité, surtout de la sensibilité thermique [3]. La température de l'ulcère est, dit-on, supérieure de 1° environ à celle du côté sain.

En traitant des gommes syphilitiques, nous avons signalé leur confusion possible avec l'ulcère variqueux. Souvent le diagnostic s'impose, mais il est des cas difficiles; les caractères objectifs n'ont plus rien de spécial; un syphilitique peut d'ailleurs avoir des varices et de l'eczéma. Toutes les fois

---

1. Voir Clais, *Th. de Paris*, 1881. — Broca, *Th. de Paris*, 1886.
2. Jeanselme, *loc. cit.*, p. 33.
3. Voir Séjournet, *Th. de Paris*, 1877.

qu'on hésite, il faut donc prescrire le traitement d'épreuve; on obtient ainsi des guérisons inattendues.

8. *Traitement.* Quand l'ulcère variqueux n'est ni trop vaste, ni trop ancien, il guérit avec le repos et un pansement aseptique : compresses d'eau boriquée, poudre de sous-carbonate de fer (Vidal), etc. Les vieux ulcères calleux, après avoir diminué de moitié par exemple, restent immobiles, quel que soit le pansement. En pareil cas, nous avons essayé les incisions latérales préconisées par Gay [1], par Dolbeau, etc. A deux ou trois centimètres du bord de l'ulcère, en plein tissu induré, on pratique une incision profonde, parallèle au contour de l'ulcère, sur la moitié de son périmètre, ou deux incisions semblables qui ne doivent pas se réunir à leurs extrémités. Peut-être agissent-elles « comme dans la staphylorrhaphie, en permettant aux téguments de glisser sur les parties profondes ». Après l'opération, des ulcères immobiles depuis plusieurs mois se cicatrisent rapidement. Mais en même temps j'ai vu mon incision se transformer en un nouvel ulcère qui grandissait à mesure que diminuait l'ancien.

Les greffes épidermiques donnent d'excellents résultats. Avec un rasoir bien affilé, on enlève sur la cuisse du malade, des bandes d'épiderme larges d'un demi-centimètre environ, que l'on applique sur l'ulcère préalablement nettoyé et essuyé. Elles sont maintenues avec des bandelettes de diachylon. On peut emprunter l'épiderme à une autre personne ou à un animal (lapin, grenouille).

Quand les greffes épidermiques sont insuffisantes, on a la ressource des greffes cutanées [2]. M. Berger a obtenu des résultats remarquables par sa méthode autoplastique [3]. « Dans ces opérations, Berger ne cherche pas seulement à déterminer une *cicatrice*, mais, ce qu'aucun procédé de greffe ne peut réaliser, à pourvoir le membre de téguments normaux, *doublés d'un tissu cellulaire* qui en permette le glissement [4]. »

1. *Lancet*, 1853, anal. in *Arch. gén. de méd.*, 1853.
2. R. Schweider, *Gaz. hebd.*, 1868, p. 736. — Ollier, *C. R. de l'Ac. des sc.*, 18 mars 1872.
3. *Bull. de la Soc. de chir.*, 1889-1890.
4. Besnier et Doyon, t. II, p. 711.

CHAPITRE XLI

SUEURS ANOMALES

Hᴜᴘᴇʀɪᴅʀᴏsᴇ. — Bʀᴏᴍɪᴅʀᴏsᴇ. — Cʜʀᴏᴍɪᴅʀᴏsᴇ. — Hᴇᴍᴀᴛɪᴅʀᴏsᴇ

1. La sueur est un symptôme important dans un certain nombre de maladies aiguës et de maladies chroniques. Nous n'avons à traiter ici que des anomalies sudorales qui ne sont pas le symptôme d'une maladie antérieure. On les nommait autrefois idiopathiques ou essentielles; nous les appelons neuropathiques, parce qu'elles traduisent un trouble *primitif* du système nerveux. Ce trouble existe seul ou est accompagné de plusieurs autres. Le second cas est le plus commun; et les sueurs anomales appartiennent surtout aux nerveux héréditaires, aux neurasthéniques, aux hystériques, etc. [1].

2. Hʏᴘᴇʀɪᴅʀᴏsᴇ. Elle est générale ou locale. La dénomination d'*épidrose*, appliquée aux sueurs locales exagérées, est heureusement tombée en désuétude. Epidrose (de επι, sur — ίδρως, sueur) avait chez les anciens un tout autre sens [2].

L'hyperidrose générale est très rarement neuropathique. Quand des sueurs générales profuses se produisent chez un homme en bonne santé, et se prolongent sans cause connue,

---

1. Quand un trouble nerveux, qui ne fait pas partie du complexus habituel de l'hystérie, existe chez un hystérique, il n'y a pas lieu de chercher si ce trouble est ou n'est pas symptomatique de l'hystérie; l'hystérie n'est pas une cause; c'est un groupe de phénomènes et les limites du groupe sont arbitraires.

2. Si on laisse tomber l'*h* initiale de *hidrose*, dans les composés, il ne faut pas faire d'exception pour épidrose. Si au contraire on écrit éphidrose (ce qui est correct), il faut écrire hyperhidrose, anhidrose, dyshidrose, etc., et ne pas prononcer *ph* comme une *f*, dans éphidrose.

il ne faut pas croire trop vite à une affection nerveuse; il faut penser à la tuberculose. Je l'ai vue se démasquer au bout de plusieurs semaines par de légers signes d'auscultation. Jusque-là, une diaphorèse excessive, avec exacerbation nocturne, avait été le seul symptôme appréciable; et nous examinions chaque jour le malade avec d'autant plus de soin que son hyperidrose était un problème.

Chez un jeune homme hystérique, j'ai observé une hyperidrose hémilatérale; toute une moitié du corps était incessamment baignée de sueur, tandis que l'autre moitié était sèche. La limitation du phénomène était aussi nette que dans l'hémianesthésie. Ce fait a d'ailleurs été signalé plusieurs fois. Sur les malades que l'on examine nus, devant un public médical, il se produit une hyperidrose axillaire abondante; « la sueur ruisselle littéralement de l'aisselle et vient tomber sur le sol, à la grande stupéfaction du patient qui passe sa main sur le côté du thorax pour se convaincre de la nature de cet écoulement extraordinaire » [1]. Le phénomène est constant et dû à l'émotion.

L'hyperidrose habituelle du cuir chevelu, des aisselles, etc., que nos devanciers rattachaient à l' « arthritis », est souvent le produit de la surcharge habituelle de l'estomac et de l'auto-intoxication qui en est la conséquence. La plupart des « arthritiques » ne sont que des « dilatés ».

A la paume des mains et à la plante des pieds, l'hyperidrose locale précède quelquefois la kératodermie symétrique. Il n'en faut pas conclure que la suppression de l'une a été la cause de l'autre. J'ai observé la kératodermie palmaire ou plantaire symétrique sur des malades qui n'avaient jamais été traités pour leur hyperidrose antérieure.

L'hyperidrose locale constitue un des éléments essentiels du *dysidrosis* de Tilbury Fox. En décrivant cette affection (I, 13), nous avons dit qu'elle était autre chose qu'une dermatite artificielle due à l'action irritante de la sueur.

L'hyperidrose plantaire n'est pas toujours fétide, mais elle l'est souvent, et prend alors le nom de bromidrose.

---

1. Besnier et Doyon, *loc. cit.*, t. I, p. 169.

2. *Traitement.* Une hygiène alimentaire rigoureuse s'impose toutes les fois que le malade présente des signes d'auto-intoxication gastro-intestinale; au moins 90 fois sur 100. Tout ce que nous avons dit, à propos du traitement hygiénique de l'eczéma (I, 15), est ici applicable.

Plusieurs médicaments internes ont une action réelle sur la sécrétion sudorale, qu'ils diminuent ou suppriment temporairement.

L'agaric blanc — champignon qui se développe sur le mélèze des Alpes — en poudre; de 1 à 3 paquets de 50 centigrammes. Nous n'avons aucune expérience personnelle de l'agaricène [1].

Le tanin et ses succédanés, le ratanhia, le cachou.

Le sulfate d'atropine, préconisé par Vulpian, en pilules de 1/2 milligramme. De 1 à 4 pilules graduellement. Il vaut mieux ne pas prescrire en pilules les médicaments qui sont toxiques à très petite dose, surtout quand ils sont solubles dans l'eau. On peut formuler une solution contenant 1/2 milligramme par cuillerée à café, soit 5 milligrammes pour 50 grammes d'eau (en priant le pharmacien de doser exactement l'*excipient*).

Le sulfate de quinine.

Le sulfate de strychnine, 5 milligrammes.

La caféine, etc.

Mais de tous les agents antisudoraux le plus actif et le plus sûr est l'ergot de seigle, que nous avons préconisé en 1885, sans connaître les résultats obtenus avant nous par MM. Christmann et Ahrend et signalés dans le *New-York med. Jour.* de 1883. Sur un malade dont l'hyperidrose excessive résistait aux moyens connus, une induction physiologique bien simple — l'action puissante de l'ergot sur les fibres musculaires lisses — nous a conduit à le prescrire et le succès a dépassé nos espérances.

Les premières observations recueillies dans notre service, à l'hôpital Saint-Antoine, ont été publiées par le docteur Mignot [2].

1. Voir *Bull. de thér.*, 1884, p. 383.
2. *Des sueurs chez les phtisiques et de leur traitement par l'ergot de seigle.* Th. de Paris, 1886.

Nous conseillons l'ergot de seigle fraîchement pulvérisé, à la dose de 2 grammes, en deux paquets; ou mieux l'ergotine d'Yvon, en injections hypodermiques. La seringue de Pravaz (1 centimètre cube) correspond à 1 gramme d'ergot.

On peut aussi employer en injections sous-cutanées l'ergotinine de Tanret (1 centimètre cube de la solution correspond à 1 gramme d'ergot); mais l'ergotinine n'est pas le seul principe actif de l'ergot de seigle.

L'hydrothérapie bien faite, les affusions froides sont utiles contre l'hyperidrose neuropathique.

L'électricité ne nous a donné aucun résultat.

Le traitement local ne diffère pas de celui de la bromidrose.

3. BROMIDROSE (de βρωμος, ου, odeur fétide). Les 1000 grammes de sueur que fournit en moyenne la peau d'un homme dans les vingt-quatre heures, contiennent environ 990 grammes d'eau. La chimie ne nous renseigne que très incomplètement sur les 10 grammes de matières dissoutes. On n'est même pas d'accord sur la réaction acide ou alcaline de l'ensemble. Il s'agit de savoir si l'acidité que l'on constate au papier de tournesol est ou n'est pas due à une altération chimique postérieure à la sécrétion. Luchsinger et Trumpy, Vulpian, Straus[1] ont constaté que la sueur provoquée par une injection de nitrate de pilocarpine et recueillie de suite, avec les précautions convenables, était alcaline. Mais Tourton, Aubert et Fr. Franck soutiennent que la sueur ainsi obtenue est anormale; que la sueur normale est toujours acide.

M. Aubert (de Lyon)[2] a imaginé une méthode ingénieuse qui permet d'étudier directement sur le malade les modifications de la sécrétion sudorale :

« Si l'on applique avec une certaine pression et dans des conditions favorables une feuille de papier blanc sur la surface cutanée et qu'on soumette ensuite cette feuille à l'action de divers réactifs, on obtient des empreintes. De ces empreintes, les unes indiquent les divers accidents de la surface cutanée,

1. *Rev. de Hayem*, 1880, p. 315.
2. *Modifications subies par la sécrétion de la sueur dans les maladies de la peau. Ann. de derm.*, 1878.

les autres l'état de la sécrétion sébacée, d'autres enfin l'état
de la sécrétion sudorale. La sudation est provoquée par un
moyen quelconque, le jaborandi, par exemple ; la feuille étant
appliquée sur la peau, la goutte de sueur, sortie par l'orifice
de chaque glande, vient marquer son empreinte sur cette
feuille. Il faut ensuite révéler l'empreinte ; M. Aubert emploie
divers moyens : l'exposition de la feuille à des vapeurs iodées,
le badigeonnage avec une solution de protonitrate de mercure, ou encore le badigeonnage avec une solution de nitrate
d'argent, suivi de l'exposition à la lumière. Des réactions
chimiques entre ces substances et les sels de la sueur colo-
rent les empreintes. C'est au nitrate d'argent que M. Aubert
donne la préférence. Lorsque l'épreuve est réussie, la feuille
est couverte d'un pointillé noir violet qui reproduit exactement le nombre et la disposition des glandes sudoripares de
la région [1]. »

Les travaux de M. Unna ont démontré qu'il fallait déposs-
séder les glandes sébacées d'une partie de leurs attributions
au profit des glandes sudoripares, que beaucoup de prétendues
séborrhées huileuses sont des hyperidroses huileuses [2].

Des faits vulgaires fournissent enfin sur la composition de
la sueur quelques notions importantes. On peut affirmer que
parmi les matières volatiles qu'elle contient, il en est une
qui est différente dans chaque espèce animale. Tout le monde
sait que les chevaux, les vaches et les moutons n'ont pas la
même odeur. Le chien, qui ne voit pas ce qu'il arrête, n'a pas
le même arrêt sur le lièvre et sur le perdreau. Etc.

Non seulement chaque espèce a son odeur, mais encore
chaque individu a la sienne propre. La sueur est *la plus personnelle* des sécrétions. Sur un centimètre carré de la peau
s'ouvrent environ 120 glandes sudoripares (Sappey) ; or par
chacune d'elles tout homme dégage incessamment une matière
odorante qui n'appartient qu'à lui, dont il laisse des traces
partout où il passe. Le chien suit de loin son maître à la
piste, quand même d'autres personnes ont foulé la voie. Le

---

1. Bouveret, *Des sueurs morbides. Th. de concours*, 1880.
2. *Monatsh.*, 1887.

nouveau-né, au bout de quelques jours, reconnaît à l'odeur le sein de sa mère ou de sa nourrice ; il détourne la tête et se débat quand on veut lui faire prendre un autre sein. Un objet de toilette garde pendant longtemps le parfum de la femme qui l'a porté. Des impressions olfactives, quelquefois inconscientes, accumulent dans les centres nerveux une énergie potentielle qui se dégage plus tard sur les conducteurs des impulsions motrices ; et certaines affinités que l'on dit mystérieuses, n'ont pas d'autre origine.

4. La bromidrose est toujours accompagnée d'hyperidrose ; en d'autres termes, les sueurs fétides sont en même temps anomales par leur quantité. Elles siègent aux aisselles, aux régions périgénitales et surtout aux pieds. Il est des personnes qui par l'odeur de leurs pieds font fuir tous ceux qui les approchent. La vie de famille et beaucoup de professions leur deviennent impossibles. Si ces malades ne prennent pas de grands soins de propreté, s'ils ne changent pas tous les jours de bas ou de chaussettes, la couche cornée de l'épiderme macère dans un liquide infect et se décolle ; la peau devient douloureuse pendant la marche ; il se produit une dermatite artificielle, etc.

5. *Traitement.* Il ne guérit pas toujours la bromidrose, mais il l'atténue, la dissimule et permet au malade de vivre dans le monde, sans être un objet de répulsion.

Voici le traitement que nous conseillons ; il nous a donné d'excellents résultats :

1° Se laver les pieds matin et soir, à l'eau *froide.* Le lavage ne doit pas être prolongé au delà de quelques minutes ; ce ne doit pas être un bain de pieds. Si le malade redoute l'eau froide, on peut ménager la transition. L'eau froide a d'ailleurs ses contre-indications (menstruation, affections du cœur, etc.) ; on y ajoute alors un peu d'eau chaude, le moins possible.

2° Ajouter à l'eau de la cuvette un demi-verre ou un verre (suivant la grandeur de la cuvette) de liqueur de Labarraque ou d'alcool camphré ou de l'une des solutions suivantes :

Acide phénique.................. 100 gram.
Alcool......................... 1 litre.

ou :

Acide phénique......................	80 gram.
Acide thymique......................	20 —
Alcool..............................	1 litre.

ou :

Chlorate hydraté....................	50 gram.
Alcool..............................	1 litre.

On peut remplacer l'alcool par un alcoolat ou une teinture aromatique.

3° Essuyer les pieds; puis les tremper pendant deux ou trois minutes dans une autre cuvette d'eau froide, à laquelle on ajoutera un demi-verre ou un verre de la solution suivante :

Permanganate de potasse.........	20 gram.
Eau...............................	1 litre.

S'il en est besoin, on trempera les pieds dans la même solution avant de faire une visite, avant de se mettre à table, etc.

4° Couvrir les pieds aussi peu que possible, hiver comme été; changer de bas ou chaussettes tous les jours; avant de se chausser, saupoudrer soigneusement les chaussettes, les pieds et les intervalles des orteils avec l'une des poudres suivantes :

Coaltar...........................	5 gram.
Plâtre............................	300 —

ou :

Fleur de soufre...................	50 gam.
Charbon végétal...................	100 —
Talc..............................	200 —

ou :

Salicylate de bismuth.............	30 gram.
Talc..............................	300 —

5° Hygiène alimentaire sévère, s'il y a surcharge habituelle de l'estomac (voir même chap., 2, et ch. I, 15). Au bout de quelques jours, les malades se croient guéris; ils ne le sont pas et doivent en être avertis. On simplifie le traitement à mesure que l'amélioration s'accentue.

Dans l'hyperidrose axillaire avec ou sans bromidrose, les sous-bras en toile de caoutchouc sont indispensables pour les femmes qui veulent s'habiller comme les autres, et ne pas tacher leur robe.

Ils n'ont d'ailleurs aucun inconvénient, pourvu qu'ils soient tenus proprement et changés quand il en est besoin. Je dis plus : si on pouvait faire dans l'aisselle une occlusion parfaite, l'hyperidrose serait par cela même suspendue; la sécrétion sudorale ne peut continuer dans un espace clos et saturé de vapeurs.

6. *Traitement de Hebra.* Contre l'hyperidrose et la bromidrose des pieds, « le traitement proposé depuis de nombreuses années déjà par Hebra, au moyen de l'onguent diachylon, mérite toute confiance, dit M. Kaposi. De l'aveu général, cette pommade constitue dans notre arsenal médicamenteux un véritable trésor.... Elle était originairement préparée avec l'emplâtre diachylon simple et de l'huile de lin, qui fut ensuite remplacée par l'huile d'olive. Depuis plusieurs années, on la fait avec la litharge et l'huile d'olive suivant la formule suivante :

> Litharge..................... 100 grammes.
> Huile d'olive................ 400   —

Faites chauffer à un feu doux, en ajoutant peu à peu de l'eau de fontaine, pour faire un onguent de consistance assez ferme; puis ajoutez :

> Huile de lavande............. 10 grammes.

C'est l'onguent diachylon ou l'onguent de Hebra.

Pour combattre les cas très développés d'hyperidrose et de bromidrose des pieds, on étale cette pommade, l'épaisseur du dos d'un couteau, sur un morceau de grosse toile propre et bien lavée, de la forme d'un carré long, assez grand pour envelopper le pied. On lave bien les deux pieds, on les sèche, puis on les pose chacun sur un de ces linges enduits de pommade. Ensuite on met entre les orteils et dans les replis inférieurs des plumasseaux de charpie enduits de pommade, et l'on réunit soigneusement les extrémités du linge sur le dos du pied. Par-dessus le tout, le malade mettra des bas et des souliers neufs, c'est-à-dire qui n'ont pas encore été portés. Avec ce pansement le malade peut très bien vaquer à ses affaires, mais il fera mieux de rester couché, parce que de cette manière la pommade agit plus rapidement. Au bout de vingt-quatre heures, on retire le linge, on ne lave pas les pieds, mais on les frotte pour enlever la charpie et la poudre, et l'on applique aussitôt un nouveau pansement comme celui, de la veille. On continue ainsi pendant dix à quinze jours. Alors on laisse la pommade de côté et l'on se borne à poudrer le pied soigneusement et à placer de la poudre dans les plis. Dans l'espace des quelques jours qui suivent, l'épiderme se détache en lames épaisses, d'un brun jaune, ressemblant à du parchemin, la peau se recouvre d'un épiderme tendre, d'une belle couleur blanche, et l'hyperidrose est guérie. C'est seulement à ce moment qu'on lavera les pieds.

Pendant longtemps encore, et spécialement après une longue marche et pendant les grosses chaleurs, il est utile que le malade se poudre soigneusement les pieds, qu'il mette de la poudre surtout entre les orteils et mieux encore dans les plis de la face plantaire des orteils; il fera bien d'en mettre même dans ses bas.

Si la guérison n'était pas complète, il faudrait recommencer immédiatement le traitement dans son entier et même le renouveler plusieurs fois; en agissant ainsi, on obtiendra certainement une guérison durable [1]. »

7. *Traitement de Unna*. Nous l'empruntons à M. Brocq [2]. M. Unna distingue deux variétés d'hyperidrose palmaire et plantaire : « 1° Celles dans lesquelles les pieds et les mains sont froids, parce que la circulation est assez imparfaite pour ne pas pouvoir combattre l'évaporation. Dans ces cas, il donne des pédiluves chauds le soir avant le coucher; il y ajoute des substances excitantes telles que l'esprit de camphre, la moutarde, le vinaigre. Puis, après avoir séché, il applique un emplâtre renfermant :

---

1. Kaposi, Trad. de Besnier et Doyon, 2ᵉ édit. franç., t. I, p. 175.
2. *Traitem. des mal. de la peau*, 1890, p. 350.

Ol. terebenth...............
Ichtyol.................... } āā. 5 gram.
Unguentum zinci............ 10 —

Le matin il fait frictionner avec de l'eau glacée et poudrer les bas avec de la poudre d'amidon qui renferme de la moutarde. Il conseille de faire un usage journalier de l'ichtyol en solution alcoolique, en onguent ou en savon pour arriver à resserrer les pores de la peau.

2° Celles dans lesquelles les pieds et les mains sont chauds par suite d'une suractivité de la circulation, et dans lesquelles il est indiqué de resserrer les vaisseaux et les pores de la peau. Il conseille alors de prendre le soir des bains tièdes simples, puis de faire des onctions avec :

Ichtyol....................
Eau....................... } āā 50 gram.
Lanoline .... 20 —

Le matin, on lave à l'eau tiède et au savon très gras à l'ichtyol; on sèche en laissant un peu de mousse. »

8. *Traitement* prescrit dans l'armée allemande.

Laver les pieds; les bien essuyer; appliquer avec un pinceau la solution d'acide chromique, à 5 pour 100 d'eau; puis à 10 pour 100, s'il en est besoin.

De un à trois badigeonnages, à une ou deux semaines d'intervalle. L'épiderme, dit-on, devient lisse, luisant, comme tanné, et reste définitivement sec.

9. Chromidrose. La sueur, *après sa sécrétion*, peut être colorée par des micro-organismes. C'est ainsi que se produit la sueur rouge de l'aisselle [1]. On l'observe surtout chez les personnes qui ont les poils roux et transpirent abondamment. En pareil cas, les sueurs colorées sont comparables au pus bleu, dont la couleur est due au bacille pyocyanique.

La chromidrose est autre chose. Il s'agit de sueurs colorées et sécrétées telles. C'est M. Le Roy de Méricourt [2] qui a

1. Voir Balzer et Barthélemy, *Ann. de derm.*, 1884, p. 317. — Besnier et Doyon, *loc. cit.*, t. I, p. 181, et t. II, p. 229.

2. *Arch. gén. de méd.*, 1857. — *Bull. de l'Ac. de méd.*, 1858. — *Ann. d'oculistique*, 1863. — *Bull. de l'Ac. de méd.*, 1884.

appelé l'attention sur cette affection et l'a introduite avec le nom qu'elle porte dans le cadre nosologique. La chromidrose fut vivement discutée; au début elle rencontra beaucoup d'incrédules; « seule, la résistance de M. Le Roy de Méricourt fit échec à une opposition presque générale, et finit par en triompher. Sa ténacité convaincue a fait croire à la chromidrose. On a guetté les observations, on les a recueillies, et le nombre des documents authentiques et probants est aujourd'hui considérable [1]. » (Parrot.)

Antérieurement, un certain nombre d'observations avaient été publiées. Erasmus Wilson [2] localisait l'affection dans les glandes sébacées et lui donnait le nom de *steatorrhœa nigricans*.

La chromidrose est très rare et appartient aux hystériques. On devra donc toujours se méfier de la simulation; elle a été découverte dans plusieurs cas.

L'affection occupe symétriquement les paupières inférieures. Quand elle procède par accès, chacun d'eux est annoncé par des picotements, des douleurs dans la partie malade; la peau rougit; puis apparaît une tache qui envahit graduellement toute la paupière; elle y reste limitée ou s'étend sur la face. Très rarement la chromidrose se produit ailleurs, sur le cou, le thorax, l'abdomen ou les membres. La tache est noire ou bleue, bleu pâle ou bleu indigo; on l'a vue jaune, ocreuse, rosée. Ces couleurs diverses sont dues à une matière demi-liquide, adhérente, qu'on ne peut enlever complètement avec de l'eau. L'huile seule efface la tache (Le Roy de Méricourt). Elle se reproduit ensuite plus ou moins vite.

La chromidrose évolue comme les phénomènes hystériques; elle est continue ou intermittente, dure des jours ou des années, apparaît et disparaît sans que l'on sache pourquoi. Elle est influencée par les émotions morales, et coïncide avec d'autres troubles nerveux.

Le côté chimique de la question a été abordé par Robin, Ordonez, etc., et réclame de nouvelles recherches. La matière colorante de la chromidrose est encore mal définie. « Elle dif-

1. Article *Chromidrose*. In *Dict. encycl.*, p. 158.
2. *Disease of the Skin*, London, 1857.

fère essentiellement par sa constitution chimique des poussières noires ou très foncées, minérales ou végétales, telles que le charbon ou le noir de fumée, dont la peau peut être couverte, soit accidentellement, soit par supercherie et dans un but de simulation; au contraire elle présente de grandes analogies tant au point de vue clinique que par sa forme et son aspect microscopiques, avec certains produits de l'économie animale d'origine pathologique, et qui sont les éléments de ce que l'on appelle généralement la *mélanose*.

.... La matière colorante de la chromidrose est réfractaire à un nombre considérable de réactifs, même parmi les plus puissants; cependant elle se dissout dans l'acide sulfurique.... C'est également à l'aide de l'acide sulfurique et du cyanure de potassium qu'Ordonez a pu constater, comme l'avait fait avant M. Georgino, que l'exsudat contient une très petite quantité de fer [1]. »

10. Hématidrose. L'hématidrose (sueur de sang) est une hémorragie par diapédèse, dans les glandes sudoripares. Quelques auteurs anciens en ont fait mention. Gendrin [2], le premier, l'a décrite. Parrot [3], dans un travail important, lui a assigné la place qu'elle occupe dans le cadre nosologique. L'hémorragie est limitée à une surface peu étendue, au bout des doigts, aux aisselles, aux régions inguinales, aux ailes du nez, au cuir chevelu, etc. On a parlé d'hématidrose hémilatérale, occupant toute une moitié du corps, ou même généralisée; mais à cet égard les observations précises font défaut. L'écoulement de sang est peu abondant; il se produit en gouttelettes ou en nappe mince, plus rarement en petits jets filiformes. Il procède par accès irréguliers. L'accès est annoncé par des sensations douloureuses et de la rougeur sur la région où l'hémorragie va se montrer. Plus rarement elle apparaît sans symptômes prémonitoires.

L'hématidrose est rare. Il n'est pas démontré qu'elle puisse être symptomatique de l'hémophilie et du scorbut. Très exceptionnellement, on l'a vue naître sous l'influence d'une vive

1. Parrot, *loc. cit.*, p. 170.
2. *Traité philos. de méd. prat.*, 1838, t. 1, p. 246.
3. *Gaz. hebd.*, 1859, p. 633, 644, 678, 714, 743.

douleur (colique néphrétique), ou d'une violente secousse morale, chez des sujets qui ne présentaient pas d'état névropathique antérieur.

Mais presque toujours l'hématidrose est un phénomène hystérique. « On sue du sang, a dit Parrot, comme on a une attaque de nerfs. » Plusieurs fois dans le courant de ce livre, nous avons signalé les affinités pathologiques de la peau et du système nerveux. Elles ont un fondement embryologique; et Galien les a pressenties en disant de la peau : « .....veluti sanguine præditus nervus » [1].

Le traitement de l'hématidrose ne serait pas ici à sa place; c'est le traitement de l'hystérie. Tout réussit d'ailleurs et tout échoue chez les hystériques. Il est inhumain de ne pas les soigner, et on leur nuit en s'occupant d'elles.

1. *De temperamentis*, lib. I, prim. class.

Traitement de l'impétigo et de l'ecthyma. (Voir ch. **IV**, 2 et 4.)
Nous avons à cet égard légèrement modifié notre pratique. A
toutes les pommades antiseptiques, à tous les emplâtres,
nous préférons le pansement humide. Après avoir fait tomber
les croûtes et nettoyé les surfaces malades, on applique des
compresses d'eau boriquée, recouvertes de taffetas gommé et
maintenues avec une bande. Le pansement est plus agréable
pour le malade; ses effets sont plus rapides; et il remplit
l'indication fondamentale, qui est de s'opposer aux auto-
inoculations.

TABLE ANALYTIQUE

CHAPITRE XV. — **Xérodermie pilaire**.

CHAPITRE XVI. — **Ichtyose**.

CHAPITRE XVII

CHAPITRE XVIII. — **Phtiriase**.

CHAPITRE XIX. — **Gale**.

CHAPITRE XX.

CHAPITRE XXI. — **Trichophytie**.

CHAPITRE XXII. — **Favus**.

CHAPITRE XXIII. — **Recherche des parasites
dans les teignes, par M. BERDAL**.

CHAPITRE XXIV. — Pelade.

CHAPITRE XXV.

CHAPITRE XXVI. — Chancre simple.

CHAPITRE XXVII

CHAPITRE XXVIII

CHAPITRE XXIX. — Tuberculides.

CHAPITRE XXX. — Léprides.

CHAPITRE XXXI — Syphilides.

CHAPITRE XXXII. — Mycosis fongoïde.

TABLE ALPHABÉTIQUE

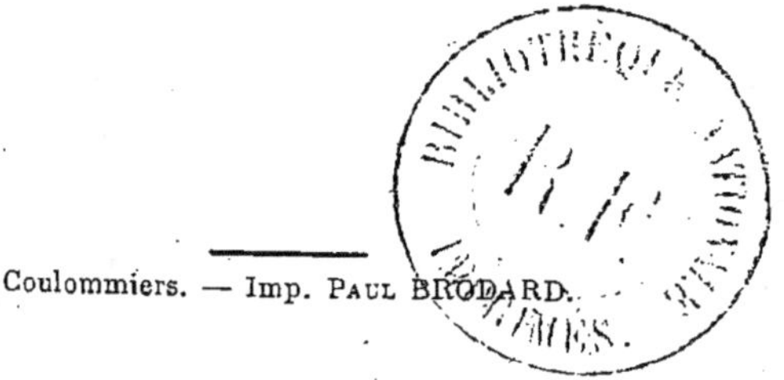

Coulommiers. — Imp. PAUL BRODARD.